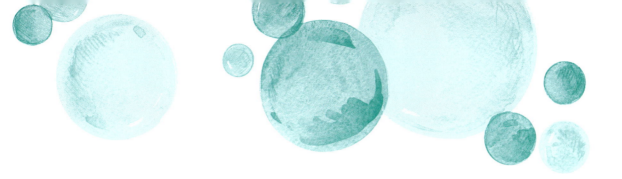

神経原性発声発語障害
dysarthria

苅安 誠 著

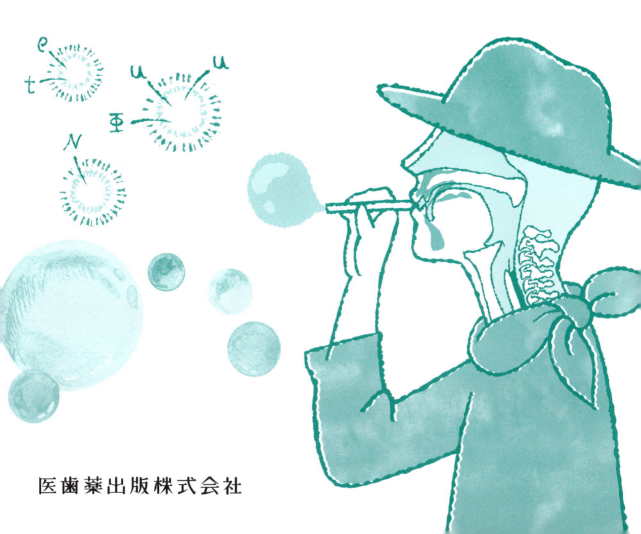

医歯薬出版株式会社

This book was originally published in Japanese
under the title of :

SHINKEIGENSEIHASSEIHATSUGOSHOUGAI
DEISĀSURIA
(Observation and Rehabilitation guide for dysarthria)

KARIYASU, Makoto
　Speech-Language-Hearing Therapist & Professor, Kyoto Gakuen University

Ⓒ 2017 1st ed.

ISHIYAKU PUBLISHERS, INC.
　7-10, Honkomagome 1 chome, Bunkyo-ku,
　Tokyo 113-8612, Japan

推薦の序

　dysarthria 臨床を総括する本である．本書の約 7 割を「評価・診断」と「リハビリテーション（以下，リハとする）」が占め，臨床の標準（standard）を提案する著者の意図が溢れ出ている．

　まず第 1 章では dysarthria の本質を示し，ST 存在の意義と在り方が説かれ役割がスッと頭に入ってくる．次いで 2 章分にわたって発声発語の構造・機能・統御系などの生物学的基盤や音声学などを解説し，コミュニケーション（以下，com. とする）とその障害理解の基礎になる必須知識を広くまとめて示し，読者の関心を喚起している．

　第 4 章は実践への導入である．患者を受け持ったら順序よく洩れなく実践を進めたい．評価に始まり診断（鑑別），そして訓練を含む患者マネジメントにいたる臨床業務の総体を示し，診療開始時の設計図としてよい舵取りとなっている．

　次いで実践に入る．リハを正しい方向に展開するには，障害をもつ患者を total に理解することが欠かせない．第 5 章では病歴聴取，患者観察，全身状態やリスク管理の指摘を通じて患者のニーズ，問題点の在りか，配慮事項などを浮き彫りにし，診ていくうえで実に多くを気づかせてくれる．患者に直面する ST の感性を磨き，力強く次のステップ（評価）へと後押しする．特に経験の少ない ST にはかけがえのない必修内容である．

　そして専門職の本領を発揮する評価・診断の実際に入る．音声言語臨床のクライマックスである．診断とは，症状・異常の原因・要因を突き止め障害の本質や性格を明らかにすることであり，その結果として最も有効な対処法を導き出し，予後を推測する過程である．dysarthria 症状とそれを引き起こす直接および根本の原因・要因との因果関係を論理的に解明して症状発現機序を明確にしたうえで，その原因・要因に働きかけ改善・回復を図るのが言語病理学の徒である ST の普遍的な目標である．ST の本質であり専門性の核心である．

　その第一歩が第 6 章で述べられる音声症状の包括的な採取である．音声課題とその分析に始まり，音声行動の特徴，観察事項，診かたなど，系統立てて多角的に説明している．音声の広さと深みをダイナミックに捉えプロとして体得したくなる内容である．そして症状の直接原因は末梢発声発語器官の運動異常

であるが，その特徴・性格は神経・筋系の病変部位により異なる（根本原因）．これらの原因の追及は以下の2つの章で解説される．第7章は顔面口腔領域の感覚・運動の観察と神経機構の病態との関連を説明し，第8章で言語病理の探求過程が完結する．すなわち，脳神経・筋疾患の神経病理と徴候を説明し発声発語運動に関連づけ，運動異常が各々に特徴的な dysarthria の類型分類にいたる．そしてアプローチの原理を含む訓練指針が類型ごとに決まる．言語病理の理解が訓練の実質を担保することを心に刻み，チャレンジする内容である．

このあと一転して読者を臨床場面に引き戻し，リハ実施の準備に向かわせる．第9章では発声発語の能力と関連する能力を入念に規定し，Key となる訓練の実施内容を示唆して，発想は斬新である．そして第10章は音声言語評価と鑑別診断を整理し，リハ方針策定につなげる手順をまとめ実際的である．以上，評価・診断の過程が大きな枠組みの中で，個々には small step で解説され，細部に理解が導かれ飽きない．真の専門家への学習が充たされる第6章からの記述は著者の真価が発揮されて圧巻である．

リハの実施は goal を見通した実施プランを早期に設計することから始まる．第11章では治療戦略，ゴール設定などを確認しリハ開始の準備が整う．そして第12章では訓練・指導の枠組みと運用要領をきっちりと設定し，ともすれば合理性や最適化の意識が薄れがちになる訓練実施に対する綿密な実施指南になっている．訓練の実際は明快に基礎訓練と実用訓練に分け，それらの実施原則，目標課題，刺激反応様式から臨床スキルやセッションにいたるまで周到に記述している．行為の1つひとつに重要な狙いや意味・意義を感じ取り，客観視して monitoring することまでを求め，訓練者の思考と実践を緻密にする．訓練学全般の進歩を押し上げる力を感じ圧倒的である．

最後に，訓練の詳論に入る．第13章は基礎訓練で，呼吸から構音にいたる生理学的過程の感覚・運動機能回復を図り，可能な限り発語レベルを高めることが目的である．多彩な内容を合理的に組み立て訓練向上に役立つ．付言するとすれば，筆者は最重度に対する訓練法開発を期待したい．

そして第14章の話し方の実用訓練では，すべての訓練の目標は"実際の com. 場面での話す能力の発揮"であるという単純明快な目標を改めて強く思い知らせてくれる．「話すことは全脳を使った行動である」は名言でこれに通じる．豊富な訓練経験と com. に対する深い理解の努力がもたらした著者のリハを貫く信条を具現しており，まさに ST の目標とするところである．読者の

共感が得られよう．熟読を勧めたい．

　これら4章分の内容から得られる最大の収穫は，STに心の余裕を生み，患者に臆することなく立ち向かう勇気を与えてくれることであろう．患者に直面する時，自身の行為の目標，目的，狙いそしてgoalへの道筋に確信がもてるようになるからである．

　補足の第15章は研究実績を紹介しながら，研究成果の可能性とその実践に導く期待を込めた著者の意図であろう．音声言語障害学確立のためである．

　以上，本書は「臨床の方法」を総合的に理解させ，標準STに丁寧に導く．ST行為の確固とした構想と枠組みの下，狙い，着眼点，発想，意味，解釈，実技，実践の内容が多彩に広がり，新たな発見に得心することが多々ある．私は治療学をこれほど系統的で合理的に，しかもわかりやすく記し，学術性と専門性（実用性）を兼備した本に巡り会っていない．しかも目くるめく気づきと発見の連続で喜びすら感じる．そのワクワクの期待感と，時にユーモアも混じり読み進めのmotivationが高まり，捗る．これには図表の多用，Note（コラム）の儲けものの知識やヒントなど理解や整理を助ける工夫，英語用語の併記による定義の明確化などとともに，文献の配置，割り付けなど読みやすさへの編集熱意も寄与しているはずである．そして臨床を知的展開として楽しく感じさせるコツ「毎度think！」を体得させてくれ，臨床にすんなり入れるので新人ST必読の書である．中堅・ベテランには対象へのアプローチが柔軟に拡大するstretch効果で新鮮になる．是非，座右に備え重宝してほしい．

　最後に，言語聴覚士は「音声言語」全般の専門家である．評価・訓練の実践だけでなく学問として科学的体系化の役目もある．本書は「音声言語」領域の豊饒ともいえる広がりを示し，音声言語科学の大きな可能性を改めて知らしめ意義深い．著者は紛れもなくST界の未来を明るくリードする人材である．1つの到達点に達したが"そこには上がある"ことを銘記して学問の高みにさらなる精励を望みたい．

2017年3月

元国立身体障害者リハビリテーションセンター学院長・病院長

柴田貞雄

序文

企画への経緯

　スピーチ・セラピストが病院で出会う人たち（患者）の多くは，話すことがうまくできない．その中でも，神経系の疾患や状態が，話すことを困難にさせるのが，dysarthriaである．本書では，その原因と結果を明示するために，「神経原性発声発語障害」と名づけた．

　2004年に米国・メーヨー・クリニックのJoseph R. Duffy著"Motor Speech Disorders"の日本語版を世に出すことができた．その後に，dysarthria患者を診る機会も増え，本に記された内容の深さに感じ入り，条件設定を工夫した音声課題をつくり，リハビリテーションの方法もいろいろと試行した．スピーチ・セラピストの養成教育に長く携わり，実習指導や実際の臨床をみる際に，現場のセラピストたちが「dysarthriaをどう診るのか」に手を焼いている印象をもった．マニュアルではない"臨床書"をつくりたい，2012年に医歯薬出版に企画を提案し，5年後，ついに本書を上梓するにいたった．

企画への思い

　米国の大学院（修士課程）を修了し帰国して，福井医療技術専門学校（現 福井医療大学）で教鞭をとりながら，隣接の福井総合病院で臨床経験を積むことができた．中学生のI君，小脳出血で入院，ドタンバタンと歩き，爆発的な声と断綴的発話が特徴的であった．高齢のS氏，パーキンソン病で，きざみ足の歩行，発話は後半に加速して不明瞭となっていた．臨床で出会ったdysarthria患者に何をすればよいのか，当時の私は診かたも知らず，全く手が出せなかった．

　日本の各地での教育・研究と臨床経験は，かけがえのないものであった．出会った先輩，同僚や後輩，患者には，多くを教えていただいた．dysarthria患者を診る機会にも恵まれ，音声科学や神経学をもとに，身体と発声発語の観察から，その背景を考えること（毎度Think！）を実践した．困っている患者に対して，病態を踏まえた治療・リハビリテーションを提供すべきと考えているが，音声言語医学の進歩と普及は十分ではない．本書はdysarthriaの診かたとリハビリテーションを記したもので，読者の臨床のお役に立てば幸いである．

本領域の展望

　音声言語障害は，基礎となる音声科学・脳科学・神経学の知識の進歩，臨床

の知の蓄積により，その理解と評価・治療の向上が期待されている．話すことの複雑さは，音読や復唱で明瞭な音声が，自発話では不明瞭になることからも窺い知ることができる．本書では，仮説として次の図式を提示した：発話＝発語運動×(言語・認知機能)．訓練でうまく話せても自発話ではダメでは，実用には結びつかない．言語・認知への働きかけを含めた伝達スキルの向上まで面倒をみることが，セラピストの務めである．

　臨床の進歩には，基本となる診かたのくり返しと，観察眼の熟成，臨床の知の蓄積が大切である．音声課題は，条件設定により異常所見を引き出し，感度の高いアウトカムとなるはずである．音声所見は，神経疾患の診断に寄与する可能性がある．リハビリテーションは，うまく動かせない身体を動かすことであり，感覚と運動の理解，感覚刺激の導入は，今後の研究の進歩を待ちたい．セラピストの工夫で，現実的な方法が示されるだろう．

謝　辞

　埼玉県所沢市の国立身体障害者リハビリテーションセンター学院に柴田貞雄先生を訪れたのは 1982 年の冬で，スピーチ・セラピーの魅力を聞き，進学することに決めた．米国留学，就職，学会で，柴田先生には励ましをいただいた．音声言語医学の大先輩である先生に，本書を丁寧に読んでいただき，過分のことばまで頂戴した．心から感謝をしたい．

　米国のカンザス大学大学院では，修士・博士課程の通算 8 年間，音声言語病理学とその関連領域を学んだ．指導教授の John F. Michel 先生（故人）には，発声の原理やコントロールについて説明を求められた．ヒト行動を条件次第として捉えることを研究指導の中で教えられた．応用コミュニケーション科学研究室（ACSL）の Kim Wilcox 先生（現 カルフォルニア州立大学リバーサイド校学長）には，音響音声学の基本を教わり，Phonetics LAB Project での TA 採用で，下手な英語で音声学を教える経験も積ませていただいた．音声言語病理学について多くの教えを次の世代に伝えることが，恩師への礼であろう．

　最後に，長年の学生生活，留学，仕事，生活を支えてくれた両親，そして本書のイラスト作成にも手を貸してくれた家族に，心から感謝を伝えたい．

2017 年 3 月

京都学園大学 健康医療学部 言語聴覚学科 教授

苅安　誠

神経原性発声発語障害
dysarthria

表紙原案：苅安まみ子

目次

推薦の序	iii
序文	vi

基礎編

第1章 dysarthriaの定義と基本的事項

1. dysarthriaの定義 ... 2
2. dysarthriaの原因と結果 ... 4
3. dysarthriaの本質 ... 6
4. dysarthriaの3つの視点 ... 9
5. dysarthriaの臨床の課題 ... 11

第2章 音声言語コミュニケーションの基本

1. 話者と聴者の信号処理と通信 ... 14
2. ことばをつくりながら監視もする話者 ... 16
3. 多くの要因が支える発話 ... 17
4. 音声信号をつくる仕組み ... 18
5. 発声発語運動の神経回路 ... 22
6. 音声信号の特徴と音声学の基本的事項 ... 25

第3章 発声発語の基盤

1. コミュニケーションと発声発語 ... 29
2. 呼吸 ... 31
3. 喉頭 ... 35
4. 上気道の管腔と口蓋咽頭弁 ... 41
5. 顎と顔面 ... 44
6. 舌 ... 47
7. 発声発語運動の特徴 ... 51
8. 発声発語の神経学的基盤 ... 54

臨床編 I　概論

第4章　臨床の構図
1　評価と鑑別診断 64
2　評価と鑑別診断の流れ 68
3　患者のマネジメントの図式 70

臨床編 II　評価と鑑別診断

第5章　患者の臨床像の把握
1　病歴 74
2　音声言語の困難度（主訴） 77
3　患者の観察 81
4　神経病理と全身状態 87
5　合併症とリスク管理 90
6　嚥下困難 92

第6章　音声言語病理の探求 A 印象
1　音声課題と分析 94
2　音声（行動）特徴の記述 99
3　臨床での音声の診かた 106
4　音声の実時間分析の問題と対応 116

第7章　音声言語病理の探求 B 病態生理
1　病態の理解 118
2　口腔顔面の観察 124
3　口腔顔面の観察と神経病理 131
4　発声発語異常の病態生理の理解 134

第8章　音声言語病理の探求 C 神経病理
1　神経病理と身体・行動の関連 137
2　痙性麻痺 143
3　一側性中枢麻痺 146
4　弛緩性麻痺 148

  5 失調性 ……………………………………………………………………………………153
  6 運動低下性 ………………………………………………………………………………157
  7 運動過多性 ………………………………………………………………………………161
  8 混合性 ……………………………………………………………………………………166
  9 その他の神経原性の発声発語障害 ……………………………………………………168

第9章　音声言語病理の探求 D 発声発語能力とそれに関連する能力

  1 発話の基礎能力と実用 …………………………………………………………………171
  2 最大能力試験 ……………………………………………………………………………174
  3 最長発声持続時間 ………………………………………………………………………176
  4 言語性の交互変換運動 …………………………………………………………………180
  5 話声位と生理的声域 ……………………………………………………………………184
  6 発声発語に関連する機能 ………………………………………………………………189

第10章　音声言語の評価と鑑別診断

  1 音声言語の評価 …………………………………………………………………………193
  2 鑑別診断 …………………………………………………………………………………196
  3 コミュニケーション障害と社会生活 …………………………………………………201
  4 リハビリテーションの方針 ……………………………………………………………205
  5 評価の報告 ………………………………………………………………………………207

臨床編Ⅲ　リハビリテーション

第11章　リハビリテーションの設計

  1 全体プラン ………………………………………………………………………………210
  2 ゴール設定 ………………………………………………………………………………214
  3 医科・歯科の治療 ………………………………………………………………………216
  4 音声言語行動の変容 ……………………………………………………………………219
  5 重症度別のリハビリテーションと考え方 ……………………………………………221
  6 他職種との連携 …………………………………………………………………………223

第12章　発声発語の訓練・指導の原則と技術

  1 dysarthria 患者に対する訓練・指導 …………………………………………………225
  2 訓練・指導の原則と留意点 ……………………………………………………………227
  3 訓練・指導の要点 ………………………………………………………………………230

4	課題の設定	234
5	課題実施のための基本的な臨床スキル	238
6	訓練機会（セッション）の構成	241

第13章　発声発語の基礎（機能）訓練

1	基礎（機能）訓練の意義と取り組みの基本	243
2	呼吸支持の向上	247
3	発声機能の向上	252
4	共鳴の正常化	257
5	筋力強化とストレッチング	260
6	構音の構えと操作の向上	264

第14章　発声発語の実用訓練

1	話し方の訓練	269
2	大きな声で話す	274
3	短く区切って話す	277
4	適当な話速度で話す	281
5	明瞭に話す	283
6	伝え方の指導	286
7	拡大・代替手段の活用	289
8	コミュニケーションの向上に向けて	292

補足

第15章　機器による発声発語機能評価

1	音響分析の基礎	298
2	音響分析の臨床応用	310
3	空気力学的計測	329
4	X線透視と内視鏡的観察	333
5	発声発語と呼吸の運動の観察	336
6	症例	342

索引 348

基礎編

1章 dysarthriaの定義と基本的事項

1 dysarthriaの定義

● dysarthriaとは

dysarthriaは，神経系の損傷や機能不全によって起こる発声発語の異常である[1]．発声発語には，大脳皮質と基底核・小脳といった神経回路がかかわる．このため，神経系の機能不全をきたす疾患あるいは状態で，発語という高度に学習された巧みな随意運動を制御することが阻害されると，話しことばの品質が低下することになる．

dysarthriaは，正常な音声の側面（声，共鳴，構音，韻律，流暢性）を逸脱している状態で，多様な病態により，いくつかの側面で低下がみられる．音声生成の基盤となる呼吸器・喉頭・口蓋咽頭・口腔の運動制限（神経・筋活動の障害に基づいて起こる感覚・運動低下）が，発声発語異常の直接の原因である．なお，器質性や心因性の発声障害や構音異常は除外される．

dysarthriaは，ことばをうまく相手に伝えることができないコミュニケーション障害であり，「広義の言語障害」あるいは「発話の障害」ではある[2]．ただし，ことばの理解・表出は正常なので，「狭義の言語障害」ではない．dysarthriaは，発音の異常（構音障害）だけでなく，声の異常もよく呈するので，発声発語障害と位置づけておきたい．ことばを話す際に，音声の明瞭さの低下だけでなく発声発語行動の異常性を呈していることもある．患者は，話しことばで相手に思いや情報を伝えることが難しく，仕事や学業などで社会的不利を生じている（**表1**）．

● speechとdysarthriaの定義

音声言語障害の領域でも，専門家たちは伝統的に，用語とその定義に適確な表現を心がけてきた．以下に，"speech"と"dysarthria"について，定義や説明を記すことにする．

> "Speech is a unique, complex, dynamic motor activity through which we express our thoughts and emotions and respond to and control our environment." (Duffy 1995, p3)[1]
>
> 「発語（発話）は，特有の複雑な活動で，それにより我々は思いや感情を表現し，環境に反応し，環境を制御している．」

発語（発話）は，表現だけでなく環境とかかわる働きももっている．コミュニケーションの手段では，言語性だけでなく，非言語性（ジェスチャーや表情など）にも，運動が必要である．ここで理解しておきたいのは，運動はヒトにとって唯一の出力であるということである[3]．もしも外界（環境）とかかわる手段を失えば，ヒトは自分の思いを伝える経路を失うことになる．

> "Dysarthria is a collective name for a group of speech disorders resulting from disturbances in muscular control over speech mechanism due to damage of central or peripheral nervous system." (Darleyら 1969, p246)[4]
>
> 「dysarthriaは，中枢か末梢かの神経系の損傷により発声発語機構の筋活動制御が侵された結果として起こる発声発語障害の総称である．」

> "Dysarthria is a neurogenic motor speech impairment which is characterized by slow, weak, imprecise, and/or uncoordinated movements of the speech musculature." (Yorkstonら 1988, p2)[5]
>
> 「dysarthriaは，神経原性の運動性発声発語障害であり，発声発語の筋活動の異常に伴う，ゆっくり（緩慢）で，力の乏しい（弱い），

表1　dysarthria の要点

- 神経・筋活動の障害による発声発語の異常である．
- 感覚や運動の低下・制限と発語運動制御の不出来が原因である．
- 話しことばで相手に思いや情報を伝えられない音声言語コミュニケーション障害である．
- 構造上の異常（奇形，変形，欠損）や心因性の状態（失声）は除外される．

表2　dysarthria の呼び名（和名と英語名）とその出典

呼び名（和名）	呼び名（英語名）	出典
運動障害性構音障害	motor speech disorders*	Darley ら 1975，Duffy 1995
感覚運動性発語障害	sensori-motor speech disorders**	McNeil 1990 2005
構音障害	―	平山 2016
発声発語障害	dysarthrophonia / dysarthrias	Peacher 1949 / Darley ら 1969
神経原性発声発語障害	dysarthria(s)	本書

*発語失行症 apraxia of speech（AOS）を含む障害概念である．
**難聴に伴う発声発語障害を含むと誤解される可能性がある．

不正確あるいは協調的でない運動によって特徴づけられる．」

上記の定義では，dysarthria は，ひとつの型の発声発語異常ではないこと，神経系の損傷に伴い筋活動の障害が生じること，代表的な運動異常として運動緩慢，筋力低下，不正確さ，協調不全があることが共通して示されている．

dysarthria の呼び名

dysarthria という用語は，音声言語病理学や神経学の領域で伝統的によく使われている[6〜8]．日本ではこれまで，麻痺性あるいは運動障害性の構音障害と訳されることが多かった．構音障害は，器質性と機能性，そして運動障害性に区分される．麻痺性では運動低下・過多や失調が含まれないので，本来は運動障害性構音障害という呼び名が妥当である[9]．また，運動障害だけでなく感覚異常もおそらくあるので，正確に状態を説明するために，感覚運動（障害）性という呼び名も使われている[10]．

あまり使われていないが，構音だけでなく，声の異常などもあることが多いので，発声の異常を含む発声発語障害 dysarthrophonia という用語も適当であろう[4]．むしろ，構音障害では発音の異常だけとの誤解を受けるので，発声発語障害のほうが適切ではないだろうか．

dysarthria の原因は神経系（神経・筋）の異常なので，本書では「神経原性発声発語障害」と呼んでおこう．発語は，音をつなげて語をつくることで，かつては構語とも呼ばれ dysarthria での問題を示すが，声の異常を包含しないので，やはり「発声発語」が適切だろう．なお，音声言語出力の異常と捉えれば発話障害と呼ぶこともできるが，「言語」の障害，構音障害や吃音に伴う発話障害と区別して，「発声発語」の障害にする．いろいろ訳語はあるが，無難なのは，"dysarthria" という世界に通用する用語を使うことだろう（**表2**）．

参考・引用文献

1) Duffy J. R.：Motor Speech Disorders, Mosby, 1995.（苅安　誠監訳：運動性構音障害，医歯薬出版，2004．）
2) 廣瀬　肇：発話障害へのアプローチ，インテルナ出版，2015．
3) Wolpert D.M., Ghahramani Z., et al.：Perspectives and problems in motor learning. *Trends in Cognitive Science* **5**（11）：487-494, 2001.
4) Darley F.L., Aronson A.E., et al.：Differential diagnostic patterns of dysarthria. *J. Speech Hear. Res.* **12**（2）：246-269, 1969.
5) Yorkston K.M., Beukelman D.R., et al.：Clinical Management of Dysarthric Speakers, Pro-Ed, 1988.
6) Van Riper C., Erickson R.L.：Speech Correction：An Introduction to Speech Pathology and Audiology, 9th ed., Allyn & Bacon, 1995.
7) Darley F.L., Aronson A.E., et al.：Motor Speech Disorders, W.B. Saunders, 1975.（柴田貞雄訳：運動障害性構音障害，医歯薬出版，1983．）
8) 平山恵造：神経内科学，第6版，南山堂，2016．
9) 柴田貞雄：運動障害性構音障害臨床の枠組み．言語聴覚士のための運動障害性構音障害（廣瀬　肇・他著），医歯薬出版，2001, pp1-24．
10) McNeil M.R.：Clinical Management of Sensorimotor Speech Disorders, 2nd ed., Thieme Medical Publishers, 2005.

2 dysarthria の原因と結果

発声発語の異常は，疾患や状態により生じた神経系と運動の変化（病理）が音声言語（行動）として出現したものである．ただし，患者は，個人的な経験や精神状態から，神経系の変化に適応したあるいは代償した行動をとることがある（個別性）．観察できる音声言語（行動）は，身体の状態や問題 body に個人がどう対応したのかを含めると，精神 mind がかけ合わさった運動出力 output と捉えることができる．

dysarthria の評価とリハビリテーションでは，身体の状態と個人の対応を区別して理解することで，患者の個別性と問題の在りか（病態生理＋行動特性）との対応が整理される．評価では条件次第での「できる/できない」が明らかにされ，リハビリテーションでは適切な課題設定を行い，好ましい方向に患者を導いていく取り組みにつながる．

神経と運動の病理

発声発語の異常の原因は，神経系の機能不全をきたす神経・筋疾患あるいは状態である．成人では，脳卒中やパーキンソン病が多く，神経・筋疾患の多くと，脳神経系の中毒や代謝異常，頭部外傷も原因となりうる．小児では，脳性麻痺が代表的で，筋ジストロフィーも原因疾患となる．

運動は，適度な筋緊張を基盤に，十分な力で必要な運動範囲に構造物を動かすことで実現する．発語に関しては，唇・顎と舌，軟口蓋，声帯が，高速かつ連続的に適切な位置（構え）をとり，許容される音声をつくり出す．

神経病理により，筋の緊張が過剰あるいは過小，時には変動することがある．力が乏しいために十分な運動範囲が得られない一方で，力の調節がきかずに過剰な動きを示す場合もある．高速の運動では，適切な構えをつくることができずに，十分な精度が得られないこともある．巧みな調節ができなければ，時間・空間的な乱れを生じることになる（**表1**）．

原因疾患と推定患者数

dysarthria の原因となるのは，中枢・末梢神経系の機能低下をきたす疾患や状態である．人口統計，各疾患の有病率 prevalence rate，推定患者数，dysarthria の出現割合により，成人と小児を含めた dysarthria の大まかな患者数を求めてみよう（**表2**）．

2015年7月時点での日本人の人口は約1億2,500万人である．年代別には，65歳以上の高齢者が増加傾向で，出生数は過去10年間（2005〜2014年）でやや減少傾向，10万人台で推移している．人口推計によると，2025年には65歳以上の高齢者が全体の3分の1に，また2060年には人口が8,600万人，未成年者が全体のたった5分の1になるとされている[1]．

脳血管疾患は，2011年には，総患者数123万5,000人（男性：61万6,000人，女性：62万人）[註：平均診療間隔を用いて算出しているため，男女の合計と総数が一致しないことがある]，入院患者数17万2,200人で，高齢で発病率が高い[2]．死亡率は減少傾向にあり，急性期から回復期だけでなく，慢性期にわたり dysarthria を有しながらも10年以上生活している人たちは多い．

神経難病は，特定疾患医療受給者証交付件数により，患者数を知ることができる：2012年の集計では，多発性硬化症（MS）が17,073人，重症筋無力症（MG）が19,670人，筋萎縮性側索硬化症（ALS）が9,690人，脊髄小脳変性症（SCD）が25,447人，パーキンソン病（PD）関連が120,406人，舞踏病（HD）が851人，多系統萎

表1 神経回路と神経・運動の病理

神経回路	神経病理	運動病理
大脳皮質	痙性麻痺 spasticity	過度の緊張も加わった低速で制限された運動
基底核	運動低下 hypokinesia	円滑に始まらず段々小さくなる運動
基底核	運動過多 hyperkinesia	不必要な動きや過剰な大きさをもつ運動
小脳	運動失調 ataxia	時間・空間的な軌跡から逸脱した運動
末梢神経	筋力低下 weakness	力が弱く標的到達と速度が得られない運動

表2 dysarthriaの原因となる疾患・状態とその有病率および推定患者数

原因疾患		有病率	推定患者数
脳血管疾患	stroke	—	123.5万人
頭部外傷	brain injury	10万人あたり230人	25万人
多発性硬化症	MS	10万人あたり7.7人	0.8万人
重症筋無力症	MG	10万人あたり11.8人	1.9万人
筋萎縮性側索硬化症	ALS	10万人あたり2人	0.9万人
脊髄小脳変性症	SCD	10万人あたり4.5人	2.0万人
パーキンソン病	PD	10万人あたり100人超	12万人
舞踏病（ハンチントン病）	HD	10万人あたり1～4人	0.08万人
多系統萎縮症	MSA	10万人あたり10人前後	1.1万人
ジストニア	dystonia	—	—
脳性麻痺	CP	—	25.1万人
筋ジストロフィー	dystorophy	10万人あたり6～7人	—
薬物中毒	toxic	—	—

縮症（MSA）が11,733人であった[3]．

突発性の顔面神経麻痺（ベル麻痺）は，人口10万あたり20～30人である．ジストニアの中でも，口舌ジストニアや喉頭ジストニアもdysarthriaをきたす．痙攣性発声障害は1,530例が報告されたが，潜在的にはかなり多いのではないだろうか[4]．

脳性麻痺（CP）は，胎生・周生期の不可逆性の脳損傷による運動障害で，dysarthriaをきたすことが多く，小児から成人まで持続する．世界の疫学調査では，生存出産1,000人中1.5～2.5人であった．小児では，筋ジストロフィーが発病することがあり，その有病率は10万人あたり6～7人である．

以上の神経系の機能低下をきたす疾患や状態の疫学データにより，dysarthriaは，脳卒中や頭部外傷では亜急性期・回復期と慢性期で1割と見積もると14.9万人，神経疾患（難病）では経過の中での出現を考慮して5割と見積もると10.2万人，脳性麻痺では出生数と平均余命により2割と見積もると5.1万人と推定できる．神経機能低下をきたす他の神経疾患や状態を含めると，dysarthriaの患者数は，少なく見積もっても30万人ほどになるであろう[5]．

参考・引用文献
1) 総務省統計局：人口動態調査（平成26年）．
2) 綿引信義：わが国の脳血管疾患の現状と動向．公衆衛生 **78**（11）：734-738，2014．
3) 厚生労働省：特定疾患医療受給者証交付件数（平成24年）．
4) 兵藤政光・他：痙攣性発声障害に関する全国疫学調査．音声言語医学 **57**（1）：1-6，2016．
5) 苅安　誠，外山　稔・他：コミュニケーション障害の疫学—音声言語・聴覚障害の有病率と障害児者数の推計．KGU紀要 **1**：1-12，2016．

1章 dysarthriaの定義と基本的事項

3 dysarthriaの本質

dysarthriaの定義と因果関係を踏まえて，その本質natureについて記しておく．dysarthriaの本質を理解することで，後段の視点と臨床の課題が明らかにされるはずである．

発語は神経回路の異常を反映する

話すことは，大脳でことばを組み合わせた文（メッセージ）をつくり，その音声をつくるための命令を発して，200もの筋肉を動員し，口，ノド（咽喉頭），呼吸器（胸郭と横隔膜）を動かすことである．声を出して話す際には，反射的な呼吸運動は抑制され，発声発語のための呼吸が行われる．

発音が乱れる，声が鼻に抜ける，声がおかしいといった状態は，身体の構え（姿勢posture）と動きが崩れているためである．その背景には，運動の指令がうまくいっていない，あるいは運動を阻害する何かがあると考えることができる．

運動の指令の起点は大脳皮質の運動野であるが，円滑で正確な随意的運動には2つの神経回路が貢献している．運動の開始と停止，大きさを決めるのは，大脳基底核と視床からの抑制性の入力である．運動の基盤である姿勢（体幹・頭頸部といった全身だけでなく口や舌などの局所も含む）の安定，パターン化された運動の記憶，連続的な運動のモニタリングと調節は，小脳による制御を受けている．

背景にある神経系の病理は，運動の観察から窺い知ることができる．すなわち，ぶん回し歩行は片麻痺，開始困難（躊躇）や小刻みな歩行はパーキンソン病，ロボット様の歩容は運動失調の特徴（徴候）である．同様に，緩慢で力んだ音声は痙性麻痺（仮性球麻痺），小声で不明瞭な発話はパーキンソン病，途切れ途切れで抑揚に乏しく爆発的な音声は運動失調の特徴である．

このように，神経回路の異常は発声発語を含む身体の（随意的）運動として表現される．別の見方をすれば，発声発語，あるいは歩行や手の動きの観察により，神経回路の異常を推定することが可能である．脳卒中の発病の徴候である呂律困難や，鼻に抜けた声，発話の不明瞭さは，運動ニューロン疾患（MND）の徴候でもあり，疾患の推定に発声発語の観察が有用である．

発声発語は聴取印象と行動観察で評価できる

発声発語の評価では，話す際の音声と話者の姿勢や顔面が観察の対象となる．発声発語は，音声（行動）として観察できる．米国メーヨー・クリニックの音声言語部門のDarleyとAronsonは，dysarthria患者の音声の聴取印象により発声発語特徴を抽出し，神経病理との関連で類型化を示した[1]．一連の研究では，不明瞭発話や断綴発話といった「ラベル」は採用せずに，不正確な子音，音節がバラバラに聞こえる，などを用いている．

音声（言語）は5つの側面から構成されている．声voice，共鳴resonance，構音articulation，韻律prosody，流暢性fluencyである[2]．臨床で一番にすることは，患者の訴えや病前の状態を聞く際に，発言の内容を記録しながら，音声を観察することである．「患者の話すことばは了解できるか？」「行動に奇異な点はないか？」「声は？」「母音の音色は？」「発音は？」「発話のテンポや抑揚は？」「ことばのくり返しなどはないか？」と自問自答しておく．

dysarthriaは，音声の異常という結果にいたる話者の発語行動（運動）の異常でもある．行動の観察により，ゆっくり話すなどの代償，顔面や頸部の過剰な動きや筋の張り，身体の構え（姿勢），身振りも交えるなどの相手に伝える工夫や（了解

困難な場合の）聞き返しへの対応といったコミュニケーション方略を記録する．

評価は，全体の印象から，音声の諸側面，観察された行動，正常と異常を示し，定性的に記述する．そして，音響分析や動画解析，内視鏡的な喉頭観察，空気力学的計測などの道具を用いた方法で，生理・音響学的側面の定量化を試み，病態の理解をはかることが望ましい．

患者は高速で正確な発語運動が実現できない

連続的発語は，毎秒5文字ほどのペースで出力される．最高速での交互変換運動〔音節反復（パ，タ，カ，サ，ラ，ダ，ナなどのくり返し）〕で得られるのが毎秒5～8回であるから，上限近くの高速運動である．音声言語コミュニケーションは，母語の環境に身をおけば，読み書きの学習にかかわらず，誰でも，やり取りの道具を必要とせずに，速やかに思いや情報を伝えることができる方法である．効率性の観点から，発語はある程度は高速であってしかるべきである．

正常音声では，連続的発語で運動標的への到達（接近）が行われている．もちろん，前後の音の違いにより，高速テンポを保つべく，運動標的は多少のズレを生じる（異音変化）．例えば，カ行の子音kの調音点は後続母音により異なる．つまり，前舌母音の前のk音（/ki/）は，後舌母音の前のk音（/ku/）と違い，前方の口蓋に舌を接触させて調音される．また，「おいで！」の/oi/では，オの円唇からイの平唇へ移行するため，円唇に近い口の形を保った状態で発語が行われる．連続的運動は，音として認識されるのに十分な品質で経済的に速く前に進むために，前後のつながりをもつなだらかな軌跡をたどる．

運動の能力には個人差がある．100m走で10秒を切る超人もいれば，30秒を超えてどうにか走り切る人もいる．運動能力を超えて走れば，そして足場のよくないカーブでもあれば，転んでしまうこともある．dysarthriaを有する患者は，神経病理により運動能力が低下している状態で，速く話すことが難しい．もし，自らの運動能力を超えた速度で話せば，音を飛ばしたり，十分な品質の音をつくることができなかったり，あるいは途中でことばの一部をくり返してしまう．自らの運動能力に合わせて，ゆっくりと話せば，比較的正確にことばを話すことができる（代償）．ただし，運動能力に対する自覚がなければ，習慣化された話速度を変えることはなく，不正確な運動を出力してしまい，結果としては不明瞭で相手に理解されないことになる．

程度は幅広く，患者により話すことの要求水準も多様である

発声発語の障害 impairment は，話す能力の低下 disability を生じさせ，個人に社会的不利 handicap を与える〔国際障害分類（ICIDH）〕[3]．別の視点（ICF）では，身体状態 body の不具合は，運動・感覚機能 function を損なわせ，社会参加 participation を制限する．

dysarthriaの程度（重症度）は，神経病理と運動制限により様々である．ごく軽度では他者にはわからない程度の自覚的な話しにくさにとどまり，軽度では高速で不正確さが出る程度である．一方，中等度では，ゆっくりでなければ正確な発語運動が難しい，あるいは病前の習慣化された速さでは発語が不正確で相手に思いを伝えることができない．重度では，一つひとつの音（節）あるいは短い語がどうにか言える程度で，最重度であれば声が全く出ない，あるいは声が出せても口が動かせないために口頭で相手に思いを伝えることができない．

それでは，軽度のdysarthriaであるから比較的うまく話すことができ，社会復帰ができているのだろうか？　重度のdysarthriaがあるとうまく伝えることはできないのだろうか？　社会的不利あるいは社会参加の程度は，話すこと（コミュニケーション）についての個人の自覚と適応，そして社会環境の要求水準によって決まる．個人の潜在的な話す能力 competence と実際の話す（伝える）能力 performance は必ずしも一致しない：発語能

1章 dysarthriaの定義と基本的事項

力がなくて要求に対応できない状態と，能力はもっていても現実に実現できない状態とがある．

ごく軽度のdysarthriaであっても，対面や電話で速く適確に情報を伝える仕事では，難しいこともある（軽度だが社会的重症）．一方，中等度以上であっても，自宅で家族と片言でも通じる環境であれば，日常生活を送るのにほとんど困らないこともある．話し方を変えるなどの工夫ができれば，社会生活をうまく過ごすこともできる．個人と社会環境の要求水準の多様性は計り知れない．もちろん，相手や場面によって能力発揮に違いがあることも無視できない．

話す行為には発語運動だけでなく言語や認知・行動も関与する

話すことは，相手や状況に合わせて思いや情報を取り入れた，ことばの連続である文（語だけの場合もあるが）をつくり，話す運動を実行することである．話すこと（行為）は，他の行為（例えば，食べる行為）と同様に，周囲の状況を理解し，自らの行動を調節すること（認知能力）で，適切に行われる．

話すことは，伝えると同時に，周囲の環境とかかわりをもつことであり，**発話行為***とみなすことができる．発話行為は，「何かを言うことで何かを為すこと」である．発話行為には，挨拶，感謝や謝罪，状況の描写，質問への応答，質問や命令だけでなく，警告，約束，挑戦，そして環境制御（他者を動かすこと）も含まれる．すなわち，我々の話すことばは，表と裏，つまり言外の意味も元来もっているのである．間接的な言語行為は，要求や拒絶でよく使われる．例えば，「ポットに（熱湯）入ってる？」では，珈琲を入れてほしいという要求を言外に意味している．また「夕食いかが？」に対する応答では，「いらない」でなくとも，「今晩は映画を見に行くの」で拒絶の意味を示すことができる．

dysarthriaを有する患者は，軽度か中等度であれば，テスト場面で比較的明瞭に話すことができる（了解できる発話）．ただし，会話や日常生活の場面では，うまく話すことができず，不明瞭な音声で，相手に思いを伝えられないことがよくある．同様に，テスト場面の復唱や音読では良質な音声を生成できるが，自発話では不明瞭な音声となることが多い．これは，頭の中でことばを編み，いろいろと考えながら話すためで（ながら状態，二重課題），運動出力，言語編成，注意・作動記憶，情報処理（認知）に脳力が分散されるためであろう．

自らの話す能力の自覚と相手の了解の認識ができないと，文脈なしに，断片的なことばで，速く話してしまうことになる．「あれ」で通じる関係と場面でなければ，たいがいは相手に理解されない．こんな場合，相手はどこかでわかると考えてそのままやりとりを続けるか，あるいは聞き返す．では，聞き返された時に，どう対応するのか？　患者は，同じことばをくり返すことが多いが，残念ながら何度言っても相手が首を傾げることもよくある．そんな時に，別の表現への切り替え，別のことばの付け加え（文脈提示），ひと文字ごとの区切りなどができればリカバーできるはずである．

> **注釈**
>
> ***発話行為** speech act
>
> 発話は，情報の伝達にとどまらず，様々な働きをもっている．子どもの基本的言語行為は次のように分類されている：命名（ラベル付け），反復，返事，行為の要求，返事の要求，呼びかけ，挨拶，抗議，練習[4]．大人でも，返事，要求，返事の要求，呼びかけ，挨拶，抗議（と感謝）は日常において必須であろう．

参考・引用文献
1) Darley F.L., Aronson A.E., et al.：Differential Diagnostic Patterns of Dysarthria. *J. Speech Hear. Res.* **12**(2)：246-269, 1969.
2) Darley F.L., Spriestersbech D.C.：Diagnostic methods in Speech Pathology, Wavekand Press, 1978.（笹沼澄子，船山美奈子監訳：言語病理学診断法，協同医書出版社，1982.）
3) Yorkston K.M., Beukelman D.R., et al.：Clinical Management of Dysarthric Speakers, Pro-Ed, 1988.
4) Dore J.：Holophrases, speech acts and language universals. *J. Child Language* **2**(1)：21-40, 1975.

4 dysarthria の3つの視点

　dysarthria は，運動の異常と発声発語困難の背景に神経病理が存在するという図式で捉えることができる．ここで，Yorkston ら[1]をもとに，dysarthria を有する患者を診る臨床家（神経内科医やセラピスト）の立場と dysarthria を研究対象とする学者の立場での視点を示しておく．

● 神経内科医（神経学者）

　神経内科医は，岩田誠氏のことばを借りれば，「鼻の先から尻尾まで」を診療の対象とする[2]．診療の基本は問診と診察であり，身体の領域に対しての刺激とその反応の観察という作業を行うことで，疾患の診断および身体状態と神経系の評価を進める．

　発声発語の異常（嗄声や話しことばの途切れ・不明瞭さ）は，歩行の異常などと同様に，神経学的徴候である．神経回路の損傷や機能低下による音声（話しことば）の特徴を知ることで，他の所見と問診で知り得た情報と整理して，鑑別診断を行うことができる．

　話しことばと発声発語運動は，患者の身体状態と神経系機能低下の重症度を反映すると考えられる．すなわち，神経系を背景とする身体の状態が改善されれば良質の音声，身体の状態が悪化すれば不良な音声になる．そこでは，経過観察と薬物療法の効果の検証とともに，音声（言語）所見と発声発語運動のモニタリングを行うことで，神経系の異常も発見できる．

● 音声生理研究者（音声学者）

　音声生理研究者は，話しことばがどうつくられているのかの"謎解き"に興味がある．運動の指令が，筋の収縮と器官の運動を引き出し，声道の気流や圧力を切り替え，音声信号がつくられる．この一連の過程の中で，dysarthria の運動の問題が，正常を理解する際の病理モデルとなる．連続的な発語の観察と生理計測により，呼吸，発声（喉頭），構音の3系統の相互作用，異常性，適応・代償を明らかにすることができる．

　研究の成果により，以下のことが期待される：
① 音声生成時の諸側面（神経，筋活動，運動，気流・圧，音声信号）の計測と正常・異常の比較により，評価の指標を提供すること
② 適応や代償の観察により，介入時の行動面と装具の活用を提案すること
③ 発話の明瞭さを損なう原因を特定し，介入時

> **NOTE**
> **症状と徴候**
> 　自覚的な状態を「症状 symptom(s)」，外から他者が観察できるものを「徴候 sign(s)」と呼ぶ[3]．dysarthria では，「呂律が回らない」「鼻に抜けてしまう」「舌が重たい」「声がおかしい」は，本人が訴えるものであるから，発声発語困難を示す症状である．一方，発話の不明瞭さ，開鼻声，舌の動きの制限，嗄声は，発声発語の異常（口腔咽頭喉頭の運動制限あるいは構造上の不具合）を示す徴候である．嚥下障害でも，「飲みにくい」「ノドにひっかかる」は嚥下困難を示す症状，「むせがある」は誤嚥の徴候である．

の音声課題の内容とその順序づけを発案すること

セラピスト（音声言語病理学者，言語障害学者）

リハビリテーションの専門家は，セラピスト（治療者）と呼ばれる．セラピストは，患者を理解し，患者を変えることが本務である．医師（特に神経内科医）の視点ももちつつ，音声言語障害の鑑別診断，疾患と経過の理解に努める．同時に，音声生理学と音声学を十分に理解し，病態生理の仮説を立て，適切な訓練課題を組み立てる．加えて，リハビリテーションに携わる立場として，次の点を自立的に考えることが期待されている：

① dysarthria が個人の生活にどのような影響を与えているか
② その影響はどうやって軽減できるか
③ 介入（リハビリテーション）にあたり適当な目標は何か
④ 介入の成果を示す物差し（計測）は何か
⑤ 目標をどうやって達成するか（拡大・代替コミュニケーション手段や装具活用も含む）

セラピストは，教師役となって学習者である患者を好ましい方向に導くことが期待される[4]．同時に，医師ができない連日の長い時間の付き合いから，身体状態の変化をモニタリングできるため，異常に気づいたり，患者の意欲を高めたりすることも求められる．さらに，発声発語のコントロール（身体という道具をいかに使うか）について，日々の観察から，思索をくり返し，音声（行動）の要因を探る．

音声生理研究者の観点で，音声課題を発案し，リハビリテーションに生かす．また，言語障害学者としては，日常コミュニケーションでの不明瞭発話に目を向ける必要がある．すなわち，発話は，「考え」かつ「話す」という二重課題あるいは競合課題である[5]．dysarthria を有する患者では，言語編成の負荷が話すこと（発語運動）に影響していることを念頭に，リハビリテーションにあたることが大切である．もちろん，研究課題をもち，日々の観察を行うことも，dysarthria を有する患者を理解することの一助となる．

参考・引用文献

1) Yorkston K.M., Beukelman D.R., et al.：Clinical Management of Dysarthric Speakers, Pro-Ed, 1988, pp3-8.
2) 岩田 誠：鼻の先から尻尾まで―神経内科医の生物学，中山書店，2013．
3) 最新医学大辞典編集委員会：最新医学大辞典，第2版，医歯薬出版，1996．
4) 小泉英明：脳は出会いで育つ，青灯社，2005．
5) Hartelius L., Miller N.：The ICF framework and its relevance to the assessment of people with motor speech disorders. Assessment of Motor Speech Disorders, Lowit A., Kent R.D.（eds.），Plural Publishing, 2011, pp1-19.

5　dysarthriaの臨床の課題

dysarthriaを診る過程ではいくつかの課題に直面する．臨床の中で立ち止まり，考えを巡らすことになる．今後の研究の進歩と臨床の知の蓄積に期待するところである．

原因が多様かつ不確定のことがある

患者の発声発語に異常の印象をもった時には，誰もが病名あるいはその根底の問題を探る．何が原因で発声発語の異常が起こったのかが理解できれば，それを治す手段が導かれるからである．声の問題であれば喉頭病変や声帯麻痺（運動障害），話す際に鼻漏れがあれば口蓋咽頭の奇形や口蓋麻痺，母音や子音の発音が不正確であれば口腔の変異や唇・顎・舌の運動制限を疑い，精査する．

dysarthriaでは，音声の異常は，構音だけでなく，声や共鳴，韻律，流暢性の側面にもみられることが多い．さらに，運動の司令系統のエラーなので，発声発語だけでなく，表情，身体の姿勢，歩き方，手の動きにも異常が観察できる．こういった特徴と身体・構造上の異常がないことから（合併もあるが），その原因は神経系の損傷あるいはその機能低下であることが窺われる．

原因疾患を探るのは医師（神経内科医あるいは神経学的診察に精通した耳鼻咽喉科医や，リハ科医，小児科医）の役割であるが，リハビリテーション治療者も原因と要因を知る努力をすべきである．疾患あるいは状態により，経過と帰結，そして見通し（予後 prognosis）が異なるため，リハビリテーションの目標設定にも大きくかかわってくる．

dysarthriaをきたす疾患や状態は多様で数多い．血管性には，脳卒中（梗塞・出血），無酸素・低酸素脳症，動脈瘤破裂などがある．外傷性には，頭部外傷（開放性・閉鎖性），頭蓋骨折，頸髄損傷などがある．変性疾患には，筋萎縮性側索硬化症（ALS），パーキンソン病（PD），脊髄小脳変性症（SCD），進行性核上性麻痺（PSP），アルツハイマー病（AD），舞踏病（HD）など，多くある．

中毒性あるいは代謝性には，一酸化中毒，薬物乱用，透析性脳症，肝性脳症，ウイルソン病，医薬品の副作用などがある．他にも，感染性，炎症性，脱髄疾患〔多発性硬化症（MS）など〕，神経系の解剖学的奇形，神経・筋接合部疾患〔重症筋無力症（MG）など〕，筋疾患，病因不確定のニューロパチー，てんかん発作に伴う脳障害などがある．

神経疾患の確定診断は，問診と診察により行われ，発声発語器官の構造上の（解剖学的）異常や心因性の問題（失声症など）を除外しながら進められる．たとえ高齢でも義歯の不具合を除けば発音が乱れることはないので，話しことばの異常には何かが隠れていると考えたほうがよい．精神科にかかっている患者は，薬物の影響で運動低下や不随意運動が発現する場合があるので，投薬を調整することで，原因が明らかになることもある．

しかし，いかなる努力をしても，原因を特定できないことがある．原因（疾患や状態）がわからないために，効果的な治療が打ち出せず，患者の身体状態（発声発語を含む）が変わらずあるいは悪化してしまうことがある．ただし，経過を追うことで，神経徴候が顕在化し，確定診断につながることはある．神経系の損傷や機能低下の理解に，さらなる進歩が期待される．

個人によって様相が異なる

疾患や状態により，随意的な運動が阻害され，音声言語（行動）の異常が起こる．この図式で重要なのは，その中間に個人が入る点である：神経病理（→運動障害）×個人（精神）＝音声言語（行動）．患者は，経験や性格，物事への取り組みなど，

1章　dysarthriaの定義と基本的事項

全く同じということはない．そして，神経病理に対しての反応も，人それぞれである．無頓着から神経質，いい加減から緻密，楽天的から悲観的，自覚の有無，頑張り・もがきの程度も含め，反応に多様性が生じることが予想される．

音声言語（行動）は，神経病理，運動障害と，個別的反応の結果として捉えるべきである．例えば，声帯麻痺により息漏れした声になった場合，声を出そうと努力して咽喉（ノド）を締めつけてしまう人と，息漏れを補うために大きく息を吸ってから話す人とがいる．鼻漏れがあるので音量が小さく感じて頑張って話そうとするが，かえって舌の動きまで悪くなってしまう人もいる．また，舌の動きが悪く，速く話すと全く相手に話が通じないのに，病前と同じように速く話す人もいる．声が小さくても，気づかずに，話をする人もいる．

患者の発声発語を診る際には，会話や音声課題での発声発語の特徴について聴取印象をもつことが一番に行われる[1]．音声の特徴を記録しながら，行動を観察する．話し方を変えてみてどうなるかも調べておかないと間違った捉え方をしてしまう可能性がある．患者情報や医師からの紹介で疾患を知っていると，疾患に特有の所見や病態があるものと思いがちである．他にも異常がないのか，注意して患者の行動を観察しておくべきである．同時に，本人がどう感じていて，また話し方などについて工夫をしていることがあるのかも，尋ねておくべきである．

臨床での評価は知覚的方法が主である．患者の音声を聴取して，その印象を記録する．患者が声を出して話す際の姿勢と顔面を観察して，その所見を記録する．空気力学的生理計測として，発声時の呼気流量や声門下圧，子音調音時の口腔内圧，鼻口気流・圧などがあるが，臨床では一般的には使われていない．一方，音響分析により，定性的・定量的な音声評価をする取り組みは広まりつつある．ただし，プロトコルと解析方法の簡素化と実地教育が必要な段階である．他にも筋電図による筋活動の記録や運動変位量の計測があり，患者の神経・運動病理を知るためには有用である．こういった方法を用いて，感覚や運動を探り，訓練標的となる運動あるいはその手前の筋活動（作動筋と拮抗筋）を理解することが望まれる．

dysarthriaの患者を診る際には口腔顔面の観察が欠かせない．背景の神経病理を理解し，発語の異常に何がどの程度かかわっているのかを明らかにするためである．安静時，運動時（言語性と非言語性），反射時での観察をとおして，動かないのか，動かせないのか，うまく動かせないのかを大まかに捉えることができる．ただし，感覚の評価は，標準的な方法がないこともありほとんど実施されず，運動の評価も標的となる神経や筋の特定がなされないままに行われているのが現状である．写真やビデオで撮影することで，少なくとも患者の変化を記録できるので，これだけは定期的に実施しておきたい．

発声発語の感覚・運動性についての理解が不足している

発声発語の感覚・運動性について，我々が知っていること（体系化された知識 body of knowledge）は十分とはいいがたい．発声発語に感覚がどの程度かかわっているのか，未知である．また，舌の形態変化にどの筋肉がどの程度関与しているか，さらにその連続運動の調節がどうなされているのかも，残念ながら評価とリハビリテーションに使えるほど十分にはわかっていない．

患者の学習を高める方策が発展途上にある

dysarthriaの改善を得る方法は数多く示されてきたが，エビデンスとして認められた方法は限られている．リハビリテーション医療は，オーダーメイドで患者のニーズに合わせて行われることが多く，背景にある（標的とすべき）運動病理の修復よりも出力された音声を変えること，あるいは患者のコミュニケーションを促進・向上させることが指向されてきた．もちろん，前述の通り，発

声発語の感覚・運動性についての理解が乏しく，その病理の解明と治療の方法の開発がなされてこなかったことも，その背景にある．

dysarthriaを有する患者は，話しにくさ，口・舌の回らなさ，鼻漏れや小声などを訴える．基礎的な訓練としては，口腔顔面の運動がよく行われている．しかし，残念ながら，基礎運動（舌を左右に動かすなどの練習）には，発語の改善について，特異性の問題も指摘され，エビデンスはないといわれている[2]．おそらく，反射から運動を引き出す方法など，もっと違う取り組みが必要である．例えば，手指の麻痺からの回復に対しての反復促通法など，有効な方法とその作用原理の知恵を拝借しなければならないだろう．

多くの患者で勧められる話し方は，ゆっくり話す，区切って話す，大きな声で話す，はっきり話すである．患者への指導は，セラピストの腕の見せどころであるが，最も難しいところでもある．すなわち，習慣化された話し方を変えるのは，誰にとっても容易ではない．ヒトを動かすには，本人のモチベーションを高めたうえで，適切な（盛り上げる）ことばがけと成功体験をうまく配合させていくことが大切である．患者自身に，自分の状態を適確に捉え，どうすべきかを考えさせる取り組み（認知行動療法）も必要である．

リハビリテーションが完結されていない

「患者（の行動）を変えること」は，とても難しいが，リハビリテーションの過程ではとても大切である．患者は，身体という道具をうまく使うことができない．経過と治療によるが，神経・運動病理が解消されることは少ない．わずかでも運動のしにくさは残っていて，身体の動かし方を学んで話すことになる．

訓練室を出た患者が，誰かと話をしているのを聞く機会はよくあるだろう．残念ながら，練習している時の了解できる発話は嘘のように，不明瞭な発話でまくし立てていることがよくある．患者にとって「練習は練習，実際はこの話し方で」と，無意識であろうが，リセットしているのかもしれない．

米国カンザス大学のDiedrich教授は，音声言語訓練の総説の中で，多種の音声言語障害の類似性と相違点を述べ，訓練方法が何を標的としているのかを記している．その中で，多くの場合，訓練方法が対症療法にとどまっていることを指摘している．時には，ショットガンのように，「当ればよし」といった大まかさも訓練方法の選択にありがちであると指摘している．最後には，実用性について，含蓄のあることばを記している．

> "We (Speech clinicians) seem to do two things : teach new responses and teach new use of a previously learned response." (Diedrich 1982, p440)[3]
>
> 「我々，臨床にあたる者（セラピスト）は，2つのことを行うべきである．新たな反応を患者に教えること，そして学習した反応を使うことを患者に教えることである．」

参考・引用文献

1) Duffy J.R.：Motor Speech Disorders, Mosby, 1995.（苅安　誠監訳：運動性構音障害，医歯薬出版，2004.）
2) Bunton K.：Speech versus nonspeech：Different tasks, different neural organization. *Seminars in Speech and Language* **29**（4）：267-275, 2008.
3) Diedrich W.M.：Toward an understanding of communicative disorders. Speech, Language, and Hearing—Volume 2—Pathologies of Speech and Language, W.B. Saunders, 1982, pp425-442.

2章 音声言語コミュニケーションの基本

1 話者と聴者の信号処理と通信

「話し言葉の鎖（元東京大学・切替一郎教授の命名）」は，米国の電話通信会社 Bell の研究者がつくった音声言語コミュニケーションのモデルである．

話者 speaker はことばを音声信号として符号化 encode し，聴者 listener は音声信号からことばを解読 decode する．音声情報は，話者と聴者の間で通信され，環境による雑音や信号の効率化・劣化にも遭遇する．対面と遠隔（電話）のやり取りで，音声言語コミュニケーションは成り立つ．

話者と聴者の精神 mind も，実は交流していると考えることができる．すなわち，話者は聴者に届くようにメッセージをつくって送信し，聴者は話者の意図を汲んでメッセージを読み取る．音声言語は，信号の劣化などがあっても，ヒトの「解読する脳」がある限りはかなりの精度を保ち，伝えることが可能である．もちろん，話者が巧みにメッセージを組み立てて伝えれば，聴者はそれを楽に了解することができる（**表1**）．

このモデルは，通信を介しての話者と聴者の脳が"キャッチボール"をするというアイディアを示している（**図1**）[1]．話者はことばを音声信号

表1　「話し言葉の鎖」の登場人物とその役割

登場人物	役割
話者 speaker	メッセージの言語化 音声信号の符号化 自己音声のモニタリング
聴者 listener	音声信号の解読 メッセージの理解

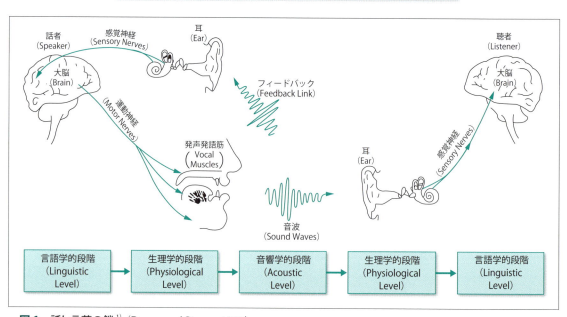

図1　話し言葉の鎖[1]（Denes and Pinson 1963）

OTE

通信技術とコミュニケーション

電話は，アレキサンダー・グラハム・ベルが発明したものである．技術試験をくり返し，音声を十分に了解できる周波数情報（50～4,000Hz）に限定，つまり音声をフィルター処理して送信することでデータ量を制限している．

OTE

通信のテスト

発信した音声は，受信される時に，聞き間違いをされる可能性がある．そのため，音声を確実に伝えるために，ローマ字や仮名に対して，語の始まりにくることを決まりごとに下記の文言が開発され，世界中で使われている（これは，国際民間航空条約に基づき法制化され，航空機のコックピットと管制とのやり取りにおいて使用が義務づけられている）．雑音や混信などによって，この表現でも認識できない場合は，地名や人名など別の表現を使ってもよいとされている．

1. ローマ字

Alpha Bravo Charlie Delta Echo Foxtrot Golf Hotel India Juliet Kilo Lima Mike November Oscar Papa Quebec Romeo Sierra Tango Uniform Victor Whisky X-ray Yankee Zulu
Zero One Two Three Four Five Six Seven Eight Nine

2. 仮名

朝日のア いろはのイ 上野のウ 英語のエ 大阪のオ 為替のカ 切手のキ クラブのク 景色のケ 子供のコ 桜のサ 新聞のシ すずめのス 世界のセ そろばんのソ 煙草のタ 千鳥のチ つるかめのツ 手紙のテ 東京のト 名古屋のナ 日本のニ 沼津のヌ ねずみのネ 野原のノ はがきのハ 飛行機のヒ 富士山のフ 平和のヘ 保険のホ マッチのマ 三笠のミ 無線のム 明治のメ もみじのモ 大和のヤ 弓矢のユ 吉野のヨ ラジオのラ りんごのリ 留守居のル れんげのレ ローマのロ わらびのワ ゐどのヰ かぎのあるヱ 尾張のヲ おしまいのン 濁点

に変換しながら自分の音声を監視して調節し，通信された信号の受け手である聴者は音声信号から（感情も含め）ことばを了解する．

コミュニケーション障害に関しての含意は，以下の3つである：

①脳が機能しないと，ことばを表出・理解することができない〔言語表出・理解の障害（失語，言語未発達）〕

②聴こえが悪いと，自己音声の制御ができずことばの了解も難しい（難聴）

③口腔・喉頭の働きが不良であれば，良質の音声信号の生成は難しい（発声発語障害）

発信された音響信号を受け取る際には，周囲の騒音などにより聞き間違いが生じやすい（特に老人性難聴）．聴者は，聴こえが悪かったり，言語理解が困難であったりすれば，受け取ったことばを了解することができない．

参考・引用文献
1) Denes P.B., Pinson E.N.：The Speech Chain：The Physics and Biology of Spoken Language, Bell Telephone Laboratories, 1963.

2章 音声言語コミュニケーションの基本

2 ことばをつくりながら監視もする話者

「スピーキングのモデル」は，マックス・プランク研究所の心理言語学者 Levelt の作品である（図1）[1]．

話者は，文脈の認識と場面の知識，"百科事典"を手がかりとして，内容 message をつくり出す（概念化 conceptualizer）．出力された前言語的内容は，語彙と形式の辞書により，語を配列して文をつくり，音韻符号をつくり出す（言語形成 formulator）．出力された音声化計画（内言語 internal speech）は，構音機構 articulator において処理され，発話（外言語 overt speech）として実現する．話者は，実現した音声を聞き，監視 self-monitoring もしている．

監視の部分に注目してみる．
何を監視するのか？ 以下の7つがあげられる：
①メッセージは，今私が表現したかったことか？
②こんな言い方でよかったか？
③言った内容は社会的に適切だったか？
④語彙の誤りはなかったか？
⑤文法は正しかったか？
⑥語形の誤りはなかったか？
⑦発話は適当な速さで正確だったか？
語形（音の選択・配列）の誤りには話者はすぐに気づいて修正を試みる．話者は，こういった側面を話しながら監視し，適宜修正を試みる．

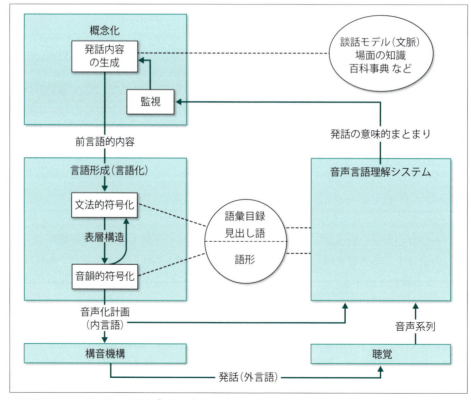

図1 スピーキングのモデル[1]（Levelt 1989）

参考・引用文献
1) Levelt W.J.M.：Speaking：From Intention to Articulation, The MIT Press, 1989.

3 多くの要因が支える発話

　発話の過程について，米国カンザス大学のDiedrich教授は「画鋲 thumb-tack モデル」を提示している（**図1**）[1]．

　このモデルは，多くの要因からコミュニケーションが成り立つこと，すなわち生物学的・心理学的・社会的背景や知覚・認知・言語が音声生成システム，ひいては発話に影響を与えることを示している．

　音声言語障害の評価・診断と治療の計画にあたっては，音声言語や神経・筋などの所見だけでなく，患者個人の生活にかかわる知覚・認知・心理社会的側面，さらには人生経験にも関心をもつように注意喚起している．例えば，言語学習では，色の名前がわかり表現する前に，色を見て違いに気づくこと（知覚と認知）が優先される．

　なお，発声発語の実行に関しては，空気力学（流れと圧）と機械的なバルブ（弁）で理解することを勧めている．

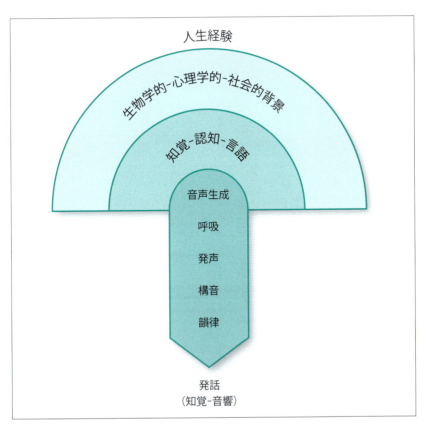

図1　画鋲モデル[1]（Diedrich 1982）

参考・引用文献
1) Diedrich W.M.：Toward an understanding of communicative disorders. Speech, Language, and Hearing—Volume 2—Pathologies of Speech and Language, Lass N.J.（ed.），W.B. Saunders, 1982, pp425-442.

2章 音声言語コミュニケーションの基本

4 音声信号をつくる仕組み

音声信号を生み出す正常の過程は「音声生理 speech physiology」と呼ばれる．当時，米国ネブラスカ州のボーイズタウン研究所の音声科学者だったNetsel博士は，1973年に刊行された正常の音声言語と聴覚に関する教科書の中で，音声生理の要点について記している[1]．そこで示されたのが，音声生成の機能的要素（**図1**）と音声生成過程のモデル（**図2**）である．

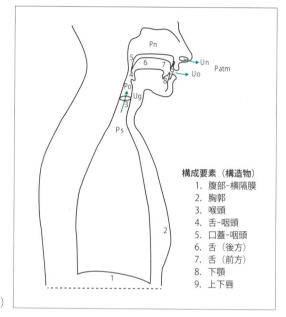

構成要素（構造物）
1. 腹部-横隔膜
2. 胸郭
3. 喉頭
4. 舌-咽頭
5. 口蓋-咽頭
6. 舌（後方）
7. 舌（前方）
8. 下顎
9. 上下唇

図1 音声生成の機能的要素[1]（Netsel 1973）

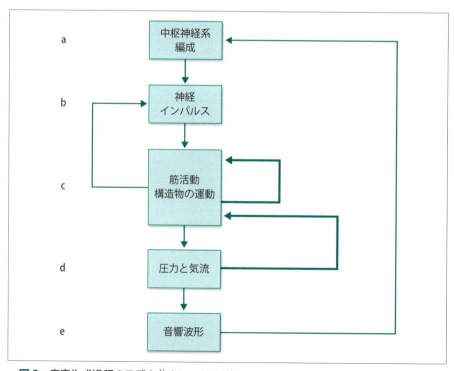

図2 音声生成過程のモデル[1]（Netsel 1973）

音声生成の機能的要素

音声生成にかかわる要素は，9つの構造物 components であり，その辺りの空気力学的指標（流量 flow-volume，抵抗 resistance，圧力 pressure）の変化である．この考えは，Hardy の「音声生成は空気力学的-機械的に捉えるべきである」という視点の流れを汲んでいる．

音声生成に欠かせない声道と呼吸器の構造物には，①腹部-横隔膜 abdomen-diaphragm，②胸郭 rib cage，③喉頭 larynx，④舌-咽頭 tongue-pharynx，⑤口蓋-咽頭 velopharynx，⑥舌（後方；舌背）posterior tongue，⑦舌（前方；舌面と舌先）anterior tongue，⑧下顎 jaw，⑨上下唇 lips が含まれる．横隔膜と胸郭の運動により，外界の空気（大気圧 Patm）が気道を介して肺に取り込まれ，肺内圧が高くなる．そして，肺の**弾性復元力***により（時に腹部の押しが加わる），肺内の空気が気道に押し出される．これが，音声生成の動力源となる空気の流れである．

この時，喉頭の内側にある声帯ヒダが内転して空気の流れをせき止めると，声門下の圧力（Ps）が上昇し，声帯が振動する．これは，声門（弁）の抵抗，気流（電流），圧力（電圧）の関係で理解するとよい．喉頭から上行した気流は，咽頭と口蓋のつくる弁で口腔と鼻腔に切り換えられる．口蓋咽頭弁（鼻咽腔あるいは上咽頭）が閉じれば口腔気流，開けば鼻腔気流である．発語時には，口腔気流に対して口腔内（舌）とその出口（上下唇でつくる口唇）に抵抗が加わり，咽頭～口腔の圧力（Po）が上昇する．これは，圧力子音の雑音をつくる気流の高速運動の力となる．

音声生成の過程

発語や随意的な発声においては，大脳を中心とする中枢神経系が起点となる．ここからの神経指令が筋活動を引き起こし，そして「音声生成の機能的要素（**図1**）[1]」の中で示した構造物の運動にいたる．

運動により，気道あるいは声道の空気は動かされ，気流が生じる．構造物の運動によって生じた声道の抵抗の変化により，気流の流れる方向や量，抵抗の後方での圧力が変わる．その結果，声道内で有声音（喉頭原音）あるいは雑音（気道雑音）が生まれ，声道でフィルター（共鳴）を受けて，音声信号がつくられる．

この神経指令から音響波形までの一連の図式（**図2**）[1]には，出力の調整をするために，フィードバック機構が存在する．また，音声生成の過程では，近接する段階が相互に関連しているため，身体内の状態のモニタリングを通じてオンライン（実時間）での調節も働いている：

①話者への聴覚フィードバック（e → a）

音声は，話し相手だけでなく，話者も聞くことができる．話者は，自己音声をモニタリングすることで，声の大きさや高さの適切さ，ことばの誤りを修正することができる．

> **注釈**
>
> ***弾性復元力** elastic recoil force
>
> バネのような性質をもった物体が，外力によって変形・変位した後，その外力がなくなった時に元の状態に戻ろうとする力を弾性復元力と呼ぶ．
>
> 肺は，横隔膜を引き下げ，胸郭を広げることで肺内を陰圧にして，気道内外の空気を取り込む．反対に，肺の中で広げられた肺胞，引き下げられた横隔膜（腹部の筋や臓器が抵抗となる），横前方に広げられた胸郭のすべてが元に戻る力を発揮することで，気道内外に空気を放出する．
>
> 声帯は，筋肉からなる芯 boby と粘膜からなる表面 cover で構成されている．いずれも弾性をもつため，押し広げられても，すぐに元に戻ることができる．声帯の振動，特に声門閉小期に重要な運動は弾性復元力によるものなのである．

②神経回路への運動・筋活動フィードバック（e → a）

筋活動や運動は，実行と同時に姿勢（構え）を含めた情報が調節回路（小脳）に入り，その大きさや姿勢が調節される．他にも筋の緊張は，筋紡錘の伸び（伸張反射）に関する情報が運動神経核に返され（γループ），調節される．運動に伴う姿勢の違いは，体性感覚情報として神経系に返され，修正がなされる．

③圧力と気流による運動（d → c）

声道の気流や圧により，運動は引き起こされる．例えば，声帯の振動は，声門下の圧と声門を通る気流で高速に行われる．内転して適度な声門閉鎖（断面積）に位置した声帯は，芯 body に弾性をもち，表面 cover（粘膜）が柔らかい状態で，空気の力でよく振るえる．声門下圧の上昇により声帯は押し広げられ，声門間隙を高速で通過する気流により粘膜は中央に引き寄せられ，弾性復元力を伴って声門を閉じる．

> **NOTE**
>
> ### 音声生成3要素[2)]
>
> 　著者（苅安）は，「ひらめき☆ときめきサイエンス（文部科学省・日本学術振興会助成事業）」のプロジェクトとして，小中学生に話し声についての1日授業を行った．その際，話す時の身体の仕組みを，気流の流れ flow，声帯の振動 vibrations，発語の運動 movement の3つの要素で説明した（表1）．
>
> 　声帯の振動 vibrations は，"唇ブルブル lip-trill"で理解するとよい．まずは，唇ブルブルをやってみよう．はじめに，上下の唇を少し湿らせて，軽く閉じる．次に，息を唇に当てていく．ブルブルという振動が得られなければ，息を少し強く出してみる．唇を緩めることが大切で，この感覚がつかめれば上手くいくだろう．唇の振動数は毎秒30回程度（30Hz）で，声帯の振動の100回（100Hz）以上に比べるとゆっくりではあるが，音生成の原理は同じである．
>
> 　上下の唇（左右の声帯）と適度の緊張・弛緩をもった唇（声帯）が中央に接近して，そこに肺からの気流が当たると，その手前の圧（口腔内圧あるいは声門下圧）が十分に上がり，唇（声帯）の柔らかい表面を前方（上横方）に押す．息が唇（声帯）の間を抜けると，唇（声帯）を押す力がなくなるため，唇（声帯）の元の状態に戻ろうとする力（弾性復元力）が勝る．気流が高速で隙間を通る際には，その狭い部分が陰圧となり（ベルヌーイの原理），表面を吸い寄せる力も加わる．初期設定（振動体の物性と接近，安定した気流）を解除あるいは変更するまで振動は続く．これが，Von den Berg 博士の提唱した「Myoelastic-Aerodynamic Theory」である[3)]．
>
> 　気流 flow は，声を出すためだけでなく，子音の雑音をつくるのにも欠かせない．声道（喉頭から唇までの管腔）に狭い部分ができると，気流が十分にあれば，その穴を抜ける時に乱気流が生じる．これが，雑音である．声帯の間（声門）で /h/ 音，舌と口蓋前方（歯列も含む）で /s/ 音，唇閉じからの開放で

表1　音声生成の3要素

気流の流れ flow	声と雑音をつくる動力源となる
声帯の振動 vibrations	声が生まれる
発語の運動 movement	口が回る（主役は舌）

/p/ 音，舌と口蓋の接触からの開放で /t/ 音や /k/ 音がつくられる．

　声や雑音といった音源をフィルター処理して，いろいろな音をつくるのは，口腔内の構え posture とその動き（運動 movement）である（**図 3**）．我々は，毎秒 10 音（5 文字）のペースで連続的な発語を生み出す．話す時に使われる身体のパーツ（唇，顎，舌，口蓋，声帯）は，往復運動で片道 100ms（0.1 秒）前後といわれているため，ほぼ最高速で発語していることになる [4]．

　「話す /hanasu/」ということばで発語の運動を説明する．「は /ha/」では，母音アのために口を開き，その状態で声帯を少し内転させて雑音をつくる．それからさらに声帯を内転させ，声門を閉じ，声帯振動を得る．「な /na/」では，舌面を皿状にして舌先を歯茎に当てることで，口腔気流を阻止する．同時に，軟口蓋の引き上げを止めて，気流が鼻に向かうようにする．次に，舌の形を元に戻して口を開き，同時に軟口蓋を引き上げて気流を口に向ける．「す /su/」では，声帯を緩めて声門を開き，上咽頭を締めて口腔気流をつくり，舌を皿状にして口蓋との間にわずかな隙間を空けて雑音をつくる．時間は 0.5 秒ほどで，その間には筋収縮の on / off の切り替え，適切な筋緊張による構音のための構えの維持と移行が欠かせない．

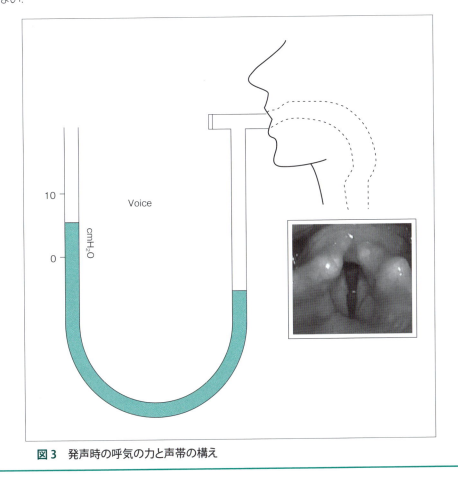

図 3　発声時の呼気の力と声帯の構え

参考・引用文献

1) Netsel R.：Speech physiology. Normal Aspects of Speech, Language, and Hearing, Minifie F.D., Hixon T. J., et al.（eds.），Prentice-Hall, 1973, pp211-234.
2) 苅安　誠：見えるよ，話し声．ひらめき☆ときめきサイエンス 2007（文部科学省・日本学術振興会助成事業）．
3) Vonden Berg J.：Myoelastic-aerodynamic theory of voice production. *J. Speech Hear. Res.* **1**（4）：227-243, 1958.
4) Stevens K.N.：Acoustic Phonetics, The MIT Press, 1999.

5 発声発語運動の神経回路

　発声発語や発話は，大脳を含む中枢神経系の成熟と学習によって支えられている．脳生理学者の時実利彦博士は，次のように述べている[1]．

> 「私たち人間は，大脳辺縁系の働きの具現である音声と，新皮質系の働きのシンボルであることばとを巧みに活用して，人間として"たくましく""うまく"，そして"よく"生きてゆこうとしているのである．」（時実 1970，p139）[1]

　ここでは，発語と発声（音声）の神経回路モデルについて説明する．

発語の神経回路

　発語は，高度に学習された随意運動である．ボストン大学のGuenther博士は，神経回路を含む「DIVAモデル」で，この系統と神経回路を説明している（**図1**）[2]．

　構音運動は，フィードフォワード系とフィードバック系の2系統で制御される．左脳の弁蓋にある「言語音マップ」と小脳の運動プログラムが連

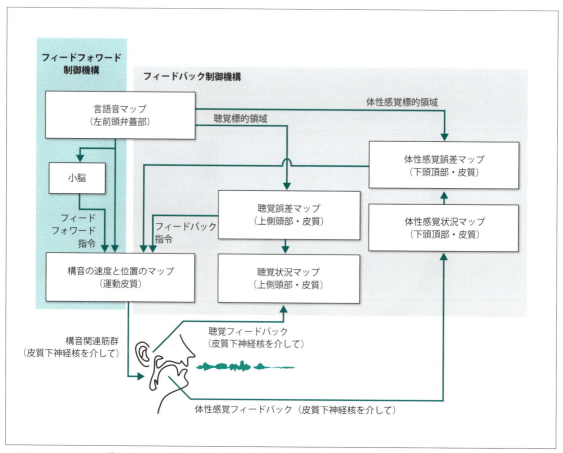

図1 DIVAモデル[2]（Guenther 2006）

R esearch N OTE

大脳と話しことばの乱れ

脳外科医のPenfiedは，てんかん患者での皮質切除術に先行して，開頭されて覚醒状態にある患者の皮質に微細電気刺激を与え，機能局在を明らかにする実験を行った．その結果，発語の躊躇や不明瞭さは，運動野から感覚野，頭頂側頭葉の広い領域での刺激に対してみられた．一方，発語での音の歪みやくり返しは，運動野と（シルビウス溝に沿っての）側頭葉への刺激に対して観察された（**図2**）[3]．

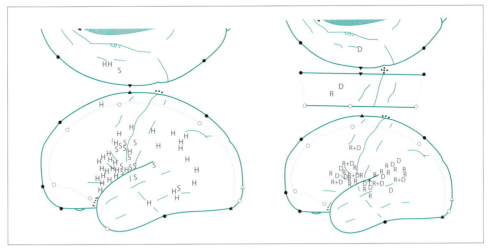

図2 皮質電気刺激による発語異常の出現部位[3]（Penfield and Roberts 1959）
Hは「躊躇 hesitation」，Sは「不明瞭発話 slurred」，Dは「歪み distortion」，Rは「くり返し repetition」を表している

動して，皮質運動野の「構音の速度と位置のマップ」に運動セットを送る．運動指令は，皮質下（基底核など）の介在を受け，作動する筋へと伝達される．構音運動によって生成された音声信号は側頭葉の「聴覚マップ」に，運動に伴う感覚情報は頭頂葉の「体性感覚マップ」に返されて，目標とした出力との誤差が検出され，次の出力では修正される．

音声の神経回路

米国アイオワ大学の発声学 Vocology の Titze 教授は，一般向けの声に関する本の中で発声の神経支配について記している[4]．

ヒトの発声は，3つの神経回路（反射系，情動系，随意発語運動系）によって制御されている（**図3**）[4]．発声発語時には，リズミカルな換気と呼吸・声帯の運動が抑制され，呼気相で声帯が内転して声がつくられる．一方，反射的あるいは情動を伴う音声では，十分な調整なしに呼吸と喉頭の運動が実行される．

以下に，3種の声とその神経回路を示す．

①本能的な声（反射系）

中脳の中心灰白質（peri-aqueductal gray；PAG）に痛みなどの不快な感覚刺激が伝わり，反射的に声が出される．これは原始的な神経回路で，PAGから延髄と脊髄にある喉頭と呼吸の神経核に運動指令が伝達される．音声は短く「アッ」「ギャ」「ウッ」といった意味をもたない音（列）で，声の大きさや高さは調節されず，声質は普段とは異なる．

②情動を伴う音声（情動系）

辺縁系（情動と記憶の中枢）の活動に伴い起こる発声発語では，PAGを介して延髄と脊髄にある喉頭と呼吸の神経核に運動指令が伝達される．

音声は，感情により特徴的な大きさや高さをとる．呼吸制御が十分になされないために，息継ぎは時に大きく，発語は途切れがちで，声の翻転や爆発的な声も起こる．

③発語での声（随意発語運動系）

大脳皮質で編成された言語が発語として実現する場合には，皮質から延髄と脊髄にある喉頭と呼吸の神経核に運動指令が伝達される．この時，橋の呼吸中枢では，発語のための呼吸を実行すべく，反射的な呼吸運動は抑制される．音声は，適切な息継ぎと発声発語運動により，途切れたり，過剰な大きさ・高さになったりすることはない．発声には，大脳基底核と小脳の制御・フィードバック（自己音声の聴覚情報は側頭葉へ返される）もかかわり，筋緊張や協調性（複数の運動の適時性）が調節され，場面・状況に適った音声が出力される．

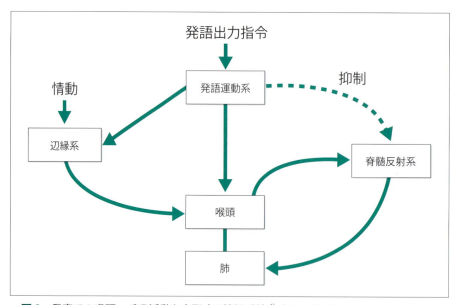

図3 発声での喉頭・呼吸活動を支配する神経系統[4]（Titze 2011）

Clinical NOTE

精神と発声

機能性の失声症 aphonia は，喉頭や声帯は正常であるにもかかわらず（内視鏡的観察や咳払いなどで確認），精神外傷や過度のストレスによって声が出せない状態である．話し声を出そうとしても出せないが，不思議なことに，歌を口ずさんだり，本を音読したりすることで声が出てくることがある．痙攣性発声障害（局所性ジストニアによる音声障害）も同様で，話し声が途切れ，「大きな声で話す」「人前で話す」という条件で増悪するが，反射的に出す声は正常であるということがよくある．

いずれも，大脳・辺縁系からの随意的な神経回路（意識した話し声）では破綻が生じているが，話し声とは異なるモードで声を出すことはできている．著者は，発声の評価とリハビリテーションにおいて，条件を変えてはどうかと，うまくいく条件で再構成を図る取り組みをしている．身体という道具をうまく動かせない人に，うまい動かし方の"ヒント"を教えているのである．

参考・引用文献
1) 時実利彦：人間であること，岩波書店，1970．
2) Guenther F.H.：Cortical interactions underlying the production of speech sounds. *J. Com. Disord* **39**：350-365, 2006.
3) Penfield W., Roberts L.：Speech and Brain-Mechanisms, Princeton University Press, 1959.
4) Titze I.R.：Fascinations with the Human Voice, National Center for Voice and Speech, 2010.

6 音声信号の特徴と音声学の基本的事項

発声発語の評価とリハビリテーションにあたっては，ヒト音声信号の特徴と日本語の音声学の基本的事項に関する知識が必要となる．

ヒト音声信号は，生物学的制約のもとで生成され，同種のヒトが同じ言語（システム）を共有することで了解される．

音声学 Phonetics は，言語音 speech sounds の生成 production と知覚 perception についての学問である．日本語音声についての知識は，話しことばの構成要素である言語音の特徴や違いを理解するために有用で，発声発語の異常の理解と，その修正を試みる際の指導や材料作成に必須である．

音声信号の特徴

ヒトは，音声言語によって社会的活動を営む．音声言語は，高度の難聴や脳の障害がなければ，その言語圏に生まれ育った人たちが容易に学習できるものである．音声言語コミュニケーションの媒体となる音声信号は，言語情報を高速かつ効率的に送ることができる．音声信号は順次消滅するため，文字言語（書面）とは異なり，即時処理される必要がある．正確な情報伝達という点では文字言語に劣るが，効率性という点では大きな利点がある．

音声信号の生成には，根源にヒトの生物学的制約がある．

第1に，身体を動かしてつくる音響情報ゆえに，運動の連続性を反映して，音響情報も連続的となることから，語の構成要素である母音や子音を発話の中から厳密に区分することができないということである（分節 segmentation の問題）．

第2に，同じ運動標的に対しての運動であっても，高速であり，また前後の運動標的の影響もあり，生成された音声信号がかなりの変動をもつということである（変動 variability の問題）．ただし，話者内と話者間でかなりの変動（異音）があっても，共有する言語（音韻）知識がある聴者はことばとして了解できる．話者と聴者は，共有する知識と脳の音声解読能力により，あたかも脳が連結したかのように相手のメッセージ（意図や情報）を汲み取るのである．

音声学の基本的事項

音声は，分節とそれにまたがる超分節的情報から構成される．分節（語音）には，母音 vowels と子音 consonants があり，その選択・配列によって意味のある語 word をつくる．超分節的情報は，ことばの意味にかかわる韻律 prosody と傍言語情報に分けることができる[1]．韻律は，テンポ（時間），ピッチ（基本周波数），強勢（大きさ）からなり，話しことばのリズムとメロディをつくる[2]．

1）母音と子音

母音は強い音で，音節あるいは拍（モーラ）の核をなす語音である．母音は，口の開きあるいは舌の高さ（狭・半狭・広母音，高・低），舌本体の前後位置（前舌・後舌），口の型（円唇・非円唇，平唇）で区別して生成される[3]．

子音は弱い音で，母音と連結して拍をつくる語音である．子音は，構音点 place（両唇，歯茎，硬口蓋，軟口蓋，声門），構音様式 manner（閉鎖・破裂，摩擦，破擦，わたり，鼻音），声帯振動 voicing（有声・無声．喉頭も調音器官である）で区別して生成される．

語音の強度 power をみると，子音は弱く，母音は強い．例えば，子音 /p/ は，母音 /a/ の100分の1の強度である[4]．音声の性質は，母音は定常的で，子音は動的である．音声言語学習の過程

2章 音声言語コミュニケーションの基本

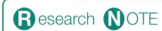

音声言語を解読するヒト

音声言語情報を解読するヒトの能力はとても優れている．音声言語コミュニケーションでは，話者が完璧な音声信号を生成したり，理想的な環境があったりすることは，現実では起こりえない．それでも，伝達された言語（音響）情報をキャッチできるのは，以下の1～3の現象からもうかがえる．発声発語の異常は，聞いて判定されるものであるが，ヒトで感度の低い音声情報もあるため，過度に正確な音声を求めることはないだろう．

1. 音素修復 Phonemic restoration―多少の音声情報の脱落はリカバーできる[5]

音読された文の中の摩擦音 /s/ を切り出してそのまま空白（無音）にした音声を聞き手に提示すると，聞き手は文中に音声信号のギャップがあることに気づく．一方，その無音区間 stop gap に雑音（咳払いの音）を挿入すると，聞き手は文中にギャップがあることに気づかない．音声言語を解読する脳は，環境（雑音）により消されてしまう音響情報をあたかも"あるが如く"，文として理解するのである．特に子音（閉鎖音）の生成では気流を阻止して無音区間をつくり，文や句の間での休止 pause は言語情報処理に欠かせない．つまり，無音 silence は，伝達する言語の意味を決定する重要な音響情報である．この実験の結果は，ヒトが連続的な音声信号である文の中の無音には感度が高い一方で，多少の音質の違いには感度が低いことを示している．

2. McGurk 効果―見て語音を理解する[6]

子音と母音からなる無意味音節を生成するヒトの顔を映像で見せて，生成された音節を回答させる実験で，聞かせる音声を入れ替えたところ，視覚的に提示された情報に左右される結果となったことが McGurk らによって示された．例えば「バ /ba/」は，「ダ /da/」と母音が共通な一方で，口を閉じる子音 /b/ と異なり，口は開けたままで舌先を持ち上げ閉鎖をつくるが，口を閉じた映像と同時に「ダ」の音声を流したところ，大人の多くは「バ」と答えた．

この結果から，大人は，音声情報の処理にあたり，視覚情報にだまされる，あるいは聴覚情報に依存しないで，先行知識より分析するトップダウン top-down 処理を行っていることがわかった．他方子どもは，視覚情報にだまされずに「ダ」と回答することが多く，聴覚情報を分析するボトムアップ bottom-up 処理を行っているようである．

3. Cocktail Party 効果―注意を向けた人の話しことばはキャッチできる

たくさんの人たちがいる場所で，わいわいガヤガヤ，会話が聞こえる．すべてを合わせると意味をなさない雑音かもしれないが，いざある人に注意を向けてみると，不思議なことにその人の話しことばが聞こえてくる．これは，選択的注意という脳の働きによって可能となる現象である．別の見方をすると，雑音を抑制する聴覚情報処理の働きによるものである．環境騒音の中から話しことばを了解しようとする際にも，騒音は抑制され，言語情報はキャッチしやすくなる．補聴器をつけると，騒音も含めて増幅されて，うるさくて困るというのは，選択的な抑制がきかないからである．

で，聞き間違いや習得の遅れが子音でみられるのは，音が小さく短時間での変化があることから環境の中から拾い上げるのが難しく，結果として学習しにくくなっているためである．

2）日本語音声学

日本語には，23の音素（5母音，13子音，2半母音，3特殊音素）があり，これらを組み合わせて語をつくり，意味を表している．日本語の音節は，母音単独あるいは子音＋母音からなり，特殊音素も含めて拍（モーラ）という音声単位をつくる．モーラは，仮名文字に対応していて，清音，濁音，半濁音，拗音，拗濁音，撥音がある．

日本語の特徴は，以下の点である：
①子音に連結はなく，単独である
②狭母音（イ列とウ列）が，無声の子音に挟まれる時（例：聞く /kiku/），あるいは発話の末尾に来る時（例：〜です /desu/），母音は声帯振動の乏しい音となる（母音の無声化）
③ガ行が語中や語尾にくると，子音が鼻音化する
④語音には，長く続けることができる母音や鼻音などの続音と，続けることのできない断音とがある[7]

日本語には，長音 /R/，促音 /Q/，撥音 /N/ という3つの特殊音素がある．同じ母音が続く場合や母音のエとイあるいはオとウが続く場合に，1つの母音が2つ分の長さをもつものが，長音である．子音が2重になると「っ」という促音になる（例えば，切手は音素 /kiQte/ →音声［kitte］）．撥音「ん」は，後続の子音に応じて異音をとる．後続が閉鎖音の場合，両唇音で［m］，歯茎音で［n］，軟口蓋音で［ŋ］となる[8]．また，他の音が後にくる場合は鼻音化した母音［ṽ］となり，末尾にくる場合は口蓋垂音の［N］となる．

日本語音声の連続的発語では，モーラの時間はほぼ均等で，モーラ等時性と呼ばれる．日本語は，文レベルのピッチ変化で抑揚を，語レベルのピッチ変化でアクセントを付与する．ピッチ・アクセントには，平板式と起伏式があり，その中にも平板型（例：私），尾高型（例：頭），頭高型（例：毎日），中高型（例：湖）があり，方言により大きな違いがある[7]．

音素表記と音声表記

国際音声学会（IPA）の音声記号を用いることで，正常音声の音素表記（標的音を推定した簡易の音声表記）が可能である（**表1**）[9]．

一方，補助記号を用いることで，異音も含め音声を忠実に再現することができる精密な音声表記 narrow transcription も可能である．補助記号には，舌の前進・後退，舌の高低，口の型（円唇），子音の有声化・無声化，唇音化，口蓋化，閉鎖未開放，声門破裂，鼻音化，半長や全長などがある[10]．

1）構音逸脱の背景

構音の評価では，母音と子音の生成方法を知ることが欠かせない．それは，ある語音が正確に生成されない時に，何が違うのかを理解するためである．複数の語音の生成が難しい場合には，系統

表1 IPA音声記号（日本語の場合）[9]

	前舌	後舌
狭	i	ɯ
半狭	e	o
広	a	

調音様式		調音点					
		両唇	歯茎	硬口蓋	軟口蓋	口蓋垂	声門
	閉鎖音	p/b	t/d		k/g		
	摩擦音	ɸ	s/z	ʃ	ç		h
	破擦音		ts/dz	tʃ/dʒ			
	わたり音 弾音	(w)	ɾ	j	w		
	鼻音	m	n	ɲ	ŋ	N	

的な分析（調音様式や調音点など）により，構音の異常の背景を知ることができる．つまり，構音逸脱での運動異常を知るわけである．

2）音声表記による語音の誤りの記述

音声資料をもとに構音の適切さを診る際には，音声表記が必要となる．それは，仮名による書き取りでは，子音と母音を区別することが難しく，音の違いを十分に表すにはいたらないためである．一般には，音の付加や省略，置換，歪みという種別で構音の誤りを示す．歪みに関しては，異音変化よりも大きな違いであり，補助記号を駆使して記述すべきである．

3）聞き手の判定

構音障害のある患者は，相手にことばとその意味を伝えることが難しい．

発話の総合評価として，明瞭さという音声品質の判定は難しく，了解度で明瞭さを推し量ることになる．しかしことばの了解は，ヒトの得意とするトップダウン処理により，音声特徴だけでなく文脈からの推定が大きい．すなわち，たとえ構音が不良で，語を構成する一部の母音や子音が脱落あるいは不正確であっても，状況と前後のことばにより，話し手が何を言わんとしたかがわかってしまう（例：サダブデットは北海道産が多いよ）．発話の明瞭さの評価や構音の正誤の判定には，厳密に「聞く」ことが要求され，いかなる条件設定で音声資料を求め，誰にどう聴取させるかの工夫が必要となる．

4）構音運動と操作

構音様式は，持続性 prolongable と瞬時性 momentary に分けることができる（**図1**）[11]．「持続性あり」が母音や，鼻音，わたり音，摩擦音，「持続性なし」が閉鎖音や弾音である．もちろん，子音から母音への移行部については，閉鎖音や鼻音で短く，わたり音で長い．

構音の操作は，口腔の構えと動きであり，母音と子音，あるいは子音の構音様式により異なる．非言語性の操作は，構音類似運動として，運動スキルを有しているかの評価で用いられる．

5）音声材料の考案

構音の評価とリハビリテーションでは，音声材料がとても重要である．音声材料には，標的音を盛り込み，音環境を一定，あるいは変化をもたせるような仕掛けをする．

ミニマルペア（最少対）は，ある言語において，1つの語音だけが違う音配列で，異なる意味を有する対語である．これは評価だけでなく，訓練でのベースラインとトレーニングの材料にも役立つ．

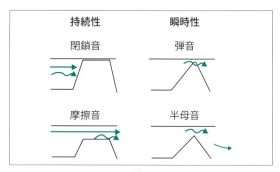

図1 子音生成の様式 [11]

参考・引用文献

1) Shriberg L.D., Kent R.D.：Clinical Phonetics, 2nd ed., Allyn & Bacon, 1995.
2) Lehiste I.：Suprasegmentals, The MIT Press, 1970.
3) Ladefoged P.：Vowels and Consonants, 2nd ed., Wiley-Blackwell, 2005.
4) Fletcher H.：Speech and Hearing in Communication, ASA edition, Acoustical Society of America, 1995.
5) Warren R.：Auditory Perception, Cambridge University Press, 1999.
6) McGurk H., MacDonald J.：Hearing lips and seeing voices. *Nature* **264**：746-748, 1976.
7) 天沼　寧，大坪一夫・他：日本語音声学，くろしお出版，1978.
8) 窪薗晴夫：現代言語学入門2 日本語の音声，岩波書店，1999.
9) 国際音声学会：国際音声記号ハンドブック，大修館書店，2003.
10) ジェフリー・K・プラム，ウィリアム・A・ラデュサー著，土田　滋，福井　玲・他訳：世界音声記号辞典，三省堂，2003.
11) Gick B., Wilson I., et al.：Articulatory Phonetics, Wiley-Blackwell, 2013.

3章 発声発語の基盤

1 コミュニケーションと発声発語

言語はヒトが進化の過程で身につけた能力であり，ヒトは，言語を用いて情報の伝達と継承を行い，文明を築き上げてきた．今日では，社会生活を営むうえで，「話すこと」でのやり取りは不可欠である．ここでは，コミュニケーション，言語，声とことば，発声発語の要点を記す．

コミュニケーション

コミュニケーションには，言語性（バーバル）と非言語性（ノンバーバル）の手段がある．バーバル・コミュニケーションは，ことばを使い，音声あるいは文字で表出される．ノンバーバル・コミュニケーションは，身なり，表情，身振り・手振り，視線などの視覚的情報と，声の高さ・大きさ，声質，沈黙などの音声に付随する聴覚的情報を発信する．

「話しことば」は言語性のコミュニケーション手段であり，情報を伝えるには有効であるが，日常のやり取りでは非言語性の比重が大きいといわれている[1]．「話しことば」がコミュニケーションの主体となっているのには，次の理由がある[2]：
①見えない相手でも情報伝達が可能である
②作業しながら両手を使わずに実行可能である
③効率的で冗長性をもち，聞き落としても十分に大意は伝わる

言語

言語 language は，ことばの辞書（語彙），ことばの連結・編成（文法），ことばの使用（運用）で体系化されたシステムである．言語は，限界のある語彙から無限の文を作り出すシステムでもあり，そこにヒトの創造性が文学表現などでも発揮される．母国語の環境に生まれ育つ子どもは，聴こえや脳の異常がなければ，困難なくその国の言語を学習して身につけることができる．

言語は，外言語 overt speech と内言語 internal speech に大別される．外言語は，発話という形式で表面化して，社会的交渉（コミュニケーション）の機能をもつ．一方，内言語は，他者への意思伝達ではなく，思考の道具として自己の行動を抑制・統制・調整する働きをもつ．言語は，モノや色などのラベルとなり，その言語を学習したヒトの認知を規定する．認知は，外界の理解というフィルターをとおして，言語の理解と表出に影響を与える[3]．

ヒトは，同じヒト科のチンパンジーと98.8％の遺伝子を共有している．チンパンジーは，画面に呈示された数字を瞬時に憶えることができる．ヒトは，進化の過程で，この超人的な視覚記憶は失ったものの，言語をもつことで記憶を補い，社会生活を営む．ヒトの言語の本質は，経験や情報をもち運ぶこと（モバイル機能）で，他者とそれを共有することである[4]．

声とことば

音声言語コミュニケーションは，声とことばで表現される．

声は，声帯振動を音源とした音響信号である．声は，原始的・本能的で，多くのメッセージを表現する．第1に，身体の大きさや性を示し，相手にそれを伝える．例えば，低い声は男性を，高い声は女性を一般的には表す．第2に，情動（快・不快，喜びや悲しみ，不安）を反映する．例えば，「喜び」では声の高さの変化が大きく，「不安」では声は小さくモノトーン（単調子）である[5]．

ことばは，ある意味を表すための記号である．その意味は，話すことや書くことで表現される．共通の知識のもとで，話し手と聞き手は，ことば

の意味をわかり，コミュニケーションは成立する．表出されたことばは，発話 utterance と呼ばれる．語，句，文という単位で構成される発話は，独自で意味をもつが，文脈により別の意味をもつことがある．例えば，「うまい！」には，食事場面でご馳走を口にしての賛辞もあれば，スポーツ観戦でファインプレーをした選手を見ての感嘆もある．

　コミュニケーションの道具として，声とことばは別の働きをもっている．声は操作的で，相手の行動を促す．例えば，「あっ！」というのは，周囲に危険を知らせる警告であり，注意喚起を促している．一方，ことばは指示的で，相手に考えさせる．例えば，「雨が降りそうだね．」という発言は，相手に傘を持っていくべきかどうかの判断を委ねている．

発声発語

　発声 phonation は，呼吸器からの気流により声帯を振動させて，喉頭原音である声 voice を生成する過程である．発語あるいは構音 articulation は，呼吸器からの気流を用いて言語音を生み音系列から成る語（意味のあることば word）をつくる過程である．ヒトは呼気で声を出すが，チンパンジーやヒト科以外の動物は吸気でも声を出す．発語は，高度に学習された巧緻運動である．

　ヒトは，生まれて約1年間は，「泣くこと」で快・不快や要求を表現する．その間に，言語環境に適った言語音を学び，母音や子音をつくる「声遊び vocal play や喃語 babbling」を行う．初めてのことば（始語）からしばらくは発音も不確かであるが，2歳を過ぎて文を表出する頃には発音はかなりの正確さをもつ．幼児期前半で未完成な発音も，小学生になる前には大人と同等の正確さとなる[6]．

　音声言語をつくる場所となる声道 vocal tract は，上気道の管腔（パイプ）であり，喉頭から口までの主管と，咽頭から鼻孔までの副管をもつ．声道は，楽器のように，その長さと形状の変化により音色を変えることができる．身体の成長により，つまり乳児期から幼児期・成人へと，声道は大きさと形状，プロポーションを変える．脳・神経系は，声道変化に適応して，発語運動の習熟を担う．

参考・引用文献

1) Vargas M.F.：Louder than Words：An Introduction to Nonverbal Communication, The Iowa State university Press, 1986.
2) Borden G.J., Harris K.S., et al.：Speech Science Primer, 4th ed., Lippincott Williams & Wilkins, 2003, pp1-13.（廣瀬　肇：新ことばの言葉の科学入門，医学書院，2005.）
3) Rice M.L., Kemper S.：Child Language and Cognition, University Park Press, 1984.
4) 松沢哲郎：想像するちから，岩波書店，2011.
5) Murry L.R., Armott J.L.：Toward the simulation of emotion in synthetic speech：A review of the literature on human vocal emotion. *J. Acoust. Soc. Am.* **93**：1097-1108, 1993.
6) 切替一郎，澤島政行：声の生理．ことばの誕生―うぶ声から五才まで，日本放送出版協会，1968, pp45-76.

2 呼吸

　ヒトは，呼吸器系の働きにより，体内に酸素を取り込み，体外に二酸化炭素を排出するという，ガス交換を行う．音声生成では，「呼気」を使って，声を出し，子音の雑音を産生する．発声発語のために，呼気の安定供給が呼吸器系に要求される．

役割を担っている[2]．導入気道の容積はおおよそ150mLで，ガス交換には役立たず，死腔を形成している．一方，終末細気管支から肺胞までの移行・呼吸帯は，距離にして数mmにすぎないが，その容積は2.5～3.0Lにもなる．

呼吸器

　呼吸器は，肺胞の集合体からなる肺とそれを覆う胸膜，外側の枠組みとなる胸郭，肺に接続する喉頭・気管・気管枝・終末細気管支，肺胞に繋がる呼吸細気管枝・肺胞管から構成される（図1）[1]．肺の後ろには胸骨と筋膜があり，肺の下には筋膜である横隔膜，その下の腹腔には肝臓などの内臓器がある．呼吸器は弾性に富んでいて，膨らめば縮む，広がれば狭まるという，元の状態に戻ろうとする力が備わっている．

　気道の中でも，気管・気管枝から終末細気管枝までは導入帯と呼ばれ，空気を運搬するパイプの

呼吸筋と関連する力

　呼吸（運動）に関与する筋肉には，吸気筋群とその補助筋，および呼気筋群がある（表1）[3]．

　吸気では，ドーム状の横隔膜を下げることで肺を広げ，肺内圧が下がり，気体を肺に呼び込む．肺内の空気密度を下げて空気を呼び込むので，陰圧吸気と呼ばれる．努力性の吸気では，胸郭を前方・側方に動かすために外肋間筋が関与し，それを支えるために頸部前側面を走る胸鎖乳突筋も動員される．他にも，斜角筋，大胸筋，小胸筋が活性化され，吸気に加担することがある．

　呼気は，拡張された肺胞や肺・胸膜・胸郭が元

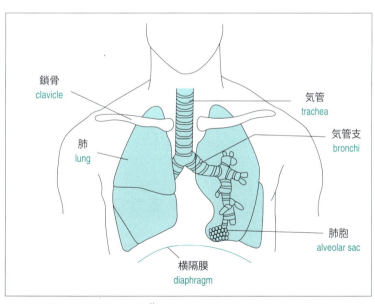

図1　呼吸器の構造と名称[1]

表1 吸気と呼気で働く筋肉とその作用[3]

	筋肉	作用
安静時の吸気	横隔膜	肺の底面を下げる胸郭を下方に拡大する
	斜角筋	第1肋骨と第2肋骨を持ち上げる
努力性の吸気	外肋間筋	肋骨を持ち上げ胸郭を上左右方向に拡大する
	胸鎖乳突筋	肋骨を持ち上げるのを支える
	大胸筋	胸骨と第1〜6肋骨を持ち上げる
	小胸筋	第3〜5肋骨を持ち上げる
安静時の呼気	弾性復元力	肺胞，肋間，横隔膜などが元に戻る
努力性の呼気	内肋間筋	肋骨を下げて胸郭を狭める
	内外腹斜筋	下部肋骨を引き下げて腹腔を圧迫する
	腹直筋	腹部を平らにして腹腔を内方に圧迫する

に戻ろうとする力，つまり弾性復元力（19頁参照）が主体である．努力性の呼気では，内肋間筋と内腹斜筋の働きで肋間を引き下げて，胸腔を狭める．さらに，腹筋群の活動で，腹部を押し込むことで腹腔を押し，腹腔内で充満した臓器は横隔膜を押し上げ，結果として胸腔が狭くなる．胸腔が狭まることで肺内圧が高まり，肺内と気道の気体は外向きの呼気流となる．

肺気量の区分と換気

全肺気量とは，肺が気体を取り込める容量である．安静時の呼吸での出し入れ（吸気と呼気）の総量が，一回換気量である．最大吸気から最大呼気までの呼気量は，肺活量と呼ばれる．肺活量は，一回換気量，予備吸気量，予備呼気量を合わせた分量となる．最大呼気でも出し切れなかったガス量が，残気量である．安静呼気のレベル以下の肺気量は，機能的残気量と呼ばれる．スパイロメーターを用いて，一回換気量や肺活量が計測できる[4]．

肺機能の評価では，機能的肺活量（FVC）と一秒率が計測される[2,4]．FVCは，最大吸気位からの最大呼気位での呼出量（開始から3秒間）である．FVCの低下は，肺・胸郭の動きの制限によるもので，拘束性肺疾患の可能性がある．呼出1秒間での呼気量が一秒量で，FVCとの割合を一秒率と呼ぶ．一秒率の正常値は，若年成人で80％以上，高齢者で70％以上である．一秒率の低下は，慢性気管支炎や肺気腫といった慢性閉塞性肺疾患（COPD）を示唆する．

音声生成に要求される呼気供給

安静時には，ガス交換のために，少し吸ってその分を吐く換気（換気量：500mL前後）をリズミカルにくり返す（成人で毎分18〜20回）．一方，発声発語には，気流を声帯に当ててそれを動かす圧力，あるいは声道の隙間を速く通過して乱気流を作る圧力として，おおよそ5cm水柱が必要である．さらに，会話も含めた話す際には，ゆとりをもたせて5秒間の持続的な気流・圧力が欲しい．これが，"5 for 5"と呼ばれる音声のための呼吸サポートの要件である[3]．無理なく5秒間の安定した呼気が供給できれば，音声のための呼吸サポートは十分と考えてよい．

重力の影響

呼吸器は，姿勢変化に伴い，重力の影響を受ける．Hixonの箱モデルでは，腹腔の下面と後面は比較的固定され，前面（腹壁）と上面（横隔膜）が変化しうる（図2）[5]．座位と比べて，仰臥位

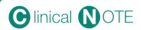

吸えば息は出せる

声が小さい人に対しては，「もっと大きな声で」や「息を強く吐いて」と教える向きもあるが，実は息を吸うという指導が有効である．呼吸器は，弾性に富んだ素材と枠組みでできている．入っていない空気は出すのが難しいが，入れた空気は力を抜くだけで勝手に外に出る．つまり，吸った後には，呼気が生じる．肺容量を増やすために，背中を曲げている人には，背筋をピンと伸ばすように指導するだけでも，空気が肺に多く取り込まれて，声はいくぶん大きくなるはずである．呼気の力が不足している人には，仰臥位をとらせ，内臓の力を横隔膜へ作用させて，肺を下から押す力を高めるのがよいだろう．

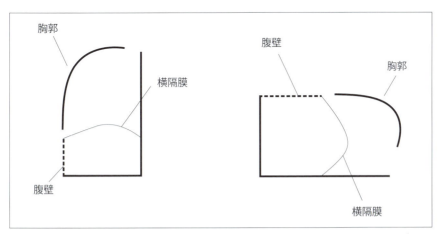

図2 箱モデルでの横隔膜への圧迫と肺容量の違い（左：立位，右：仰臥位）[5]

では，腹腔内の内臓器が上面の横隔膜を押し，胸郭は狭くなる．その結果，吸気では横隔膜の下制に抵抗を与える．一方，呼気では，肺内圧を高める作用をもつ．

音声課題別の呼吸

母音の持続発声や短い発話では，ゆったりとあるいは素早く吸って，数秒間息を出す．肺容量はほぼ直線的に低下し，安定した呼気流量と一定の肺内圧（＝呼気圧）が提供されている（**図3**）[6]．吸気では横隔膜と外肋間筋が，呼気では呼吸器の弾性復元力が主に作用する．発声や発話が長い場合には，内肋間筋や腹筋群なども活動する．

文章の音読や会話などの発話では，素早く吸って，少し長めに息を出す（換気量：1,000〜1,500mL）．いずれも，吸気では横隔膜が主役となり，息継ぎの入らない発話では，十分な吸気を必要として外肋間筋などが働く．呼気では，呼吸器の弾性復元力が主役となるが，大きな声や，語句を強く言う際，長い発話で内肋間筋や腹筋群が働くことになる．

普通の声での発話では，肺容量の40〜60%のレベルの空気を使い，息継ぎを入れながら発話を行う．大きな声での発話では，呼気流量は大きく，肺内圧（＝呼気圧）も高いので，肺容量の40〜80%のレベルの空気を使うことになる（**図4**）[6]．

最長発声持続時間（MPT）の課題では，最大吸気と最大呼気での肺活量を呼気量として使い，同時に安定した呼気流量を供給するために4段階の呼吸相をもつ．すなわち，大きく息を吸う吸気相，息を出し始めるがまだ吸気筋の活動を解除していない呼気保持相，脱力して息を出す呼気相，

および力を入れて息を出す努力性呼気相である。各々の相では、吸気筋群とその補助筋、吸気筋群（弾性復元力に拮抗）、弾性復元力、呼気筋群が働く。

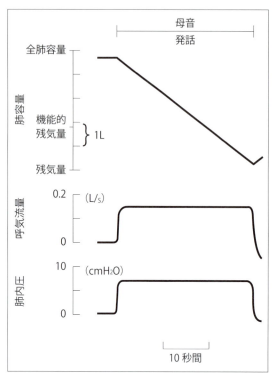

図3　母音の持続発声や発話での肺容量と呼気流量・肺内圧[6]

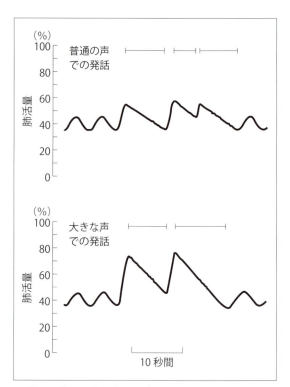

図4　普通の声と大きな声での発話における肺容量の使用と息継ぎ[6]

> **NOTE**
>
> **発話とブレス・グループ**
>
> 　音声言語の表出は、語や文という文法上の単位でなく、発話 utterance という単位で実現する。発話は、音声言語表出の開始から休止 pause までの言語実体である。休止は、文の終わり、あるいは意味・文法上の文の区切りの指標となる。発話は、間投詞や語句、未完成な文の場合もある。
>
> 　ひと息で生成される発話を、ブレス・グループ breath group と呼ぶ[7]。発話には、リズムや抑揚といった韻律特徴が付加される。例えば、平叙文の生成では、声の高さ pitch が上から始まり文末にかけて下降傾向 pitch declination をたどる。一方、文の途中で息継ぎを入れると、次の発話の始まりでの声の高さが上がるというピッチ・リセット pitch reset が起こる。

参考・引用文献
1) 益田　慎：発声のしくみ．音声障害（苅安　誠編），建帛社，2001．
2) West J.B. 著，苗木隆三，富岡眞一訳：呼吸の生理，第3版，医学書院，1997．
3) Perkins W.H., Kent R.D. : Textbook of Functional Anatomy of Speech, Language, and Hearing, Taylor & Francis, 1986, pp17-33.
4) 毛利昌史，工藤翔二：肺機能テキスト，文光堂，1985．
5) Hixon T. : Respiratory Function in Speech. Respiratory Function in Speech and Song, Taylor & Francis, 1987, pp1-54.
6) Hixon T. : Respiration for speech. Normal Aspects of Speech, Hearing, and Language, Minifi F., Hixon T., et al. (eds.), Prentice Hall, 1973, pp73-125.
7) Crystal D. : A Dictionary of Linguistics and Phonetics, 6th ed., Blackwell Publishing, 2008.

3 喉頭

　喉頭は，前頸部の中空に吊られた器官で，軟骨，筋肉，靱帯，粘膜の組織からなる．喉頭腔は，気道の一部として上気道と下気道の接合部となり，気管の上に位置し，後方は下咽頭と接続している．喉頭は，声を出すための発声器官であり，無声音・声門摩擦音の構音にかかわる発語器官でもある．

● 喉頭の構造

　喉頭は，枠組みを形成する軟骨と軟部組織からなる．前方には二枚貝の形状の甲状軟骨があり，その底面にリング状の輪状軟骨がある．輪状軟骨上面の後方（背側）には，一対の披裂軟骨が位置する．甲状軟骨の上部には，喉頭腔に蓋をするように喉頭蓋軟骨がある（図1）[1]．甲状軟骨の内面から披裂軟骨にかけて，声帯（ヒダ）が左右に水平にあり，声門 glottis を形成する．

　内視鏡で喉頭を上から見ると，声帯（ヒダ）とその空間である声門が観察できる（図2）．声門の前方（頭側）に喉頭蓋軟骨，後方に披裂（軟骨）が確認できる．喉頭の背側には，咽頭後壁と梨状陥凹がある．声門の上には，喉頭室という凹みと仮声帯（ヒダ）も観察できる．声門が開いている時には，その下方（尾側）に気管が見える．

　喉頭の前額断面で，喉頭腔は砂時計のような形をしている（図3）[1]．声帯・声門を中心に，円錐状の声門下腔，声門上腔には喉頭室と仮声帯がある．声帯は，重層扁平上皮からなる声帯粘膜と粘膜固有層，甲状披裂筋（声帯筋）の層構造をなしている．声帯振動を理解するために，粘膜上皮と固有層浅層を「カバー」，固有層深層と筋層を「ボディ」と名づけている．声帯の下に輪状軟骨，声帯と仮声帯の外側面に甲状軟骨が位置する．

　喉頭腔の粘膜中には，声帯を除き，粘液腺が存在する．分泌された粘液は，声帯振動中には吹き上げられて喉頭室に溜まり，声帯振動停止中には声門に流入して声帯を湿潤させる[2]．発声では，声帯の表面は1日に話す機会が多いと0.5kmも動

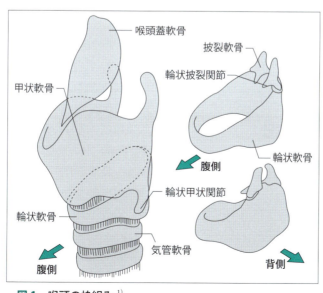

図1　喉頭の枠組み[1]

3章 発声発語の基盤

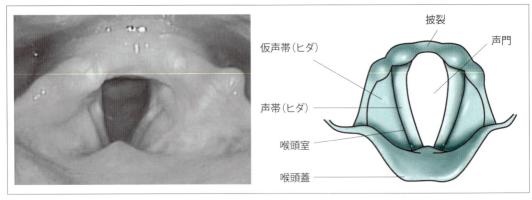

図2　喉頭の内視鏡像（左）と部位の名称（右）

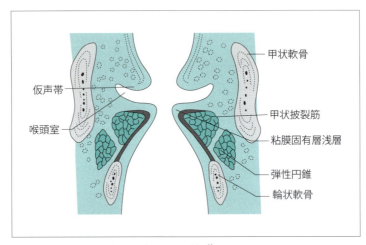

図3　喉頭の前額断面（声門上下腔）[1]

かされる．その間に声の立ち上がりでは，声帯の衝突が起こり，まるでそれは止まない拍手を続けるような状態である[3]．声帯を保護するために，粘液による湿潤と声を休める必要性は疑いようもない．

喉頭の筋肉と神経支配

喉頭の運動にかかわる筋肉には，内喉頭筋群（**表1**）と外喉頭筋群がある．

内喉頭筋群は，喉頭の軟骨の間を走行して，発声や構音に関与する[4]．声門閉鎖を担うのが，披裂筋（横筋）と外側輪状披裂筋（側筋）で，それぞれ声門の後方と前方の閉鎖に大きくかかわる．声門開大を担うのが，後側輪状披裂筋（後筋）で

ある．声帯の粘膜の内側にあり声帯の弾性を高めるのが，甲状披裂筋（内筋）である．声帯を前後に伸ばして張る作用があるのが，輪状甲状筋（前筋）である（**表1**）．

内喉頭筋群は，迷走神経の運動枝に支配される．輪状甲状筋だけが上喉頭神経で，その他の筋は下喉頭神経（別名：反回神経）の支配を受ける．なお，喉頭内腔の知覚は，上喉頭神経の内枝が司る．咽頭・食道を背側から見ると，左側反回神経は，大動脈弓を回り込み気管と食道の間を上行するため，鎖骨下動脈を回り込む右側反回神経よりも，10cmほど長い（**図4**）[1]．

喉頭を頸部で上下方向に吊るのが，外喉頭筋群である．喉頭の甲状軟骨は直上に位置する舌骨と甲状舌骨筋でつながり，舌骨は下顎（オトガイ部），

表1 内喉頭筋群の名称と作用

名称		作用
披裂筋	inter-arytenoid（IA）	披裂軟骨を正中に滑らせて声門を閉じる
外側輪状披裂筋	lateral crico-arytenoid（LCA）	披裂軟骨を回転させて声門を閉じる
後側輪状披裂筋	posterior crico-arytenoid（PCA）	披裂軟骨を回転させて声門を開く
甲状披裂筋	thyro-arytenoid（TA）	声帯を短縮・膨大させて弾性を高める
輪状甲状筋	crico-thyroid（CT）	声帯を引き伸ばして伸張緊張度を増す

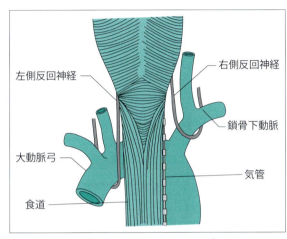

図4 下喉頭神経（反回神経）の走行[1]

舌，頭蓋の乳様突起などとの間に筋肉が走行する．輪状軟骨は，輪状咽頭筋で下咽頭についている．これらの外喉頭筋群は，発声時や嚥下時に喉頭を上下方向に動かし，喉頭内の声帯の位置関係や伸張・緊張にも関与する．

外喉頭筋群は，舌骨上筋群と舌骨下筋群に分けられ，様々な神経で支配されている．甲状舌骨筋（舌下神経）と胸骨舌骨筋（頸神経ワナ C2-C3）は前頸部で喉頭を定位置に据え，顎二腹筋前腹・顎舌骨筋（下顎神経），顎二腹筋後腹・茎突舌骨筋（顔面神経），オトガイ舌骨筋（舌下神経）が喉頭を上前方向に引き上げる（図5）[5]．

喉頭の働き

喉頭は，とても小さな器官であるが，2つの生命維持機能と2つの生活機能を有している（表2）．前者は呼吸により換気・ガス交換をすること，飲食時に気道を守ること，後者は息こらえにより上体を支持して身体の力を発揮すること，声を出して他者とやり取りをすることである[5]．

身体は，生命活動を行うために酸素を必要としている．特に脳は，30分間も無酸素状態におかれると，神経細胞が死んでしまう．換気は，ガス交換（二酸化炭素と酸素）を行うもので，反射的に呼吸器（胸郭と喉頭）が連動する．吸気時には，声帯がいくぶん開いて声門を開大することで，気道抵抗を小さくする．呼気時には，声門は元の状態に戻る．喉頭は，気道の一部として，軟骨で気道の空間を保護している（図6）[6]．

肺（肺胞の集合体）と下気道（気管と気管支）は，気体だけを受けつける．飲食時には，異物の固有気道への流入を防ぐために，喉頭で3つのバルブを閉める．上から順に，喉頭口，声門上，声門である．喉頭口では，喉頭蓋軟骨が反転し，披裂（軟骨）の挙上と合わせて，喉頭の入口に蓋をする．

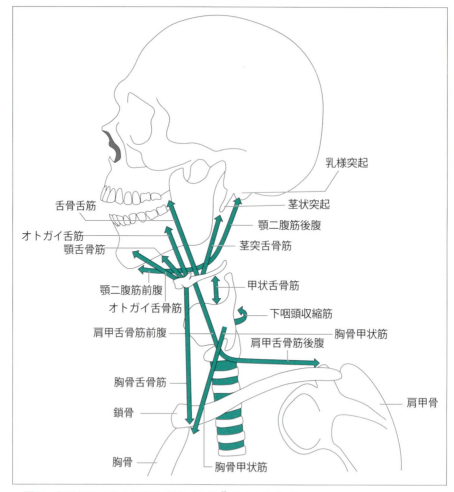

図5 喉頭を取り巻く頸部の諸筋（文献[5]をもとに作成）

表2 喉頭の機能と働き

機能	働き
呼吸 respiration	換気時の気道抵抗調節，頸部気道の保護
気道防御 airway protection*	嚥下時の誤嚥防止
上体支持 upper body support*	息こらえによる上体支持
音声 speech	声帯振動による発声と喉頭調節による発語

*「気道防御」と「上体支持」では，声門は Effort closure の状態となる．

声門上では，仮声帯が内転し，気道閉鎖を強固にする．

咳の時にも，声門下圧を高めるために，仮声帯は内転する．声門は，左右の声帯の内転により閉じる．完全な声門閉鎖のためには，声帯の太く張りのある状態が欠かせない．つまり，声帯の痩せや運動制限（声帯麻痺）があると，声門に隙間ができてしまう．液体などが喉頭以下に入り込むと，強い声門閉鎖と声門下圧の上昇による咳反射が起こり，異物は除去される．なお，気管の異物は，粘液で覆われて，繊毛により上に動かされ，痰として咳とともに咽頭に排出される．

あるレベルを超えて身体（特に上体）に力を入れる時に，反射的に喉頭は閉鎖する（**図6** の

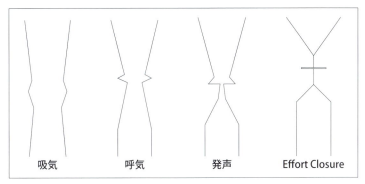

図6 声門の状態[6]

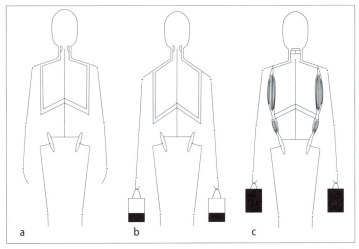

図7 力を入れない時の声門（a）と力を入れた時の声門（b と c）[6]

Effort Closure）．それは，肺の中の空気を漏らさずに，胸郭を固定し，上体の崩れを防ぐためである（図7）[6]．例えば，ウエイトリフティングの選手は，うなり声をあげてバーベルを持ち上げる．試しにハーっと息を抜きながら，力を入れてみるといい．きっと，身体の力が発揮できないだろう．テニスプレーヤーが，ボールを打ち返す時に，声を出すのも同じである．

音声言語コミュニケーションには，声が欠かせない．声は，息を出している最中に，声帯が内転して声門を適度に閉じた時に，声帯が振動して生まれる．声帯が適度な柔らかさ（カバー）としなやかさ（ボディ）をもつ時に，声はスムーズに始まり，安定した周期での声帯振動で声が持続する．試しに，両唇を震わせてみるといい．上下唇を舌で舐めて湿らせておき，硬くならないようにして，軽く閉じて，息をゆっくりと唇に当てればよい．ブルブルと周期的に震えるだろう．

喉頭調節・声帯運動と発声発語

喉頭は，発声器管として声帯振動による声の生成にかかわり，発語器管として声帯の内転・外転運動による無声・有声の構音にも働く．無声音や声門摩擦音 /h/ の生成，ささやき声では，声門は開かれている．有声音の生成では，声帯が内転して声門は閉じられている．咳払いに伴う Effort closure では，仮声帯も含め，声門は強く閉じられている（図6）[6]．

声の諸側面を変えるには，喉頭と呼気の調節が行われる（表3）．声の有無には，声帯の内転・外転がかかわるが，息継ぎや発語での休止は呼気

3章 発声発語の基盤

> **Clinical NOTE**
>
> **咳と声から声帯・声門の状態を推定する**
>
> 　咳払いや発声の音から，声門や声帯の状態を窺い知ることができる．
> 　弱い咳は，声帯の緊張が低い可能性があり，咳での有声音がなければ声門が閉鎖できていないと考えられる．咳払いを促しても，「えっへん」と言う認知症の患者もいる．
> 　発声を促して，声が息漏れ（気息性）するのであれば，声門の閉鎖が不十分である可能性が高い．ガラガラ声であれば，声帯の緊張に左右差があるかもしれない．咳払いはできても，発声ができない場合は，声帯は反射的に動くが，声を出そうとして動かないという，機能性の問題を抱えている可能性がある．

表3　声の諸側面と喉頭・呼気調節

声の側面	喉頭調節	呼気調節	発声発語
有無	声帯の内転・外転	呼気供給の有無	有声・無声音，声門摩擦音
持続	声帯の内転と粘弾性	呼気の供給量	発声持続，息継ぎ区間
高さ	声帯の内転と伸張	声門下圧	話声位，アクセント，抑揚
大きさ	声帯の内転と緊張	声門下圧	語句の強調，全体の声量

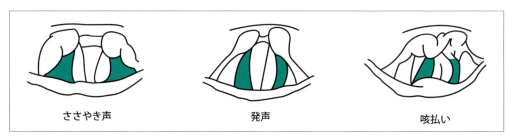

図8　ささやき声，発声，咳払いでの喉頭像

の供給停止による．声の持続には，声帯の内転による声門閉鎖と，声帯のカバーとボディの粘弾性がかかわり，供給する呼気量に依存する．音声生成時に声の高さを上げる時（アクセントや抑揚）には，声帯は前後に引き伸ばされる．母音の違いにより，声の高さがいくぶん異なり，舌の位置による喉頭の変化として理解される．声の大きさを規定するのは，声門下圧であり，呼気量と声帯の緊張度が関係する．

　声門は，ささやき声では小さく開き，母音や有声子音の発声では声帯が内転して閉鎖する（図8）．咳の生成時には，声門下圧は発声の十倍近くとなり，声帯と仮声帯の内転による喉頭閉鎖が起きている．声帯は発声時に毎秒数百回振動をするため，熱を発して乾燥しがちである．このため，喉頭には分泌腺があり，声帯を湿潤させる働きがある．

参考・引用文献
1) 北嶋和智：喉頭の構造と機能．新図説耳鼻咽喉科・頭頸部外科講座（4）口腔・咽頭・喉頭・気管・食道（山下敏夫編），メジカルビュー社，2000，pp134-135.
2) 福田宏之，斉藤成司・他：発声機構と気道液．日気食会報 **35**（2）：101-106，1984.
3) Titze I.R.：Fascinations with the Human Voice, The National Center for Voice and Speech, 2010, pp48-57.
4) 廣瀬 肇：喉頭科学（総論）．新耳鼻咽喉科学，第8版（切替一郎，野村恭也編），南山堂，1989，pp497-533.
5) Hixon T., et al.：Preclinical Speech Science, 2nd ed., Plural Publishing, 2014.
6) Fink B.R., Dermarest R.J.：Laryngeal Biomechanics, Harvard University Press, 1978, pp45-95.

4 上気道の管腔と口蓋咽頭弁

　上気道は，喉頭から口・鼻までの管腔で，声道と呼ばれる．ヒトは，声道を変形し喉頭原音を共鳴させて母音を，声道を閉鎖あるいは狭めることにより急流に抵抗を与え口腔内圧を上昇させて子音の雑音をつくる．以下に，上気道の構造と機能，音声生成にかかわる筋や神経を説明する．

上気道の構造

　咽頭は，喉頭の上部と接続した筋と膜からできた円筒状の管腔である．咽頭は，そのレベルで3つに区分される．つまり，上咽頭（鼻咽頭），中咽頭（口腔咽頭），下咽頭（喉頭咽頭）である．上咽頭は，鼻の後方に位置して，軟口蓋と咽頭からなる口蓋咽頭弁をもつ．中咽頭は，口峡と舌根が前面となり，後方にかけて咽頭収縮筋が走行している．下咽頭は，喉頭の後方に位置して，漏斗状にすぼまり，輪状咽頭部の直上で左右に梨状陥凹をもつ[1]．

　口腔は，前方が上下唇，後方が口峡，上面が上顎，下面が口腔底，左右が頬で囲まれた空間である（図1）[2]．口峡は，口腔と咽頭を分ける前口蓋弓（口蓋舌筋）と後口蓋弓（咽頭舌筋）からなる．口腔底は，下顎骨の歯槽と歯列に挟まれたスペースで，筋膜の上に舌の本体が位置する．鼻腔は，前方に鼻孔，中央に鼻中隔があり，左右には上・中・下鼻道という空間があり，後方で上咽頭に接続している．

口腔・鼻腔・咽頭腔の働き

　喉頭から上の上気道の管腔は，音声機能と非音声機能をもつ（表1）．口腔は，食べる・飲む機能（咀嚼・嚥下）と話す機能（構音）をもち，味覚のセンサーもある．鼻腔は，固有の気道として，吸気での体外空気中の粉塵のフィルターと保温・加湿の作用をもち，嗅覚のセンサーもある．同時に，口腔と鼻腔には，共鳴腔としての働きがある．咽頭腔は，空気と飲食物の通路を兼ねていて，共鳴と嚥下に関与する．

　口腔には，顎下腺，舌下腺，耳下腺と呼ばれる3つの唾液腺がある．副交感神経が分泌を促進さ

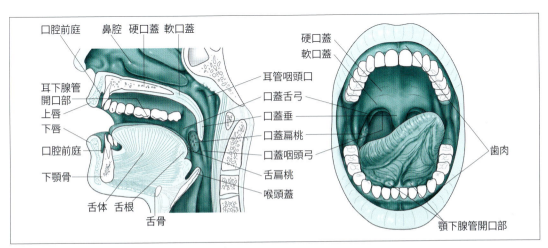

図1　口腔，鼻腔，咽頭腔の構造（文献[2]を一部改変）

3章 発声発語の基盤

表1 口腔, 鼻腔, 咽頭腔の音声・非音声機能

管腔	音声機能	非音声機能
口腔	構音, 共鳴	咀嚼・嚥下, 味覚
鼻腔	共鳴	呼吸, 嗅覚
咽頭腔	共鳴	嚥下, 呼吸

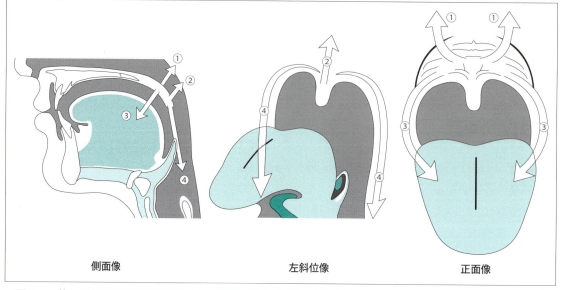

図2　口蓋咽頭弁に作用する筋活動とその運動ベクトル (①口蓋帆挙筋, ②口蓋垂, ③口蓋舌筋, ④口蓋咽頭筋)[4]

せ, 1日に約1Lもの唾液が排出される. 唾液は, アミラーゼを含む漿液性唾液と, 粘膜表面を滑らかにする粘液性唾液からなる. 唾液は, 咀嚼・嚥下での食塊形成だけでなく, 構音での舌の動きの潤滑油として欠かせない.

口蓋咽頭弁の閉鎖と開放

喉頭を上行した気流は咽頭腔を通り, 呼吸時には鼻腔, 音声生成時には口腔か鼻腔に入る. 喉頭原音は, 咽頭腔, 口腔, 鼻腔の共鳴を受けることになる. 口腔での子音の雑音生成には, 口腔への気流と内圧の上昇が欠かせない. 口腔と鼻腔へ気流を振り分けるのが, 軟口蓋と上咽頭からなる口蓋咽頭弁である[3].

口蓋咽頭弁は, 呼吸時と鼻音生成時に開放され, 母音を含む非鼻音の生成時に閉鎖する. 口蓋咽頭閉鎖 (velopharygeal closure ; VPC) は, 鼻咽腔閉鎖とも呼ばれ, 軟口蓋の挙上と上咽頭の収縮により達成される. 軟口蓋は, 迷走神経の咽頭枝の支配を受ける口蓋帆挙筋の収縮により挙上する. さらに迷走神経の咽頭神経叢に支配される上咽頭収縮筋の収縮により, 上咽頭の側方を狭めることで, VPCは完結する. 発声発語時には, 口蓋帆張筋の収縮により, 軟口蓋の緊張を高め, 気流・圧への抵抗となる.

口蓋咽頭弁の閉鎖時には, 軟口蓋は挙上して, 口蓋垂もそれに伴い持ち上がる. それに拮抗するのが, 口蓋舌筋と口蓋咽頭筋である (図2)[4]. 連続的な発語での非鼻音と鼻音の生成には, 口蓋咽頭弁の開閉の背景にある適切な筋活動とその協調性が重要である.

口蓋咽頭弁と発声発語

母音は, 咽頭腔と口腔での共鳴を受ける. 非鼻

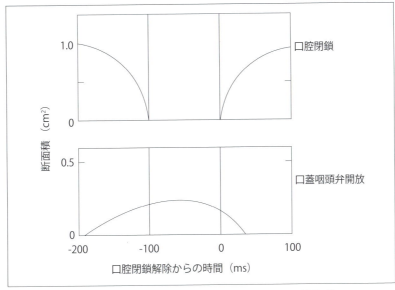

図3 口腔閉鎖と口蓋咽頭弁開放のタイミング（/ama/ の発語）[5]

表2 構音での軟口蓋の挙上と咽頭側壁の運動の特徴[6]

- 非鼻音の構音の開始前に始動する．
- 鼻音の構音で口蓋咽頭弁の閉鎖を解除する．
- 圧力子音と高母音の構音で口蓋帆の咽頭後壁接触が高位となる．
- 軟口蓋は後方に伸展する．
- 口蓋平面レベルで咽頭側壁の運動が大きい．

音の子音は，口腔に気流が入り口腔内の閉鎖の開放や狭めでその雑音が生まれる．いずれの場合においても，口蓋咽頭弁は閉鎖するが，母音よりも子音（特に，閉鎖音や摩擦音といった圧力子音）において，その閉鎖は強固である．その理由は，子音生成時には口腔内圧が上昇するため，VPCが不十分であると気流が鼻腔に漏出してしまうからである．

一方，鼻音は，鼻腔と口腔の一部での共鳴を受ける．鼻音生成時には，口蓋咽頭弁は開放される．連続的発語では，非鼻音から鼻音への移行，鼻音から非鼻音への移行があり，鼻音の前後に口蓋咽頭弁（鼻咽腔）の開放がみられる（**図3**）[5]．口腔の閉鎖と開放の前後にわたり，口蓋咽頭弁は開放されている．

構音での軟口蓋の挙上と咽頭側壁の運動の特徴は，**表2**の通りである[6]．口蓋咽頭弁の閉鎖に向けての運動は，構音に先立って行われる．もちろん，鼻音の構音時には，口蓋咽頭弁の閉鎖は解除されている．口腔内圧上昇を要求する閉鎖音・摩擦音（特に，無声の圧力子音 /p/ /t/ /k/ /s/）や口腔気流に抵抗が加わる高母音 /i/ /u/ の構音時に，VPCは強固となり，軟口蓋・口蓋垂は高いレベルに持ち上がる．

参考・引用文献
1) Snell R.S.：Clinical Anatomy for Medical Students, 6th ed., LWW, 2000.（山内昭雄：スネル臨床解剖学，第3版，メディカル・サイエンス・インターナショナル，2004．）
2) 小林　靖：言語聴覚士のための解剖・生理学，医歯薬出版，2014．
3) Zemlin W.R.：Speech and Hearing Science：Anatomy and Physiology, 3rd ed., Prentice Hall, 1988.
4) Kent R.D.：The Speech Sciences, Singular Publishing Group, 1997.
5) Stevens K.N.：Acoustic Phonetics, The MIT Press, 1999, pp487-489.
6) 舘村　卓：口蓋帆・咽頭閉鎖不全—その病理・診断・治療，医歯薬出版，2012, pp39-49.

3章 発声発語の基盤

5 顎と顔面

　顔面の下半分には唇と頬があり，上顎・下顎と口峡を合わせて，口腔の枠組みを形成する．話す際には，言語音（母音と子音）に必要な口の開閉と構えをとる．安静時と発声発語時の下顎と顔面は，正常ではほぼ左右対称である．

● 顎・顔面の構造と機能

　上顎と下顎は，骨でできている．上顎は，上顎骨の口蓋突起と口蓋骨水平板からなり，最後方に後鼻棘がくる[1]．上顎は，頭蓋の底面をなし，正中に高くなり口蓋をつくる．下顎骨は，下部顔面を支え，口腔の底部となる．顎関節は，下顎骨の下顎頭と側頭骨の下顎窩でつくられる左右一対の複合関節である．

　上顎と下顎の歯槽堤の上に，成人で32本（親知らずを除き28本）の歯列をもつ．効率的な咀嚼や正確な構音で，歯列と下顎の運動は欠かせない．特に，連続的構音では，口腔内の舌の高さを下顎の開きの程度が規定する．

　顔面は，その内面に頭蓋骨と頬骨があり，それを数々の筋肉が覆っている．口唇は，赤唇から人中（鼻唇溝）までの上唇と，赤唇からオトガイ唇溝までの下唇からなる（図1）．左右の口角は，ほぼ同じレベルにある．頬は，口角の側方で，口腔の側壁となる．頬の外側は皮膚で，内側は粘膜，内部は頬筋である．

　顔面は，2つの生理的機能とコミュニケーション機能をもつ．眼球は，眼瞼に覆われており，見るために眼瞼を開き，乾燥を防ぐために眼瞼を閉じる．飲食物は，口から取り込まれる．口を開き，口唇で食器を向かえる．喜怒哀楽などいろいろな表情を示すことで，感情や気持ちを表現する．

● 下顎の運動

　下顎の開閉は，咀嚼筋の収縮によって，実行される．顎を持ち上げ口を閉じる際には，両側の側頭筋と咬筋，内側翼突筋が収縮する．顎を引き下げ口を開く際には，上記の筋群が弛緩し，外側翼突筋と舌骨上筋群が収縮する．咬筋は下顎角の上に，側頭筋はこめかみの上に，手を触れると，強

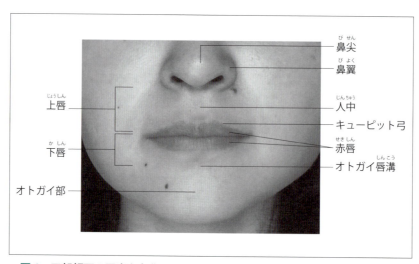

図1　口部顔面の写真と名称

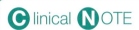

歯の喪失と顔面

　口部顔面は，上下の顎堤と歯列により支えられている．口唇は，筋肉で張っているので，歯列が押し戻している状態でいる．すべての歯を失うと，口唇は内方に引き込まれてしまう．さらに，上下の歯の噛み合わせを失い，下顎と上顎は顎堤で留まり，口部顔面が垂直方向に短くなる．結果として，"クシャっ"と口の周囲が縮まった顔面となる．

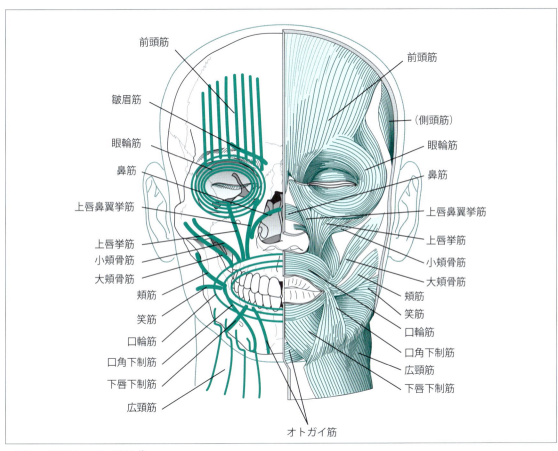

図2　顔面と頸部の諸筋[3]

く噛んだ時の収縮による膨大を感知できる[2]．

　咀嚼筋群は，三叉神経の支配を受ける．咬筋と内側翼突筋は下顎骨を上前方に，側頭筋は下顎骨を上後方に動かすことで口を閉じる．外側翼突筋は下顎骨を前に突き出しながら引き下げることで口を開く作用がある．片側の神経損傷により下顎は筋力低下のある側に偏り，両側の神経損傷により開口状態となる．

顔面の運動と感覚

　顔面は，表情筋の活性化によって変形する．表情筋は，筋緊張とそのバランスにより安静時の顔貌を保ち，その収縮により多様な表情を生み出す（**図2**）[3]．表情筋は，左右対称に顔面を動かすが，ウインクのように随意的に片側を収縮させること

3章　発声発語の基盤

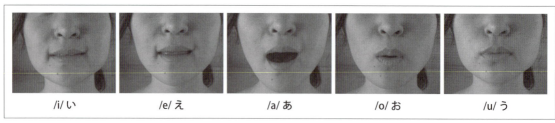

図3　母音生成時の口の開きと構え（口型）

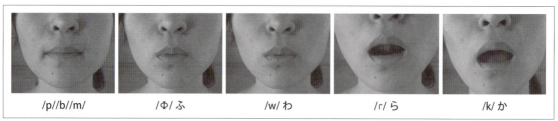

図4　子音生成時の口の構え

もできる．顔面の前頭部では，上眼瞼挙筋の収縮で眼を開かせ，眼輪筋の収縮で眼を閉じさせる．後頭前頭筋の前頭筋部分の収縮により，眉が持ち上がる．口部顔面では，頬筋の収縮で頬を凹ませる．笑う時には，口角挙筋，大頬骨筋，笑筋が働く．顔面神経の検査で，表情筋が対象となる[4]．

顔面の運動は，表情筋の活性化によるもので，顔面神経（第VII脳神経）の支配を受ける．上部顔面は両側性支配，下部顔面は一側性支配であり，中枢性の損傷（麻痺）でも下部顔面に左右差を生じる．顔面の感覚は，三叉神経（第V脳神経）を介して，中枢（視床・大脳体性感覚野）に情報が伝えられる．

顎・顔面と発声発語

発声発語時には，口の開閉により，母音や子音を出し分ける．発声時に開口することで，音を放射させる音響的メガホン効果により音量が増大する．口は，発語時に，唇を取り巻く上下左右の筋肉の働きにより形を変え，時には呼気が漏れないように閉じる．頬は，適度な緊張を保ち，気流の抵抗となり，口腔の共鳴を安定させる．発声発語時は，顎・顔面に左右差はなく，上顎の動きはほとんどない．一方，咀嚼時には，上顎も口の開閉運動にかかわる．

発声発語では，唇と下顎の運動と構え（姿勢保持）が欠かせない．母音の生成では，狭母音の/i//u/，半狭母音の/e//o/，広母音の/a/に対しての口の開きが顎運動で調節され，平唇/i/と円唇/o/の口型の違いには顔面筋が作用する（図3）．すなわち，上下の口輪筋の収縮で円唇が，笑筋などの収縮で平唇がつくられる（図2）．

発語時に口唇がかかわるのは，両唇の閉鎖音/p//b/（鼻音/m/），摩擦音/Φ/，両唇・軟口蓋の接近音（わたり音）/w/といった子音である（図4）．わたり音と母音の「わ/wa/」は，母音/u/の構えから母音/a/の構えへと移行する．なお，歯茎音や軟口蓋音でも，後続母音/a/では，舌の構えを観察することができる．

参考・引用文献
1) 阿部伸一：歯・口腔・顎・顔面の形態と構造．言語聴覚士のための臨床歯科医学・口腔外科学，第2版（道　健一・他編），医歯薬出版，2016，pp6-22．
2) 藤井正子，桜木晃彦：みて，ふれて，測って学ぶ生体の仕組み，南山堂，1999，pp26-27．
3) 小林　靖：言語聴覚士のための解剖・生理学，医歯薬出版，2014．
4) Hislop H.J., Montgomery J. 著，津山直一訳：新・徒手筋力検査法，原書第6版，協同医書出版社，1996．

6　舌

　舌は，筋肉の集合体で，変形と位置変化により，ほとんどの言語音の構音にかかわる．Zemlinは，「舌が最も重要で活動的な構音器官である」と記している[1]．舌の大きさ（容積）は70〜80cc（成人）で，口腔底の上で下顎歯列の間に隙間なく収まっている．舌は，中央に凹みがあり，左右対称である．

舌の筋構造

　舌は筋肉の塊であり，内舌筋群が上下・左右・前後に走行して舌体をつくり，外舌筋群がそれを取り巻いている（**図1**）[2]．舌は，まるで水を入れた袋かのように，力の方向によって自在に変形をする（hydrostatモデル）．つまり，舌を構成する内舌筋群と舌を取り巻く外舌筋群の作用により，舌は容易に変形と移動を成し遂げる[2]．内外舌筋群とは別の視点で，Core and Stem（オトガイ舌筋と垂直舌筋）やCover and Fringes（上下縦舌筋と咽頭筋）という見方もある[3]．

　内舌筋群の名称・走行・作用は，**表1**の通りである．上縦舌筋と下縦舌筋は，舌の上面と下面を前後に走行して，両側の収縮により舌先を上方あるいは下方に動かす．また，片側の収縮により，同じ側に舌を曲げる．垂直舌筋は，舌の上下に走行して，特に正中付近の舌を薄くする．横舌筋は，舌の正中にある中隔から左右に走行して，舌の横幅を狭めることで舌を前後に伸ばす[2]．

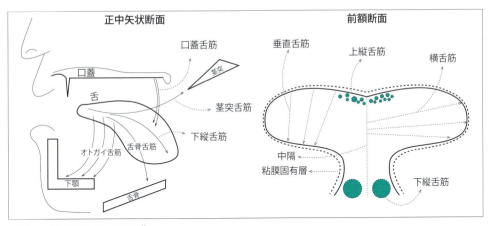

図1　舌の筋とその走行[2]

> **NOTE**
>
> **舌の部位と名称**
> 　舌の部位について，解剖学的指標による明確な区分はない．音声学では，舌の前方の尖った部分は舌先あるいは舌尖 tip，舌面の前方部分は舌端 blade，舌面の後方部分は舌背 dorsum と呼ばれる[4]．舌の最後方部が舌根 base であるが，構音にはほとんど関与しない．耳鼻咽喉科学では，舌を舌体と舌根，舌下部に分け，舌体は舌尖，舌背，舌縁に区分している[5,6]．舌の観察には，舌体，舌先，舌面（前方・後方），舌縁あたりが，用語として必要であろう．

表1　内舌筋群の名称・走行・作用

名称		走行	作用
上縦舌筋	SL	舌面粘膜下に始まり，後方は舌根に，前方は舌先に停止する	両側：舌面短縮，舌先挙上 片側：同側に曲げる
下縦舌筋	IL	舌骨舌筋などの筋集結に始まり，舌先の下方に停止する	両側：舌を後方・下方に動かす 片側：同側に曲げる
垂直舌筋	VI	舌面粘膜固有層に始まり，下方の粘膜固有層に停止する	舌を平べったく薄くする 舌の中央付近を低くする
横舌筋	TI	舌の中隔に始まり，左右側の粘膜固有層に停止する	舌の横幅を狭め，舌を前後に長くする

表2　外舌筋群の名称・走行・作用[1, 7]

名称		走行	作用
茎突舌筋	SG	側頭骨の茎状突起に始まり，両側の舌根上中下部に停止する	両側：舌を後方に動かす 　　　舌縁を上げる 片側：同側に舌を偏らせる
口蓋舌筋	PG	口蓋帆（軟口蓋）に始まり，前口蓋弓を介して舌の辺縁に停止する	軟口蓋を引き下げ，左右口蓋弓を接近させる
舌骨舌筋	HG	舌骨外側に始まり，舌の左右（茎突舌筋と下縦舌筋の間）に停止する	舌を後方・下方へ引く（特に辺縁部） 舌骨を持ち上げる
オトガイ舌筋	GG	下顎内側面に始まり，舌骨上部から舌体・舌前方にかけて扇状に停止する	舌体を前に引き，舌面の正中を下げる

表3　筋のタイプとその特徴

タイプ	別名	ATP生成	特徴
Type I	赤筋，遅筋	酸化的	収縮が遅く，持続性はあるが，低出力（疲労しない）
Type II a	白筋，速筋	酸化・解糖的	収縮が速く，高出力（適応性あり）
Type II b	白筋，速筋	解糖的	高出力だが持続性がない（易疲労性）

　外舌筋群の名称・走行・作用は，**表2**の通りである[1, 7]．茎突舌筋は，両側の収縮で舌体を後方に動かし舌縁を持ち上げ，片側の収縮で同じ側に舌を引く．口蓋舌筋は，軟口蓋を引き下げ，左右の口蓋弓を接近させ，口峡を狭める．舌骨舌筋は，舌骨が固定されている場合に，特に辺縁部の舌を後方・下方へ引く．オトガイ舌筋は，舌体を前に引き，舌面の正中を凹ませる．

舌の筋の編成と特性

　舌の構え保持と高速運動を実現するために，いろいろな筋のタイプが分布している．

　骨格筋は，酸化的なType I 線維と解糖的なType II 線維から構成されている（**表3**）．どの部位の骨格筋でも，通常はブレンドされているが，あるタイプのものが多くを占めるのが一般的である．

　舌に関しても，Type I 線維とType II 線維が混在している．すなわち，舌前方には細く力があまり出せないType I 線維が多い[8]．これは，高速・反復運動にも疲労しにくく，音声生成に適している．一方，舌根や咽頭収縮筋では，高出力のType II 線維が多い．

非言語性と言語性の舌の構えと運動

舌の構えや運動は，内舌筋群と外舌筋群の活動により決まる（**表4**）[8]．非言語性課題として，提舌，舌先の挙上・下制，舌体の前進・後退，舌先の左右がある．言語性課題として，母音や子音（舌音）の生成のための，舌体の前進・後退，舌面の凹ませ，舌先の挙上，舌背の挙上などがある．言語性の舌運動は，左右対称的であり，ほぼ同等の形状，筋緊張，筋収縮を要求する．

舌の提出では，正常では舌先が唇を越えて口外に出る．これは，オトガイ舌筋の収縮による舌体の前進，垂直舌筋と上下縦舌筋の収縮による舌の形状変化（上下に薄くし，舌先を尖らせる）に依存する．舌先の挙上・下制では，それぞれ上縦舌筋と下縦舌筋の両側が収縮する．試しに，半分に折った紙を上下から両手掌で挟み，上の手掌を手前に引くと，紙の先端が持ち上がる．これは，上縦舌筋の収縮と舌先の挙上をわかりやすく説明している[9]．

舌先を左右に動かす際には，上縦舌筋あるいは下縦舌筋の片側を収縮させる．もちろん，上縦舌筋をより収縮させれば上方向に，下縦舌筋をより収縮させれば下方向に，舌先が向く．口腔内での舌の前進には後部オトガイ舌筋（PGG）の収縮が，舌の後退には前部オトガイ舌筋（AGG）と舌体を前後に短縮させる上下縦舌筋の収縮が求められる．

舌背の挙上では，舌縁を引き上げる口蓋舌筋と舌体を正中にまとめる横舌筋の収縮が同時に起こる．舌面を少し凹ませるには，舌の正中を下げるオトガイ舌筋，舌背を引き下げる垂直舌筋，舌縁を持ち上げる上下縦舌筋の収縮が求められる．

表4 舌の構え・運動と言語音生成に作用する各舌筋群[8]

構え・運動	言語音生成	筋	作用
提舌	なし	後部オトガイ舌筋（PGG）	舌体を前進させる
		垂直舌筋（VI）	舌体を薄くする
		上下縦舌筋（SL，IL）	舌先を尖らせる（左右同等）
		横舌筋（TI）	舌の横幅を縮める
舌先挙上	子音 /t//d//n//r/	上縦舌筋（SL）両側	舌先を持ち上げる
舌先下制	子音 /r/	下縦舌筋（IL）両側	舌先を下げる
舌先左右	なし	上縦舌筋（SL）片側	舌の一方を後方に引く
		下縦舌筋（IL）片側	舌の一方を後方に引く
舌体前進	母音 /e//i/	後部オトガイ舌筋（PGG）	舌体を前進させる
舌体後退（口腔内）	母音 /o//u/	前部オトガイ舌筋（AGG）	舌体を後ろに引く
		上下縦舌筋（SL，IL）	舌体を前後に短縮させる
舌体後退（咽頭へ）	なし	茎突舌筋（SG）	舌体をさらに後ろに引く
舌背挙上	子音 /k//g/	口蓋舌筋（PG）	舌縁を持ち上げる
		横舌筋（TI）	舌体を丸める
舌体下制	母音 /a/	オトガイ舌筋（GG）	舌の正中を下げる
		舌骨舌筋（HG）	舌縁を引き下げる
舌面凹ませ	子音 /s//ç/	オトガイ舌筋（GG）	舌の正中を少し下げる
		垂直舌筋（VI）	舌背を引き下げる
		上下縦舌筋（SL，IL）	舌縁を持ち上げる

発語時と嚥下時の舌の運動の違い

　口腔内での舌の位置と形状の変化は，発語時と嚥下時で異なる．発語と嚥下の異常は同時に起こることもあり，各々の運動の要求と実現について知ることで，評価やリハビリテーションでいかに構え・動くのか，構え・動かせるのかを導き出すことができるはずである．

　舌は母音と子音（舌音）の構音に深くかかわり，閉鎖音では舌先と歯茎あるいは舌背と軟口蓋で口腔を閉鎖する．摩擦音の生成では，口腔での狭窄 constriction は，雑音を生むために小さく 0.1〜0.2cm^2 である[10]．嚥下時には，口腔保持と咽頭圧縮，喉頭閉鎖のために，発語時とは異なる舌の構えと運動が起こる．

　連続的発語は舌の高速で連続的な動きにより実現するが，嚥下には定型的で大きく強い力による舌での送り込みと舌根後退による咽頭加圧が求められる．文章(Grandfather Passage)の音読とクッキーの嚥下での舌先・舌端・舌背と舌骨の運動を観察すると，発語時は嚥下時よりも舌の運動範囲が小さい（図2）[11]．

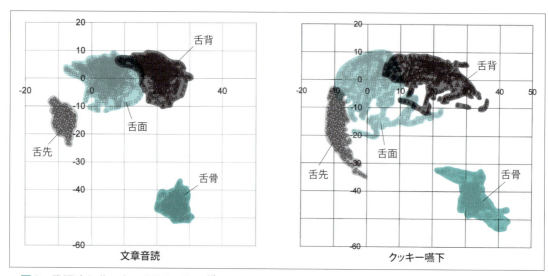

図2 発語時と嚥下時の舌運動の軌跡 [11]

参考・引用文献

1) Zemlin W.R.：Speech and Hearing Science：Anatomy and Physiology, 3rd ed., Prentice Hall, 1988.
2) Barlow S.M., et al.：Handbook of Clinical Speech Physiology, Singular Publishing Group, 1999.
3) Takemoto H.：Morphological analyses of the human tongue musculature for three-dimensional modeling. *J. Speech Lang. Hear. Res.* **44**：95-107, 2001.
4) International Phonetic Association：Handbook of the International Phonetic Association：A Guide to the Use of the International Phonetic Alphabet, Cambridge University Press, 1999.（国際音声学会：国際音声記号ハンドブック，大修館書店，2003．）
5) 切替一郎，野村恭也：新耳鼻咽喉科学，第8版，南山堂，1989．
6) 池田　稔：口腔の構造と機能．新図説耳鼻咽喉科・頭頸部外科講座（4）口腔・咽頭・喉頭・気管・食道（山下敏夫編），メジカルビュー社，2000．
7) Seikel A.J., et al.：Anatomy and Physiology of Speech and Language, Singular Publishing Group, 1997, pp359-362.
8) Kent R.D.：The uniqueness of speech among motor system. *Clinical Linguistics & Phonetics* **18**：495-505, 2004.
9) MacKay I.R.A.：Phonetics：The Science of Speech Production, 2nd ed., Little, Brown, 1987.
10) Stevens K.N.：Acoustic Phonetics, The MIT Press, 1999, pp32-34.
11) Hiiemae K.M., Palmer J.B., et al.：Hyoid and tongue surface movements in speech and feeding. *Arch. Oral Biol.* **47**：11-27, 2002.

7 発声発語運動の特徴

発語は，運動標的に声道を変形させる高速の運動である．発語運動が円滑かつ十分な精度を保つことで，明瞭な発話が表出される．

発声発語器官の連携

発声発語は，200以上の筋肉の収縮による数々の器官の運動から成り立つ．呼吸器，喉頭・声帯，口蓋咽頭（弁），唇・顎，舌の運動は，適当な力と範囲，方向性と精度をもち，適時性（タイミング）をもってお互いが連携することで適切な連続的発語が実現される．

無意味語「ゆけまそ」は，わたり音 /j/，後舌狭母音 /u/，無声の軟口蓋（舌背）閉鎖音 /k/，前舌半狭母音 /e/，両唇鼻音 /m/，前舌広母音 /a/，無声の歯茎摩擦音 /s/，前舌半狭円唇母音 /o/ からなる．唇・顎の開閉，口の開きの程度，舌先・舌端と舌背の運動，口腔の狭窄，舌体の前後位置，軟口蓋の挙上・下制，口蓋咽頭弁の閉鎖・開放，声帯の内転・外転，声門の閉鎖・開大は，標的音に対して協調的に制御されている（**表1**）．

発語器官の運動所要時間と力

発語運動にかかわる器官の運動所要時間は，連続的発語での速度を規定する．一連の実験研究より，呼吸器，声帯，舌体，口蓋帆（軟口蓋），上下唇，下顎の運動は，片道がほぼ100ms（1/10秒）である（**表2**）[1, 2]．つまり，毎秒10音前後の発語運動は，実現可能なのである．

発語器官の能力として，変位量（運動範囲）と速度がある．それには，それを支える力と運動単位の動員が重要である．唇・顎に限ると，上唇と下唇は6〜8mmまでの変位量を示し，運動速度は最大で毎秒20〜25cmである（**表3**）[3]．力は，下唇のほうが上唇よりも2倍以上強い．下顎は，変位量は大きく，運動速度は上下唇と同等である．下顎の力は強く，100Nを超える．もちろん，発

表1　発声発語器官の運動と管腔の状態

器官	管腔	運動と空間*							
		j	u**	k	e	m	a	s	o
唇・顎		平唇				開口	開口		円唇
	口（開きの程度）	狭→広			半狭	閉鎖	広		半狭
舌先・舌端								挙上	
舌背				挙上					
	口腔（狭窄・閉鎖部位）			軟口蓋				歯茎	
舌体		前→後	前→後		前	前	前		後
軟口蓋		挙上	挙上	挙上	挙上	下制	挙上	挙上	挙上
	口蓋咽頭弁	closed				open	closed		
声帯		内転	内転	外転	内転	内転	内転	外転	内転
	声門	closed		open	closed			open	

*緑色は「運動」を，灰色は「空間（状態）」を指す．
**/u/ は非円唇の［ɯ］として出力される．

表2　発語運動にかかわる器官と推定される運動所要時間[2]

発語器官	変化の指標	往復時間（ms）	片道時間（ms）
呼吸器	声門下圧	300	100
声帯	緊張度・基本周波数	200〜300	100
声帯	外転・内転（無声・有声）	80〜150	50（閉鎖）
舌体	標的2母音間	200〜300	100
口蓋帆	挙上・下制*	200〜300	
上下唇	円唇		50〜100
下顎	閉口・開口	150	
唇顎・舌顎	閉鎖音生成のための開閉	150〜200	

*口蓋咽頭弁の閉鎖・開放のことを指す．

表3　唇・顎の運動と力[3]

器官	変位量（mm）	速度（cm/s）	力（N）	動員率（N/s）
上唇	0〜6	5〜20	3〜6	25
下唇	0〜8	5〜25	8〜25	25
下顎	0〜15	2〜25	>100	30

表4　母音と子音の運動，作動筋，制御[4]

	母音	子音
テンポ	遅い	速い
タイミング要求	あまりない	正確さを要求される
筋	大きい	小さい
	外舌筋群	内舌筋群
制御対象	声道の長さと形状	声道内圧力
	喉頭と舌の位置	舌の口蓋接地点
運動標的	開口・円唇	唇閉鎖

語運動時には，出力される力は最大の4分の1程度である．

母音と子音の生成

音声信号には，母音と子音が含まれる．音響信号と発語運動からみると，母音は定常的であるのに対して，子音は動的である．運動のテンポは，母音で遅く，子音で速い．発語器官は，母音には構えを，子音には標的への運動と正確なタイミングを要求する（表4）[4]．子音には，声帯振動の有無（声門開閉），構音様式，構音点という，3つの要素での調整が必要となる．つまり，子音の生成は時間的・空間的に複雑であり，構音の異常も出現しやすい．

母音の生成には顎と外舌筋群という比較的大きな筋が，子音の生成には唇周囲と内舌筋群という比較的小さな筋が関与する．母音の生成では，声道の長さと形状が制御対象となり，喉頭の高さ，舌の前後位置，口の開きや口型が運動標的となる．一方，子音の生成では，声道内圧力が制御対象であり，舌の口蓋接地点や唇閉鎖が運動標的となる（表4）[4]．

適応

　発語運動の最中に，唇や顎の運動に抵抗を加えても，ヒトはすぐに反応して出力音声に大きな影響は出ない．上下の歯にバイトブロックを嚙ませることで，下顎の運動を抑制しても，ヒトは適応して，唇や舌の運動を増大させてほぼ適切な運動を行い，十分な音質の言語音声を出力する．口に飴を入れて話しても，うまく話せることは，誰もが一度は経験していることだろう[5]．

　このように，一部の運動を阻害 perturbation しても，ヒトの発語運動は，即座に修正して運動標的に接近させることができる．この適応性 adaptation は，発語運動の指令が，フィードフォワードだけでなく，フィードバック回路での実時間修正もあり，さらには指令が運動標的に限定されないことを示している．

運動同価値性

　Hebb の提唱した運動同価値説 motor equivalence とは，同じ目標を達成するうえで，運動制御機構には十分な容量があり，運動出力を実現する要素の運用には多様性があるということである．つまり，何通りもの方法で同じ結果を出すことができる．例えば，母音では，唇・顎の運動でも，舌の運動でも適切な共鳴を与えることができる．顎を固定しても，唇と舌で補完して同じ結果が得られる「代償構音」も，運動同価値を示すものである[6]．

　母音生成や子音の雑音生成で，舌は，唇・顎や口腔内の環境に合わせて，適切な構えと運動を行うことができる．音声の音響分析の観点で，Johnson は，2つのパイプを連結させたモデルで，前方と後方のパイプを入れ替えても，出力音声の共鳴周波数（ホルマント）は同等であると指摘している[7]．

運動の経済性

　ヒトの随意運動は，効率的である．すなわち，最小限の努力で，必要十分な結果を日常的に出している．例えば，窓掃除の仕事では，同じ立ち位置で身体を傾けかつ手を伸ばして遠くの窓をきれいにすることもできるが，通常は近くまで足を運んであまり無理をせずに窓を掃除するだろう（図1）[8]．これが，運動の経済性である．

　連続的発語では，高速性を求められるために，過度の動きをしないで標的（付近）に到達できるように，なるべく小さな運動で済ませる（hypospeech）．一方，明瞭に話そうと，ゆっくりの発語運動をすれば，速度は犠牲になるが，大きな運動で標的に十二分に到達するだろう（hyperspeech）．ほぼ同じ結果を得るために，2通りの話し方があることは興味深い．

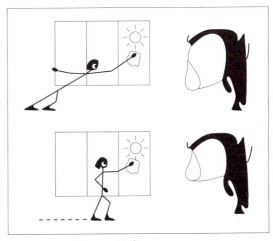

図1　窓掃除の2形態[8]

参考・引用文献
1) Stevens K.N. : Acoustic Phonetics, The MIT Press, 1999, pp38-49.
2) Perkell J.S. : Articulatory Processes. The Handbook of Phonetic Sciences, Hardcastle W.J., Laver J. (eds.), Blackwall, 1997, pp333-370.
3) Barlow S.M and collaborators : Handbook of Speech Physiology, Singular Publishing Group, 1999.
4) Perkell J.S. : Physiology of Speech Production : Reselts and Implications of A Quantitative Cineradiographic Study (Research Monograph No.53), The MIT Press, 1969.
5) Seikel A.J., et al. : Anatomy and Physiology for Speech and Language, Singular Publishing Group, 1997.
6) Barlow S.M., Stumm S. : Speech production : Adult. Encyclopedia of Neuroscience, Squire L., et al. (eds.), Elsevier, 2009, pp247-254.
7) Johnson K. : Acoustic and Auditory Phonetics, Blackwell, 1997, pp94-97.
8) Lindblom B. : Economy of Speech Gestures. The Production of Speech, McNeilage P.F. (ed.), Splinger-Verlag, 1983, pp217-245.

3章 発声発語の基盤

8 発声発語の神経学的基盤

　発声発語は，神経系の指令と調節による筋活動で生まれる．話すことは高度に学習された随意運動であり，大脳皮質，基底核と小脳の神経回路，脳神経と脊髄神経がかかわる．発声発語異常の背景にある神経系の機能低下を理解するためには，発声発語器官の安静時や運動・反射時の観察が行われる．観察した所見と背景にある神経機能低下を結びつけて考えるために，神経学的基盤の理解が欠かせない．

神経系の編成と機能

　神経系は，中枢と末梢の構造に分けられる．中枢神経系は脳と脊髄から，末梢神経系は脳神経・脊髄神経と自律神経からなる[1, 2]．大脳（皮質，間脳），小脳，脳幹（中脳，橋，延髄）は，相互に連絡して神経ネットワークをつくっている．大脳・小脳と脊髄には，表層に神経細胞，深層に神経線維があり，各々灰白質と白質と呼ばれる．

　脳神経は12対あり，主に脳幹に中継地点である神経核をもち，頭部・頸部に神経を張り巡らせている．脊髄神経は，頸髄，胸髄，腰髄，仙髄の31対からなり，脊柱の中に神経の束を走らせ，四肢・体幹に神経を行き届かせている．脊髄は，骨格筋を支配する前根が腹側に，皮膚からの感覚を受け入れる後根が背側にある．

　自律神経は，中枢性と末梢性の要素をもち，内臓や腺組織を支配している．身体の内分泌や恒常性（ホメオスターシス）にかかわり，末梢性の要素は，内臓系，交感神経系，副交感神経系からなる．遠心性線維は，脊髄の中間帯（外側柱）や特定の脳神経に始まり，神経節につながる．臓器からの求心性線維は，後根から脊髄に入る．

　大脳は頭蓋に保護され，脊髄は脊柱の中を走り，後頭蓋窩の脳幹と小脳も含め，髄膜で覆われ脳脊髄液で満たされている．脳脊髄液は，脳内の化学的環境を一定に保つ．脳には，内頸動脈と椎骨動脈が血液を供給して，前者は前大脳動脈と中大脳動脈に，後者は脳底動脈と後大脳動脈に分枝して，支配領域に酸素と栄養を供給している．脊髄へは，1本の前脊髄動脈と2本の後脊髄動脈で血液を供給している[2]．

大脳と小脳

　大脳 cerebrum は，左右の半球からなり，皮質と皮質下の構造物をもつ大きな臓器である（図3）[5]．大脳皮質は，神経細胞のある灰白質とその下の神経線維がある白質とのコラム構造であり，4つの領域（前頭葉，側頭葉，頭頂葉，後頭葉）に区分される．皮質は折り畳まれた皺状で，数多くの回と溝がある（図3）[5]．左右の半球は脳梁や脳弓といった交連線維で，皮質間は連合線維で，皮質と皮質下・脳幹は投射線維で，連絡がある．大脳皮質には，視覚・聴覚，体性感覚，運動，言語などの中枢がある[6]．皮質下には，体性感覚を受け入れる視床，運動と姿勢の調節にかかわる基底核，ホルモンを分泌する視床下部，記憶や情動を司る辺縁系（海馬，扁桃体）がある．

　小脳 cerebellum は，後頭蓋窩のテント下にある構造物で，上中下3対の小脳脚で脳幹に結合している（図4）[7]．中央の虫部と外側の小脳皮質は，大脳皮質よりも密に折り畳まれ，溝で区切られている．小脳の重量は大脳の約10％にすぎないが，表面積は大脳の約75％もある[8]．小脳は横行する2つの溝で，内側の小節と外側の片葉，前葉，後葉の3つに区切られている．小脳虫部には，10個の主要な小葉がある．小脳は，運動の協調・学習（比較，時間調節，保存）と，言語・認知（音声知覚，言語理解，作動記憶）にもかかわる[2, 9]．

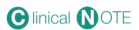

意識・覚醒と情動

　ヒトは，網様体の活性化に伴い意識・覚醒水準が上がることで，感覚入力を受けつけ，運動を出力するための窓を開くことができる．網様体は，神経核と軸索が混在して網状となった組織で，脳幹の中央部に間脳の尾側から中脳・橋・延髄・上部頸随まで広がっている．この部位には，遠心性（下行性）と求心性（上行性）に出入りする神経路がある．この「賦活系」の状態により，外的刺激も受けつけない意識障害のレベルから，刺激に目を覚ます傾睡・覚醒，さらに起きて活動をするレベルにいたる（図1）[3]．

　大脳の「辺縁系」は，高揚・喜び，不安・恐怖，怒り・イライラ，安堵といった情動を司る（図2）[3]．ヒトは，体外や体内の環境変化に，情動的評価を行い，反応（運動・行動）する．自律神経系の作用により身体反応を示すこともある[4]．情動の体験は，記憶を担う海馬に格納され，反応は扁桃体から視床下部や大脳へ投射される．海馬や扁桃体の破壊により無関心に，視床下部の破壊により凶暴になることがある．

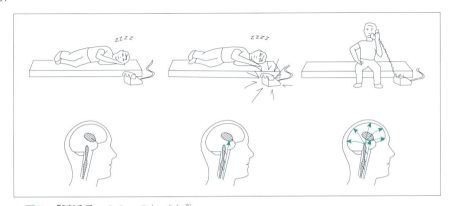

図1　「賦活系」の3つのレベル[3]

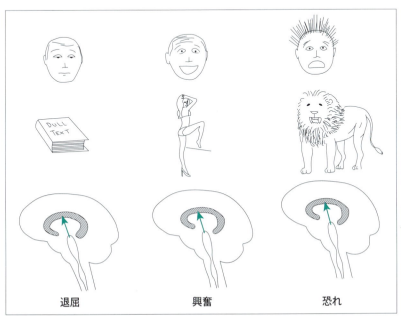

図2　「辺縁系」の情動入力と反応[3]

3章 発声発語の基盤

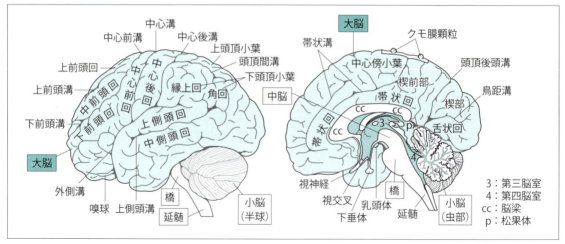

図3 大脳（左：外側面，右：脳を正中で切断して内側面を見たところ）（文献[5]を一部改変）

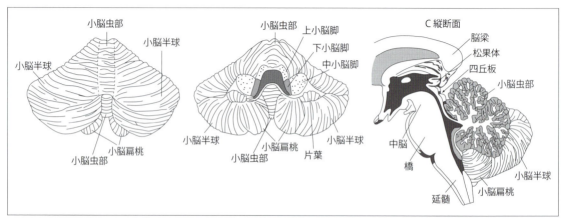

図4 小脳（左：背面から見たところ，中央：腹面から見たところ，右：縦断面）（文献[7]を一部改変）

随意運動の指令系統

大脳には，随意運動の起点となる運動野がある．運動野（ブロードマンの第4野）には，頭頂部から脚，腕，顔面と，支配する身体部位の神経細胞が配置され，小人で示される（図5）[10]．運動指令では，上位運動ニューロンが錐体路を下行して，脳幹や脊髄にある下位運動ニューロンに接続する．皮質を出た運動ニューロンは，放射冠から内包を通る．内包では，内側に皮質延髄路が，外側に皮質脊髄路が走行する．皮質を出た運動ニューロンは，脳幹に達した後に，ほとんどが交叉する（皮質脊髄路は延髄で錐体交叉する）．つまり，身体の左右一側の随意運動は，反対側の大脳半球でコントロールされている[11]．

随意運動の出力をする一次運動野が運動実行の指令を出す前に，企画段階で，皮質連合野と小脳・基底核との連絡があり，運動前野，補足運動野の関与がある（図6）[8]．運動の実行中も，感覚入力を受けた小脳のフィードバックにより，神経指令が調節される．

末梢神経は，最終共通経路として，筋肉に収縮を命じる．顎顔面，舌，咽頭・喉頭の運動と感覚は，脳神経が支配する．頸部・胸部と上肢・下肢の運動と感覚は，脊髄神経が支配する．発声発語

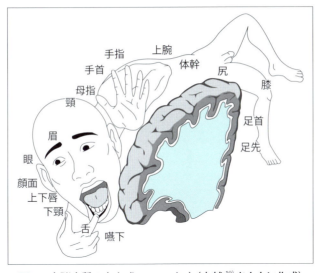

図5　大脳皮質の小人（homunculus）（文献[10]をもとに作成）

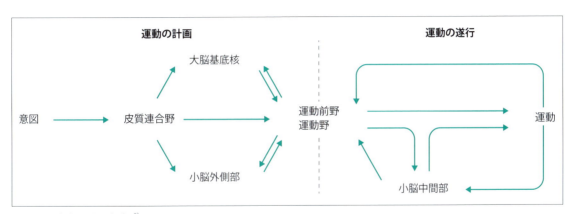

図6　随意運動の制御[8]

にかかわる末梢神経は，主に脳神経で，呼吸に関しては脊髄神経も動員される[12]．脳神経は，両側性の中枢支配を受けるが，例外的に顔面下部（顔面神経）と舌（舌下神経）は対側性の中枢支配である．すなわち，左右一側の上位運動ニューロン損傷では，顎の運動制限はあまりないが，顔面下部や舌の安静・運動時の左右差は起こる．

大脳の基底核 basal ganglia は，尾状核，被殻，淡蒼球，線条体，視床下核，黒質からなる（図7）[13]．基底核は，小脳とともに視床を介して，大脳皮質と相互に連絡をして，随意運動と高次脳機能を制御している．線条体と視床下核が，基底核の入力部で，大脳皮質の広い領域から興奮性入力を受け

ている．放射は並列路を形成して，被殻を通る運動系と尾状核を通る非運動系に分けることができる[3]．入力部の情報は，基底核内を経由して，出力部である淡蒼球内節と黒質網様部に送られる．出力は，視床の前腹側核と外側腹側核を介して，大脳（前運動野，補足運動野，前頭前野）と中脳（橋被蓋核，上丘）に投射される．

基底核の中で，以下の3経路が示されている：
①**直接路**：線条体の投射ニューロンのうち，ドーパミンD1, GABA, P物質をもっているニューロンが淡蒼球内節・黒質網様部に投射する経路
②**間接路**：線条体のニューロンのうち，ドーパミンD2, GABA, エンケファリンをもつニュー

3章 発声発語の基盤

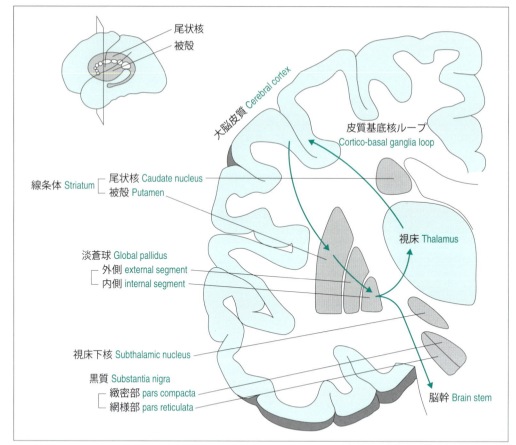

図7　大脳基底核の構造とネットワーク [13]

ロンが淡蒼球外節に投射し，視床下核を経由して，多シナプス性に淡蒼球内節・黒質網様部にいたる経路

③**ハイパー直接路**：大脳皮質から入力を受けた視床下核ニューロンが，淡蒼球内節・黒質網様部に投射する経路．大脳皮質からの興奮性入力を直接路や間接路よりも早く出力部に伝えている [13]

小脳は，機能解剖学的に，体幹筋の制御と姿勢にかかわる脊髄小脳系，四肢の運動の協調と計画にかかわる橋小脳系，姿勢と眼球運動の制御にかかわる前庭小脳系の3系統に分類される．脊髄小脳系は，虫部と傍虫部（中間部）に分けられ，虫部は体幹筋，傍虫部は四肢の協調運動に関連する．橋小脳系は，後頭葉・頭頂葉皮質から運動野領域へ情報を伝えることで，運動を視覚的に制御する

ことに関与している．前庭小脳系は，系統発生学的に小脳の最も古い部分であり，身体バランスと眼球運動にかかわっている．

小脳からの出力のすべてが，小脳皮質の中間層を形成しているプルキンエ細胞 Purkinje cells からのニューロンである．小脳深層の小脳核（歯状核，球状核，栓状核，室頂核）でシナプスして，上小脳脚あるいは下小脳脚を通って脳幹へ出る．最終出力は，すべて抑制性である．運動が大きくかつ乱れのないように，抑えているのである．

小脳は，運動皮質野に起源をもつ計画された運動について，筋肉からの求心性入力および脊髄介在ニューロンの情報と，前庭系からの情報を受けることで感知される実際の運動とで比較をしている．比較により判明した誤差は，下行運動路を介して中継され，修正された情報はプルキンエ細胞

OTE

ニューロンと神経伝達物質

　ニューロン（神経細胞）は，ヒトの脳神経系に存在する"コンピュータ"である．インパルス（情報）は，あるニューロンから他のニューロンへと，シナプス部位で伝えられる．情報を伝えようとするニューロンの軸索終末（シナプス前終末）と情報を受け取るニューロンの樹状突起の棘あるいは細胞体（シナプス後膜）との間には，わずかな間隙（シナプス間隙）がある．多くの場合，シナプス前終末は刺激を受けてシナプス小包体に蓄えられた神経伝達物質（アセチルコリンなど）をシナプス間隙に放出する．シナプス後膜には，神経伝達物質の受容体（レセプター）があり，膜が興奮するか抑制される．

　神経インパルスによる電位変化には，ニューロンに含まれる化学物質がかかわる．この神経伝達物質 neurotransmitter は，興奮性と抑制性に分類され，多く分布する神経系部位が示されている（**表1**）[8]．ニューロンは，興奮性あるいは抑制性の神経伝達物質をもつ．グルタミン酸は，シナプスで脱分極を引き起こして活動電位を発生し，興奮性シナプス後電位（EPSP）を生じさせる．一方，ガンマアミノ酪酸（GABA）は，シナプス後膜に過分極を起こし，静止膜電位がさらに負のほうに低下して，抑制性シナプス後電位（IPSP）が生じた結果，シナプス後膜の興奮が抑制される．

表1 神経伝達物質の機能，分布部位，および関連する行動[8]

名称		機能	分布部位	関連する行動
アセチルコリン	Acetylcholine	興奮性 抑制性	神経・筋接合部，大脳，自律神経節	骨格筋の収縮 心筋の収縮
グルタミン酸	Gltamate	興奮性	大脳皮質，脳幹	広汎（記憶，学習）
ガンマアミノ酪酸	GABA	抑制性	小脳，大脳皮質	広汎（筋緊張）
ドーパミン	Dopamine	興奮性	線条体，辺縁系，視床下部，交感神経節	運動，気分，報酬
ノルアドレナリン	Noradrenaline	興奮性	大脳皮質，脳幹，交感神経節	気分，注意，痛み，睡眠
アドレナリン*	Adrenaline	興奮性 抑制性	視床下部，視床，中脳灰白質，脊髄	血圧，気道（拡張）
セロトニン	Serotonin（5-HT）	興奮性 抑制性	視床下部，視床，辺縁系，小脳	気分，覚醒

*アドレナリン＝エピネフリン．

のシナプス入力に運動記憶の一部として保存される．新しい運動がある場合には，プルキンエ細胞への登上線維の入力は増加するが，運動が日常的なものとなれば登上線維の入力は減少する．この可塑性が，運動の学習と記憶の背景と考えられている[2]．

上位・下位運動ニューロンと反射

　上位運動ニューロン（UMN）は，大脳皮質から脳幹の運動性脳神経核あるいは脊髄前核にいたる錐体路系と，皮質下構造物に由来して運動ニューロンや介在ニューロンに複雑にシナプス結合している錐体外路系がある．錐体路系には，皮質脊髄路と皮質延髄路がある．錐体外路系には，前庭脊髄路，視蓋脊髄路，網様体脊髄路，赤核脊髄路がある．

　下位運動ニューロン（LMN）は，運動系の最終共通経路で，α運動ニューロンを指す．このニューロンは，大脳からの UMN や脊髄介在ニューロン

3章 発声発語の基盤

> **NOTE**
>
> ### 筋の収縮と疲労
>
> 　随意的な筋収縮のメカニズム（興奮収縮連関）は，次の通りである[6]：①大脳皮質の活動により，運動指令が出る．②脊髄で末梢神経にシナプスする．③α運動ニューロンの神経インパルスが軸索終末からアセチルコリンを放出させる．④神経・筋接合部において筋細胞膜のアセチルコリン受容体とアセチルコリンが結合する．⑤筋細胞膜のNa＋K－チャンネルが開き，Na＋が筋細胞内に，K－が筋細胞外に出て，静止電位が上がる．⑥微小終板電位の総和が閾電位に達すると，筋細胞に活動電位が生じ，筋細胞膜を伝わる．⑦アセチルコリン受容体と結合したアセチルコリンは，アセチルコリンエステラーゼによって分解される．⑧筋の細胞膜の脱分極は，T系から筋形質小胞体に伝わり，筋形質小胞体に蓄えられているCa2＋が細胞質内へ放出される．⑨Ca2＋がトロポニンと結合した結果，トロポニンの立体構造が変わり，トロポミオシンが引き離されて，アクチンの活性部位が露出する．⑩アクチンとミオシン頭部が架橋を形成し，アクチン頭部の傾きが変わり，アクチンがミオシン内に入り込む．⑪放出されたCa2＋は筋形質小胞体内に取り込まれ蓄積される．
>
> 　筋収縮のエネルギーは，ATPの分解（ATP → ADP＋エネルギー）による．筋肉が休んでいる時（弛緩状態）でも，ミオシン頭部はゆっくりとした速度でATPを分解して，体温維持に使われている．筋肉作動の燃料となるATPは，次の方式で産生される．つまり，食物から取り込んだ糖質（グリコーゲンやでんぷん），脂肪，タンパク質は，筋細胞内のミトコンドリアのクレブスサイクルにより，燃焼して炭酸ガスと水になる．この時，酸素が加わることで，ミトコンドリアのH水車が回転してAPTをつくり出す．
>
> 　疲労現象は，ATP補給不足が原因となる．あるレベルの運動負荷があると，酸素の取り込み，心臓ポンプによる血液と酸素の還流が不足する．その結果，無酸素でグリコーゲンを分解してATP産生（解糖）をすることになり，筋肉での消費に追いつかない．酸素を取り組むべく，呼吸回数を増やすが，乳酸が筋肉内に蓄積され，pHを低下させて，筋肉エンジンを阻害する．
>
> 　筋の両端を固定して刺激を受けると，筋は長さを変えずに張力を増す（等尺性収縮）．一方，筋の一端を固定して刺激を受けると，筋は張力が一定で短くなる（等張性収縮）．歩行や運動は主に等張性収縮，姿勢を保つための運動は等尺性収縮，咀嚼での咬筋も等尺性収縮である．骨格筋を1回だけ刺激すると，1回の収縮が起こる（単収縮，攣縮）．単収縮が終わらないうちに刺激すると，単収縮が重なって大きな収縮が生じる（加重による強縮）．刺激を長時間続けると，収縮力が低下する．この現象を，筋疲労という[6]．

の入力だけでなく，末梢感覚器官からの入力（特に，筋内の筋紡錘，腱内のゴルジ腱器官）を受ける．

　反射 reflex とは，刺激に対しての定型的な運動反応で，大脳を介さない出力を指す．末梢の神経回路や筋での機能低下か，中枢の神経回路での機能低下かの見極めには欠かせない，重要な概念である．姿勢調節には，随意的な修正もあるが，様々な反射（視覚による立ち直り反射や，跳び直り反射など）が関与する．

　脊髄反射（例えば，膝蓋腱反射）は，筋の伸張に対しての即時反応で，大脳を介さない末梢での感覚運動ループである．同様に，下顎反射は，脳幹レベルでの伸張反射であり，錐体路障害の判定で用いられる（**表2**）[14]．筋紡錘から伸張情報が求心性のIa線維で脊髄の後角に入り，遠心性α運動ニューロンが筋収縮の指令を送る（**図8**）[8]．

表2 下顎での伸張反射の一連の出来事 [14]

下顎反射 jaw jerk reflex：患者に軽く口を開けさせ顎を脱力させた状態で，検者が下顎に示指を当ててその上からハンマーで叩くと，咬筋の収縮により下顎が持ち上がる．正常ではこの反応はみられず，明らかな反応は反射亢進と判定する．下顎反射陽性は，橋より上（中脳より上位）の錐体路障害を意味する．

① 下顎の下制により咬筋の横紋筋線維が引き伸ばされる．
② 咬筋の横紋筋線維にある筋紡錘が引き伸ばされる．
③ 筋紡錘の伸張情報が求心性神経線維（γ）を介して伝播される．
④ 中脳にある第Ⅴ脳神経の感覚細胞に情報が入力される．
⑤ 第Ⅴ脳神経の運動核が咬筋の活動を指令する（神経インパルス）．
⑥ 遠心性神経線維（α）を介して咬筋に電気刺激が与えられる．
⑦ 咬筋が（強く）収縮する．

NOTE

相反神経支配 reciprocal innervation

正常な関節運動では，作動筋 agonist と拮抗筋 antagonist が表裏の関係となり，作動筋の収縮時に拮抗筋が弛緩する．

骨格筋には筋紡錘があり，求心性線維が筋を支配する運動単位の脊髄のニューロンに達する．ここで，作動筋には興奮性シナプス後電位（EPSP）を与え，同時に拮抗筋を支配する運動ニューロンには抑制性シナプス後電位（IPSP）を与える．この IPSP は，ゴルジビン型ニューロンに終わる求心性線維の側枝を介して起こる（図8）[8]．つまり，筋紡錘からの求心性線維は，その筋を支配するニューロンを興奮させ，その筋の拮抗筋を支配するニューロンを抑制する（シナプス後抑制，直接抑制）．大きな筋収縮が起こると，ゴルジ腱紡錘からの求心性線維から，介在ニューロンを介して運動ニューロンを抑制する（逆伸張反射 inverse stretch reflex）．

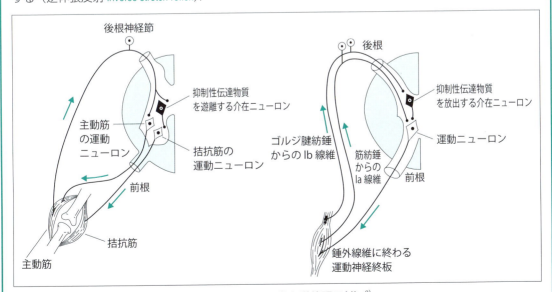

図8 相反神経支配（左：正常な伸張反射，右：異常な逆伸張反射）[8]

3章 発声発語の基盤

発声発語運動の制御

　発声発語運動は，大脳に端を発する随意運動である．発声は，原始的な部分も含まれ，中脳や辺縁系の関与もある．発語は，運動企画とプログラム化から実行まで，大脳皮質と基底核，小脳がかかわる．日常でのやり取りや，より複雑な思考と言語表出となる発話では，大脳皮質をフルに動員した活動が背景にある[15]．

　言語表出は，課題（復唱，音読，数唱などの自動的発話，説明や独話などの自発話）により，大脳の関与が異なる．語の復唱では，刺激語の言語情報が側頭葉の聴覚野で処理され，前頭葉の言語中枢を介して運動野に入り，発語運動が指令される．文・文章の音読では，文字列の視覚情報が頭頂葉の連合野（角回）で処理され，言語中枢を介して運動野に入り，発語運動が指令される．

　自動的発話は，大脳の言語野の活動で，格納された発語運動プログラムを実行させる．一方，自発話では，頭頂葉の連合野，辺縁系の記憶情報の想起も含め，大脳のフル活動が求められる（**図9**）[3]．発話をモニタリングして，修正をするために，自己音声（聴覚的情報）と相手の様子のフィードバックも欠かせない．

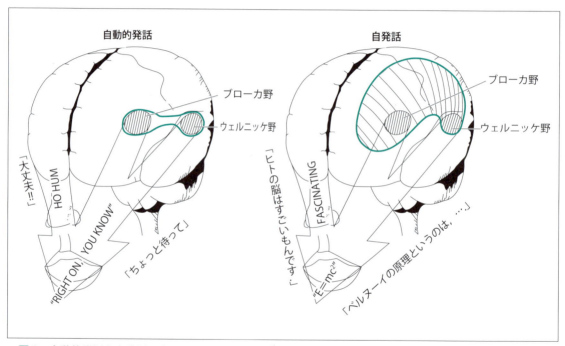

図9　自動的発話と自発話の大脳回路の違い（文献[3]を一部改変）

参考・引用文献

1) Martin J.H.：Neuroanatomy, 2nd ed., Appleton & Lange, 1996.
2) Barker R.A., Barasi S. 著，服部孝道監訳：一目でわかるニューロサイエンス，メディカル・サイエンス・インターナショナル，2000．
3) Perkins W.H., Kent R.D.：Textbook of Functional Anatomy of Speech, Language, and Hearing, Taylor & Francis, 1986.
4) 堀 哲郎：ブレインサイエンス・シリーズ (6) 脳と情動—感情のメカニズム，共立出版，1991．
5) 小林 靖：言語聴覚士のための解剖・生理学，医歯薬出版，2014，p172．
6) 河田光博，樋口 隆：シンプル解剖生理学，南江堂，2004．
7) 杉浦和朗：カラー版 イラストによる中枢神経系の理解，第3版，医歯薬出版，1998，p77．
8) Ganong W.F. 著，岡田泰伸・他訳：医科生理学展望，原書20版，丸善，2002．
9) Marien P, Manto M.：The Linguistic Cerebellum, Elsevier, 2016.
10) Hixon T., et al.：Preclinical Speech Science, 2nd ed., Plural Publishing, 2014.
11) Crossman A.R., Neary D. 著，野村 蟻，水野 昇訳：神経解剖カラーテキスト，第2版，医学書院，2008．
12) Wilson-Pauwels L., et al. 著，高倉公朋監訳：脳神経の機能解剖学，医学書院，1993．
13) 南部 篤：臨床に役立つ大脳基底核の解剖と生理．神経治療 **28**（1）：19-23，2011．
14) 中嶋秀人：3分間神経診察法，総合医学社，2011，p21．
15) Duffy J.R. 著，苅安 誠監訳：運動性構音障害，医歯薬出版，2004．

臨床編 I

概論

4章 臨床の構図

1 評価と鑑別診断

dysarthria を診る過程の始まりは評価，すなわち患者の現状を明らかにすることである．発声発語の異常はあるのか，何が原因となっているのか，発話の異常を dysarthria と呼ぶべきかの判断も大切だが，病前の生活の様子と「コミュニケーション」の状態を知っておくべきである．他の音声言語障害との鑑別診断は，予後とリハビリテーションの内容にもかかわるので，急がずに丁寧に進めていきたい．

評価

評価 evaluation とは，現状を知ることである．患者の現状を知るためには，過去に遡り，現在の問題を明らかにしていくことになる．病前の生活の様子と「コミュニケーション（特に話すこと）」の状態を本人あるいは家族から聴取する．

発声発語障害に関しては，主訴を聴取し，問題の始まりと経過，原因となった疾患あるいは状態を調べ，その原因や要因を明らかにする．病態生理については，図式化を試みる．

評価には，音声の聴取印象，話者の行動特徴，音声課題での反応，口腔顔面の所見を盛り込み，音声言語障害の診断名と重症度を記す．患者の身体（視聴覚を含む）と認知・言語の状態を踏まえて，対応を記し，予後を示す[1]．

鑑別診断

診断 diagnosis* とは，ラベル付けのことである．ラベルは，他者の理解を促し，問題を限定して，原因に対しての治療方針を導くものである．音声言語障害の細分化されたラベルは，医師や歯科医師はよく知らないことが多く，おそらくその必要もないため，dysarthria に対しては構音障害ある

いは音声障害というラベルが付けられる．ただし，セラピストの立場では，dysarthria と呼ぶべきである．さらにもう一歩進めて神経病理を示せば，より限定的なラベルとなる．例えば，「痙性麻痺に伴う dysarthria」と記せば，誤解されることはない．

発声発語の異常において，dysarthria と鑑別すべき音声言語障害は数多い（**表1**）．患者情報，問診，観察および検査の所見，時には試行的治療を行いながら，近接する障害・状態の可能性の有無を見極めていく．この過程が，鑑別診断 differential diagnosis である．

患者は言語や認知の問題を併せもつこともあり，dysarthria と近接する器質性・機能性の音声

注釈

*診断 diagnosis

疾患の診断は，医師の業務である．一方，セラピストは，障害・能力低下・社会的不利についての評価を行い，時に鑑別診断（障害についてのラベル付け）を医師に提言する．診断は，その確実さにより，確定 confirmed，暫定的 tentative，未確定 undetermined，という表現がなされる．

診断は，「いろいろな可能性から個人の問題の在りかを絞り込んでいく過程である」と定義されている．訳語である "diagnosis" はギリシャ語に由来し，これを英語で示すと「dia = apparent, gnosis = to know」[2]，つまり「確かにわかること」という意味となる．

診断をする者に求められるのは，柔軟性 flexibility，批判性 skepticism，好奇心 curiosity，感受性 sensitivity，客観性 objectivity である．

表1 発声発語の異常で鑑別すべき音声言語障害とその原因となる疾患や病状

鑑別すべき異常	異常の原因となる疾患や病状
音声（発声）障害 voice disorders 声の開始，高さ・大きさとその安定性，および声質の異常	
喉頭病変	声帯の病変や声帯麻痺（末梢性・中枢性）に伴う嗄声
心因性失声症	声帯運動障害や喉頭病変がないにもかかわらず声が出せない状態
痙攣性発声障害*	声帯の不随意的な内転・外転による発声困難がある状態
無喉頭	喉頭摘出により声帯を振動させて声を出すことができない状態
構音障害 articulation disorders 構音（発音）の誤り，不正確な母音や子音	
発達性構音障害	脳性麻痺に伴う発声と構音の異常（脳性麻痺言語）
発達遅滞に伴う誤構音	言語発達と相応の発音の状態（未習得の音の誤りあり）
器質性構音障害	口唇口蓋裂などに伴う構音障害（口蓋裂言語）
	先天性奇形に伴う構音の誤りや異常な構音操作
	口腔中咽頭癌とその切除に伴う構音障害（運動制限，容量変化，再建に伴う発音障害）
感覚性構音障害	聴覚あるいは体性感覚の低下による構音の異常
	難聴に伴う構音障害（高度難聴による発音の未習得あるいは語音の音質低下）
	感覚喪失に伴う発音異常（口腔内の感覚喪失に伴う発音不良）
機能性構音障害	原因不明（おそらく誤学習）による構音の誤り
	誤構音，口蓋化構音，側音化構音など
発語失行症 apraxia of speech（AOS） 優位半球の損傷（前頭葉）による．一貫性に乏しい音の転置や歪み，躊躇や探索行動	
言語障害 language disorders 言語の形式・内容・使用の問題	
失語症	優位半球の損傷に伴う言語機能の全般的な低下
	発話開始困難，短い発話，語想起困難，電文体発話
認知症に伴う言語障害	発話の中断，迂遠，言語内容の乏しさ
発達性言語障害（遅滞）	知的障害や発達障害に伴うことばの遅れ
	正常よりも遅く逸脱した言語コミュニケーション能力
その他の言語（発話）障害 発話での韻律と流暢性の問題	
吃音症	発話流暢性の異常
吃音症（発達性）	幼児期に始まる吃音（「くり返し」で始まり，進展すると「阻止」や「引き伸ばし」，緊張性を伴う）
吃音症（後天性）	脳損傷後に起こる吃音（「くり返し」が中心）
韻律障害	劣位半球の損傷に伴う抑揚やアクセントなどの逸脱

*痙攣性発声障害は，不随意運動（ジストニア）による発声困難で，発語にも開始困難や途切れが起こるので，dysarthria の一種と捉えることもできる．

障害や，構音障害，発語失行症，言語障害（失語症や発達性言語障害），吃音も視野に入れて検討をしておきたい．原因となる疾患や神経機能低下をきたす状態が多岐にわたり，複数の音声言語障害を有することもあるので，見逃しのないように十分に注意をする．

4章 臨床の構図

> **NOTE**
>
> **障害を定義する3要素**
>
> 障害 disorder(s) は，正常からの逸脱により能力低下をきたし，個人に不利益な結果を招くものである．障害は，次の3つの要素で説明する[2]：
> ① **逸脱** difference：正常と比べて能力に違いがあるか？　それはいつ・どんな場面で生じるのか？
> ② **阻害** disturbance：生活（コミュニケーション，伝達）での破綻はあるか？
> ③ **不利益** handicap：どんな側面（逸脱，阻害）が不利益をもたらすのか？

● 評価と鑑別診断の手順

評価での要点について，Darleyらは次のように記している[1]：

> 「臨床家が明らかにしなければならないのは，患者の人となりと今日にいたる経過，患者のコミュニケーションの問題の特徴と発症からの経過，問題の持続と消失に関連があると思われる諸要因，そしてコミュニケーション障害をきたしている諸要因を軽減するための手段，などである．」（Darleyら1978，p1）

つまり，患者の状態を理解するために入手すべき情報は，個人の独自性（他の人との違い）と環境の個別性（置かれた環境の違い）である．さらに，コミュニケーションの個別性を捉えることが大切である．このためには，次のような臨床スキルが要求される：

① 適切な質問をして情報を汲み取る巧みさ
② 弁別をしながら音声を聞き解く能力
③ 訓練された"眼"による行動観察
④ 想像力豊かに行う分析と整理

次に，評価と鑑別診断の過程で基本となる5段階について説明する：

① **背景** background：患者の過去の状況（生活や発達）について，面接を中心に適切な情報を集める．どのようにして現在のような状態になったのかを明らかにすることが目的である
② **評価** evaluation：患者の当面の問題と現在の状態に関連する諸側面について，包括的かつ詳細な記述をする．観察法と検査法を駆使して，患者の音声言語行動を確かめ，アウトカムの評価に必要な測定をする
③ **鑑別診断** differential diagnosis：集めた情報を検討して，問題の性質と原因についての仮説を立てる．どのような条件や事情があって問題が発生し持続しているのか，いくつかの仮説を立ててみる．障害の様相，可能であればどういう「疾患」の顕在化であるかを判断する．仮説を検証して，絞り込みを行う
④ **治療計画** therapy plan：明らかにされた患者の生活と病像から導かれた仮説に基づいて，適切なリハビリテーション計画を立てる
⑤ **予後** prognosis：仮説に基づいた治療計画の実施により，今後の経過の見通しについて，予測を行う

なお，評価と診断について，Pindzolaらは以下のように記している[2]：

> 「我々SLP（speech-language pathologist）が心に留めておきたいのは，我々は，言語音，流暢性，声質，言語規則だけを仕事の対象としているのではなく，流動的な環境の中でのヒトを変えることも仕事としているということである．＜…中略…＞．診断は，継続的で開放された過程で，追加情報により修正されることを否としない"質問への（一部かもしれないが）回答"である．＜…中略…＞．我々が診断をするのは，コミュニケーションをとる人物であって，コミュニケーションそれ自体ではない．」（Pindzolaら2016，p2）

科学的方法を支える"分類"

分類 categorization とは,観察した行動や事象を振り分けることである.分類の価値は次の通りである[3]:
①複雑さを抑えて物事をよりわかりやすくする
②ラベル付けがなされることでより親しみやすくなる
③既知の情報になることで新たに学ぶ必要がない
④新たな状況・場面で(不)適応な行動を決定できる
⑤他の事象と関連づけることを可能にする

また,よい分類システムには,次の特性がある:
①比較的少数に限られている
②理論的背景をもっている
③応用を想定して十分に大きな範囲をカバーしている
④現存するデータのすべてに適用できている
⑤信頼性がある
⑥実験操作に対し感度をもっている

臨床では,診断名や,重症度,音声諸特徴,運動障害などを分類することで,専門職内外で共通理解をはかっている.使用にあたっては,分類方法の成り立ちを知り,定義や差異などを十分に理解してから,使用するように心がけたい.

科学的方法を支える"観察"

観察 observation とは,科学の起点となる行為で,標的とする行動や事象を記録することである.観察にあたって考慮すべき点は,記録の方法と標本の抽出(サンプリング)である.臨床で患者の行動をサンプリングする際には,記録と判定の一貫性(信頼性=何度行っても,誰が行っても同じになること)が大切である[3].

日記記録 diary descriptions は,日々の行動を長期間記録する方法である.何に焦点を当てるかをまだ決めていない場合に行われる(例えば,ピアジェの子どもの発達研究).現象記述 specimen descriptions は,ある状況での観察を行う方法である.特定の行動に焦点を当て,分類して,数える.

現象記述では,2つのサンプリング方法がある.定時サンプリング time sampling は,定期的に数秒〜20分間の映像データなどから分類項目ごとの出現を記録する方法である.比較的定期的に出現する行動に限定される.事象サンプリング event sampling は,特定の行動や事象について,長いスパンで記録する.まれにしか起こらない場合に用いられる.

臨床で患者をみるのは,限られた時間であることが多い.幸いセラピストは,長時間の接点があるので,いろいろな場面での患者の行動を見聞きできる.ベースライン・データをとるにあたり,適切なサンプリングを心がけておきたい.

参考・引用文献

1) Darley F.L., Spriestersbach D.C.: Diagnostic Methods in Speech Pathology, 2nd ed., Harper & Row, 1978.(笹沼澄子,船山美奈子監訳:言語病理学診断法,改訂第2版,協同医書出版社,1982.)
2) Pindzola R.H., Plexico L.W., et al.: Diagnosis and Evaluation in Speech Pathology, 9th ed., Pearson, 2016.
3) Plutchik R.: Foundations of Experimental Research, 3rd ed., Harper & Row, 1983.

2 評価と鑑別診断の流れ

医師からセラピストに音声言語評価の依頼がなされる．発話の困難を訴える外来患者あるいは入院患者に対して，対面することになる．ここでは，音声言語の評価と鑑別診断をどう進めていくか，図1の流れ図を参照しながら，以下に説明する．

評価と鑑別診断には，外来患者あるいは入院患者で，時間や患者側の制約もあるが，1〜2時間は必要かもしれない．患者の負担を考えて，1回あるいは数回に分けて行うことになる．

● 事前の準備から初診の医療面接まで

患者に会う前に，情報を収集する．患者の氏名，年齢，主訴，病歴（病名と経過，神経学的所見），治療経過，全身状態とリスクなどを掌握する．紹介状があれば，発症からの経過などに目を通しておく．そのうえで，患者と会うことになる．

病室であれば，患者の様子をよく見る．外来であれば，歩行の状態などを観察する．挨拶をしてから，席に着くまで，視線やことばへの反応から，視覚や聴こえについての異常がないかを推定する．ベッドサイドでは，椅子に腰掛けて，患者と向き合う．

次に，発声発語や言語についての主訴，発症と経過，自己評価，場面困難，工夫や対処を聴取する．同時に，音声行動に注意を向け，発話全体の明瞭さや異常性，声・共鳴・構音・韻律・流暢性についての印象をもつ[1]．発声発語時にみられる身体の動きなども，見逃さないようにする．

挨拶からやり取りの終わりまでの音声言語，特に発声発語の観察と並行して，課題の理解や反応から，認知機能，言語能力，知能や判断について，大まかに当たりをつけておく．その他，ふるまい（行動）や表情など，特記すべき点があれば，記録しておく．

● 音声言語の評価

音声言語の評価では，定番の音声課題（母音の持続発声，数字の順唱，文章の音読，文の再生，絵の説明，独話，質問応答など）を行い，音声を収録する．課題の中で，一貫性，被刺激性，可変性を観察する．それぞれの課題で，観察対象を絞り，聴覚的分析を行う．必要に応じて，音声の音響分析（第15章参照）を実施する．

発声発語異常の背景にある神経病理を探るために，口腔顔面，可能であれば喉頭も含め，安静時と随意運動時の観察を行う．最大能力試験や負荷試験の実施により，発声発語能力を推定する．発話の明瞭さの評価を行い，音声行動の異常性については動画記録をしておきたい．患者による発声発語困難（場面別）の自覚的判定も，この時行う．

患者の音声（行動）の印象と上記の観察・検査所見より，発声発語障害の有無と，その程度・特徴を記述する．時間が許せば，言語・認知面の評価を行う．必要に応じて視覚・聴覚と発達・知能の検査を行う．

● 鑑別診断

医師の診察で，疾患の診断が行われる．医師は，セラピストの報告する評価，言語と発声発語に関連する構造・機能，神経学的所見から，音声言語障害があるかを判定し，その原因と特徴を明示する．セラピストは，多様な音声言語障害の中で近接する障害との鑑別を行う．すなわち，音声障害（声だけの問題），構音障害（発音だけの問題），吃音（特有の非流暢発話）と，発声発語障害（声と発音などの問題）とを区別して，音声言語障害名を医師に提言する．

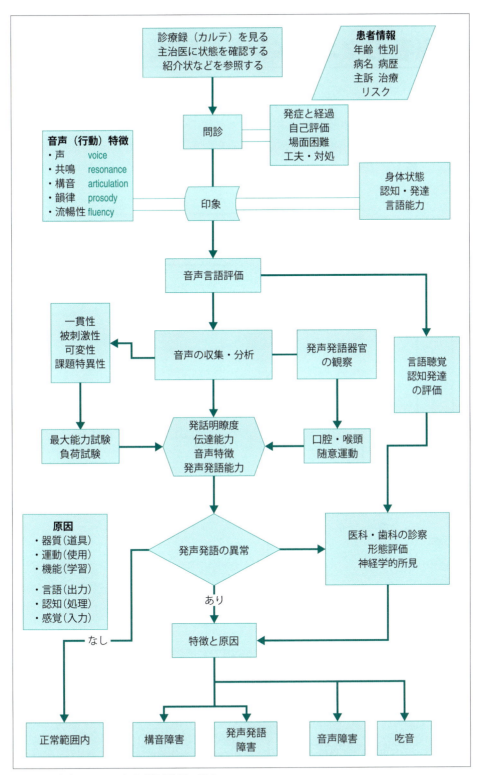

図1 音声言語の評価と鑑別診断の流れ

参考・引用文献
1) Darley F.L., Spriestersbach D.C.：Diagnostic Methods in Speech Pathology, 2nd ed., 1978.（笹沼澄子，船山美奈子監訳：言語病理学診断法，改訂第2版，協同医書出版社，1982.）

3 患者のマネジメントの図式

評価と鑑別診断に続いて，患者のマネジメント（モニタリング，リハビリテーション，フォローアップ）を行う（図1）．主治医は，評価とリハビリテーションの指示を出し，患者のリスク管理を行う．

定期的なリハビリテーション（訓練・指導）に

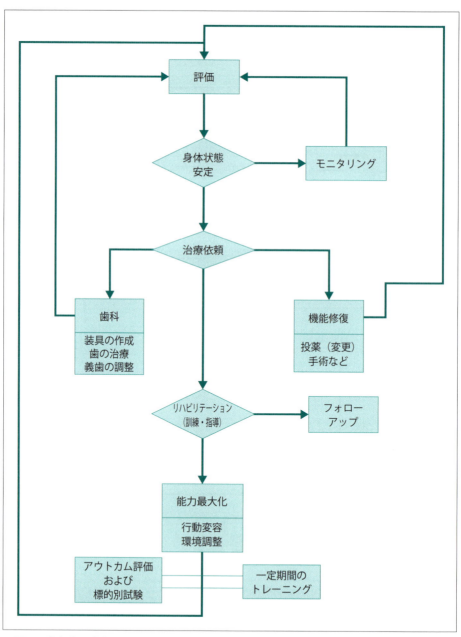

図1 発声発語障害を有する患者のマネジメントの図式

入る場合には，外来患者では，頻度と予定期間を提示して，外来診察日を踏まえたうえで，予約の確認を行う．入院患者では，患者の状態とリハビリテーション・プログラムに基づき，PT・OTと調整して，リハビリテーションを行う頻度や時間帯を設定する．

方針

　発声発語の治療は，包括的な評価に基づいて，方針が決定される．すなわち，主治医とリハビリテーション治療者（セラピスト）が協議して，医科・歯科による構造・機能の最適化，すなわち「話すための道具の修復」が行われ，その状態での取り組みをとおして，セラピストによるリハビリテーションの内容の検討が行われる．

　患者の状態が不良あるいは不安定で，集中的あるいは定期的に訓練を行うことが難しい場合（脳卒中の急性期など）では，セラピストは患者のモニタリングを行う．意識レベル，覚醒状態，音声言語への反応（言語），周囲あるいは現状の理解度（認知），発声発語や手足の動きなどの出力（運動），呼吸や嚥下の状態などを観察する．患者の状態が，安定して訓練を行えるレベルになれば，医師と協議をして次に進む．

リハビリテーション・プログラムの立案と実施

　治療に先立ち，セラピストはリハビリテーションのプログラムをつくる．全体の目標については，アウトカム指標となる評価・測定を行う．個別の目標については，標的行動を定めて，ベースライン評価（標的別試験）を行う．次に，音声課題の材料と基礎課題の道具などを用意して，適切な環境設定のもとで訓練を行う．

　訓練で足らない練習量は，自主学習（ドリル）で確保する．ドリルを行う場所と時間帯，内容を，本人や家族に渡して説明する．一定期間の訓練の後で，あるいは基準をクリアできた時には，標的行動の再評価を行う．練習して達成できるようになった話し方などのスキルは，実際の場面で使うことを奨励し，その場面をセラピストも観察することで，実用に結びついているかを確認する．

リハビリテーション・プログラムの効果判定と修正

　全体プログラムは，患者の状態の変化と観察所見に基づいて，適宜の調整と変更を行う．全体プログラムを一定期間実施した後で，アウトカム指標となる評価・測定を行い，プログラムの効果を検証する．アウトカム指標には，発話の明瞭さ，話速度などの評価・測定に，自己評価や場面別困難度などを含めることで，実際の場面で能力発揮ができているかどうかを判定できる．

リハビリテーション

　リハビリテーションとは，障害者の「人間らしく生きる権利の回復（全人的復権）」である[1]．つまり，人間が，身体および精神の縛りから普通の生活に戻ることである．チーム医療では，医師が，内科的な投薬による全身の調整，外科的な局所の構造機能の再生，と身体の修復を行い，「なるべくよい道具にする」ところまでを担う．

　リハビリテーションは，患者の能力を最大限発揮させて，生活機能を向上させることが目標である．そこでは，患者の身体と精神を動かして身体の機能性を高めること，つまり「道具をうまく使えるようにすること」が，セラピストの役割である．リハビリテーションには，機能の回復を目標とした治療的アプローチと，実用性の向上を目標とした代償的アプローチがある．両方の視点をもって，患者のリハビリテーションにチームであたる．

　病院にいる人たちは，日常（生活）に戻ることが気持ちのうえでの目標となる．病院にいる人たちは，息ができない，血が巡らない，身体が動かせない．家に帰るためには，身体は安心（生命）で，

自分のことは自分でできること（生活）が必要となる．もちろん，やりたいこと（生きがい）があるから，病気になる前の生活に戻るのである．私たちは，生まれてからずっと，身の回りのことを自立的に行えるように学習してきている：歩く，話す，手を使う，顔を洗う，食事を摂る，遊ぶ，などである．

リハビリテーションの専門家は，セラピスト（治療者）と呼ばれ，専門領域で3つに分かれる：理学療法士（PT），作業療法士（OT），言語聴覚士（ST）．評価では，個人の日常生活での活動に必要な基本動作を，ADL，移動（起き上がり・歩行），排泄，更衣，整容，食事に加えて，コミュニケーションで調べる．リハビリテーションの評価は，「できる/できない」の2元論ではなく，どんな条件であれば容易で，どんな条件であれば難しいのかを示しておきたい．セラピストの役割は2つある：患者をわかることと，患者を変えることである．

患者を自立させるまでには，介助，見守り，自立という階段を登らせる．手段は，環境の整備，本人の意欲，課題設定と誘導・ヒントである．訓練では，どうにかできるレベルから始め，できることをくり返すことで確実性を高め，もっとうまくできる（円滑で頑張らなくてもできる）にステップ・アップさせる．

評価・治療の視点は，身体能力 competence と実行能力 performance，脳 brain と行動 behavior，身体 body と精神 mind，である．神経系の可塑性 plasticity，運動の再学習 motor re-learning，反射から随意運動へ，を意識してリハビリテーションを組み立てていきたい．

> **NOTE**
>
> **科学的方法を支える"測定"**
>
> 　測定 measurement とは，観察により事象を定性・定量的に記録することである．測定では，操作的定義による分類，同一線上での順位付け，目盛り間の等間隔さ，絶対零という特性により，名義（目）・順位・間隔・比率尺度に分けられる．測定の要件は，十分な妥当性（測りたい対象を適確に測定していること）と信頼性（判定・計測が一貫性をもっていること）である．この2つを満足させるためには，事象を適切に捉えることのできる道具の使用と設定が欠かせない[2]．
>
> 　測定装置（物差し・はかり）は，対象を計測するのに適当な感度 sensitivity，直線性 linearity，範囲 range，精度 accuracy，周波数応答 frequency response を有していなければならない[2]．例えば，ゾウの体重やケーキの粉の量を計るには，ヒトの使う体重計では範囲と感度が適当でない．また，サルの行動を観察するには，午前中に1時間連続よりも，20分間おきに5分間の観察を24時間，という周波数応答の設定（サンプリング）のほうがよいだろう．
>
> 　測定には，必ず誤差がある．大切なのは，誤差が測定対象で観察しようとしている変化よりもはるかに小さいこと，そして誤差がどの程度かをあらかじめ知っておくことである．測定での誤差の要因は，次の通りである：変数の同定と統制，不当なデータ分析，不適当なサンプリング，実験者の期待，データの解釈．
>
> 　臨床で患者の運動や音声を計測する際には，道具の選定を慎重に行い，適切な課題を設定して，分析の手順（プロトコール）をあらかじめ作成しておくべきである．よい測定は，誤差も少なく，妥当で信頼性を有し，患者の能力を記述し，（治療）経過での変化を捉える際に役に立つ．

参考・引用文献
1) 上田　敏，大川弥生編：リハビリテーション医学大事典，医歯薬出版，1996．
2) Plutchik R.：Foundations of Experimental Research, 3rd ed., Harper & Row, 1983．

臨床編 II
評価と鑑別診断

5章 患者の臨床像の把握

1 病歴

患者を理解するためには，病歴をとり，観察を行う．セラピストは，患者の生活と人となり，音声言語と行動に関心をもちながら，医療スタッフとして，患者の身体状態や合併症についても十分に把握することが大事である．

病歴

病歴 history（Hx）は，問題の始まり（発症 onset）から現時点までの推移（経過 course）の情報である．病歴をとることは，その後の診断につながり，その情報は評価の1つの幹を成す．患者の語りとともに，前医からの情報や紹介状で，発症からの経過，治療への反応などが明らかになる．救急入院や患者の状態によっては，初回での病歴聴取は十分になされないこともある．

いかなる疾患や障害を有する患者でも，情報を得てから患者の前に立つことが大切である．臨床疫学や疾患特徴を踏まえ，身体の問題を想定しておく．そして，身体の問題から個人の問題へと探求を進めていく．患者の身体と生活について深く知ることで，目標をどこにおくのか，落としどころがみえてくる．患者は，どのような暮らしをしてきたのか，現在と将来について，発声発語の異常を中心に，どういった困難を感じ，どういった希望をもっているのか，ゆっくりと椅子に座って聞いておきたい．

情報収集

患者を診る前にすべきことがある．患者個人の情報（名前，性別，年齢，住所）と病名を知ることである．これらを知っておくと，特に話すことが難しく，時に不明瞭な音を呈する患者と対面した時でも，相手の発することばを予測して聞いたり，困難の程度を推測したりすることができる．もちろん，患者に「この人にはわかってもらえる」と思ってもらえるという点で，お互いの関係をいい形でスタートさせること（ラポール形成）にもなる．

年齢は，患者の生活を推し量るうえで大切であり，精神・認知面の異常を評価する際にも欠かせない．住所は，外来であれば来院の経路や所要時間，入院であれば見舞いのためのアクセス，その土地に馴染みがあれば，生活のことなど話もはずむ．病名からは，音声言語の異常の起こりやすさや特徴などが予想できる．

聴取

病歴をとる際には，紙とペンを用意する．話を聞く際には，たとえ病棟のベッドに寝ている患者に対しても，椅子に座るようにする．椅子が「ゆっくりできる」ということを示してくれるからであ

> **Clinical NOTE**
> **病名の取り扱い**
> 診療録（カルテ）を見て，病名を手にすることができる．病名は複数あることが多々あり，主病名が必ずしも音声言語の異常に結びつくとは限らない．病名は，疑いも含め，診療報酬の請求のためにつけられたラベルでもあるので，扱いには注意する．実際の病状については，主治医や担当看護師に確認をとるべきである．

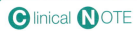

問診で確認すべき症状と徴候

神経内科の患者では，病歴聴取と一般的なシステムレビューにより，見当識や判断力などの知的レベルはほぼ推定できるという．問診では，**表1**の症状・徴候を確認すべきとされている[1]．

表1 医師が問診で確認すべき症状・徴候[1]

・意識の急激な障害	・嘔気・嘔吐
・痙攣	・嚥下障害
・頭痛	・言語障害（言語理解と発語あるいは構音のどちらかの障害）
・視力消失	・脱力，筋のこわばり，四肢の麻痺
・複視	・痛みと錯感覚
・難聴と耳鳴	・直腸および膀胱括約筋の障害
・回転性めまい	・不安・心配

セラピストの行う問診は，システムレビューとまではいかないが，必要な事項を系統的に調べるものにしておきたい．

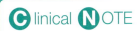

医療面接の小道具

患者の話を，どう表現したかを含め，覚えて正確に記録することは容易ではない．面接の時間が長くなると，書き漏らしや記憶違いもあるだろう．面接には，ICレコーダーを用意するとよい．患者の口に近い場所に置いて音声を記録しておけば，語る内容とともに，その時の発声発語の状態も後日評価できる．なお，PCM録音は非圧縮音声のWAV形式であり，音響分析（第15章参照）に適している．話の内容の確認であれば，低音質の圧縮データで差し支えない．なるべく，静かな場所と時間帯で，マイクを近づけて，録音する．

る．患者はどんな人か，病前はどんな生活をしていたのか，病気で生活がどう変わったのか，を尋ねていく．「あなたを知りたい」という気持ちを非言語的に表して面接 interview に臨みたい．

面接は対話でもあり，一方的に質問をして回答を得るのではなく，患者の思いを聴くことが大切である．話すことや伝えることでの困難については，なるべく患者のことばで表現させるのがよい．どうしても聴きたいことは，話の流れを途絶えさせないようにして尋ねることにする．終わりに，聴き取った内容を整理して提示し，確認をとり，十分な情報が得られたことに謝意を示す．

病歴聴取では，**表2**に示す項目について，質問あるいは促しにより情報を得ていく[2]．訴え complaints は，ことばで困ること，主観的におかしいと感じていること（症状）を中心に，他の問題（身体面と精神面の随伴症状）についても尋ねておく．発症 onset と経過 course については，医師の病歴聴取を踏まえながら，話しことば全般と，声や発音の状態について，確認をとっておく．生活（像）life style については，特にコミュニケーションという視点で，話すこと，伝えることのニーズ（必要性）を明らかにしておきたい．最後に，どうありたいのか，希望 hope を確かめておく．

5章 患者の臨床像の把握

表2 病歴聴取での質問事項

項目	内容
訴え	ことばで困ることはあるか？ 他に困ることはあるか？
発症	いつ始まったのか？ その時どんな状態だったのか？
経過	これまでどうであったのか？ 良くなってきたのか，悪くなってきたのか？ 波があるのか？ 治療は受けたか？ 話すことに関しての変化はあったか？ 話す際に何か工夫をしているか？
生活（像）	どんな暮らしをしていたのか？ 住まいは？ 誰と？ 家族は？ 職業/学業は？ 出身の学校は？ 1日の過ごし方は？ 趣味/楽しみは？
希望	どうありたいのか？

疾患の疫学特徴と経過

疾患には，好発する年代や，性別，地域などがある．十分な鑑別診断がなされ，疾患が確定している場合もあるが，時に未確定の患者を診ることもある．こういった場合に，患者の情報と音声所見により，ある疾患の可能性が示唆されることがある[3]．

脳神経疾患の好発年齢は次の通りである．つまり，脳卒中 stroke は50歳以上で，かつ高血圧や2型糖尿病が既往にある場合に多く，パーキンソン病（PD）も高齢で多い．一方，脊髄小脳変性症（SCD）は若年性もある．特徴的な訴えや音声所見から，疾患や状態の可能性を知ることもある．例えば，小声はPDや視床・前頭葉病変，鼻漏れした声と拙劣な発話は運動ニューロン疾患（ALSなど）に伴う発声発語異常である．

脳神経疾患は，その発症から経過で，改善 recovery，進行性 progressive，寛解・増悪 remission and exacerbation に分けることができる．疾患の時期は，脳卒中では，発症からの経過日月数で，急性期（数日間），亜急性期（2週間以内），回復期（半年以内），慢性期（半年超）の4期に区別される．脳神経疾患の経過ごとの代表的な疾患は，改善が脳卒中，進行性が運動ニューロン疾患（ALSなど）や神経変性疾患（PDやSCD），寛解・増悪が炎症性疾患や脱髄性の多発性硬化症（MS）である．

参考・引用文献
1) 廣瀬源二郎：病歴のとり方．臨床神経内科学（平山惠造監），第6版，南山堂，2016, pp11-13．
2) 日本医師会学術企画委員会：症候から診断へ（第1集：一般症候・呼吸器・心臓・血管），日本医事新報社，1998, pp8-9．
3) Duffy J.R. 著，苅安 誠監訳：運動性構音障害，医歯薬出版，2004．

2 音声言語の困難度（主訴）

話すこと，ことばや聴こえ，飲み込みでの困難を問うことで，それに関連する問題を，患者は表明することになる．話すことは，日常の生活だけでなく仕事や学業で欠かせない．どんな状態か，どんな場面・状況で良い better，あるいは悪い worse のか，本音を引き出すためには，ゆっくりと座って耳を傾けるべきである．

訴え

dysarthria 患者では，話しことばの不良，舌などの発語器官の運動・感覚異常，嗄声や小声，鼻漏れの訴えがよくある（表1）．いずれも，発声発語器官の機能低下を反映するもので，訴えを聞きながらその背景を考えてみるとよいだろう．もちろん，話の内容を聞きながら，音声特徴と行動の印象をもっておくことも大事である．

自己評価

話すことについて，病前と比べて，現在のレベルを問いかけておきたい．10点満点あるいは100点満点で，自由に点数を示すように促す．患者のつけた点数と実際とを見比べて，辛口か甘口かを窺い知ることもできる．なお，この自覚的な評価は，リハビリテーションの経過でも尋ねるとよい．

話す場面は，人それぞれ，いろいろあるだろう．どんな場面でうまくいく／いかないのかを知ることで，障害の程度や解決策を考えるのに役立つ．場面別困難度の質問・自己評価例を以下に示す[1]：**質問**；「私が話すことをわかってくれない」，**自己評価**；いつもある（0），ときどきある（1），全くない（2），**場面**；①どこでも，②うるさい場所，③暗い場所，④見ず知らずの相手，⑤集団での会

表1　dysarthria 患者で聞かれる訴え

訴え	背景にある障害と機能・能力低下
話しにくい	全般的な発語困難
はっきりと話せない	全般的な発語困難
相手に聞き返される	伝達能力低下
電話で伝わりにくい	音声のみの伝達能力低下
言い直すことがある	発語困難の自覚と自己修正
舌がもつれる（呂律が回らない）	舌運動時の違和感
カ行，ラ行，サ行が言いにくい	子音生成困難
（以前のように）速く話すことができない	高速発語運動困難
話し始めのスタートが切れない	運動開始困難
大きな声が出せない（小声）	呼吸・発声能力低下
声がかすれる／詰まる	声帯の低緊張・過緊張
声が鼻に抜けてしまう	開鼻声，鼻漏れによる子音の歪み
重たい感じがする	舌などの器官の脱力・運動制限
頬を噛んでしまう	口腔顔面の感覚低下
唾液がこぼれる	口の閉鎖不全，嚥下能力の低下

5章 患者の臨床像の把握

	いつもある always	よくある often	ときどきある sometimes	まれにある seldom	全くない never
1. うるさい場所で話す	( )	( )	( )	( )	( )
2. 公共の場所で話す	( )	( )	( )	( )	( )
3. 集団を相手に話す	( )	( )	( )	( )	( )
4. 時間帯：午前中	( )	( )	( )	( )	( )
5. 時間帯：午後	( )	( )	( )	( )	( )
6. 時間帯：夜間	( )	( )	( )	( )	( )
7. 薬を飲まないで話す	( )	( )	( )	( )	( )
8. 遠くにいる相手に話す	( )	( )	( )	( )	( )
9. 電話を通じて話す	( )	( )	( )	( )	( )
10. 暗い場所で話す	( )	( )	( )	( )	( )
11. 未知の相手と話す	( )	( )	( )	( )	( )
12. とても速く話す	( )	( )	( )	( )	( )
13. とてもゆっくり話す	( )	( )	( )	( )	( )
14. とても小さな声で話す	( )	( )	( )	( )	( )
15. とても大きな声で話す	( )	( )	( )	( )	( )
16. 疲れている時に話す	( )	( )	( )	( )	( )
17. 立った状態で話す	( )	( )	( )	( )	( )
18. 座っている状態で話す	( )	( )	( )	( )	( )
19. 歩きながら話す	( )	( )	( )	( )	( )
20. 注意して話さない	( )	( )	( )	( )	( )

全般的に，他の人たちは，私の話をどの程度理解できる

( )　( )　( )　( )　( )

相手に話が通じやすくするために何をしていますか？

図1　Kentによる場面別のコミュニケーション困難についての質問票[2]

話，⑥テレビを見たりラジオを聞いたりしている時，⑦店での買い物，⑧レストランや夜の店，⑨電話，⑩車中．

同様に，Kentは，さらに多くの場面を想定した質問票を用意している．これは，**図1**にある各場面で，相手が自分のことばを理解できない頻度を，いつもある（4），よくある（3），ときどきある（2），まれにある（1），全くない（0），の5段階で自己評価する（**図1**）[2]．

コミュニケーションの必要性

話すことは，現代人が生活するうえで大切な能力である．コミュニケーションの必要性(ニーズ)はとても高く，音声言語でのやり取りが難しいことは，生活の質（QOL）を著しく低下させる．

個人の生活には，いろいろな場面がある．例えば，家庭，職場や学校，趣味・娯楽，社会活動，用事などがある．尋ねてみるといい．「あなたにとって，どんな場面で話をするのがうまくいかないと困るのか？」と．おそらく，家庭よりも外での仕事や，外出先での用事，電話ではないだろうか．

仕事によって，求められる「話す能力」は異なる．例えば，ビジネスマンでは，プレゼンテーションや営業でのやり取り，学生では質問応答や発表などがある．就職にあたり学生に対して企業の求めるコミュニケーション能力は，「きちんと意見が言えること」の一方で，「人の話が聞けること」，そして「空気を読むこと」というダブルバインド（二重拘束）であるという指摘がある[3]．意見を述べ

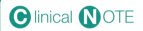

dysarthria 患者のための QOL 質問票の活用

　dysarthria を有する患者での QOL 質問票（QOL-DyS）も開発されている[4]．質問票は，4 部構成で，40 問からなり，各々どのくらいの頻度であるかを 5 段階で自己評価する．5 段階は，全くない never（0），ほとんどない almost never（1），ときどきある sometimes（2），よくある almost always（3），いつもある always（4）である．総計 160 点で，正常で低く，重症度に伴い高くなる．

　以下に，QOL-DyS の 4 部について説明する．

　発語の音声特徴では，他人の理解困難，発語の遅さ，声の過大・過小，発語の不自然さ，家族との意思疎通困難，急ぐ時の発語困難，夜間の悪化，話す際の頑張り，鼻漏れ，息切れ，があるかを問う．

　場面困難では，重要な情報を電話で伝える，テレビやラジオを見聞きしながら家族に話す，集団の中で話す，複数の人たちとの食事，急いでいる人に話しかける，別室の人に話しかける，興奮している状態，問題を討議する，他者に要求を伝える，友人に出来事を語る，を尋ねる．

　代償戦略では，聞き手に伝えず話題を変えることはない，話し相手が自分を見ている時に話す，理解の確認のために相手にくり返し言ってもらう，話しかける際に注意を向けてもらう，自分についての会話があれば耳を傾ける，話している自分を相手が見える場所に移動する，誤解があれば反復ではなく別のことばで言い直す，みんなが自分を見ることができなければ移動する，相手が遠くや別室にいる時には話すことはしない，理解できずに相手が困惑するようであればあきらめる，を問う．

　周囲の反応では，話しことばの問題のため人は自分を聡明ではないと扱う，他人が自分の発話に困惑する，話しかけても理解できないと思い無視される，コミュニケーションで子ども扱いをされる，ゆっくり話すとじっくり聞いてくれない，考えを伝えようとしているのに先回りしてことばを言われてしまう，会話でのけ者にされる，聴こえの問題を感じてか大きな声で話しかけられる，自分の担うべき部分を他人が奪う，話しかけるとわかったふりをする，という他者の行動とその感じ方を問う．

　上記の場面は，誰にでもあるわけではないだろう．問診の中で，「こんな時は」と尋ねておくと，患者の生活スタイルも明らかになり，普段の生活での困難も明らかになることだろう．代償戦略については，指導で活かしてみたい．周囲の反応については，話者だけでなく聴者のトレーニングや啓蒙も大切であることを示している．

るのと，発言を控えるのとを，場面と状況を見ながら判断することはなかなか難しいことである．
　家庭でも，会話は大切である．今日あった出来事，面白かったこと，辛かったことなどをやり取りすることで，気持ちがやわらぐことだろう．もし片言も通じなかったら，表現できないまま，交流のないままで，ぎくしゃくするかもしれない．そんな場合には，話す側ではなく聞く側に回り，より多くの時間を過ごすように心がけるとよいかもしれない．

5章 患者の臨床像の把握

生活の中での話す機会

1日の生活の中で，話す機会はどのくらいの比重をもっているだろうか．人と出会えば，挨拶に昨今の話題や近況について二言三言を添えるであろう．日々の，あるいは先々のことなど，用事を対面や電話で伝えることもある．

生活スタイルによって，話す機会・内容にも違いはある（表2）．家族と同居していれば，朝晩の食卓で，いろいろな話をするだろう．入院生活では，家族や見舞いが来る人とそうでない人とで，話す機会は異なる．もちろん，周囲の人たちと打ち解けてよく話をする人は，入院していても話す機会は多い傾向にある．ただし，入院していると，余暇や買い物・外食といった活動はほとんどないので，多くの人たちは話す意欲があまりわかないのかもしれない．

表2 生活の中での話す機会（○：よくある，△：時にある，×：あまりない）

	家族と同居	1人暮らし	入院生活
挨拶	○	△	○
用事	○	○	○
職場や学校	△	△	×
家族	○	×	△
友人・知人	○	○	△
余暇	○	○	×
買い物や外食	○	○	×

参考・引用文献

1) Berry W.R., Sanders S.B.：Environmental education：The universal management approach for adults with dysarthria. Clinical Dysarthria, Berry R. (ed.), College-Hill, 1983.
2) Kent R.D.：Reference Manual for Communicative Sciences and Disorders：Speech and Language, Pro-Ed, 1994, p81.
3) 平田オリザ：わかりえないことから―コミュニケーション能力とは何か，講談社，2012.
4) Piacentini V., Zuin A., et al.：Reliability and validity of an instrument to measure quality of life in the dysarthric speaker. *Folia Phoniat Logopaed* **63**：289-295, 2011.

3 患者の観察

　患者に接する際に，的を射た観察をする習慣を身につけたい．患者が診察室に入り会釈をして椅子に座るさまや，病棟でベッド上で横になっている，あるいは車いすに座っている状態，看護師と話している時は，"身体と精神の状態"を探るのに格好の情報を提供してくれる．例えば，ヒトは困った時に，舌を出したり，あくびをしたりする．つまり，「困った」という気持ちが，行動として表面化する[1]．身体 body の観察から，精神 mind を窺い知ることもできる．

　では，的を射た観察とは何だろうか？　初回は，未知の患者の身体と精神の状態を大まかに知ることが目的であるので，印象を網羅的に記す（図1）．その後の観察機会には，バイタル・サインのモニタリングか，経過追跡のモニタリングか，評価のための精密な所見かを，患者の状態と主目的に応じて的を定めて，観察することになる．もちろん，発声発語が主眼であるが，周辺を固めていかなければ，患者をわかることにはいたらない．セラピストの観察や課題の実施に協力的か，病識があるかについても，印象を記しておく．

身体の構えと動き

　患者の身体全体を見れば，姿勢を大まかに捉えることができる．身体の傾きや曲がりやねじれが

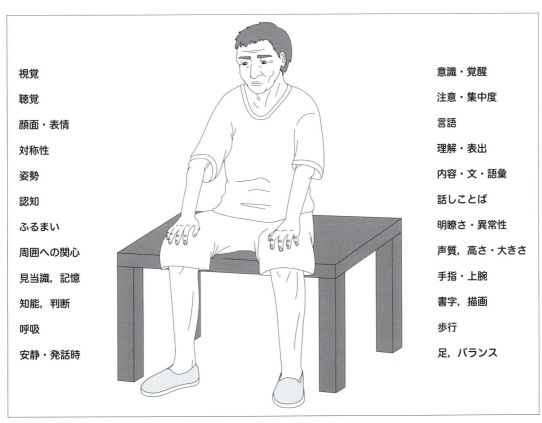

図1　患者の観察

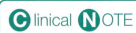観察眼—よく見ること，聞くこと，感じること

　観察とは，五感を動員して物事を感じて，ありのままを記録する作業である．忠実に記録したつもりでも，見て・聞いていないことまで感じてそう思い込んで書き残してしまったり，「解釈（意見）」を観察事項と混同して記録してしまったりすることがある．見た・聞いたことをそのまま記録する技能（スキル）については，十分な訓練を積んでおくべきである．

　患者を観察する前に大切なのは，観察対象（図1）と適切な表現を知ることである．「知らないものは見えない」のは，人間の認知の特性である．人間観察のための言語表現については，日頃から読書などで語彙の鍛錬が必要である．

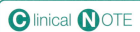リスク管理のための観察

　徴候 sign には，陰性と陽性がある．陰性徴候は，機能の損失であり，神経系の損傷が背景にあると考えられる（例えば，大脳半球の病変による片麻痺）．一方，陽性徴候は，刺激性の病変による動きで，間代性てんかんに伴う不随意運動（ピクツキ）などがある[2]．患者の様子を見て，身体の急変を察知することは，リスク管理上とても大切である．

　あるのか，どの部位にどの程度あるのか，息を吸って話すことに支障はないかを意識して見る．寝ている状態でわかりにくければ，身体を起こして，座らせてみると，座位を保つことができるかどうかも知ることができる．

　呼吸の運動も，寝ている状態と比べて，座った状態で本来の動きを見せる．安静状態で，震えなどがあれば，姿勢異常や不随意運動というラベルはつけずにありのままを記録する．身体のピクツキは，脳の痙攣（発作）の前駆徴候でもあり，注意が必要である．手足を見て，太さや張りはどうか，むくみ（浮腫）はないかを確認する．腕と手を動かすことができれば，動きを見る．握手をしてみて，手の力を観察する．強く握ったまま手が止まるのか，適度な力で握ったり緩めたりすることができるのか，運動の調節を窺い知ることができる．

　歩くことができれば，その時の姿勢も確認する．歩き方を見て，ふらつきや蛇行，ぶん回しやロボット様の歩容，小歩ですり足（小刻みに歩く状態）

があれば，下肢の筋力低下あるいは片麻痺，運動失調，パーキンソン病の表れであることが推定できる．腕の振りが奇妙に大きいのは習慣的か，何かの表れかを考えてみる．手は握ったままか，開いているのかも，よく見ておく．

　時間が許せば，手の指折りと，「いちにいさんよんごお」と数えながらの指折り（二重課題）を促してみる．声が段々小さくなれば，声量低下症 hypophonia の可能性もある．問診の際に，話すことだけで十分に了解できない時には，ペンを手渡して書くように促すこともできる．ペンの持ち方，書いた文字の大きさや整い具合，書き順を観察できる．

● 顔面と頭頸部

　顔をじっくりと見る．顔色はどうか．赤いと発熱，蒼白いと血圧低下を疑う．顔面は左右対称的か，鼻から口角にかけての溝（鼻唇溝）を見比べる．浅いほうが弛緩している可能性がある．頭部

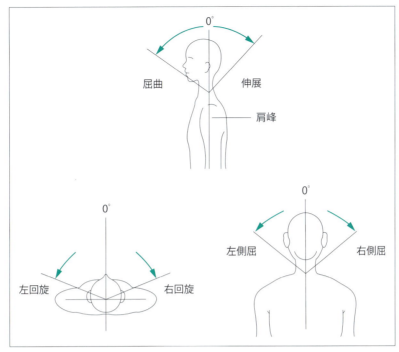

図2 頭頸部の関節可動域（ROM）の計測方法[3]

と口部のプロポーションはどうか，形態を見て，奇形や変形，腫れがあるかも確認しておく．さらに，眼は開いているか，開きの左右差はあるか，眼はどこを向いているか，眼球運動はあるか，視界に入るものを追視するか，観察する．

口は閉じているか，開いたままかを確認する．口が開いていても，鼻づまりのための口呼吸であれば正常と考えてよい．口から唾液がこぼれていないか（流涎），口の周りに食べこぼしや薬・唾液の痕跡がないか．あれば口唇の感覚運動低下や嚥下困難を疑わせる．安静時と会話時とで意図しない動きがないか．口と舌のもぐもぐという動きは口部ジスキネジア，頬（から頸部）の引きつれや舌の飛び出しはジストニアとみなされる．

頭頸部では，肩が水平で首が垂直になっているか，前に突き出したり，後ろに反り返ったり，左右に傾いたりねじれたりしていないかを確認する．試しに，頸部の可動域（Range of Motion；ROM）を確かめてみる（図2）．正常では，回旋60°，前屈60°，後屈50°，側屈50°である[3]．頸部の可動域制限は，特に高齢者で変形性頸椎症や骨棘の徴

候でもあり，嚥下困難や発声異常の背景にあることがあるので注意しておきたい．

活動性の低下，いわゆる元気のなさは，栄養不良，脱水，だるさ（倦怠感）によることもあり，脳卒中（再）発作もありうるので注意する．いつもと違うと感じたら，早めに診察を受けるようにすべきである．特に，訴えることが少ない，あるいは話すことで表明することのできない患者では，周囲が気づくことが大切である．

ふるまい（行動）と表情

患者のふるまい（行動）と表情は，身体を介して精神状態を反映する．落ち着いているのか，いそいそと動き穏やかではないのか（不穏），周囲との関係で，自らの行動をコントロールできているのか，あるいは独自に行動をしているのかを観察しながら考えてみる．

また，患者がぼんやりとしていないか，遠い目をしていないか，相手を適度に見つめ会話ではうなずきなどの反応はあるか，独りごと（独語）を

5章 患者の臨床像の把握

つぶやいていないか，大きな叫び声や唸り声はないかなど，話す行動についても観察をする．手を動かして自らの身体を不思議そうに触るのは，自己認識ができていないためかもしれない．

表情は心を反映する鏡であると一般に考えられるが，ベルは感情と呼吸が表情をつくると指摘している[4]．喜怒哀楽のかかわらない場面での笑いや泣きは大脳病変による仮性球情動（感情失禁）かもしれない．へらへらとしていないか，しかめ面をしていないか，過度なつくり顔を見せていないか，じっくりと見ておく．無表情は，抑うつや精神病に特徴的で，パーキンソン病の徴候（仮面様顔貌 masked face）でもある．

精神状態

精神疾患診断マニュアル「DSM」の診断面接の項で，対象者の精神状態の観察方法が示されている[5]．

まず，外観を見て，衣服，清潔さ，体型，姿勢，年齢にふさわしいか，視線合わせの維持ができているかを記録する．

次に，行動を見て，わざとらしさ（奇妙で特徴的な目標指向的行動），常同症（反復的で異常な目標指向的でない行動），姿勢保持（ある姿態をとりそれを維持すること），蝋屈症（受動運動に対する四肢の抵抗），カタレプシー（どんな姿勢でも保持すること），振戦，焦燥，精神運動制止，錐体外路症状や遅発性ジスキネジアの徴候の有無を記載する．

発話については，速度，音程，リズム，声量，全般的な質，応答潜時（質問に答える前の数秒の間）を記録する．情動については，性質，種類，安定性，範囲，強度，情動状態の適切さ，気分，感情を記す．

思考過程については，正常，迂遠（不必要に詳細を語ること），接点のなさ（目前の質問にふれるだけ），弛緩（質問に関係のない回答をすること），観念奔逸（理解可能だが注意をそらす一連の連想に基づくほとんど途切れることのない発語の流れ），言葉のサラダ（ことばのデタラメな使用）があるか，また注意散漫，脱線，保続，語唱（短いことばを緩慢にくり返すこと），反響言語，応答潜時の減少（質問を終える前に答えること），応答潜時の増加，会話の貧困，途絶，緘黙，失声も観察する．認知・知的資源については，見当識，記憶，計算能力，ことわざを解釈する能力をみて，洞察力や判断を確かめる．

視覚と聴覚

"外界との窓"が開かれているか．患者の身体と精神の理解のために，検査の前段としても，早めに入力経路を確認すべきである．入口となる視覚と聴覚が保たれていなければ，他の経路（触覚など）での入力を考えなければならない．末梢で刺激は入らないのか，中枢での処理がままならないのか，順に診ていくとよい．

眼が開いている状態で対面すれば，見えているのか，認識できているのか，大まかにつかむことができる．眼前の手の動きに反応があるか，指の本数を言うことができるか，あるいは自らの手でそれを真似することができるか，確かめておく．視線は一点でも眼球が動くこと（眼振）はあるのか，神経症状なので記録する．

聴覚は，患者に声をかけた時に，聞こえているのか，わかっているのか，で大まかにつかむ．周囲の物音（環境音）に何らかの反応（視線の移動や振り向きなど）はみられるか，もしみられれば音は入っていると考えることができる．また，補聴器はもっているのか，耳の穴の状態はどうかも確かめておく．耳あか（耳垢）で外耳道が塞がれているならば，赤ちゃん用のお尻拭きなどで優しく拭いておくとよい．

音声と認知・言語

挨拶をした際に，どういう反応が返ってくるのか，よく観察をする．病気の始まりからこれまで，主訴を語る場面は，音声言語と認知を確かめる絶

OTE

ヒトの動作や発語行動の表現

　日本語には，患者の容姿や姿勢・行動を説明するのに数多くの形容詞・形容動詞があり，これらは医療職間での患者の説明や症例の報告で重宝するだろう．以下に数例提示するが，詳しくは『擬音語・擬態語の読本（小学館，1991 年）』を参照されたい．

1. 座る
　「しゃん（と）」　姿勢正しく…背筋を伸ばしてきちんと座るさま．
　「ちょこん（と）」　小さく…かしこまって座っているさま．かわいらしい感じ．
　「でん（と）」　揺るぐことなく…腰を据え堂々と座っているさま．
　「ぺたり（と）」　尻を平らにくっつけて…座るさま．

2. 言う・話す
　「くどくど」　しつこく…長々とくり返して物を言うさま．
　「ぶつぶつ」　不平，小言を…小声ではっきりとではなく続けて言うさま．
　「ぼそぼそ」　小声で…活気なく話をするさま．
　「もぐもぐ」　口をはっきり開けず…不明瞭に物を言うさま．
　「ごにょごにょ」　口の中で…聞き取りにくくつぶやいたり物を言ったりするさま．
　「ふがふが」　息がもれて…言っていることが聞きにくいさま．

表 1　他覚的な話しことばの異常とその要素

表現		要素
何を言っているのかわからない	unintelligible	全般的
もぐもぐと話している	mumbled	話し方
酔っぱらったような話し方	drunken	話し方
速やかに応答ができない	delayed response	話し方
音がつながって聞こえる（くっつき）	slurred	構音
ことばがバラバラに聞こえる	scanning	構音
段々早口になる（加速）	accelerated	構音
発話が短く途切れがち	intermittent	韻律
ゆっくりと話している	slow	韻律
声が小さい（小声）	weak voice	発声
声が嗄れている	hoarseness	発声
声が鼻に抜けている	nasal leakage	共鳴

好の機会である．話す中での問いかけへの理解や状況の理解，使うことばも大切な情報となる．説明の中での年月や場所などに食い違いがないか，事前に得た情報や社会知識と見比べることで，認知面，記憶能力を窺い知ることができる．音声での言語表出が困難であれば，文字を使ったやり取り（筆談）が可能か，確かめておく．

　他者が感知できる話しことばの異常を**表 1** に

示す．何を言っているのかわからない不明瞭発話は，dysarthriaでよくある．「もぐもぐと」は，顔面の動きを想像させる．酔っぱらったような話し方やことばがバラバラに聞こえるのは，小脳病変に伴う運動失調でよくみられる．小声で音がつながった（加速）発話は，パーキンソン病の音声特徴である．

日常生活動作（ADL）

日常生活動作（ADL）は，リハビリテーションでお決まりに評価される．例えば，移動では，歩行は自立か，杖や車いすを必要とするか，起き上がりはできるか，介助を必要とするかを評価する．食事，着衣，整容，と生活で必要な動作のミニマムである．

実際には，こういった動作を意欲的に，目的をもって行えるかが大切である．動作はできるはずだが，実際には動作をしないのは，動機づけに乏しいためかもしれない．社会活動，学業や仕事，家事や趣味，いずれかを楽しみと思えれば，前向きになるだろう．

ADLは，バーセルインデックス（Barthel Index；BI．100点満点）で評価することができる．移動，食事，着衣，排泄，整容を，それぞれ自立10点，一部介助5点，全介助0点でスコアリングする．

他に，基本的ADLと手段的ADL（THEAD & SHAFT）の側面で，評価することができる（**表2**）[6]．趣味活動への参加なども含め，制限があれば，認知症や難聴などが高齢者では疑われる．

表2 基本的日常生活動作（ADL）評価と手段的日常生活動作（IADL）評価の側面[6]

ADL（基本的日常生活動作）			IADL（手段的日常生活動作）		
T	Toileting	排泄	S	Shopping	買い物
H	Hygine	整容，入浴	H	Housework	家事
E	Eating	食事	A	Accounting	金銭管理
A	Ambulating	移動，歩行	F	Food prepartation	調理
D	Dressing	着衣	T	Transport	公共交通

参考・引用文献
1) Morris D. 著，藤田 統訳：マン・ウォッチング，小学館，2007．
2) Dinsberg L. 著，若山吉弘監訳：神経内科学レクチャーノート，シュプリンガー・ジャパン，2007．
3) 日本整形外科学会，日本リハビリテーション医学会：関節可動域表示ならびに測定法．リハ医学 **32**（4）：207-217，1995．
4) Bell C. 著，岡本 保訳：表情を解剖する，医学書院，2001．
5) Nussbaum A.M. 著，高橋三郎監訳：DSM-5診断面接ポケットマニュアル，医学書院，2015．
6) 小畑達郎・他：在宅医マニュアル，医歯薬出版，2013．

4 神経病理と全身状態

　医師は患者を診て，症状・徴候の原因を探求する．身体所見と神経学的所見，臨床検査，脳画像により，神経病理が明らかにされる（詳細は第8章で述べる）．発声発語障害の原因が，脳神経疾患によるものか，全身疾患の影響によるものか，医師に確認しておきたい．以下，神経病理と全身状態，脳画像について，簡単に記す．

神経病理と全身状態

　神経系は，全身の感覚と運動だけでなく，意識，高次脳機能，自律神経系の身体調節と，数多くの機能にかかわっている（**表1**）．神経病理は，感覚・運動だけでなく，自律神経系の身体調節にも影響を及ぼす．患者の全身状態を理解することは，担当患者の生活困難を知ることにつながり，日常生活動作・ケア（移動，排泄，食事など）とリスク管理の一端を担うセラピストにとっては重要な情報となる．

　運動面では，随意運動である発語と手の動きや歩行は，中枢での神経の走行も近接していることから，同時に異常がみられることも多い．どの神

表1　神経系のかかわる全身機能とその神経機構（回路）

機能		神経機構（回路）
感覚	体性感覚	感覚受容器→脊髄・橋→視床→大脳（感覚野）
	視覚	網膜→視神経→外側膝状体→大脳（後頭葉・視覚野）
	聴覚	有毛細胞→聴神経→内側膝状体→大脳（側頭葉・聴覚野）
	嗅覚	鼻（空気移動）→嗅神経→辺縁系
運動	随意運動	大脳＋基底核・小脳→脳幹・脊髄→末梢神経→筋
	反射	（感覚入力）→脳幹・脊髄→末梢神経→筋
意識	覚醒	脳幹網様体
高次脳	言語	優位半球の言語野（前頭葉・側頭葉）
	記憶	辺縁系の海馬
	認知	前頭連合野
	行為	頭頂連合野
欲求	飲食	間脳・視床下部→大脳
情動	感情	辺縁系
CPG*	呼吸	橋→脊髄→呼吸筋/肺胞伸展状態・血ガス濃度→CPG
	嚥下	延髄（疑核）→末梢神経→筋/上喉頭神経（知覚）→CPG
身体調節	心拍	脊髄/脳・脊髄（交感神経・副交感神経）
	血圧	脊髄/脳・脊髄（交感神経・副交感神経）
	体温調節（発汗）	脊髄/脳・脊髄（交感神経・副交感神経）
排泄	排尿	大脳・脳幹・脊髄

*CPG：Central Pattern Generator.

5章 患者の臨床像の把握

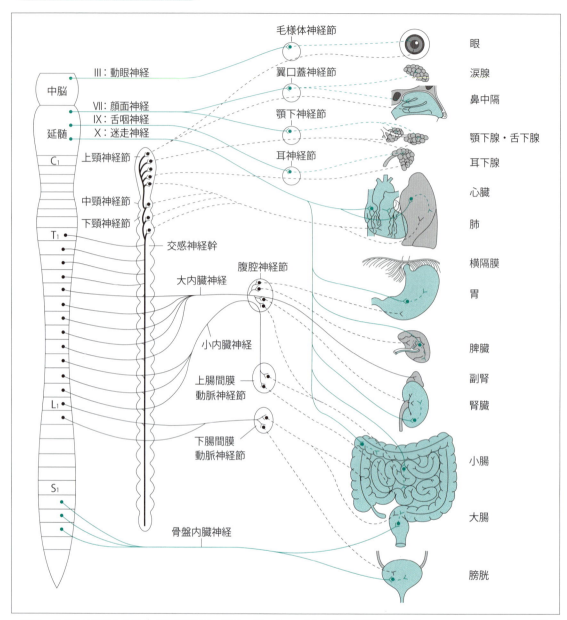

図1 自律神経系の支配[1]（「河田光博，樋口　隆：シンプル解剖生理学，南江堂，2004，p245」より許諾を得て転載）

経回路がどの運動を担うのか，神経回路の機能低下がどのような運動の異常をきたすのか，理解をしておきたい．もちろん，話すことは，言語・認知と発声発語運動の連携を要求するので，中枢神経系の総合力と考えてもよいだろう．

　自律神経系は，末梢神経に含まれ，内臓，血管，分泌腺などの器官に分布して，消化，吸収，分泌，循環（心拍・血圧），生殖などの機能を司ってい

る（**図1**）[1]．自律神経には，交感神経と副交感神経の2種類があり，両者は内臓機能に関して拮抗的に作用する．神経疾患により自律神経に異常をきたすこともよくあり，患者の身体と生活に大きな影響を与える．

　交感神経は身体を活発にさせる時（活動）に，副交感神経は身体をゆったりとさせる時（休息）に働く．交感神経が作用すると，脈拍が速くなり，

末梢血管が収縮するため，血圧が上昇する．瞳孔は拡大し，汗をかく．反対に，副交感神経が作用すると，唾液の分泌が促進され，腸管の運動が活発になり，気管支が縮小する．リハビリテーション場面での血圧変化，自律神経系の疾患や精神の興奮などに注意しておきたい．

腎臓から排泄された尿が，尿管を介して膀胱に入り，排尿される．膀胱内の尿量が150mLほどで尿意を感じ，400mLに達すると膀胱の充満を強く感じる[1]．排尿は，脊髄反射が中心であるが，随意的にコントロールされる．膀胱には交感神経と副交感神経の，外尿道括約筋には体性神経の支配が及んでいる．

脳画像

脳神経疾患の疑いのある患者には，脳画像の撮影がなされる．主治医，協力医，あるいは放射線科医が，読影をして，病変の部位や状態を確認する．医師はカルテに所見を書き記し，後日カンファレンス（症例検討会）において医療スタッフに説明する．

脳卒中患者では，脳画像をとることで，診断と状態の経過が把握される．出血や梗塞に伴い，脳の局所あるいは広範な場所が損傷を受ける．脳の損傷部位により，発声発語や言語・認知，視覚などの機能低下が推測できる．一方，神経疾患は，脳機能画像でも明示されない場合があり，神経学的所見から診断にいたることがよくある．

セラピストは身体・精神機能を扱うので，脳画像所見を読む・聞く際には，神経回路の異常と顕在化している感覚運動や言語・認知との結びつきを考えるべきである．皮質病変では，部位により，視覚の異常（半盲など）や高次脳機能の障害（失語，失行，失認）を疑う．内包は，視床と被殻の間で皮質からの錐体路が通っている．視床や被殻の出血などでは運動感覚障害（片麻痺など）を，小脳や橋の病変では運動失調や呼吸・嚥下障害を，想定しておく．

脳画像を見る際には，前額断面と水平断面での部位と神経線維の走行を確認する（図2）[2]．大脳の皮質や構造物の部位，神経の経路（上行＝遠心，下行＝求心）の正常機能を知り，損傷による機能低下の復習をしておくとよい．疾患の特徴と読影所見を参考にして，身体所見や患者の訴えとの整合性を確かめるべきである．

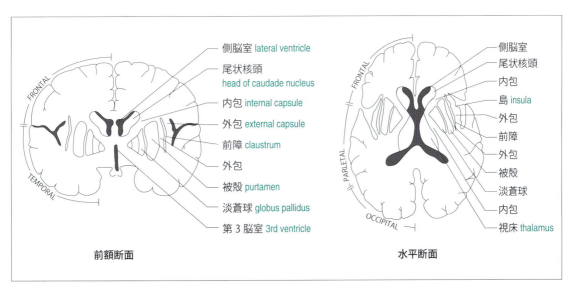

図2 脳断面と神経系構造の名称[2]

参考・引用文献
1) 河田光博，樋口　隆：シンプル解剖生理学，南江堂，2004．
2) Crossman A.R., Neary D. 著，野村山義，水野　昇訳：神経解剖カラーテキスト，医学書院，2002．

5 合併症とリスク管理

脳神経疾患や神経系の異常を呈する患者では，他の患者と同様に，全身状態，特に呼吸と循環の変化に配慮が必要である．特に急性期では，生死にも直結するので，身体面の観察は欠かせない．

合併症

脳神経疾患の患者は，高齢であることも多く，いろいろな疾患を抱えていることがよくある．糖尿病は，代謝の異常で，脳の働きも左右する．低血糖状態では，もうろうとする（意識混濁）ので，適切な意識レベルを保つようにしておきたい．投薬は，ねらい，期待される効果，副作用について，医師や薬剤師から説明を受けるとよい．薬効の切れた状態でのリスク，薬剤性の異常もあるので，関心をもつべきである．

肺疾患（COPDなど）や心疾患があれば，呼吸や運動の制限もあり，十分な頑張りと大きな声が得られにくいことがよくある．喉頭機能（呼吸と気道防御）低下による気道障害，肺機能低下による換気障害は，要注意である．dysarthria 患者では，嚥下困難がよくあるので，早期に評価を行い，適切な飲食の条件設定や調節を行い，誤嚥や窒息を回避するように心がける（本章「6. 嚥下困難」参照）．

リスク管理

患者は，普通に生活をしている人と比べて，疾患のため，それに伴う病状のため，そして入院・治療を（長期に）受けて活動が低減しているために，脆弱（虚弱 frail）で，身体を脅かす感染症などに抵抗力が乏しいことがある．脳神経疾患を有する患者は，言語理解や認知面の低下があることも少なくないので，本人の予想もできない行動も含め，周囲の目配りが大切である．

肺炎 pneumonia は，高齢で特に生命を脅かす疾患で，罹患により食事や活動が制限され，体力だけでなく気力まで落とすこともある．環境を整え，罹患者との接触を防ぐように心がける．ワクチン接種も勧められる．嚥下評価を行い，適切な飲食の条件を設定すること，口腔内の衛生を保つこと，経管栄養も含めた逆流の徴候も見逃さずに対処することで，誤嚥性の肺炎を予防する．

転倒 fall は，立ち上がりや歩行が難しい患者，特に認知症がある場合で，看護師などに助けを求めないで移動しようとする際によく起こる．転倒での頭部外傷は，脳機能の低下をきたす可能性があるので，病棟あるいは居住空間で対応する．階段からの（車いすでの）転落は，リスク患者の見守りや，柵を設置することで対処する．歩行時の転倒は，前庭平衡機能の低下と患者行動によるものがある．転倒をくり返すパーキンソン病患者は，「今度は上手くいくと思った」という発言もあり，「懲りない症候群」と命名されている．アルツハイマー病の患者は，自らの身体機能低下を自覚できず，足を踏み出すこと（恐れ知らず）での転倒もある[1]．

脳卒中では，続発による機能低下を予防して，再発 attack を防ぐことが重要である．血液の凝固を抑制して粘度を下げることで梗塞を防ぐ抗凝血剤（ワルファリン）の投薬や，血圧のコントロールのための食事や運動など，十分な管理が行われる．セラピストは，リハビリテーション訓練前に呼吸・血圧を確認しておく．訓練での運動負荷については，医師の許可のもとで行う．

バイタル・サイン

患者を診る際には，発声発語や言語・認知だけ

でなく，身体の状態をおさえておく．バイタル・サインは，生命活動の指標であり，脈拍と血圧（BP），呼吸，体温（BT）を指す．患者の生命にかかわる変化を見逃さないために，とても大切である．

脈拍は，1分間に60～80回で，規則正しいテンポが正常である．血圧は，適切なレベル（収縮時140mmHg未満）を超えると高血圧で，血管の弾性低下が背景にあり，血管に負担もかかる．血圧が下がるのは，心臓ポンプ機能低下や全身状態の悪化が疑われる．起立時の低血圧にも注意する．

呼吸は，回数と様式を観察する．正常は18～20回/分で，多いと頻回（切迫状態）と呼ばれる．呼吸での努力性は，顎や頸部を取り巻く筋肉の状態を観察することで確認できる．胸郭と腹部の運動を確かめ，胸郭を両側から押してみて弾性を調べるとよい．

体温は，平熱35～36度で，37度を超えると発熱（あるいは熱発），39度を超えると高熱と区別される．発熱の原因を探るためには，炎症指標である白血球数やCRPなどの血液データと，身体観察での速やかな診断が欠かせない．体温の変動は，生体機能（中枢神経，循環，免疫系）に影響を与える．特に体温の激しい変動は，臓器機能障害に波及する可能性があるので，注意をしなければならない．

意識と覚醒（状態）

意識 consciousness とは，「気づいていることに気づくこと」，つまり自己と環境を知ることである[2]．意識は，外界との交信をはかるために欠かせないヒト活動の根幹にある働きであり，生命を司る脳の部分（間脳・中脳）が支えている．

意識がある患者は，刺激が与えられなくても，自ら眼を開き，それを維持し（覚醒），話をしたり，手足を動かす運動を出力したりすることができる．意識障害は，自発的な活動がなく，刺激によって反応するレベルから全く反応のない昏睡 coma まである．

意識障害の評価には，Japan Coma Scale（JCS）や Glasgow Coma Scale（GCS）が用いられる．GCSは，眼，発語，（手足の）運動の観察で意識レベルを推定する．意識障害は，脳ヘルニア（腫れによる内部圧迫）だけでなく，脱水や低ナトリウムなどの電解質バランス不全でも起こる．昏睡は，深い眠りで，網様体賦活系の障害または広汎な大脳皮質の機能低下により，周囲の刺激に対して意味ある反応ができないほど意識水準が低下した状態を指す[2]．

覚醒（状態）vigilance とは，感覚的注意を維持できる能力を指す．神経系の状態がすべての水準で発現し，局所あるいは全身の抑制が可能であることが覚醒の要件である[3]．覚醒度 alertness は，起きた状態でいかなる外界の刺激にも反応する覚醒状態である．覚醒度を調節する意識中枢的役割を担っているのは，脳幹・視床下部に起始する上行性網様体賦活系，および視床から大脳皮質への投射系である[3]．

これらを構成するのは，橋の青斑核（ノルアドレナリン作動性），脳幹の縫線核群（セロトニン作動性），前脳基底部と脳幹部のアセチルコリン作動性や中脳のヒスタミン作動性の諸核，外側視床下部のヒポクレチン作動性神経核，および視床の正中核群，髄板内核群などである．大脳皮質の興奮性や感覚情報の流入を調節し，複雑に絡み合いながら，覚醒から各種の睡眠段階にいたるまで，覚醒水準を幅広く司る．

参考・引用文献
1) 岩田 誠：行動選択障害の神経内科学―懲りないパーキンソンと恐れ知らずのデメンチア．Brain and Nerve **64**：1097-1102，2012．
2) Pryse-Phillips W. 著，伊藤直樹，岩崎祐三・他監訳：臨床神経学辞典，医学書院，1999．
3) 加藤 敏・他：現代精神医学事典，弘文堂，2011．

5章 患者の臨床像の把握

6 嚥下困難

dysarthria 患者は，嚥下困難 dysphagia を呈することがよくある．嚥下困難が持続している状態を嚥下障害と呼び，誤嚥に伴う肺炎，脱水，低栄養により，高齢者や身体状態不良の患者では死にいたることがあるので，適切な評価と治療が大切である．咀嚼不良に伴う，あるいは習慣的な丸呑みのある認知症の患者では，くれぐれも窒息に注意する．

嚥下の基本的事項と仕組み

ヒトにとって飲食は，栄養・水分摂取という生命維持のためだけのものではなく，生活の一部，味わう・口にする楽しみ，また誰かと集うひと時でもある．この飲食の過程は，飲食意欲，取り込み（動作），口内処理（咀嚼・食塊形成），送り込み，嚥下反射，食塊搬送の6段階で理解できる[1]．飲食行動は，飲食の欲求と場面というヒトと環境とのかかわりに始まり，身体内の上部消化管と気道の生理的な感覚運動の"連携プレー"により完結する．

嚥下は，飲食物や気道分泌物（唾液など）を口や咽頭から食道経由で胃まで搬送する過程をいい，その目標は安全性・効率性・快適性である[1]．ヒトでは飲食物の通路である上部消化管が気道と咽頭で交叉するため，気管に異物が入り込む誤嚥や，食物が気道を塞いで換気困難となる窒息の事故が起きがちで，生命の安全性を脅かす[2]．

口にした飲食物を一度で飲み下せるのが正常で効率的な嚥下，一方，口腔から咽頭に一部でも残り，飲み込みのくり返し（複数回嚥下）でクリアするのは非効率的な嚥下である．飲食物や気道分泌物が上部消化管から除去され，唾液が循環することで衛生を保ち，換気に支障がない快適な気道の状態が維持できる．

飲食における神経系と身体の活動

飲食は，生活習慣や身体欲求（本能）により駆動され，対象物（飲料，食事など）と環境の設定のもとで発動される．すなわち，朝昼晩と時間がくれば食卓や食堂で食事をとり，空腹や乾きを感じれば台所でつくり，あるいは冷蔵庫から対象物を手に取る．食事には，準備，食べる，楽しむ，食後のひと時（一服）がある．意欲にかかわるのは，一連の活動への参加とその場の雰囲気，盛りつけ，香り，味などの視覚・嗅覚・味覚の情報である[3]．

摂食嚥下は，神経系からみると，以下の3段階からなる[3]：

①見て手を動かして口に取り込む
②咀嚼をして飲み込みやすい（柔らかくまとまった）状態の食塊をつくる
③舌で食塊を送り込み，咽喉（ノド）と食道の感覚運動により胃まで送り届ける

いずれの段階の運動も，意識・覚醒のもとで，大脳からの指令により発動されて実現する．口腔内では咀嚼運動で食塊をつくり，それを咽頭に送り込むことで反射的な運動が引き出され，咽頭と食道を介して食塊は胃まで運ばれる．食塊形成に口腔内で数秒，送り込み後は，咽頭を1秒（呼吸は一時停止），食道を4秒ほどで通り抜け，胃まで到達する．

神経系からの運動命令は，大脳基底核からの「Not Go」と「Go」のサインが鍵となる．Not Go サインで口腔内に保持 hold，Go サイン受けて送り込み propel が起こる．その後は，脳幹にある CPG (Central Pattern Generator) からの指令を受けて，咽頭と食道の圧格差による押し引き push-pull，食道の蠕動による移動 move-on，という

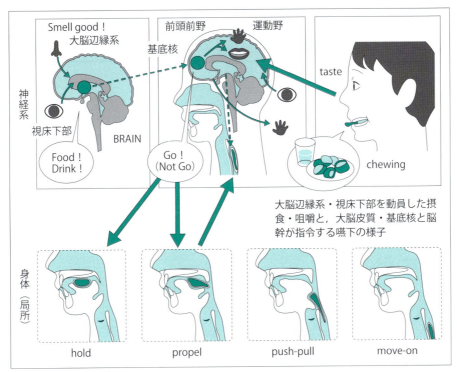

図1 飲食における神経系と身体の活動[3]

反射的過程になる（**図1**）[3].

摂食嚥下には，意識・覚醒，注意と認知（外界の理解），意欲，（生体）欲求，姿勢，呼吸（無呼吸），口腔顔面（唇・顎・舌）から，咽喉頭・食道の形態と感覚運動，下部消化管の状態がかかわっている．脳神経疾患のためにこの過程に問題があれば，正常な飲食の実現は保証されない．例えば，覚醒が保てない（うつらうつら状態）と，取り込みは難しく，飲み込みでの停滞や事故が起こりやすい．うつむきの姿勢では，取り込みでこぼすことがあり，送り込みに努力が必要で疲労しやすい．喉頭の運動制限や呼吸機能低下で無呼吸を保つことが難しいと，空間的・時間的に十分な喉頭閉鎖や食道入口部開大が実現できずに，誤嚥や咽頭残留をきたす．

dysarthria 患者での嚥下困難とその対応

dysarthria 患者で嚥下困難を合併するケースはとても多い．臨床現場では，嚥下困難への対応が優先され，dysarthria などのコミュニケーション障害への対応が後手になることもよくある．

嚥下困難に対しては，標準的な取り組みが示されている[4]．つまり，問診や観察での早期発見，嚥下造影・内視鏡検査での病態確認と飲食可否・内容の判断，口腔ケアや呼吸リハ，嚥下訓練，経過観察である．間接的嚥下訓練では，発声発語機能訓練が嚥下機能を向上させる可能性が示されている[5]．医師を中心に，チーム内のコミュニケーションをはかり，リスク管理を行う必要がある[6].

参考・引用文献
1) 苅安 誠：嚥下リハビリテーション．嚥下障害と PEG（三原千恵編），フジメディカル，2008.
2) Olshansky S.J., Carnes B.A., et al.：If humans were built to last. *Scientific American* **284**（3）：42-47, 2001.（日経サイエンス 2001 年 6 月号『長生きできる"理想の人体"』）
3) 苅安 誠：摂食・嚥下と栄養管理．*Nutrition Care* **5**（7）：65-72，2012.
4) 苅安 誠 他：嚥下障害の臨床（日本嚥下障害臨床研究会監），第 2 版，医歯薬出版，2008.
5) 苅安 誠：嚥下・音声機能の改善のための相互乗り入れリハビリテーション訓練法．音声言語医学 **50**：201-210，2009.
6) 苅安 誠，外山 稔：高齢摂食嚥下障害者診療におけるリスク・マネジメント．*MB. ENT.* **196**：103-112，2016.

6章 音声言語病理の探求　A 印象

1 音声課題と分析

　課題 task は，患者の反応を得るために用いられる．求める反応によって課題を選び・つくり，その中で変数を加味して，患者に合わせた課題をつくることができる．もちろん，基本となる課題を評価・再評価で実施することで，経過や訓練前後での患者の音声（特徴）の比較が可能となる．

音声課題のねらい

　音声言語障害（発声発語異常を含む）は，音声資料（サンプル）を聴取して判定される．まずは，対面でのやり取り（問診など）で，患者の音声についての印象をもつ．次に，その印象がその場面だけのものかを，音声課題を実施して確かめる作業に入る．分析に必要な音声サンプルを得るには，会話だけでは分量と性質・内容に関して不足し，かつ患者の評価・再評価や他の患者との比較のためにも，基本の音声課題を用意すべきである．音声課題は，何を調べるのかの"ねらい"をもって設定するべきで，「話す能力」の基礎から実用までを反映させておきたい．

　dysarthria では，構音だけでなく，声や共鳴，韻律，さらには流暢性の異常も呈することがほとんどなので，複数の音声課題を用意することになる．dysarthria での構音の異常は，個別の音で起こるという性質ではないので，語レベルの構音のテストだけでなく，発話課題での構音も観察しておきたい．他にも，声や共鳴，韻律や流暢性に注目しながら，課題を行うことになる．なお，疾患や神経病理に伴う課題特異性もあるので，音声課題の中で負荷・促進条件を用意しておきたい．アウトカム評価の指標とする課題も，あらかじめ考えて臨むことになる．

音声課題の構成

　音声課題は，自動的な課題から言語編成を要求する自発的な課題へと，バリエーションをもたせておく．表1 に，基本となる音声課題とその観察事項を示す．何を診るために何を実施するのか，十分に理解をして臨むことで，実時間 on-line での観察・記録が可能となる．課題の実施にあたっては，患者の反応に合わせて，再試行や条件を設定して反応を観察することで，患者の状態をより明らかにすることができる．音声の収録だけでなく，患者の姿勢や身体の動きも動画で記録しておくとよい．

1）母音の持続発声

　母音の持続発声では，声を中心に観察ができる．「声は出せているのか？」「声の途切れはないのか？」「声の質は？」「声の大きさや高さは？」「声

表1　基本となる音声課題とその観察事項

音声課題	観察事項
母音の持続発声	声質，声の高さ・大きさとその安定性，共鳴・鼻音性
数字の順唱	発語の明瞭さ，声の大きさ，息継ぎの頻度と適切さ，時間変化
文章の音読	音声特徴（声・共鳴・構音・韻律・流暢性の異常と正常），話速度
語・文の再生	構音の正確さ，話速度，乱れ（語音のくっつきやバラバラ）
説明と独話	発話の量，発話の内容と構造，話す際の発話の明瞭さ

の安定性は？」「声が鼻にかかることや抜けることは？」…と，聞きながら自問自答する[1]．音声だけでなく，呼吸や，頸部から顔面の姿勢や動きも観察する．音声の異常の背景に何があるのかをわかるためには，患者の身体と行動の観察が欠かせない．

2）数字の順唱

数字を1〔0（ゼロ）でもよい〕から順に20まで（負荷をかければ50あるいは100まで），声に出して言わせるのが数字の順唱である．特別な刺激を必要とせず，認知や言語の影響もあまりなく，自動的な発語の能力を観察するのに適当である．発語の明瞭さ，声の大きさ，息継ぎの頻度と適切さを観察する．前半部分と後半部分の比較から，上記の観察事項についての時間変化も観察できる．

3）文章の音読

文章の音読は，音声のすべての側面を観察することのできる課題である．音読材料には，定番の文章である「北風と太陽」を用いる（**図1**）[2]．文章は，複数の文から構成され，その中には多様な音の組み合わせからなる語がたくさん含まれている．母音の持続発声ほどは声や共鳴の観察は容易ではないが，連続的発語での声や共鳴を観察することができる．特定の音に限定することは難しいが，構音についても記述できる．韻律や流暢性に関しては，最も適した課題の1つである．所要時間の計測と話速度の算出，途切れなどの異常所見の頻度により，総合的な発声発語困難が示される．

4）語・文の再生

語・文のリストの再生を促すことで，母音と子音の構音の適切さを調べることができる．母音生成での舌の前後・高低位置や口の形，子音生成での構音点や構音方法や声帯振動の有無，といった調節が適切になされているのかを，対比させた語や特定の子音が多く含まれる文，有声音だけの文，無声音が多い文などで調べていく（**表2**）．ここでも，構音の正確さの他に，話速度や発語の開始困難・乱れを記述しておく．

語のリストには，日常的に使用する2～5音節（文字）ぐらいの長さの語を用意する．dysarthriaでよくみられる母音や子音の最少対も用意しておきたい．小児の場合は，構音の獲得を確認することも兼ねて，50語の構音テストを使うとよい．呼称で発語を引き出すのに，絵カードは重宝する．文のリストには，2～5文節の長さの文を用意する．

子音別に構音を確認する方法もある．語頭と語中に標的の子音が入る語のリスト（**図2**）[3]を読ませることで，構音に誤りがあるか，また同時に誤り方（鼻音化，歪み，省略，置換）も観察でき

北風と太陽

ある時、北風と太陽が力くらべをしました。
旅人の外套を脱がせたほうが勝ちということに決めて、まず北風から始めました。
北風は「なに、ひとまくりにしてみせよう」と激しく吹き立てました。
すると旅人は、北風が吹けば吹くほど、外套をしっかりと体にくっつけました。
今度は、太陽の番になりました。
太陽は雲の間からやさしい顔を出して、暖かな光を送りました。
旅人は段々よい心もちになって、しまいには外套を脱ぎました。
そこで、北風の負けになりました。

図1 音読用の文章「北風と太陽（IPA版）」[2]

表2 文のリスト

特性	文例
閉鎖音が多い文	探検家は冒険が大好きだ.
弾音 /r/ が多い文	瑠璃も玻璃も照らせば光る.
摩擦音が多い文	白い砂を踏んで浜を走る.
/t/ 音が多い文	竹馬に乗ったら高くから子どもたちの頭が見えた.
	鯛をたくさん釣った.
/d/ 音が多い文	大学院に熱伝導のデータを出した.
	どーでもいいことには黙るのがいい.
/n/ 音が多い文	何度も南極に行くなんてノーだな.
	ネコとネズミは仲がよくない.
/s/ 音が多い文	魚をさばいて刺身を皿に載せる.
	川の両サイドに桜が咲き乱れている.
/r/ 音が多い文	留守にするなら冷房は切っておこう.
	ステンレスのレールでサッシの滑りがいい.
/k/ 音が多い文	刑事コロンボは事件の関係者にこだわるね.
	ケンタッキーのチキンはうまいかい？

	語頭	語中		語頭	語中
m	monaka（もなか）	amai（あまい）	h	hatake（はたけ）	nohara（のはら）
p	peNŋiN（ぺんぎん）	ippiki（いっぴき）	ç	ço:taN（ひょーたん）	açirɯ（あひる）
b	bɯdo:（ぶどう）	taberɯ（たべる）	Φ	Φɯrɯi（ふるい）	jo:Φɯkɯ（ようふく）
t	takai（たかい）	kotori（ことり）	mj	mjo:dʑi（みょうじ）	saNmjakɯ（さんみゃく）
d	darɯma（だるま）	medama（めだま）	pj	pjoNpjoN（ぴょんぴょん）	happjo:（はっぴょう）
s	sakura（さくら）	asaçi（あさひ）	bj	bjo:ɲiN（びょういん）	kaNbjo:（かんびょう）
ts	tsɯbomi（つぼみ）	Φɯtatsɯ（ふたつ）	kj	kjɯ:ʃɯ:（きゅうしゅう）	kokjo:（こきょう）
dz	dzeNbɯ（ぜんぶ）	kadzokɯ（かぞく）	gj	gjo:retsɯ（ぎょうれつ）	ɲiNɲjo:（にんぎょう）
r	riNŋo（りんご）	karasɯ（からす）	rj	rjo:ri（りょうり）	dzairjo:（ざいりょう）
n	nakama（なかま）	okane（おかね）	ɲ	ɲɯ:sɯ（にゅーす）	jɯɲɯ（ゆにゅう）
ʃ	ʃiroi（しろい）	miʃiN（みしん）	w	wasabi（わさび）	kawari（かわり）
tʃ	tʃi:sai（ちいさい）	tʃo:tʃo（ちょうちょ）	j	jama（やま）	tajori（たより）
dʑ	dʑimaN（じまん）	tedʑina（てじな）	所見の記号	○:正, ⊖:時にできるか, 被刺激性がある, ～:鼻音化, D:歪み, Om:省略, Sb:置換, A:付加, ・:音節間の断絶または遷延. また, 誤り音は音声記号などで表記する.	
k	kabaN（かばん）	mikaN（みかん）			
g	geNkaN（げんかん）	miɲakɯ（みがく）			

図2 語のリスト[3]

る[3]. dysarthria では, 一般的に, 舌先の構えを要求する子音 /t/ 音, /d/ 音, /n/ 音, /r/ 音, /s/ 音の出し分けが難しく, 舌背を持ち上げる /k/ 音も高速発語で難易度が高いが, 顔面麻痺があれば両唇音の難しさもあるなど, 個別の患者の病態により, 多様であることを忘れてはならない.

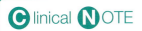

有無声の喉頭調節をみる音声課題

　有声音での喉詰め，無声音での息漏れを検出し，両極の病態を鑑別するのに適しているのが，数字の順唱と文の再生である．

　数字の順唱では，数字の読み方を指定することで，有声のみの語と無声混じりの語ができる：**無声混じり**；1（いち），3（さん），6（ろく），8（はち），9（きゅう），**有声のみ**；2（にい），4（よん），5（ごお），7（なな），10（じゅう）．さらに，10・20台は有声音での開始であるが，30台は無声音の開始となるので，負荷テストをしながら，有声音あるいは無声音での異常（声帯運動）も推定できる．なお英語では，口蓋咽頭（鼻咽腔）閉鎖機能の識別に，60台 sixty で語頭の /s/ 音での鼻漏れ emission，90台 ninety で鼻音が多く開鼻声が増強されるという所見を得られる可能性のある課題とも考えられている[1]．

　同様に，有声音だけからなる文 adductor sentence と無声音が多い文 abductor sentence で音声特徴を比較してもよい．例えば，「雨がやんだら海に潜ろう．」と「笹の葉がさらさら流される．」を復唱させる．

5）説明と独話

　発語と発話のギャップを知るためにも，説明や独話 monologue の課題は欠かせない．すでに身についている自動的な発語（数字など）や，復唱・音読といったすでに考えられた内容（ことば）を発語する課題には，認知と言語という発語（運動）に影響を与えうる要因は加味されていない．一方，絵の説明やことばの説明は「考えながら」，独話も「思い出しながら考えて」の発語である．これらからは，発話の分量，内容，文構造，明瞭さ，他にも声の大きさや発語のテンポなど，多くの情報が得られる．

　説明の発話を収集するには，失語症の検査課題でよくある刺激絵（**図3**）[4] での絵の叙述が適している．他には，「犬も歩けば棒に当たる」「臥薪嘗胆」「油断大敵」などのことわざや故事成語や四字熟語の意味を尋ねるのもいい．独話では，「好きな季節とその理由」などの主題について，1分間以上話すことを促す．

音声の分析

　音声を聞きながら，その特徴を捉えていくのは，その瞬間（実時間）にすべき作業である．もちろん，音声を録音して，後で確認することはできるが，わずかな音の違いや声の大きさなど，その場面でしかわかり得ないこともある．音声生成に伴う身体を同時に見ることで，何が起きているのかを考えることができるのも，実時間分析のメリットである．

　音声の実時間分析では，次の方法をとるとよい．第1は，初対面でのやり取りで大まかに印象をもち，それを確かめる作業の中で気づいたことを加えて，修正しながら進めることである．第2は，一度にいろいろな側面を観察するのではなく，声，共鳴，構音，韻律，流暢性のそれぞれに注目して，よく聞くことである．第3は，音声課題を実施して得られた音声サンプルを絶対的なものとは考えずに，「もう一度（再現性）」，そして「別の条件ではどうか」と追求することである．

　上述の音声課題に沿って，音声の実時間分析を説明してみよう．初対面の外来か入院かの患者に，困っていることは何か，（特に音声・発声発語について）どんな状態か，始まりから今日までの経過などを問いかける．その時の回答で，音声について，正常か異常か，際立った異常は何か，大まかな印象をもつ．次に，声を診るために母音の持続発声を促し，よく聞いて音声の特徴を記述する．

NOTE

音声課題の難易度

「話す能力」を診る際には,音声課題の難易度を知っておきたい.母音の持続発声は,ごく単純に息を吸って声にするだけで,簡単そうにみえる.しかし,声の異常をもち,発声が難しいと自覚している患者にとっては,案外難しい.数字の順唱は,長年の経験から刷り込まれた一連の数字を言うという課題で,たいていの患者は容易にできる.言語障害(失語や精神発達遅滞)があっても,数字系列は保たれている,あるいは十分に学習されているので,順番に言うことは停滞なくできる.語・文の復唱も,そのことばや内容を知っていれば,自動的に実行できると考えられる.

数字を20までではなく,50あるいは100まで言わせるのは,負荷試験となる.他にも,同じ文章を速く(2倍の速さで)読ませることも,正確かつ高速での発語を求めることも,負荷試験である.数字を逆順で言わせる,50から3を引いた数字を順に言わせる,「97, 3」から「96, 4」と1つずつ減算・加算させるのは,言語出力レベルでの二重課題(ながら課題)となる[5].文字を書きながら,話すとなると,言語同士で干渉して,かなり難しい.脳の容量の制約により,正確さを優先させると,運動反応はスローになるか不正確になってしまう.

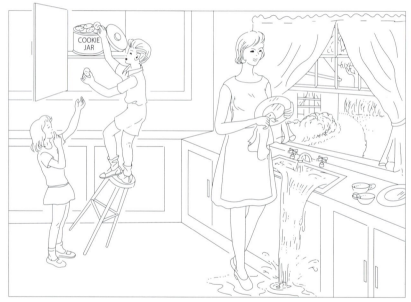

図3 絵の叙述(説明)課題の刺激絵[4]

同様に,数字の順唱,文章の音読と課題を進めていく.その過程で,音声生成の変数である声の大きさやテンポなどを変えさせることで,「変えた時に違いはあるか?」を確かめていく.数字の順唱や語・文の再生で,もし声が出なかったり,鼻漏れがひどかったりすれば,電気式人工喉頭を用いて,鼻をつまむことで,構音運動の適切さは評価できる.

参考・引用文献

1) Prater R.J., Swift R.W.:Manual of Voice Therapy, Pro-Ed, 1984.
2) 岡田秀穂:日本語.国際音声記号ガイドブック(国際音声学会編,竹林 滋,神山孝夫訳),大修館書店,1999, p162.
3) 日本音声言語医学会・運動障害性構音障害小委員会(委員長:柴田貞雄):運動障害性(麻痺性)構音障害 dysarthria の検査法—第一次案.音声言語医学 **21**:194-211, 1980.
4) Goodglass H., Kaplan E.:The Boston Diagnostic Aphasia Examination, Lea & Febiger, 1983.
5) 大槻美佳:前頭葉,基底核の高次脳機能.高次脳機能研究 **28**(2):163-175, 2008.

2 音声（行動）特徴の記述

　音声（行動）特徴は，網羅的・系統的に，異常所見だけでなく正常所見も，丁寧に記述する．音声の特徴は，声，共鳴，構音，韻律，流暢性に分けて，記述することになる．加えて，明瞭度（了解度）あるいは伝達能力を評価する．発声発語時の身体・行動を記録して，異常性を判定する．話者の身体が音声を生成する主体・道具であるので，特記すべき点を記録する．

声と共鳴

　声 voice には，有無，持続性，開始，大きさ，高さ，声質，安定性，柔軟性という側面がある．母音の持続発声で，声が出せるか，声が数秒間続くか，声に途切れはないか，開始は円滑か，声の大きさは十分か，声の高さは年齢や性別と照らし合わせて適当か，声の高さや大きさに変動はないか，変動は周期的か，嗄声はないか，声の高さや大きさを変えることはできるかを，よく聞き取る（**表1**）．

　嗄声については，気息性，努力性，粗ぞう性，無力性の有無と程度を，GRBAS 尺度を用いて記録する．声には，母音格差（/a/-/i/-/u/ での違い）もあるので，どの母音で，声の途切れや嗄声が生じているのかも，記しておきたい．小声であれば，大きな声を促して十分な声量が得られるかを調べておく．会話・音読と母音の持続発声で声の大きさに違いがあれば，能力としての発声と実用としての発声に乖離があることを明記する．なお，音読での声は，母音の持続発声と比べて，一貫して高いので，いくぶんの高さの違いを気にかけることはない．

　その他，発声に伴い，呼気支持が十分か，制限はないか，を注意する．数字の順唱や文章の音読

表1　声と共鳴の観察事項と正常・異常所見

観察事項		正常所見	異常所見*
声	有無	出せる（有声）	出せない（ささやき声，失声）
	持続性	途切れなし	途切れあり（断続，途絶）
	開始	スムーズ	開始困難（躊躇・停滞，爆発的）
		軟起声	硬起声
	大きさ	十分な大きさ	小声，過度に大きな声
	高さ	年齢・性別相応の高さ	高すぎる・低すぎる声
	声質	声質の異常なし	嗄声あり（気息性，努力性，粗ぞう性，無力性）
	安定性	安定した声	大きさや高さが上下する
		声の震えなし	声の震えあり（非周期的，周期的）
	柔軟性	高さや大きさを変えることができる	変えることができない
			変えようとすると嗄声などの異常が出現する
共鳴	開鼻声	開鼻声なし	開鼻声あり
	閉鼻声	鼻腔共鳴あり	鼻腔共鳴に乏しい（こもった声）
	鼻漏れ	子音での鼻漏れなし	子音での鼻漏れあり

*記録の際は，その有無だけでなく，「わずか」「顕著」などその程度についても記す．

で，息継ぎの間（ブレス・グループ breath group）に数字がいくつあるか，何語あるか，語句は分断されていないかは，記録しておきたい（数字系列や文章に息継ぎの「Vマーク」を付す）．

共鳴 resonance は，母音や鼻音における，口腔や鼻腔での響きのことで，こもった弱い印象をもてば異常があると考える．特に，母音での口腔共鳴が適切に得られているかに注目する．母音の持続発声，数字（にい，よん，なな）や文章の音読での母音部分での共鳴により，鼻音性を判定する．

鼻音性は，広母音の /a/ と狭母音の /i/ と /u/ で比べる．これは，狭母音では，口腔が狭くなり気流に対しての抵抗が高くなり，鼻音性が強くなりやすいからである．閉鎖音（圧力子音）と狭母音を組み合わせた「/pipipi/」を言わせると，鼻漏れが起きているかの確認ができる（**表1**）．

構音

構音 articulation は，語や文の生成での子音と母音の正確さから判定する（**表2**）．正確な構音といっても，個人の習慣や口腔環境などにより，多少の不正確さは許容される．

まずは，文章の音読，質問への応答，説明や独話の課題で，大まかに印象を記す．子音や母音の正確さを確認するには，語のリストの音読や呼称，また構音検査の50語や語のリストを用いるのもよい．

特定の子音や母音を要求する課題として，文の再生や質問応答（特定の子音を含む語を求める質問）を用いてもよい．注意したいのは，機能性や器質性の構音障害のように，特定の子音や母音が不良なことは，dysarthria では少ないことである．例えば，dysarthria では，唇の閉鎖や構えの不良に伴い母音と両唇音が不正確に，あるいは舌の運動に制限または左右差があるために舌音と母音が不正確になる．

発話の明瞭さは，文章の音読で大まかな判定を行う．次に，語のリスト（最少対）や文のリスト（標的語を含む．意味の通らない文だと推測がしにくいのでより適当）を用意して，よく見て再生する課題で，発話に近い形で音声を収録しておきたい．文の再生では，所要時間を計測し，テンポを上げた時あるいは普通の速さのテンポでの了解度を記録することで，低速での明瞭さなのか，高速での明瞭さ・不明瞭さなのかを示すこともできる．

さらに，質問応答など，文脈の手がかりのある場面での発話を要求して，了解が可能か困難かを記す．この時，発話の開始は，円滑なのが正常所見であるが，痙性麻痺や運動低下性（パーキンソン病）に伴い開始困難（躊躇 hesitation）がみられることがある．正常な発話は，連続的であるが，運動失調に伴いバラバラに聞こえる音声（断綴的発話）や運動過多に伴い発話の中断を認めることがある．

運動の維持を観察するためには，数字の順唱では50までのカウント，文では長短（一息で発声できる長い文と短い文との比較）で，後半に加速傾向があり不明瞭になるのは，パーキンソン病でよくみられる音声所見である（**表2**）．

表2　構音の観察事項と正常・異常所見

	観察事項	正常所見	異常所見
構音	母音の正確さ	正確	不正確，出し分け困難
	子音の正確さ	正確	不正確，特定の子音で不正確
	発話の明瞭さ	明瞭	語・文で了解困難（不明瞭発話）
	発話の開始	スムーズ	開始困難（躊躇）
	発話の連続性	連続性あり	断綴的，バラバラに聞こえる
	正確さの維持	最後まで明瞭	だんだん不明瞭になる

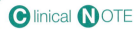

不明瞭発話と断綴的発話

　発話の乱れは，子音や母音が不正確で，音声が了解困難で，呂律も回っていない，「酔っぱらった人のような言語（発話）」と表現されることが多い．飲酒や薬物摂取による酩酊状態での発話や構音については，非流暢になること，破擦音を正確に生成できないことが顕著であると指摘されている[1]．断綴的発話 scanning speech は，音あるいは音節が不連続的で，長さが不均等で，"途切れ途切れ" あるいは "バラバラな" 印象をもたせる音声である．一方，不明瞭発話 slurred speech は，運動未到達で音の区別なく連続する "くっついた" 印象をもたせる音声である．

表3　韻律と流暢性の観察事項と正常・異常所見

	観察事項	正常所見	異常所見
韻律	時間（テンポ）	適度，速い	遅い，だんだん速くなる
	声の高さ（アクセント）*	適切	不適切，平板
	声の高さ（抑揚）	適度な高さの範囲	平板，単調子（モノトーン）
	強勢（ストレス）	適切	不適切，聴取了解困難
流暢性	開始	円滑な発話の開始	開始困難，阻止（ブロック）
	連続性	スムーズ	中断する，間が空く
	努力性	努力性なし	努力性あり

*日本語では，語にかかる声の高さ（ピッチ）の違いで語の意味が変わることがある．

韻律と流暢性

　韻律 prosody（超分節）は，時間（テンポと休止も含む話速度），声の高さ（語のアクセント，文の抑揚），強勢（ストレス）という側面をもつ（表3）[2]．

　文章の音読の所要時間を計測すれば，文章の語数を時間で除することで，毎分の語数という単位で話速度を求めることができる．この所要時間には，息継ぎも含めた休止時間が含まれるので，厳密には発語運動速度ではない．一息で発声できる文節数の文を用意すれば，そのモーラ（拍）数を時間（秒）で除することで，発語運動速度を求めることができる．

　日本語では，声の高さ（ピッチ）で語にアクセントを付ける．方言によってアクセントは異なるため，話者の方言で適当かどうかの判定が求められる．ピッチが文にかかる抑揚（イントネーション）は，1オクターブ前後の声の高さの範囲をもつ．声の高さの変化が難しい場合は，平坦で，単調子 monotone な音声となる．平叙文では文末にかけてピッチが下がり，疑問文では文末にピッチが上がるのが普通である．単調子かそうでないか，方言を考慮して判定する．強勢（ストレス）については，質問応答で「答え」の根幹にかかわる語が相対的に大きな声で発せられているかというように限定して，適切さを判定する（表3）．

　流暢性 fluency は，発話の開始，連続性，努力性という側面で判定する（表3）．

　文章の音読や文の再生では，円滑に始まるのが正常である．一方，質問応答や独話では，言語編成での手間（メッセージの言語化，語想起）を考慮すれば，言いよどみはある程度は許容すべきであろう．言うべき内容やことばは思いついているのに開始が困難である，身体緊張を窺わせる行動を含め，発話の開始での阻止（ブロック）やくり返しなどがあれば，発語困難が存在すると考えてよいだろう．

> **NOTE**
>
> **発話の流暢性**
>
> 正常な発話の流暢性には，以下の3つの要件がある[3]：
> ①円滑で滞ることのない流れ smooth flow
> ②高速 fast
> ③非努力性 effortless
>
> 正常な音声では，発話の開始から終了まで連続的に音をつなぐ流れがある．息継ぎを除き，発話の間が0.25秒以上あれば，休止や停滞と判定される[4]．
>
> 発話では，毎秒5モーラ（5文字・10音に相当）前後の速さで音声が生成される．他の身体活動と比べて，精度を保ちながらの高速運動が行われている．しかも，話す内容を考え，ことばを選び，文をつくりながら（二重課題）の運動である．無理をして，意識して話すわけではない．身体が正確かつ速く動かせるのは，長年の言語と発語運動の学習の賜物である．

発話の連続性については，音から音へのスムーズなつながりがあるのが正常で，中断する，あるいは間が空く状態（語の分断）は異常である．発話の途切れでは，正常ではみられないタイミングや文の位置で，不随意運動などの身体所見を認めることもある．発話に伴う努力性については，正常では無理なく話せるので努力性はないが，絞り出すような声，顔面を含めた身体の際立った動きや緊張の高まりから，身体努力性ありと判定する（**表3**）．

明瞭度

ヒトの音声言語（話しことば）の総合的な品質は，発話の明瞭さで判断される．発声発語障害（特に構音障害）の患者では，発話の明瞭さが重症度の指標となる．発話の明瞭さは，話者の能力に限定された音声品質の判定方法が未開発であるため，聴者が話者の話しことばをわかる程度（了解）で判定される．発話の明瞭さの評価の要点と補足を，箇条書きで整理しておく（**表4**）[5]．

臨床的には，発話の了解度を5段階，あるいは検査者と家族の各5点満点（合計10点）でスコアを出すことが多い．

会話明瞭度検査は，会話を通してことばの意味や話の内容がどの程度相手に伝わったかをみるものである[6]．正常な聞き手が聞いた場合に，全体としてどの程度了解できるかという「了解可能度」を5段階で評価する（1：よくわかる，2：ときどきわからない語がある程度，3：話題を知っていて聞いていればどうやらわかる程度，4：ときどきわかる語がある程度，5：全く了解不能）．判定者の慣れにより了解度が変わるので，治療効果の判定では他者（第三者）による評価も必要である．

会話機能評価基準は，会話での了解度を家族と他人が各5点満点（5点：よくわかる，4点：ときどきわからないことがある，3点：話の内容を知っていればわかる，2点：ときどきわかる，1点：全くわからない）で採点して，合計点を出す．判定は，excellent：10～8点（日常会話可能，新たな話題でも会話が可能），moderate：7～5点（話題が限られていれば会話が可能），poor：4点以下（社会的な言語生活が困難）となる[7]．

発話の明瞭度は，自由会話，文章の朗読，短文の復唱などの音声サンプルをもとに行う発話特徴抽出検査の1つで，明瞭さを5段階〔1：正常（明瞭）～5：異常（不明瞭）〕で評価する[8]．

このように，話し相手にどの程度伝わるか（了解度）の指標でもある発話明瞭度については，段階評価にとどまっている．Duffyは，伝達内容・効率・環境の3つの観点で発話明瞭度（発話能力）を10段階（10：あらゆる状況で正常，伝達内容

表4 発話の明瞭さの評価（要点と補足）[5]

- ヒトの音声言語（話しことば）の総合的な品質は，発話の明瞭さで判断される．発声発語障害（特に構音障害）の患者では，発話の明瞭さが重症度の指標となる．
- 発話の明瞭さは，話者の音声信号の発信から聴者の受信までの伝達と，聴者が話者の話しことばをわかる程度（了解度）とで判定される．
- ヒトの脳は，トップダウン処理で音声言語を推測して解読する．音質不良，場面に伴う騒音，電話通信での信号劣化は，了解する段階では，かなり補正される．発話の明瞭さを聴者の了解度で判定する際には，文脈の手がかりを少なくすることで推測を抑える仕組みが必要となる．
- 音声言語情報の発話の明瞭さは，正常ではほぼ間違いない伝達と100％近くの了解度である．構音障害が軽度ではほとんど伝達・了解でき，中等度ではかなりできない，重度では全くできない，となる．
- 発話の伝達と了解度の判定にあたっては，言語単位は語を基本として，文（3～4文節）を速く効率的に伝達できるのが正常で，速度低下やくり返しがあれば減点する．
- 発話の伝達と了解度の観察と記録では，面接での発話の了解度（聴者の聞き返しの必要性など），情報収集（病室での看護師とのやり取り，回診での説明），社会生活での場面別の発話困難の自覚評定に加えて，定型的な明瞭さ判定の課題（語のリストの音読，長さの異なる文の再生）を実施する．
- 話速度は，低下することで発話の明瞭さを保つこと（代償）がよくある．話速度は伝達効率の指標でもあるので，記録をする（話速度＝語数/所要時間．単位：WPM）．話速度変化による発話の明瞭さの違いも観察・記録するとよい[9]．

表5 dysarthria用の発話明瞭度評価尺度[9]

得点	伝達内容	効率	環境	結果
10	制約はない	修正の必要がない	あらゆる状況で	正常
9	制約はない	適切だが修正を伴う	劣悪な状況で	ときどき低下
8	制約はない	適切だが修正を伴う	理想的な状況でも	ときどき低下
7	制約がある時でさえ	適切だが修正を伴う	劣悪な状況で	ときどき低下
6	制約がある時でさえ	修正を試みても	理想的な状況でも	ときどき低下
5	制約がある時でさえ	修正を試みても	劣悪な状況で	いつも低下
4	制約がある	適切だが修正を伴う	理想的な状況でも	いつも低下
3	制約がある	修正を試みても	劣悪な状況で	いつも低下
2	制約がある	修正を試みても	理想的な状況でも	いつも低下
1	音声言語で伝達を実行できるコミュニケーション手段がない			

に制約なし，修正の必要がない～1：修正しても実行できない）に分けている（**表5**）[9]．

新たな試みとしては，発話明瞭度を「話者の伝達能力」と表現し，語と文のレベルで，普通とゆっくり話す時に，文脈の手がかりの有無で，という3要因を含めて相手が了解できるかという評価が考えられる（**表6**）．

音声（行動）の異常性

音声（行動）の異常性は，話者の音声と身体の観察から評価する．発話の明瞭度は出力音声の品質を示す一方で，異常性は，話者の身体・行動と出力音声の審美性も含む．たとえ音声は良好であっても，話者にふさわしくない音声特徴，見慣れない話し方，身体・行動上の特徴があれば，相手に異常である印象を与えることがある．異常性を軽減することで，より普通に感じられることも，社会生活を送るうえで大切であり，もちろん患者の望むところでもある．

音声については，年齢・性別に相応の声の高さ，適当な声の大きさと安定性，適度に速く明瞭な発話，正確な発音，適度なアクセントや抑揚は，正常という印象をもたれる．一方，女性で低すぎる

声，男性で高すぎる声，ガラガラあるいはかすれた声，鼻に漏れたあるいはこもった声，爆発的な声の大きさ，小声，不明瞭な発話，遅すぎるあるいは途切れがちな発話，単調子な音声は，異常性の印象を与える．

身体・行動上は，適度な息継ぎ，わずかな顔面と身体の動きは，正常と感じられる．一方，頻回なあるいは不適切な場所（語句の途中など）での息継ぎ，身体（顔面や頸部）のゆがみやねじれ，前かがみの姿勢，話す際の流涎，いかにも頑張った話し方は，異常性の印象を与えるはずである．

音声所見のまとめ

音声の異常所見のラベル・定義と類似の用語を示す（**表7**）．ラベルは，専門家同士のやり取りで有用だが，やり取りをする相手が同じ定義でそのラベルを使っていることが前提で，そのうえでは情報は適確に伝わる．不確かな音声所見は，経験者に問い合わせるべきである．

表6 話者の伝達能力の評価法

発語の明瞭さ Intelligibility
1：発音は正確，2：誤りではないがしっくりこない，3：音の誤りがある，4：音が少ないあるいは多い（別の音が加わっている），5：音の誤りが複数ある（音の脱落や付加も含む）
発語の高速性／効率性 Rate*
1：とても速い，2：速い，3：普通，4：遅い，5：かなり遅い
文脈の必要性と活用 Context
1：文脈なしで了解できる，2：文脈を示されれば了解できる（適応），3：文脈を示すことができない，4：文脈があっても了解できない

*発語が緩慢，あるいは正確さを得るために発語を代償的に遅くしている場合もある．

表7 音声の異常所見のラベル・定義と類似の用語・表現

ラベル	定義	類似の用語・表現
失声 aphonia	有響成分の全くない発声	重度の気息性嗄声
声の途切れ voice break	有声の非持続・断続	発声途絶，弱音化，減退
声量低下・減衰 decay	声の大きさの低下・減退	小声
爆発的な声 explosion	突然の大きな声	―
声の翻転 pitch break	突然の高い声	ひっくり返った声，裏声
嗄声 hoarseness	声質の異常	声枯れ
├努力性 strained voice	絞り出すような声	絞扼性
├気息性 breathy voice	息漏れのある声	かすれた声
├粗ぞう性 rough voice	ざらついた音色の声	ガラガラ声
└無力性 asthenic voice	弱々しい声	消え入りそうな声
音声振戦 voice tremor	周期的な声の変動（4〜7Hz）	小脳性振戦（3Hz）
声の震え flutter	不規則な声の変動	震え声
発声努力 vocal effort	発声に伴う身体努力	―
開鼻声 hypernasality	過剰な母音の鼻腔共鳴	鼻に抜けた声
閉鼻声 hyponasality	乏しい母音の鼻腔共鳴	鼻づまりの声
鼻漏出 nasal emission	鼻漏れによる子音の歪み	鼻雑音
口腔共鳴不全	口腔共鳴の不足	こもった声，通りの悪い声
音素の引き伸ばし prolonged phoneme	音の持続・延長	引き伸ばし

表7 音声の異常所見のラベル・定義と類似の用語・表現（つづき）

ラベル	定義	類似の用語・表現
音素のくり返し repeated phoneme	音の反復	音のくり返し
構音の誤り misaticulation	不正確な子音と母音	誤構音
└置換 substitution	他の子音での構音	―
└歪み distortion	逸脱した構音	―
└省略 omission	子音の欠落	脱落
付加 addition	子音の追加	―
不明瞭発話 slurred	了解困難な発話	呂律障害
断綴的発話 scanning	不連続な発話	―
発語の中断 speech arrest	発語の停止	―
単調子 monotone	平板な声の高さ	一本調子
均一の声量 monoloudness	平板な声の大きさ	―
短い発話 short phrase	息継ぎまでの短い発話	―
休止の延長 prolonged pause	長すぎる間	―
話速度低下 slowness	遅い話速度	ゆっくり発話
発話加速 short rush	だんだん速くなる発話	―
速さの変動 inconsistent rate	速く・遅くなる	―
ブロック block	発話開始困難	躊躇 hesitation，言いよどみ
引き伸ばし prolongation	音の持続・延長	―
くり返し repetition	語（の一部）の反復	―
挿入 interjection	不必要な音 filler の追加	間投詞
言い直し revision	発話のやり直し	―
中止 incomplete phrase	途中での発話の終了	発話の中断

"老人"と間違われる dysarthria 話者

　話者の年齢は，電話や放送でも，聞いただけで推定できる．dysarthria 話者の音声から年齢を推定したところ，たいがい20〜30歳分は年老いた人の音声だと判定された[10]．老人の音声特徴は，ステレオタイプ（思い込み）も含めると，声枯れ（嗄声），緩慢な発話，発音の乱れである．実際は，正常な高齢者ではあってもわずかだが，"老人"という印象を聴者にもたせるのだろう．音声にも，審美性がある．顔面や姿勢の非対称性やねじれ，流涎などの見かけ上の異常性も含めて，dysarthria 話者の社会的不利は大きいと言わざるを得ない．

参考・引用文献

1) Chin S.B., Pisoni D.B.：Alcohol and Speech, Academic Press, 1997.
2) Lehiste I.：Suprasegmentals, The MIT Press, 1970.
3) Starkwether W.C.：Speech fluency and its development in normal children. Speech and Language：Theory and Practice, vol.4, Lass N.J.（ed.）, 1982, pp143-200.
4) Grosjean F., Collins M.：Breathing, pausing and reading. *Phonetica* **36**：98-114, 1979.
5) Yorkstone K.M., Beukelman D.R.：Assessment of Intelligibility of Dysarthric Speech, Pro-Ed, 1984.
6) 田口恒夫：新訂言語障害治療用ハンドブック，日本文化科学社，1996．
7) 日本頭頸部腫瘍学会：頭頸部癌取扱い規約，改訂第3版，金原出版，2001，p66．
8) 日本音声言語医学会・運動障害性構音障害小委員会（委員長：柴田貞雄）：運動障害性（麻痺性）構音障害 dysarthria の検査法―第一次案．音声言語医学 **21**：194-211，1980．
9) Duffy J.R. 著，苅安 誠監訳：運動性構音障害，医歯薬出版，2004．
10) Kariyasu M.：Age-percept of dysarthric speakers. The Proceedings of the 26th Congress of IALP, 2005.

3 臨床での音声の診かた

　読者諸氏は，患者の声と発語・発話を診る際，いつも同じことをしてはいないだろうか．Doリストに基づいて，準備した課題をただ実行してはいないだろうか．もちろん，同じことをすることは大切である．ただし，患者をもっとわかるためには，患者の反応により課題を追加・変更することも必要ではないかと，著者（苅安）は考える．

診る過程

　診ることは，ダイナミックな過程であり，患者の反応に応じて，変えていくべき部分がある．条件次第で反応が変わることはよくある．発声発語を診る際にも，「なぜこうなるのか」「こうすればどうなるか」と考えながら，いろいろと試してみたい．"毎度 Think！"を実践すべきである．

　患者を前にしてセラピストがすべきことは2つある．患者の行動観察とその背景にある事柄の理解である．表面の音声行動を観察しながら，実は裏面の身体と精神，すなわち神経運動病理と個別的反応の理解に努めることが大切である．

声を診る

　声を診る過程を図1に示す．基本的な観察方法に加えて，考えながら診ていくので，患者によって行う内容に多少の違いがある．なお，声を診る前には，患者の情報から，意識・覚醒の状態と，発声の道具である呼吸・喉頭の状態を調べておく．

　まず，患者の身体を診ることから始める．「意識は？」「呼吸は？」「気道は？」と確認し，これらをクリアしてから，声の観察に進む．

　声の観察では，最初に，声は出せるのかを発声の促しで確認する．教示は「出しやすい声で『アー』と，3秒ぐらい声を出してください」とし，無関位（高さ指定なし），適度な大きさで，持続発声を促す．深呼吸や大きな声での発声であれば，指摘をして，再度試みるようにする．3母音「/a/-/i/-/u/」の持続発声で，声は出せているか，母音による違いはあるか，もしあればそれはなぜかを考える．

　声が出せない場合は，喉頭・声帯麻痺はあるのか，随意的には声を出せないが声を出す潜在的な能力はあるのかを明らかにすることが大切である．声が出せない場合には，いくつかの手法を試してみる（試験的方法）．他の場面（咳払いや笑い）で声帯の運動や振動が得られていれば，機能性の発声困難と考えることができる（表1）．

　声が出せる場合は，声の高さや大きさ，声の持続と安定性，声の質といった，母音での声の特徴

Clinical NOTE

なぜ3母音で声を診るのか？

　正常な声では生じないが，音声言語障害を有する患者でみられる異常な声には母音格差がよくある．母音の発声では，3母音で舌の構えや顎の位置が異なる．喉頭は宙吊りの器官であり，上下から引かれている．顎・舌の動きに合わせて喉頭・声帯の位置が変化することで，声の異常が出たり，反対によい声が出せたりする．正常でも，高母音（「イ」「ウ」）のほうが低母音（「ア」）よりも声が高い．母音の舌の位置（構音）による喉頭・発声への影響は，軽視できない．

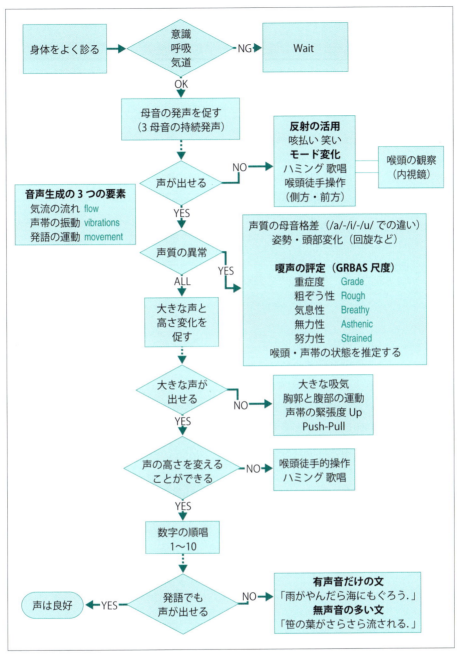

図1 声を診る過程

を記録する．声質の異常（嗄声）については，GRBAS尺度を用いて評定をするとよい．なお，喉頭病変や喉頭麻痺だけの患者とは異なり，dysarthriaの患者では，呼吸の制限もあり，そのために声が出せない，声が途切れて持続できない，声質が不良になることがよくあるので，姿勢と呼吸の観察をこの段階で行うべきである．声帯の内部をなす筋の緊張の異常（過緊張 hypertonic あるいは低緊張 hypotonic）もあるので，嗄声と結びつけて捉えておきたい．

次に，声を変えることができるかどうかを調べる．大きな声が出せるのかは，特にdysarthriaを有する患者で大切である．呼気支持の容量（潜在能力）が十分であること，声の大きさのモニタ

6章　音声言語病理の探求　A 印象

表1　声が出せない場合，大きな声が出せない場合，声質不良や声の途切れがある場合の観察の試験的方法とその理論的背景

状況	試験的方法	理論的背景
声が出せない場合	咳払い＋「アー」	非言語性の呼気と声門閉鎖の活用
	Push-Pull	声門閉鎖の促進（反射）
	喉頭圧迫	甲状軟骨外側面を押すことで声帯を内方へ
	深吸気からの発声	肺内圧を高めて声帯振動を促進する
	ハミングや歌唱	モード変化
大きな声が出せない場合	大きく吸って息を出す	肺内圧を高めて呼気圧を上昇させる
	Push-Pull	声門閉鎖の促進（反射）
	仰臥位で腹部を押す	肺を下から加圧して呼気圧を上昇させる
声質不良や声の途切れがある場合	他の母音での発声	母音構音に伴う喉頭変化
	姿勢調節	呼気支持の拡大，身体緊張の緩和
	吸気からの発声・ハミング	安定した呼気流，声門上気流抵抗の変化
	リズミカルに発声	呼気と喉頭の連動（アクセント法）

リングや調節が効くことは，改善の可能性が高いことを示す．大きな声は，胸郭と腹部の動きを観察しながら，Push-Pull や「もーっと大きく！」という教示で誘導する．声の高さを上下させるのでは，声帯の緊張という喉頭調節がうまくできているのかを調べている．声の出せる母音だけでなく，ハミングや歌曲を手がかりに促していくと，声の高低がうまく出せる患者もいる．

発声課題で条件次第であっても声が出せるならば，発語での観察に移行する．数字の順唱で，息継ぎも含め，声の持続や途切れ，声の大きさと高さ，声質を観察する．次に，有声音だけの文「雨が止んだら海に潜ろう．」と無声音の多い文「笹の葉がさらさら流される．」「浅瀬のせせらぎに誘われる．」での喉詰めや息漏れを観察する．喉頭ジストニアでは，内転型で前者が，外転型で後者が，発声困難である．喉頭の有無声の調節〔声帯の内転（とその解除）・外転〕，子音も含めた呼気の消費により，母音の持続発声とは異なる条件での発声となることを踏まえて，観察・記録をする．ここでも，姿勢と呼吸の観察は欠かせない．

声を診る際の課題では，変数として，持続，大きさ，高さを導入する．持続に関しては，on / off での切り替えをみることができる（例えば，短く3回「アッ・アッ・アッ」，短く長く短く「アッ・アー・アッ」）．大きさに関しては，大きな声だけでなく，小さな声でも声帯の緊張（弛緩）と呼気の調節がうまくできているかがわかる．声の高さは，発話での韻律（アクセントや抑揚）にかかわるので，発話の自然さにはとても大事な要素である．

共鳴を診る

母音の持続発声で，鼻音性を確認する．鼻漏れがかなりあると感じた時には，鼻をつまんでの発声発語を試しておく（例えば，「イー」「泡々」）．声の鼻漏れや鼻音性は，鼻息鏡やスプーンで確認できる．母音の持続発声と合わせて，無意味音節 /pipipi/ の生成をさせておく（表2）．無声閉鎖音 /p/ で口腔内の圧が高く，母音 /i/ で気道抵抗が高いため，わずかな間隙でもあれば気流は鼻に抜けてしまう．

発語での非鼻音（母音）の鼻音化 nasality，圧力子音（閉鎖音，摩擦音）での鼻漏れを調べるには，非鼻音と鼻音混じりの無意味音節か，有意味語，文を用意しておけばよい．鼻音 /m/ /n/ /N/ が入ると，前後の母音で鼻音化が起こりがちで，鼻音に挟まれた母音でもよく鼻音化がみられる．これ

表2 開鼻声・閉鼻声や鼻漏出による子音の歪みを促進・制限する課題と条件設定

課題	条件設定	効果
母音の持続発声	口の開き	口を狭くすれば開鼻声が増大
		口を大きく開ければ開鼻声が制限
	鼻つまみ	開鼻声を制限
無意味音節	/pipipi/	鼻漏出を促進
	/imi//ama/	前後の母音で鼻音化を促進
	/miN//maN/	鼻音に挟まれた母音で鼻音化を促進
有意味語（鼻音中心）	/naNneN/	鼻音に挟まれた母音で鼻音化を促進
圧力子音を含む語	戦い，四季	鼻漏出を促進
二重の圧力子音を含む語	コップ，失敗	鼻漏出を促進
圧力子音を含まない語	やわら，八百屋	鼻漏出を制限

は，口蓋咽頭閉鎖のための運動ができないためだけでなく，連続的な発語，特に高速運動で運動未到達が起こるためとも考えられる．圧力子音では，口腔内圧が高まるため，口蓋咽頭閉鎖のわずかな間隙でも，鼻漏れの雑音が起こってしまう．促音（二重の圧力子音）ともなれば，より一層鼻漏出を促進する条件設定となる．

発語・発話を診る

発語は，言語音（母音と子音）を生成して，それらを連結させて，意味のあることばの最小単位である語をつくる過程である．一方，発話は，意味のある語を配列して，話者の意図を示す文脈に適った文をつくる過程である．構音は，母音や子音をつくる過程であり，発語を支えている．発語には感覚運動が，発話には言語・認知が加味される（本項末尾の「NOTE：発語と発話」参照）．

発語と発話を診るためには，「考えながら」の要因に注目して，それが関与しない課題と関与する課題を用意すべきである．「考えながら」の要因が関与しない課題（発語課題）には，見本のある復唱，文字を音声化する音読，自動的な数字の順唱，文の再生がある．一方，「考えながら」の要因が関与する課題（発話課題）には，説明や絵の叙述，独話，質問応答がある．問診でのやり取りでも，「考えながら」の発話が観察できる．会話は，不定型な観察とはなるが，経過に伴う話者とその発語（発話）の変化を知るのに，便利である．

質問応答は，課題としての設定が難しい．なぜなら，セラピストが患者にどの程度の応答を求めているのか，患者が質問をどう受け取り応答するのか，両者の認識により発話に盛り込まれる情報と言語が異なるからである．例えば，「明日の予定は？」と尋ねられて，手短かに答える患者もいれば，朝から晩までたくさんのことを話す患者もいる．

発語・発話を診る過程

発語・発話を診る過程を**図2**に示す．

まず，患者の情報を踏まえて，意識・呼吸・気道の状態を観察する．次に，問いかけに応じて発語があるのか，観察時に自発的な発話があるのかを確かめる．もし，発語が全くない，あるいは重度に障害されている場合には，発声発語器官の観察を行う．発語の基盤となる声については，**図1**の「声を診る過程」を実践する．

その後，非自発話課題を行い，音声（行動）の印象と音声特徴を記述する．明瞭さ・伝達能力，異常性・審美性，音声の連続性について，印象をもつ．声，共鳴，構音，韻律，流暢性について，聴取印象と患者の身体（運動）をもれなく記述する．音声収録あるいはビデオ録画しておくのもよ

6章 音声言語病理の探求　A 印象

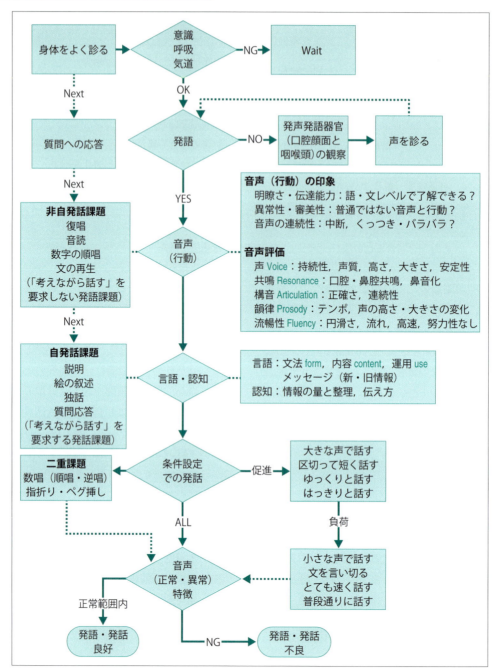

図2　発語・発話を診る過程

い．さらに，発話課題を行い，音声（行動）の全般的な印象と音声の5要素の特徴を記録する．言語と認知の側面について，つまり発話の内容や構成，語彙，情報の量と整理，伝え方も観察をする．

発語あるいは発話が，不明瞭であれば，大きな声で話す，区切って話す，ゆっくり・はっきりと話すように促し，その時の音声（行動）の違いを記録する．発話が比較的明瞭であれば，小さな声で話す，区切らないで文を言い切る，速く話す，検査場面での話し方ではなく普段通りに話すことを求める．他の課題（例えば，指折りやペグ挿し・抜き）を行いながら，数字を順にあるいは逆から

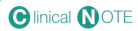

Clinical NOTE

dysarthria と構音の正確さ

dysarthria は，構音障害の一種と考えられているが，他の構音障害でみられる特定の音の誤りはあまりない．すなわち，音の誤りは運動の制限（唇の閉鎖，口の形，舌の前後，舌先の口蓋接触，口蓋咽頭の開閉，声門の開閉）によるもので，さらに呼気供給の力と安定性により語音の出来が左右される．連続的な発語運動で，不正確さが際立ってくることも特徴的で，短い語であればほぼ正確でも，文になると不正確さが顕在化する．

表3 発語の正確さを促進・制限する条件とその理論的背景

条件	設定（促進・負荷）	理論的背景
声量	大きくする	口が大きく開くので鼻音性があっても軽減される
		発語運動がいくぶん遅く大きくなることで運動標的に接近する
	小さくする	口が小さく開き口腔共鳴が不足するので母音の音色が区別しにくくなる
		乏しい呼気により子音の雑音が減弱化する
区切る	語で区切る	運動が小さくなる，あるいは乱れる前にリセットができ精度が保てる
	文を言い切る	後半に運動が小さくなる，あるいは構音運動が乱れ精度が保てない
話速度	遅くする	十分な運動が得られて運動標的に接近する
	早くする	運動が制限されて運動標的にいたらない
意識	はっきりと	発語運動が大きくなることで運動標的に接近する
	普段通りに	習慣的な話し方や工夫なしの話し方で不正確さが表面化する

言う二重課題で，異常性を検出できることもある．

連続的発語や自発話では，声の大きさ，区切り，話速度，明瞭さの意識により，母音と子音の正確さが左右される．促進・負荷の条件として設定して，話者の感想も聞きながら，音声課題を行い，聴取印象を記しておきたい（**表3**）．

構音を診る

dysarthria では，構音の異常の起こり方と特徴を明記しておきたい．

母音と子音の正確さの判定は，検査語リストの呼称・音読で生成された語や文の聴取判定で行う．精密な音声表記での記録ができれば，音の誤りについて正確な記述ができ，運動の制限や乱れの原因を考える材料となる[1]．高頻度語（**図3**）や音声対立語（**表4**）も用意しておきたい．文章の音読で，語（機能語を除く）ごとに正確かどうかを判定すれば，点数化もできる．

発語の正確さと同時に，運動と伝達の効率性を示すのが速度である．文章の音読で，所要時間を計測すれば，毎分の語数という単位で話速度が算出できる．文章の音読が，視覚障害や言語障害のために難しければ，文の再生の課題で代用できる．乱れずに正確に話せる速さを知ることができれば，その速度を訓練での開始地点と設定できるかもしれない．

発語の速さは毎秒5文字前後（10音程度）で，話速度は休みなく話すニュースキャスターで毎分450〜550モーラである[2]．会話や説明では，休止（ポーズ）が入るので，いくぶん話速度は遅い．速く話しても発語に乱れがないのが正常で，軽度の dysarthria では高速で乱れが顕在化することが多い．なお，話速度は，交互変換運動の最高速

6章 音声言語病理の探求　A 印象

評判	来年	学割	来賓	地下鉄
職人	味付け	人脈	初夢	髪型
爆発	元旦	計算	六月	契約
人格	印刷	着席	焼き豚	人命
結末	宛先	転勤	法律	建築
番組	夕焼け	宿命	十五夜	消しゴム
全滅	独身	相談	鉄人	晩飯
履物	農民	前借り	焼きそば	没収
ゆでたこ	ダビング	夕暮れ	鶏肉	写真屋
合理化	深爪	保健所	学生	誠実
下町	実用	朝刊	女子大	なぞなぞ
牛肉	連休	寄せ書き	日本酒	夕飯
毒蛇	税金	通勤	1日	連続
肌荒れ	洪水	定員	酒癖	旅先
年間	本物	漂白	道端	激突
友人	卵黄	寝返り	省エネ	長年
風鈴	即日	必要	サボテン	昼飯
洋服	千切り	前向き	神業	自家用
呼び捨て	お勤め	居酒屋	前半	銀行
落胆	水道	水割り	食べ頃	防犯

図3　高頻度語（100語）

表4　音声対立のリスト

語音	対立		語例
母音	高低	/i/-/e/-/a/	石 - 絵師 - 脚, 先 - 酒 - 坂
	前後	/i/-/u/	家 - 上, 記事 - 9時
		/e/-/o/	駅 - 沖, 寺 - 虎
子音	構音様式	/s/-/t/-/r/	責任 - 適任 - 歴任
		/d/-/n/	電気 - 年季, 筆 - 船
	構音点	/t/-/k/	時計 - 固形, 対物 - 怪物
	有無声	/t/-/d/	点火 - 電化, 移転 - 遺伝
		/p/-/b/	ピン - 瓶, ペンチ - ベンチ
	複数	/k/-/h/	感情 - 繁盛, 時効 - 時報

にも匹敵する運動速度であり，dysarthria患者では能力を超えて速く話そうとすることもある．

　日本語音声の連続的発語では，モーラの時間はほぼ均等で，モーラ等時性と呼ばれる．日本語は，2拍つづりでまとまるリズムもある（例えば，お は・よう，うれ・しい，らっ・きょう）．特殊音素の促音や長音で1拍分の長さが得られるかも確認しておきたい．

　発話の流暢性については，文章の音読や，絵の説明，独話といった発語・発話課題で観察できる[3]．dysarthria患者では，始まりでの躊躇やくり返し，時に発話の途切れや中断がある．流暢性を促進する"ゆっくりテンポ"で流暢性に違いがあるかを確認しておきたい．

速度と精度の天秤関係

連続的な運動において，精度は，時間・空間的標的に対してどの程度接近できたかで判定される．実際には，ある程度の変動は許容され，その範囲内は正確と受け入れられる．時間（タイミング）あるいは空間の側面で，ある程度（境界）を超えると，不正確となるので，精度の判断は知覚的には直線的ではない．

運動の精度 accuracy と速度 speed の間には，天秤 trade-off の関係がある（図4）．精度を上げると速度は低下し，速度を上げると精度は下がる．実際は，話す速度は十分に速く，そこから上げることはあまりない．もし発語運動能力が低下していると，正確さを保った，高速での発語は難しくなる．

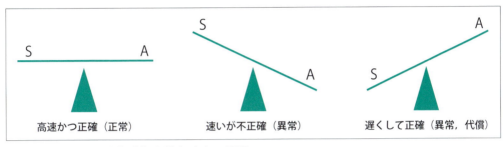

図4 構音の運動速度（S）と精度（A）の関係

発語と発話

話すことの困難は，発語ではなく，発話で生じることが多い．訓練場面で紙に書かれた語句を読む際には明瞭な音声であっても，何かを説明しようとすると不明瞭な発話となってしまう．"臨床の謎"ではあるが，これを紐解いてみることにする．

1．発語と発話

発語は，言語音（母音と子音）を生成して，それらを連結させて，意味のあることばの最小単位である語をつくる過程である．一方，発話は，休止に狭まれた口頭言語で，意味のある語を配列して，話者の意図を示す文脈に適した文をつくる過程である．構音は，母音や子音をつくる過程であり，発語を支えている．

構音は感覚運動性，発語は伝達性，発話は意図性で，原始・言語・社会的コミュニケーション出力となる．神経系のかかわりは，構音と発語には大脳運動野・言語野と基底核・小脳，発話にはそれに記憶・情動にかかわる辺縁系も加わる．異常な状態では，構音では音の誤り，発語では語の不明瞭さ，発話では言い誤りや非流暢性がみられる．

2．発話の3要因

発話は，とても複雑な言語活動である．周囲の状況を見ながら，相手に伝えることばを考え，話す運動を実行する．同時に，自己の発話をモニタリングして，修正することもある[4]．その難解さから，言

い誤りがよく起こる．言語障害だけでなく，認知症や発語運動障害でも，発話が停滞することからも，発話は3つの要因が支えていることが推察できる．

　発話では，言語と発語運動が両輪となり，認知が両者の実行状況に目を配る．まるで，言語と発語運動は車の両輪で，ハンドルを操作するのが認知であるかのようである（図5）．例えば，説明や情報伝達などの自発的な発話では，内容を整理して文をつくり（言語），並行して身体を動かして話す（発語運動）．相手を見て伝わったかの確認をしながら別の表現に切り換える，言い間違えや発音の誤りなどの修正と言い直しも行う（認知）．感覚と行動の間には様々な情報処理が介在する（図6）．これが「認

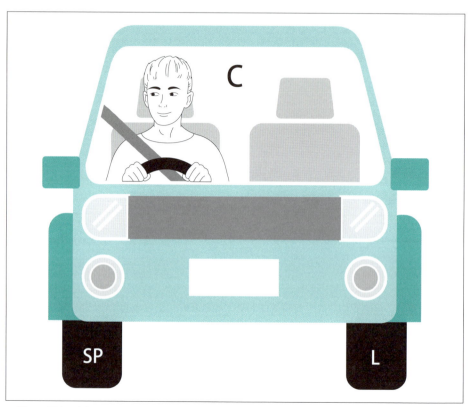

図5　認知（C）・言語（L）・発語運動（SP）の自動車モデル

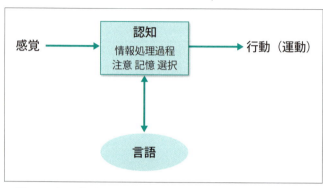

図6　認知の範疇

知」の正体であり，ヒトが高度な概念や言語，その表出となる発話を扱う基盤となっている[5]．

　dysarthria 患者で，音読や復唱では明瞭な音声であっても，自発話で不明瞭な音声となることは，謎であった．発話は，複雑な言語活動であり，言語と発語運動，それを支える認知の3要因が保たれている必要がありそうである．脳力全開でなければ，過不足のないメッセージを明瞭な発話として出力するのは達成できないことが窺い知れる．

3. dysarthria 患者は，復唱では明瞭に話せるのにどうして会話では不明瞭なのか？

　確かに，かなり重症の患者でも，記憶できる長さの語句や短い文を復唱させると，明瞭な音声で表現できる．音読でも比較的明瞭であっても，会話や説明という自発話となると，"ガクン"と不明瞭になってしまうのが一般的である．これが，訓練を実用場面に結びつけるうえで，大きな壁となっている．

　評価では，潜在的あるいは基礎的な能力 competence と実用的な能力 performance を分けて捉えるべきである．この理解を踏まえて，その壁を乗り越えるトレーニングを組み立てていく必要がある．目標は，自発的な発話や，個人の思いや経験を伝える時の文で，明瞭さを保つことである．

　では，うまく話すには，何が必要なのかを考えてみる．明瞭な音声（発話）には，運動標的への到達を高速で実現することが欠かせない．1秒間に5文字のスピードで，かつ十分な精度で運動することを，発語では要求される．もちろん，連続的な発語運動では，正常であっても，運動は経済的に最小化する傾向（Lindblom のいうところの「省エネ発語 hypospeech」）がある[6]．例えば，無意味のことば（音系列）の再生や模倣（復唱）では，単に話す運動をすればいいのである．

　よく知っていることばや短い文をくり返すこと（復唱）は，文を声に出して読むこと（音読）と同様に，自動的な活動である．ところが，自ら話したい内容を思いつき，語を選び文にして表出する過程は自発的な活動であり，おそらくこれが脳にとっては「負荷」となり，運動を実行する際に，運動の精度が下がってしまっているのではないだろうか．

　この背景には，脳のリソース（認知運動系）は有限で，複雑な要求があれば，その分だけ運動の強さ・速さ・正確さが低下するという発想がある．すなわち，思い出し，考えた事柄を，ことばを選び，適切な表現の文をつくり，口から発することは，脳の総力を挙げて実行されているはずである．

　ちなみに，音声評価でよく用いる数字の順唱は，自動的な活動であり，「考え（思いつき）ながら」話すことはないので，十分な運動ができるのだろう．頭部外傷の患者で，指折りをさせながら数字を言わせてみたら，声が小さくなった（声量低下症 hypophonia）ので，同時に2つのことを実行する課題（二重課題）で，脳のパワー出力が分散してしまうのだろう．

　評価と訓練の課題を考える際には，復唱や音読といった自動的な課題と，独話や説明といった自発話を求める課題でのパフォーマンスの違いを，音声言語に従事する学者，医師やセラピストは認識すべきである．訓練では，自動的な音声言語生成から，自発的な音声言語生成に，早めに移行すべきである．明瞭に話せる言語単位（語や文）で，質問応答や説明を患者に求めることが，実用性を高めるために大切である．

参考・引用文献
1) 阿部雅子：構音障害の臨床，改訂第2版，金原出版，2008．
2) 福盛貴弘：発話速度．音の百科事典（音の百科事典編集委員会編），丸善出版，2006，pp756-759．
3) 苅安　誠：吃音，発話障害へのアプローチ―診療の基礎と実際（廣瀬　肇監），インテルナ出版，2015．
4) Levelt W.J.M.：Speaking：From Intention to Articulation, MIT Press, 1989.
5) 田中慎吾，小口修樹・他：前頭連合野の認知機能．*Brain and Nerve* **68**（11）：1263-1270，2016．
6) Lindblom B.：Explaining phonetic variations：A sketch of the H and H theory. Speech Production and Speech Modeling, Hardcastle W.J., Marchal A. (eds.), Kluwer Academic Publishers, 1990, pp289-322.

4 音声の実時間分析の問題と対応

発声発語障害は，音声信号の逸脱として観察されるもので，主に音声の聴取印象でその判定や識別が行われる．音声を耳で判定する作業は，音声資料を収集している時間内に，道具を必要とせずに，そして練習をすれば誰にでもできる．その場（実時間 on-line）でしか聞こえないあるいは見えないこともあるので，音声を聞いた時には，観察事項を記録する．

その場での判定と記録は，効率的であり，かつ次の手を考えるうえで欠かせない．音声の異常あるいはその疑いがあれば，再度同じ課題を行うこと，条件を変えて課題を行うことで，もっとよく状態を観察できる．もちろん，音声は収録しておく．それは，再度の聴取で確認する，他者に意見を求める，そして音響分析（第15章参照）をするためである．

しかし，欠かせない方法といっても，聴取印象による判定（異常があるか，どんな異常か，どの程度か）にも，いくつかの制約と限界はある．本項では，それを3つの問題に分けて説明し，その対応について記すことにする．

観察者のバイアス

聴取印象は，観察者により異なることがある．同じ音声を聞いても，正常範囲内と判定する観察者もいれば，正常を逸脱している（異常）と判定する観察者もいる．患者音声の聴取判定ともなれば，観察者のバイアス（期待を含む偏った見方）もあり，正常範囲内であっても「異常である」と判定されてしまうこともあるだろう．

患者の音声を聴取して判定する際には，次の点に留意するとよい：

①患者の音声はすべてが異常ではなく，一部の側面や項目については正常であることがよくある

②音声の不良な点を指摘するだけでなく，音声のよい点も含めるのが，公正 fair な評価である

治療の経過で，音声の変化を記録することがある．訓練前後の音声評価での比較試験である．再評価では，セラピストの期待も入り，音声の判定でよい方向になってしまう可能性がある．こういった場合には，患者を知らない判定者に録音した音声での判定を依頼することが必要となる．もちろん，実際の音声と録音の音声とでは違いがあるが，少なくとも観察者のバイアスを考慮しての評価であるという点で科学的な価値がある．

判定の不一致

ある観察者が再度同じ音声を判定する場合，あるいはある観察者と別の観察者が同じ音声を判定する場合には，判定が一致することも，一致しないこともある．判定が一致する程度は，一貫性あるいは（測定の）信頼性 reliability と呼ばれる．判定の食い違いはよくあるので，その原因が，患者音声（資料）の特徴や逸脱の程度にあるのか，観察者の経験（不足）や判定項目の理解不十分にあるのかを知り，改善をはかるべきである[1]．

患者の音声資料で，音量が小さく，周囲の雑音が大きい場合，聴取が難しく，判定も不正確になる可能性がある．よい環境での音声収録のため，時にはやり直しもすべきである．音声の異常がごくわずかである場合に，異常があるかを判定することは難しい．音声だけでなく顔面を含む行動の観察により，異常を検出しなければならない．

観察者の経験や判定項目の理解度により，音声の聴取による判定は変わる可能性がある．「知らないものは見えない（わからない）」という喩えもあるように，何を見るべきか，観察の対象（ラ

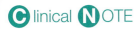

Clinical NOTE

セラピストの聴取訓練

　構音の誤りの評価では，異常構音も含め，正確な記述が求められる．どんな誤りがあるのか，その誤りが治療の過程で改善されていくのか，常に監視することが大切である[2]．そのためには，評価者あるいは治療者（セラピスト）は，聞く訓練 ear training を受けて，自らの耳と脳を基準に合わせる作業（チューニング）をしなければならない．

　耳を鍛えるといっても，実際には脳を鍛えていくことになる．構音の異常がどの音でどのように起こるかといった知識と音を聞いてそうであると認識して記述をする技能（スキル）は表裏一体である．

　耳（脳）を鍛えていくには，手始めに，正常な音声と異常な音声がどういった特徴をもつのか，その背景にはどんな身体の状態（運動を含め）があるのかを知ることである．次に，正常な音声を数多く聞き，自分の中に「正常範囲内」をつくることである．そして，代表的な異常音声を何度も聞いて，それを頭に入れることである．もちろん，臨床例を診ることで，正常と異常，音声特徴のラベル，異常の起こり方について，磨きをかけていく．

ベル，定義，背景）を知って臨むことで対応できる．数多くの患者を経験してきた観察者でも，観察の対象を知らなければ，初心者と変わらず，何も見出すことはできないのかもしれない．

患者（音声）への慣れ

　セラピストが同じ患者と毎日のように時間を過ごすことは，お互いがお互いを知ること，信頼し合うことや，セラピストが患者の身体の変化に気づくこと，あるいはやり取りを円滑に進めることにつながる．しかし一方で，治療（訓練）効果を検証しようとする際には，観察者が音声に"慣れる"ことで，異常があっても「正常範囲内である」あるいは「了解できる」と判定してしまう可能性がある．

　治療効果の検証には，セラピスト以外に，観察者（評価者）が独立して，患者音声を聴取して判定することが必要となる．近隣施設との連携で，訓練効果の研究をすれば，お互いに音声資料を交換し合って判定することができる．加えて，患者の音声にはわずかな変化もあるので，再現性を担保するために，ベースラインとして複数回，音声資料を採取することも大切である．

参考・引用文献
1) 小林範子：構音検査：聴覚による分析．音声言語医学 **41**：142-146，2000．
2) 岡崎恵子，相野田紀子・他：口蓋裂の言語臨床，医学書院，1997．

1 病態の理解

音声言語障害には，必ず原因があり，それを誘発あるいは増長させる要因・条件が存在する．神経原性の発声発語障害である dysarthria でも同じで，これを知ることはリハビリテーションを考えるうえで大切である．つまり，普通であれば"できる"ことを患者が"できない"のはなぜか，その原因と促進要因をわかろうとする取り組みが必要である．根底にある問題を解決できれば，患者は"できる"ようになるはずである．

● 病態生理

病態生理 pathophysiology とは，身体が正常な状態（生理）から逸脱した状態（病理）となる原因・要因や機序のことである．発語運動が破綻して緩慢になる，あるいは乱れるには，訳があるはずである．発声発語異常の直接の原因は，身体を動かすことの問題にある．発声発語器官（道具．形態・サイズ・位置）はよい状態か，動きは適切か，話す際の身体の使い方は適当かを順番に考えていく．

例えば，声がおかしい（失声，声の途切れ，嗄声，高すぎる声など）という患者について，どう考えていくのか――．はじめに「道具は？」と問いかける．喉頭と声帯に欠損・変形や器質的な病変があるかを知る．次に「運動は？」と問いかける．発声だけでなく，喉頭がかかわる呼吸や嚥下，咳払いや息こらえから，声帯運動障害があるかを探る．最後に「使い方は？」と問いかける．身体の姿勢はどうか，うまく声が出せない時には力が入りすぎていないか，息は十分に出せているかを観察する．

● 病態生理理解の価値

病態生理を明らかにすることには，どんな価値があるのだろうか？ 治療対象となる標的は，身体そのものである．発声発語の異常がある場合に，「もっと大きないい声で」「はっきりと（明瞭に）」「もっと早く話して」と要求しても，そうはできないのが患者である．症状（表面）ではなく，その背景（裏面）にある異常な状態を修正する必要がある．すなわち，「何を変えることで，音声（行動）がよくなるのか？」というロジックをもとに，訓練の課題を組み立てていくべきである．

「何を変える」の"何"とは，運動とその指令（神経）である．無意識的あるいは意識的に，よい形に接近させていく（行動形成 shaping）．見せる，聞かせるなどの刺激に対しての反応を見ながら，変えることのできる要素を探り出す．ただし，背景にある状態が明らかではない場合や修正しにくい場合は，症状に対して直接的で効果的な方法（対症療法）を採択する．

● dysarthria と病態生理

dysarthria を有する患者では，神経・運動病理に個人が反応して，個別的な音声（言語）行動が顕在化し観察される（図1）．病態を知るには，「なぜ起きているのか？」の問いかけを常に行うことが必要である．発声発語の問題の直接的な原因は運動の異常や制限であり，その背景には神経回路の機能低下があると考える．

発声発語異常の背景にある原因や要因は，発話にかかわる認知，言語，発語運動の3つの要素〔第6章「NOTE：発語と発話（113頁）」参照〕に分けて考えるとよい（表1）．発語運動は，発声発語異常の直接の原因であり，時に関連要因ともなる．認知と言語は，状況に合わせてことばを編成（語彙選択と配列）して出力するという点で，発語運動に影響を与えている．

>
>
> **因果関係と相関関係**
>
> 　ある結果を何らかの原因で説明できる時，両者は「因果関係にある」という．因果関係があると断言するためには，以下の4つの要素を証明する必要がある[1]：
> 　①原因は結果に先行して存在する（時間的先後関係）
> 　②同じ原因で同じ結果が一貫して確認できる（相関性）
> 　③他の要因が背景にあって両者を引き起こしていることがない（非擬似相関性）
> 　④原因と結果を結びつける適当な説明がある（論理性）
> 　2つ以上の変数の間での結びつきがあれば，「相関関係にある」という．注意しておきたいのは，統計的に全く相関がないことはほとんどないことで，あたかも関係があるかのように思い込んでしまいがちな点である．他の要因が実は原因となって，2つの結果を生んでいることがある．偶然の一致が，高い相関を示していることもある．ロジカルに説明できない関係は，あっても無関係とみなすほうが無難かもしれない．

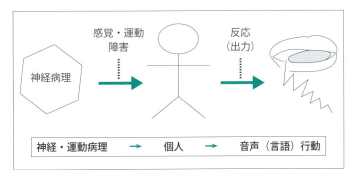

図1　神経・運動病理と音声（言語）行動の図式

「機序」を明らかにするプロセス

　原因がある条件で結果として表面化するという「機序（メカニズム）」を明らかにするためには，一歩一歩可能性を挙げながら，消去と採択を重ねていく思考過程が必要となる．ここで示した可能性は，仮説 hypothesis とも呼ばれる．代表的な音声異常所見を題材に，その背景にある原因や要因を整理してみよう．

　表1を参考に，「小声」の魚骨図 fish-bone graph をつくってみる（図2）．魚骨図を用いて，発話を支配する3要素をもとに，すべてが関与するとみなす系統的なやり方で整理してみる．原因と要因を探るには，「発語運動は？」「認知は？」「言語は？」と問いかけていけばよい．小声は，発話で十分な声量が実現されていない状態である．呼気（流量）の制限，喉頭原音（声）の減弱，口腔共鳴の不足，自覚的声量の誤認などが原因・要因として考えられる．

　呼気（流量）の制限の背景には，呼吸器疾患があるが，大きく吸って出すの出し始めは十分な大きさかもしれない．喉頭原音（声）の減弱は，声帯の低緊張や声門閉鎖不全が背景にある可能性がある．声帯の低緊張であれば，呼気が安定していると仮定して，声の大きさや高さも不安定になるだろう．過度の鼻腔共鳴あるいは開口制限で，口腔共鳴は限定され，声量は低下する．

　機能的には大きく声を出せるはずだが，小さくしか出せないことも考えられる．自覚的声量の誤

7章 音声言語病理の探求　B 病態生理

表1　音声の異常所見に関連する原因や要因の捉え方

要素	原因や要因となりうる事項
認知	本人の自覚
	工夫・代償・適応行動
	伝達不能の認識
	注意と情報の記憶・処理
言語	発語運動能力に合わせた言語編成
	語の想起・言い換えなどでの語彙選択
	話題の提供・維持・切り替え
発語運動	呼吸（動力源の呼気供給）
	発声（喉頭原音生成のための声帯振動）
	共鳴（気流の切り替えのための口蓋咽頭弁）
	構音（音の出し分け）

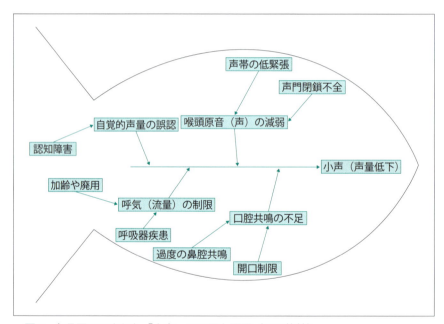

図2　魚骨図で示された「小声」の原因と要因（の可能性）

認（認知障害）を背景に，運動の起動力（出力）が乏しいのではないだろうか．つまり，発語運動は保たれていても，患者が発語運動能力を十分に発揮できていない可能性がある．言語編成に注意・脳力が向かえば，発語運動がおろそかになることも予想される（例えば，声量低下症 hypophonia）．言語的負荷がない課題でどうなのか，調べるべきである．

疾患に伴う身体・音声特徴

疾患に特徴的で生じやすい状態は何かを知ることも，病態生理の理解に役立つ（表2）．脳神経疾患は，神経系の機能低下をきたし，発語運動だけでなく，認知や言語，内分泌系などの身体状態（「非運動症状」と呼ばれることがある）にも影響

OTE

魚骨図の活用

発声発語異常の病態について，まずはいろいろな可能性を考えることが大事である．いろいろな可能性から，患者個人の状態を踏まえて，可能性を消去していくことで，訓練の標的が絞り込まれていく．可能性を挙げて視覚化するのに有用なのが，特性要因図 cause-and-effect diagram である．魚骨図 fish-bone graph とも呼ばれ，因果関係や要因を示すのに便利である[2]．

表2 神経・筋疾患別の運動病理・音声特徴と関連能力低下

疾患	運動病理	音声特徴	関連能力低下
パーキンソン病	固縮	躊躇（開始困難）	認知障害
運動ニューロン疾患	筋力低下	鼻漏れ，緩慢	呼吸障害，認知障害
脊髄小脳変性症	筋・運動協調障害	断綴的発話	認知・言語障害

を及ぼす．

例えば，パーキンソン病での小声や躊躇と加速は，運動低下〔固縮 rigidity（硬く強ばって動かしにくい状態）〕が原因とみなされがちだが，認知障害も無視できない．運動ニューロン疾患に伴う鼻漏れは，口蓋咽頭の筋力低下 weakness が原因であることは間違いないが，顎運動の制限や呼吸の制限も促進要因として関与しているかもしれない．運動異常の性質と出力音声は，基本的には一貫した関連性をもつ．ただし，患者個人の対応により，音声行動は修飾されることも忘れてはならない．

発声発語困難とその背景

発声発語困難の音声特徴は数多い．ここでは，代表的な音声所見である声の震えと不明瞭発話について，その背景を考えてみる．

声の震えは，周期的な音声振戦 voice tremor と非周期的な震え flutter とに分けることができる．生理的な現象として，発表や面接で，過度の緊張状態となり，声が震えてしまうことがある．他にも，悪寒があると，声も不安定となり，声の震えとして感知される．一方，病的な声の震えは，発声器官である喉頭と呼吸の変動による可能性が高い．

ただし，弱い声では変動の影響が表面化しやすいということを忘れてはならない．声帯の緊張が変動すれば，声の大きさや高さは不安定になる．呼気の供給が一定でなければ，声門下圧も上下して，声の大きさが変動する．声帯の緊張が低いと，声の不安定さもみられることがある．同時に，呼気圧が弱ければ無力性の嗄声も，呼気圧が強ければ粗ぞう性の嗄声も起こりうる（**図3**）．

不明瞭発話は，母音や子音の不正確さが連続的な発語で生じた結果であり，その背景には構音運動の不適切さや乱れがある．声の異常（小声や嗄声）や共鳴の異常（過度の鼻漏れ）は構音運動で生成される音の品質を低下させてしまうことがある．未覚醒や酩酊状態で，発語運動は顕著に乱される．認知低下で，相手の了解困難も気にせず，話してしまっていることもある．発話了解困難（＝不明瞭発話）には，発語運動の制限だけでなく，本人の運動能力を超えた発話速度や自己音声のモニタリング不良も加担している可能性がある．身体能力に適した話し方ができないと，発話の明瞭さは保つことが難しい（**図4**）．

試験的治療の実施

発声発語異常の仮説が打ち出されたら，試験的

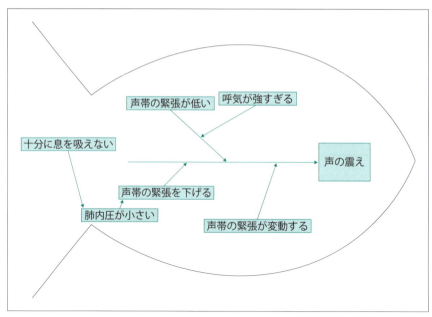

図3　魚骨図で示された「声の震え」の原因や要因（の可能性）

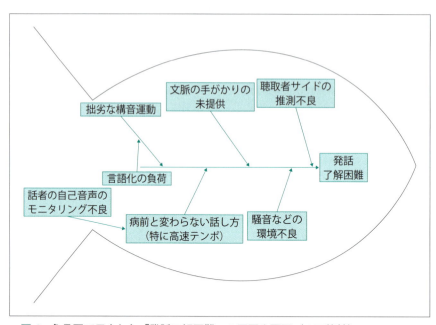

図4　魚骨図で示された「発話了解困難」の原因や要因（の可能性）

治療 trial therapy で患者の反応性を確認しておきたい．病態の理解にまた一歩進むことができるだけでなく，鑑別診断を助け，訓練への導入にも役立つ．試験的治療は，うまくできるような条件を設定して行う，患者の反応性を見る取り組みである．期待した反応が得られるのならば，訓練として導入する．よい反応が得られなければ，少なくとも現段階では訓練に採用しない．

次に，運動病理と音声所見，およびそれに対しての試験的治療を3例示す：

[例1] 喉頭麻痺（片側皮質延髄路損傷）→一側声帯の緊張低下→嗄声（気息性，粗ぞう性）
- 声帯が弛んでいるあるいは声門閉鎖が不完全と考えるならば，筋緊張を高め運動を促進するPush-PullやLiftingを選択する
- 麻痺した声帯の位置が傍正中にあると考えるならば，徒手的に甲状軟骨の外側面をPushしてみる
- 声帯の高さ（レベル）の違いや位置のズレが原因と考えるならば，その矯正のために頭頸部回旋を行ってみる
- 声帯振動が得られないのは十分な気流がないからと考えるならば，呼気の増強をはかってみる

[例2] 口蓋麻痺→母音での開鼻声と子音での鼻漏れ
- 母音や圧力子音での口蓋挙上および鼻音での口蓋下制にかかわる作動筋と拮抗筋の協調性・タイミングの異常や運動制限が背景にあると考えるならば，/kaN/反復で開鼻声と鼻漏れが増加するのかを確かめる
- 過剰な筋緊張が運動制限をきたしていると考えるならば，小さい声を出させることで，全身と局所の筋緊張が高くならないようにする．「軽く」という声かけもよいだろう
- 運動を続けることによる疲労や運動制限があると考えるならば，"ひと休み"を入れてみる

[例3] 舌の一側麻痺→拙劣な発語運動→自覚→運動のやり直し→音や音節のくり返し
- 発語運動の速度が上がると運動が破綻する．軽度の運動麻痺でも高速運動で破綻すると考えるならば，不具合や違和感があってもやり直しせずに話す内容に集中すべしと患者に伝える
- テンポを下げることで十分な発語運動ができる可能性があるため，2Hzか3Hzのテンポで確実にできることを確かめる

参考・引用文献
1) 森岡聖次：因果関係の考え方．医療・保健のための臨床統計（柳川　洋編），診断と治療社，1998，pp116-119．
2) Harris R.L.：Information Graphics：A Comprehensive Illustrated Reference, Oxford University Press, 1999, p69.

2 口腔顔面の観察

発声発語異常の直接の原因は，口腔顔面と咽頭・喉頭に呼吸器を含めた身体の観察とその所見から得られる．顔面の非対称と口（唇）の閉鎖不全，舌の運動制限，（軟）口蓋の挙上不足，喉頭・声帯の麻痺，いずれも視診に聴診と触診を加味して，明らかにすることができる．安静時を手始めに，非言語性の運動時，言語性の運動時，反射時という観察レベルで，発声発語にかかわる神経系を調べていく．

観察のねらい

発声発語器官の観察は，dysarthriaの患者だけでなく，すべての音声言語障害（「疑い」も含む）の患者で行われる．その理由は2つある．第1は，発語の異常が，器官の欠損や変形，すなわち"道具"の不備によって起こっているのか，運動の制限や異常によって起こっているのか，直接の原因を明らかにすることである．第2は，発語の異常が"道具"の不備や運動の制限によって起こったものではないということを明らかにすることである．

もう1つ，脳神経疾患を有する患者においては，神経学的検査の一部となる．さらに，急性期の患者のモニタリングの目的でも，口腔顔面の観察を行っておくべきである．その理由は，神経系の損傷の局在や状態の変化を理解するためである．例えば，口腔顔面の麻痺が軽度であったのが，翌日には流涎が多くみられたら，唇の感覚低下や運動制限，舌による唾液の送り込みの不良の可能性があり，背景の神経病理が変わったこと（悪化）を示している．

観察の方法

観察は，いくども行うことができる．発語（構音）の異常がある場合には，何か原因はあるのか，それはどの程度影響しているのか，運動に制限はあるのか，過剰な反応はないのか，観察をして所見を記述する．ことばで表現するだけではなく，スケッチを描くのもよい（図1）．また，患者の了承を得て，写真や動画を撮影しておくべきである．見比べることで，経過での違いをより明確に知ることができる．

運動に関しては，異常の記述を一貫させておきたい（表1）．運動範囲を示すのであれば，正常に動くのか，半分程度は動くのか，ごくわずかしか動かないのか，全く動かないのか，を記述すればよいだろう．力については，正常は十分で，異常は不十分か弱いとなる．速度に関しては，正常は速いで，異常は遅いか変動するとなる．方向性については，正中が正常で，左右への偏りが異常である．精度に関しては，正確か不正確かで，正

Ⓒlinical ⓃOTE
モニタリングで患者の変化を捉える

近年，セラピストにとって，集中治療室（ICU）や急性期病棟で患者に会うことは珍しくない．身体，精神，意識・覚醒レベルを確認して，現状の理解をはかりながら，評価・訓練のタイミングを窺う．脳卒中や中毒など，急性に発症する患者では，経過をみていくことが勉強にもなる．意識と覚醒がクリアになれば，簡単な課題はベッド上でも可能となる．

> OTE
>
> **感覚と運動**
>
> 　運動の学習と定着（調節）には，適切な感覚入力が欠かせない．よって，運動の異常の背景には，感覚の低下があるとよくいわれている．ただし，感覚を評価するのは容易ではない．感覚といっても，筋の伸張，構造物の触圧，気流や圧，運動位置といった局所だけでなく，聴覚や視覚など，多様な感覚入力が音声の学習と調節にかかわっている．

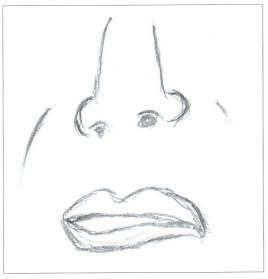

図1　患者の顔面（口部付近）のスケッチ
鼻唇溝の浅さと口角の下垂より左の顔面麻痺が見て取れる

表1　運動の要素と正常・異常の記述

要素	正常	異常
範囲	十分	制限あり
力	十分	不十分あるいは弱い
速度	速い	遅いあるいは変動あり
方向性	正中	左右に偏位あり
精度	正確	不正確
筋緊張	適当	過剰あるいは過小

常か異常かが分かれる．筋緊張については，観察というよりも形状や上記の運動特性からの推定となるが，適当が正常で，過剰あるいは過小が異常である．

観察の基本的事項

　口腔顔面を観察する際の，基本的な設定と手順を示す（**表2**）．小道具をポケットに入れ，診るべきものを理解して，手順と所見の準備をして臨みたい．観察の対象は，顔面全体と口の周辺，下顎，口腔内の歯と上顎，軟部組織（頰，口蓋弓，舌，口蓋）である．観察のタイミングは，安静時，運動時，反射時の3つである．
　安静時の生理的な動揺を除けば，すべての構造物は構え（姿勢）を保つのが正常である．運動については，課題として初めて取り組むことが多い非言語性の運動と，習慣化された（学習された，状態に適応した）言語性の運動の違いを見る．反射は，大脳の関与がない末梢神経系の活動であり，神経回路の損傷レベルを理解するために重要である．
　患者は，ベッドに寝ていることもあるが，本来の状態を知るという観察の目的からも，身体を起こしてあるいは（車）椅子に座らせて観察を行うのが望ましい．左右の違いを見ることが多いので，患者にまっすぐ向き合うことが大事である．観察のはじめに，動きを求めるのではなく，間を取って，じっくりと診ることで，安静時の身体状態，不随意運動などを捉えることができる．身体全体，顔面，口腔内へと観察を進めていく．

7章 音声言語病理の探求　B 病態生理

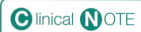

観察者（検者）の心構え

　観察を行う時，慌てて「ああして，こうして」と，患者に注文をつけて，何かをさせてしまっているのではないだろうか．実は観察は，何も求めずに，じっくりと見る（診る）ことから始まる．随所に，間を取って，安静から運動へとゆっくりと進めることが大切である．観察の前に，何のために（目的），何をすべきか（手続き）を，理解しておくべきである．外科医が術前に手順を確認するように，セラピストは，本書などの教科書・参考書を紐解き，頭の中でリハーサルをしておきたい．

表2　口腔顔面の観察の基本的な設定と手順

- **準備するもの**：検者の目と手と頭，ペンライト，舌圧子，デジタルカメラ．
- **観察の対象**：顔面全体，口の周辺，下顎，唇，口腔内，歯，頬，口蓋弓，舌，口蓋．
- **観察のタイミング**：安静時，非言語性と言語性の運動時，反射時．
- **セッティング**：患者を起こして，なるべく（車）椅子に座らせる．
- **検者**：患者の正面に立つあるいは座る（ベッドサイドでは椅子に座っておく）．
- **患者の身体を診る**：よく診る；姿勢はどうか，不自然な動きはないか．
- **顔面の対称性を確認する**：左右対称か（額・頬・鼻を中心に），鼻唇溝の深さと長さはどうか．
- **口の閉鎖を診る**：口は閉じているか，口角は左右同じレベル（高さ）か，流涎はないか．
- **口の開きを診る**：開閉はスムーズか，顎の痛みはないか，口の開きの大きさはどうか．
- **口の中を診る**：歯は揃っているか，義歯を装着しているか，カチカチできるか，口腔衛生はどうか．
- **舌を診る**：大きさはどうか，しわはあるか，左右対称か，震えやねじれるような動きはないか．
- **舌を提出するように指示する**：「もっと」という声かけで舌先をどこまで出せるか，左右にズレ（偏位）はないか．
- **声を出すように指示する**：「アー」で口蓋は持ち上がるか．

詳細な観察と記録

　口腔顔面を中心に発声発語器官（と同時に発声発語機能）を詳細に診る際の手順と記録のポイントを示す（表3）[1～4]．次の3つを念頭に観察を行う：よく診よう（くり返し診ればよい），考えながら診よう，スケッチをしよう．観察の方法を間違えたり見逃したりすることはよくあるので，その場合は再度反応を求めて観察をくり返す．時間がとれれば，すべての項目で観察を試みるとよい．

　ただし，所見の記録のための観察は，ほとんど役に立たない．身体が，神経系が，どうなっているのかを考えながら（毎度 Think！），診ていくことが大事である．観察した所見の意味付けを常に行いながら進めていく．見たことは，スケッチをするか，デジタルカメラで静止画や動画におさめておきたい．口腔顔面の観察と一部の音声課題を，連続的に行うことで，発声発語異常とその直接の原因を結びつけることができるはずである．「○○検査法」ととらわれずに，脱線をしてもいいので，患者と音声言語・神経病理をもっとわかるための観察を考えながら進めていく．

表3 発声発語器官の診かた [1~4)]

観察の視点	方法	計測・評定と記録
姿勢（体幹と頸部）を診る〔副神経（XI），脊髄神経，錐体路〕		
身体は左右対称か？	全身を見る	上肢・下肢の対称性：対称・非対称
		上肢の運動麻痺：なし・あり（右・左）
		下肢の運動麻痺：なし・あり（右・左）
身体は傾いていないか？	肩峰の高さを見る	体幹の傾き：なし・あり（支持：不要・必要）
身体にねじれはないか？	体幹を見る	体幹のねじれ：なし・あり（方向：右・左）
頭頸部は直立か？	頸部を見る	頭頸部：直立・非直立（方向：右・左）
頸部の屈曲に制限は？	ROM 測定をする	屈曲（　）°
頸部の伸展に制限は？	ROM 測定をする	伸展（　）°
頸部の回旋に制限は？	ROM 測定をする	右回旋（　）°，左回旋（　）°
頸部の側屈に制限は？	ROM 測定をする	右側屈（　）°，左側屈（　）°
頸部前面の張りは？	胸鎖乳突筋を見る	安静時（　），深吸気時（　），発声時（　）
頸部後面の張りは？	僧帽筋を見る	安静時（　），深吸気時（　），発声時（　）
頭部の回転運動は？	回転運動を促す	制限：なし・あり
呼吸を診る〔頸髄神経（C），胸髄神経（T）〕		
気道は確保されているか？	カルテ確認，観察	正常な気道・気道障害あり（気管切開口・カニューレ・人工呼吸器・気管挿管）
呼吸の頻度は？	呼吸の観察	呼吸回数@安静時：（　）回/分 ※正常値（成人）：18～20 回/分
呼吸のタイプは？	呼吸・顔面の観察	鼻呼吸（　），口呼吸（　）
胸郭の動きは？	胸部を見る	安静時：普通・過大・過小
		発声時：普通・過大・過小
胸郭の硬さは？	胸郭を押す	弾性：柔らかい・硬い
腹部の動きは？	腹部を見る	動き：あり・なし
発声での呼気供給は？	母音の持続発声	持続：3秒・5秒・7秒・10秒
子音の呼気持続は？	無声音 /s/ の持続	呼気持続時間：（　）秒
口から息を吹き出せるか？	持続「フーーー」	持続：3秒・5秒（息継ぎなし）
	断続「フッフッフッ」	回数：3回・5回（息継ぎなし）
顔面・顎を診る〔顔面神経（VII），三叉神経（V）〕		
顔面は左右対称か？	顔面をよく見る	眼瞼の閉じ：あり・なし（右・左）
		口角の下制：なし・あり（右・左）
		鼻唇溝の深さ：同じ・違う（（　）側が浅い）
流涎はないか？	口もとを見る	流涎：なし・あり
		唾液嚥下：可・不可
		口の閉鎖：十分・不十分（右・左）
顎は下制していないか？	下顎位置を見る	顎位：閉口・開口
顔面の感覚は？ （刷毛を使用）	額に触れる（閉眼）	上部顔面の感覚：あり・なし（右・左）
	頬に触れる（閉眼）	下部顔面の感覚：あり・なし（右・左）

表3 発声発語器官の診かた[1〜4]（つづき）

観察の視点	方法	計測・評定と記録
唇と顎を診る〔顔面神経（VII），三叉神経（V）〕		
口を開くことはできるか？	開口を促す	顎の下制制限：なし・あり
	口を大きく開くことを促す	最大（　）指 ※正常値（成人）：3指
口を閉じることはできるか？	閉口を促す	顎の挙上制限：なし・あり
		偏位：なし・あり
閉口状態を保持できるか？	閉口保持を促す	保持時間：3秒・5秒
顎を閉じる力は十分か？	口を強く閉じることを促す	顎閉鎖力：十分・不十分（徒手的抵抗）
顎を開く力は十分か？	口を強く開くことを促す	顎下制力：十分・不十分（徒手的抵抗）
顎の開閉は適切か？	歯の噛み合わせを促す	円滑さ：あり・なし
		偏位：なし・あり
	「カチカチ」を促す	規則性：あり・なし
顎を左右に動かせるか？	左右方向へのスライドを促す	制限：なし・あり（方向：右・左）
		随伴する頸部の動き：なし・あり
上下唇は閉じているか？	口唇をよく見る	閉じ：あり・なし（右・左）
閉唇状態を保持できるか？	閉唇保持を促す	保持時間：3秒・5秒
唇を尖らすことはできるか？	見本を示す	突出：可・不可（右・左） ※口輪筋の収縮
唇の横引きはできるか？	見本を示す	横引き：可・不可（右・左） ※笑筋の収縮
反射で横引きはあるか？	冗談を言って笑わせる	横引き：なし・あり（対称・非対称）
唇を閉じる力は十分か？ （上下顎閉鎖を保持）	上下唇を閉じることを促す	中央：十分・不十分（唇間舌圧子を抜く）
		左側：十分・不十分
		右側：十分・不十分
唇の突出力は十分か？	口の突出を促す	唇突出力：十分・不十分（舌圧子による抵抗）
唇の横引き力は十分か？	口の横引きを促す	唇横引き力：十分・不十分（徒手的抵抗）
口唇を変形できるか？	交互母音 /oioi/ の発声を促す	低速での制限：なし・あり（円唇・横引き）
		中速での制限：なし・あり（円唇・横引き）
口の閉鎖を反復できるか？	毎秒2回「パ」を言わせる	口閉鎖：十分・不十分（右・左）
	最速で「パ」を言わせる	10回：（　）秒→（　）回/秒
唇だけを開閉できるか？ （上下顎閉鎖を保持）	唇の開閉を促す	運動制限：なし・あり（右・左）
	「ピチピチ」を促す	規則性：あり・なし
歯は揃っているか？	歯列を確認する	上：（　）本，下：（　）本
		欠損：（　）本，義歯：なし・あり
舌を診る〔舌下神経（XII）〕		
舌の大きさは？	開口保持を促す	大きさ：普通・大きい・小さい
舌の位置は？	舌をよく見る	位置：正中・偏位（方向：左右・前後）
		その他：しわ・でこぼこ，萎縮・攣縮

表3 発声発語器官の診かた [1〜4]（つづき）

観察の視点	方法	計測・評定と記録
舌は動いていないか？	舌をよく見る	動き：なし・あり ※不随意運動（ジスキネジア，ジストニア）
舌の硬さは？	舌に触れる	硬さ：普通・硬い・柔らかい
舌の提出は十分か？	舌を口外に出させる（提舌）	運動範囲：無動，歯列内，歯列外，唇外（正常） 対称性：正中・偏位（方向：右・左）
舌体を後退できるか？	舌を引かせる	舌の厚みの左右差：なし・あり 舌のねじれ：なし・あり
舌の前後運動はできるか？	出して・引っ込めるを反復させる	範囲：十分・不十分・不可 速度：普通・遅い
舌を前に出す力は十分か？	唇に当てた舌圧子を押させる	力：十分・不十分・不可
舌の感覚はあるか？	舌背を舌圧子で押さえる	絞扼反射：あり・なし
舌の左右の動きは？	口角に舌をつけるように促す	制限：なし・あり（右・左）
	頬内側に舌をつけるように促す	制限：なし・あり（右・左）
舌で左右方向に押す力は？	頬を舌で押すように促す	力：普通・弱い 持続：可・不可
舌先持ち上げはできるか？	上歯の裏に舌をつけるように促す	運動：可・不可 開始：円滑・緩慢
舌先下げはできるか？	下歯の裏に舌をつけるように促す	運動：可・不可 開始：円滑・緩慢
舌先上げ下げはできるか？	上下の唇に交互に触れるように促す 見本を示す	運動：可・不可 ※上・下縦舌筋の相反活動
口蓋押し当ての舌の力は？	舌圧子を押すように促す	力：十分・不十分 持続：可・不可 ※舌圧計測を行うこともできる：（　）kPa
舌縁が持ち上がるか？	「イー」と言わせる	運動制限：なし・あり（右・左）
	「キキ」と言わせる	対称性：あり・なし
舌背が持ち上がるか？	「カカ」と言わせる	運動制限：なし・あり
舌先挙上を反復できるか？	毎秒2回「タ」を言わせる	舌口蓋接触：あり・なし
	最速で「タ」を言わせる	10回所要時間：（　）秒→（　）回/秒
舌背挙上を反復できるか？	毎秒2回「カ」を言わせる	舌口蓋接触：あり・なし
	最速で「カ」を言わせる	10回所要時間：（　）秒→（　）回/秒
舌先反転を反復できるか？	毎秒2回「ラ」を言わせる	舌反転：あり・なし
	最速で「ラ」を言わせる	10回所要時間：（　）秒→（　）回/秒
舌面凹ませを維持できるか？	毎秒2回「サ」を言わせる	舌面凹み：あり・なし
	最速で「サ」を言わせる	10回所要時間：（　）秒→（　）回/秒
口蓋咽頭を診る〔舌咽神経（Ⅸ），迷走神経（Ⅹ）〕		
硬口蓋の形態は正常か？	口蓋をよく見る	硬口蓋の高さ：正常・高い 硬口蓋の幅：正常・狭い

臨床編Ⅱ

2. 口腔顔面の観察

表3 発声発語器官の診かた[1〜4]（つづき）

観察の視点	方法	計測・評定と記録
軟口蓋は左右対称か？	口蓋をよく見る	軟口蓋・口蓋垂：正中・偏位（方向：右・左）
軟口蓋は動いていないか？	口蓋をよく見る	動き：なし・あり ※不随意運動（ミオクローヌス）
口蓋弓は左右対称か？	前後口蓋弓を見る	前口蓋弓の偏位：なし・あり（方向：右・左） 後口蓋弓の偏位：なし・あり（方向：右・左）
刺激で口蓋は挙上するか？	舌圧子で口蓋をこする	挙上：あり・なし ※咽頭反射
発声時に口蓋は挙上するか？	発声「アー」を促す 断続発声「アッアッ」を促す	挙上制限：なし・あり（方向：右・左） 挙上制限：なし・あり（方向：右・左）
開鼻声はあるか？	母音発声「アー」を促す 母音発声「イー」を促す	評定：ない（0），わずか（1），かなり（2） 評定：ない（0），わずか（1），かなり（2）
鼻音前後で鼻音化するか？	「アマ」と言わせる	鼻音化：なし・あり
呼気の鼻漏出はあるか？	「ピピピ」と言わせる	鼻漏出：なし・あり，鼻息鏡：（　）
口から息を出せるか？	ソフト・ブローイングを促す ハード・ブローイングを促す	持続性：あり・なし 持続性：あり・なし
頬の膨らませができるか？	見本を示す	頬の膨らみ：あり・なし ※これには口腔・咽頭遮断が必要となる
喉頭を診る〔迷走神経（X）〕		
喉頭挙上はみられるか？	唾液嚥下を促す	運動：あり・なし
声は持続するか？	母音の持続発声を促す	声の途切れ：なし・あり
声は安定しているか？	母音の持続発声を促す 3母音「/a//i//u/」の3秒間発声を促す	震え：なし・あり 規則性：あり・なし
嗄声はあるか？	母音の持続発声を促す 3母音「/a//i//u/」の3秒間発声を促す	評定：GRBAS 母音格差：なし・あり
声の開始困難はあるか？	「アッアッアッ」と言わせる	開始困難：なし・あり
声帯の内外転はできるか？	毎秒2回「ハ」を言わせる 最速で「ハ」を言わせる	反復：可・不可 10回所要時間：（　）秒→（　）回/秒
声の高さ変化はできるか？	母音発声「アー」において，高さを3・5・8段階で上昇・下降させる	高さ変化：可・不可 制限：（　）段階まで可能
発声時に喉頭挙上はあるか？	母音発声を促す	喉頭挙上：なし・あり
声の大きさ変化はできるか？	「アーアー」でそれぞれ小・大と大・小の声を促す	大きさ変化：可・不可
咳で声は出るか？	咳払いを促す	有声音：あり・なし
笑い声は出るか？	冗談を言って笑わせる	反射的な発声：あり・なし

参考・引用文献

1) Duffy J.R. 著，苅安　誠監訳：運動性構音障害，医歯薬出版，2004．
2) 日本音声言語医学会・運動障害性構音障害小委員会（委員長：柴田貞雄）：運動障害性（麻痺性）構音障害 dysarthria の検査法—第1次案．音声言語医学 21：194-211，1980．
3) 岩崎　靖：みるトレ 神経疾患，医学書院，2015．
4) Pearl P.L., Emsellem H.A.：Neuro-Logic：A Primer on Localization, Demos Medical Publisher, 2014．（大石　実：ニューロ・ロジック—神経診察の基本，メディカル・サイエンス・インターナショナル，2015．）

3　口腔顔面の観察と神経病理

　発声発語障害を有する患者では，口腔顔面を観察することで，その原因だけでなく，その背景にある神経病理を示す手がかりも得ることができる．発声発語（運動）の異常の背景には神経病理があり，それを合理的に理解する過程は"ニューロ・ロジック Neuro-Logic"と呼ばれることもある[1]．

表情

　患者の顔を見れば，表情が目に入るであろう．前頭葉の広範な損傷では，「ニコニコ（アルツハイマー病）」，「薄ら笑い（精神病）」，強制的な泣きや笑いといった「感情失禁」がみられることがある．

　顔つきでは，パーキンソン病で「仮面様顔貌」が，うつ病で「抑うつ顔貌」がみられることがある．前者は，表情が乏しく，まばたき（瞬目）が少なく，顔面下部の動きがほとんどない．後者は，顔貌だけでなく無気力で活動性に乏しい．

顔面

　大脳皮質の運動野から脊髄までの神経路（錐体路）は延髄で交叉する．そのため，手足（上下肢）では，感覚運動について，左半身は右脳の，右半身は左脳の支配を受ける．一方，顔面は，下部は手足と同様であるが，上部は両側の脳の支配を受ける[2]．

　したがって，錐体路（上位運動ニューロン）の損傷では，上部（額と眼瞼）は左右対称を保ち，下部（口部顔面）が対側の筋力低下と運動制限を呈する．もちろん，末梢（脳）神経の損傷では，同側での弛緩性麻痺（筋力低下）に伴う姿勢変化と運動制限が，顔面の片側で上下ともにみられる．歯を見せるといった課題で，顔は大きく歪む．

舌と口蓋

　顎，口蓋，声帯といった発声発語器官は，両側の脳（半球）からの神経支配を受けるため，片側の錐体路の損傷で口部顔面ほど際立った運動制限を示すことはない．ただし，損傷の程度により，姿勢（構え）と運動に，際立った左右差がみられることがある．特に，重症あるいは急性の状態では，運動制限がかなり大きいこともある．

　舌の麻痺は，中枢性と末梢性の損傷で異なる．中枢性麻痺では，筋力低下のある側に，特に提舌時に偏位する．一方，末梢性麻痺（舌下神経機能低下）では，筋力低下とともに，筋の萎縮に伴う「しわ」や線維束性攣縮が確認される．

　口蓋麻痺では，発声時に健側に口蓋が挙上し，口蓋垂がその方向に引かれる．咽頭壁でも，麻痺側が健側に引かれる状態（カーテン徴候）が確認できる．X線透視で，口蓋運動が観察できる．

　喉頭麻痺，あるいは声帯麻痺（運動障害）は，内視鏡やX線透視で観察できる．嚥下検査を実施する際に，発声時の声帯と声門の観察も行うとよいだろう．X線透視の正面像で，吸息，水嚥下，いきみ，発声での左右の声帯の運動と位置が確認できる（第15章参照）．

　運動麻痺（制限）があると，それを代償しようと頑張って動かそうとする患者も少なくない．健側を大きく動かすことで，患側の動きを阻害し，左右の非対称を増長させてしまう．ちなみに，顔面麻痺では，特に中枢性で，過度の頑張りのせいで，「ひょっとこ顔」になる危険がある[3]．

顔面麻痺の評価法

　顔面麻痺の評価法には，いろいろある．

表1 顔面麻痺の評価法（柳原法）

安静時非対称	
・左右対称	4
・緊張はみられるが，左右差あり	2
・緊張なし．眉毛と口角が健側より下垂する	0
額のしわ寄せ	
・左右対称	4
・しわの左右差（数と深さ）	3
・しわが寄る	2
・眉毛部が動く	1
・不動	0
軽い閉眼	
・左右対称	4
・まつ毛のわずかな左右差があるが，兎眼はない	3
・まぶたが動くが兎眼がある持続的な閉眼	2
・まぶたが（かすか）に動く．一瞬閉眼するが持続しない	1
・まぶたが不動	0
強い閉眼	
・左右対称	4
・軽度閉眼時より閉じるが，左右差あり	2
・軽度閉眼と不変	0
片目つぶり	
・左右差なし	4
・できるが兎眼あり	2
・不可	0

鼻翼を動かす	
・左右対称	4
・少し動く	2
・不動	0
頬を膨らます	
・左右対称．息が漏れない	4
・わずかな左右差．息が少し漏れる	3
・頬の膨隆はあるが，息が漏れる	2
・頬の膨隆がなく，息漏れのみ	0
「イー」と歯を見せる	
・左右対称	4
・わずかな左右差	3
・口角が麻痺側に動く	2
・口角が固定しているが，緊張はみられる	1
・麻痺側の口角が健側に偏位する	0
口笛を吹く	
・左右対称	4
・口角・口唇が動く	2
・上下の口唇が開大してしまう．口角は不動	0
口をへの字に曲げる	
・左右対称	4
・口角に下制がみられ，広頸筋の緊張あり	2
・口角不動で広頸筋の緊張がみられない	0
合計　　点 / 40 点	

柳原法（表1）は，顔面神経研究班で作成された評価法である．安静時の顔面と，額のしわ寄せ，軽い閉眼，強い閉眼，片目つぶり（ウインク），鼻翼動かし，頬膨らませ，歯むき出し，口笛吹き，口への字といった運動課題での反応を観察して，スコアリングする．評価点は40点満点で，低得点で顔面麻痺の程度は重症となる．

口腔顔面の感覚テスト

ナイロン繊維の細い棒を顔面などに押し当てることで，表在感覚を評価することができる．フィラメントの太さ＝硬度により，感覚の程度がわかる（図1）．顔面（上下唇・頬），舌，口蓋の感覚はどうか，左右差はあるか，正常範囲と比べてどうか，調べてみるといい．

顔面や舌・口蓋の感覚の評価には，指あるいは刷毛や舌圧子で触れる方法がある．詳細な評価のためには，刺激点に規定された重量（0.008g～300g，0.078～58.8mN）が与えられるフィラメントを用いる方法（「SOT-DM20A」，酒井医療社）がある．皮膚から2.5cmの高さから検査部位に1.5秒かけて垂直に降ろし，1.5秒かけてフィラメントがたわむまで押し当て，1.5秒かけて元の位置

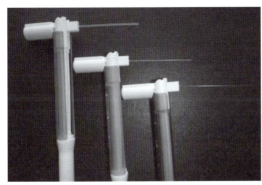 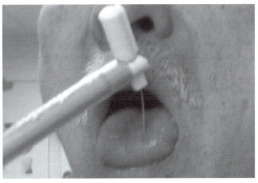

図1　知覚テスト用のフィラメント（左）と舌に対しての刺激方法（右）

に戻す．末梢から中枢へ，細いフィラメントから太いフィラメントへと刺激を行う．太さの異なるフィラメントで刺激して，感じることのできた番号に応じて，指定された色（緑：触覚正常，青：触覚低下，紫：防御知覚低下，赤：防御知覚脱失，赤・黒斜線：測定不能）で，部位別に感覚の程度をマッピングする．

参考・引用文献
1) Pearl P.L., Emsellem H.A.：Neuro-Logic：A Primer on Localization, Demos Medical Publisher, 2014.（大石　実：ニューロ・ロジック―神経診察の基本，メディカル・サイエンス・インターナショナル，2015.）
2) 小峯孝弘：神経診察ビジュアルテキスト，医学書院，2002.
3) 栢森良二：顔面神経麻痺のリハビリテーション，医歯薬出版，2010.

4 発声発語異常の病態生理の理解

発声発語の異常は，発語運動，認知，言語の原因や要因の仮説をもとに，図式化できる．以下，呼吸・発声不全，共鳴不全，構音不全，韻律不全の代表的な音声聴取印象を示す．つまり，絞扼・努力性の嗄声，鼻漏れによる子音の歪み，発話の中断，単調子である．ここで読者諸氏も，本書を閉じて，病態の可能性について考えてみよう．

● 呼吸・発声不全

声の異常があれば，まずは呼吸と喉頭の機能低下を考える．例えば，絞るようなきんだ声，絞扼・努力性 strangled-strained の嗄声は，様々な背景が想定できる（図1）．声帯麻痺に伴う筋力低下や bowing により声門閉鎖不全があり，息漏れの自覚から仮声帯を内転させてしまっている可能性がある．声門上の絞扼に伴う狭さにより呼気流が制限され，その自覚により発声努力 phonatory effort が加わっているとみなすことができる．加齢や廃用に伴い，特に寝たきり状態では，胸郭運動の制限もあり，呼吸器疾患でも，呼気の制限がある．乏しい気流で，声を出そうとして，ノドを過剰に絞める発声を身につけてしまうこともある．

● 共鳴不全

共鳴の異常では，まず口蓋咽頭（鼻咽腔）閉鎖機能低下を疑う．母音の発声での鼻漏れは開鼻声，圧力子音の構音での鼻漏れは子音の歪み（雑音付与）として聴取される．後者の場合（図2），たいがい呼気の供給は十分で，口腔の閉鎖や狭めは適切である．閉鎖音や摩擦音で口腔の気流への抵抗が高くなり，口腔内圧が上昇するが，口蓋咽頭の閉鎖が不十分だと鼻漏れが起きてしまう．前後の母音が「イ」や「ウ」といった高（狭）母音では口腔が狭く，この時の口蓋咽頭閉鎖のわずかな隙間か閉鎖のタイミングのズレにより，発現しやすい．鼻漏れの自覚があると，発語努力で口腔内圧

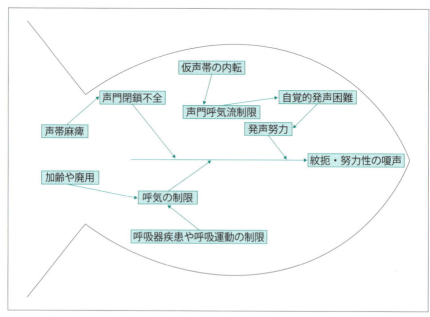

図1 「絞扼・努力性の嗄声」の背景

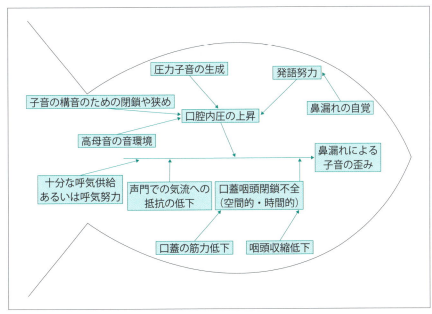

図2 「鼻漏れによる子音の歪み」の背景

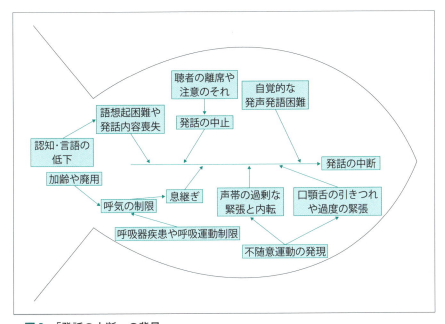

図3 「発話の中断」の背景

がより高まり，顕在化させてしまう．日本語音声では，促音（二重子音）があり，口腔内圧が高く維持されるため，鼻漏れに伴い雑音が生じやすい．

構音不全

構音の異常は，dysarthriaではよくあるが，他の問題も背景にあることがほとんどである．不正確な母音や子音は，口の開閉運動や舌の運動が，特に高速発話で難しいことが背景にある可能性がある．発話の中断は，突然の発話の途切れあるいは中断として聴取される（図3）．

後者の場合，自覚的な発声発語困難があり，話者が気になって話すのをやめることがある（例え

ば，一側性中枢麻痺）．発話は，通常2〜3秒で休止と息継ぎが入るが，話速度低下があると，文や句の切れ目以外で息が続かなくなることがある．これは，呼気供給に制限があり，話速度が低下していると，起きがちである．また，ジストニアなどの不随意運動が発語時に起きると，発声あるいは構音が苦しく感じて，中断してしまうことがある．発話の内容や語の想起につまずくといった，認知・言語の低下も背景にある可能性がある．

韻律不全

韻律の異常には，話速度の低下や，声の大きさ・高さの平板さや急激な変化などがある．例えば，平板なアクセントや抑揚（単調子 monotone）は，帰属する言語・社会圏において発話に求められる自然な声の高さの変化が乏しい状態をいう．声の高さの調節ができないのには，声帯の伸張筋活動とそれに拮抗する声帯の緊張の調節に問題があるか，声門閉鎖が得られずに声帯振動の音源が提供されないことを，まずは考える（**図4**）．呼気の供給が制限されると，声の高さはあまり上がらないので，平板なアクセントや抑揚になりがちである．情動の低下でも，運動が緩慢に，声が平板になることがある．アクセントや抑揚は，言語的意味をもつので，言語の機能低下もありうる．

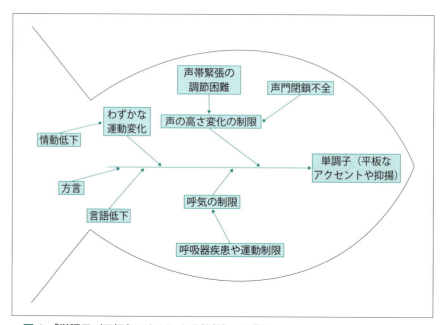

図4 「単調子（平板なアクセントや抑揚）」の背景

1 神経病理と身体・行動の関連

　脳神経・筋疾患や神経系の状態は，多様な神経病理をもたらし，患者の歩行，姿勢，手足，顔面・表情，発声発語，嚥下といった側面に影響を及ぼす．神経病理を理解することは，医師にとっては診断・治療とリスク・マネジメントに，セラピストにとっては患者の理解とリハビリテーションに不可欠である．

　患者を診ることで音声（行動）・身体所見と諸情報（疾患の診断など）を得た後にすべきは，神経病理と音声（行動）の異常との関連性についての説明である．原因（神経病理）と結果（音声・身体特徴）の間には患者個人が介在するので，同じような疾患と状態が背景にあっても，それに対しての個人の反応は異なる．例えば，口や舌がうまく動かせず，不明瞭でも話すことがあれば，発話を中断してしまうことさえある．

● dysarthria をきたす脳神経・筋疾患

　神経系の損傷や機能低下をきたす疾患・状態は数多い．その一部は，経過の途中，すなわち急性期・慢性期や進行の段階で，発声発語の困難を伴う．脳血管疾患，変性疾患，脱髄性疾患，神経・筋接合部の異常，筋疾患，外傷，炎症性疾患，中毒・代謝性疾患，感染症，新生物（腫瘍），奇形，脳神経異常と，多様である（**表1**）[1]．診断が不確定の場合もよくある．

● 神経病理と dysarthria の類型

　神経病理と発声発語異常はほぼ一貫した対応関係があり，dysarthria の類型が7つ示されている（**表2**）．
　痙性麻痺と一側性中枢麻痺は，錐体路・錐体外路という上位運動ニューロンの機能低下により起こり，前者は両側性で仮性球麻痺と呼ばれ，後者は一側性である．弛緩性麻痺は，末梢神経（脳神経・脊髄神経）の機能低下によるもので，延髄に神経核をもつ脳神経の機能低下という観点で球麻痺とも呼ばれる．

　失調性は，小脳回路の機能低下を背景に，運動制御の異常が起こるものである．運動低下性と運動過多性は，錐体外路系の基底核回路の機能低下により起こり，前者はパーキンソン病・症候群が代表的で，後者は様々な不随意運動が生じる．混合性は，上述の運動経路・回路の複数の機能低下により起こるものである．

　その他に，神経原性の無言症（構音不能症，閉じ込め症候群，小脳性無言症）や発話困難（同語反復，失外套症候群，発語減退・発声低下）など，発声発語だけでなく身体運動や言語表出がかなり困難な状態もある．従来の概念では dysarthria には含まれないものもあるが，神経原性の発声発語障害として，取り上げることとする．

● 神経病理を示す徴候

　神経病理は，身体の観察によって明らかにされる．神経内科医だけでなく，神経学的診察を行う医師の観察によるが，身体や口腔顔面の観察から，証拠となる徴候 confirmatory signs を確認することができる[1]．徴候は，疾患の診断，状態の理解，そして発声発語などの異常の理解とリハビリテーションにつながる大切な情報である．

　神経学的診察では，意識，記憶，知能，言語，遂行，視覚・聴覚，平衡，嗅覚，口腔顔面・咽喉頭から上下肢を含めた運動など（運動麻痺，筋力低下，筋の萎縮・肥大，筋緊張の異常，感覚障害，運動失調）を，系統的に観察する．それにより，

8章 音声言語病理の探求　C 神経病理

表1　発声発語障害をきたす脳神経・筋疾患[1]

疾患種別	脳神経・筋疾患
脳血管疾患	脳卒中（出血・梗塞），動脈瘤破裂，無酸素脳症，低酸素脳症，頭蓋内動脈炎
変性疾患	運動ニューロン疾患〔筋萎縮性側索硬化症（ALS），進行性核上性麻痺（PSP）〕，多系統萎縮症（SMA），脊髄小脳変性症（SCD），フィリードライヒ運動失調症，オリーブ橋小脳萎縮症（OPCA），小脳脳幹変性症，遺伝性小脳萎縮症，パーキンソン病（PD），パーキンソン症候群，線条体黒質変性症（SND），アルツハイマー病，ピック病，白質脳症，シャイ・ドレーガー症候群，ジストニア，ハンチントン舞踏病，変形性筋ジストニー
脱髄性疾患	多発性硬化症（MS），ギラン・バレー症候群，慢性炎症性脱髄性多発神経炎
神経・筋接合部異常	重症筋無力症（MG），イートン・ランバート症候群
筋疾患	筋ジストロフィー，ミオパチー（筋炎），筋強直性ジストロフィー，皮膚筋炎
外傷，外科損傷	閉鎖性頭部外傷（CHI），開放性頭部外傷，頭蓋骨折，頸部損傷，頭部外科術後，胸部外科術後，頸部外科（甲状腺摘出）術後
炎症性疾患	脳炎，髄膜炎，多発性ニューロパチー
中毒・代謝性疾患	一酸化炭素中毒，透析性脳症，薬物乱用，医薬品の副作用，肝性脳症，甲状腺機能低下症，ウイルソン病
感染症	帯状疱疹，ポリオ（脊髄灰白質炎），サルコイドーシス，クロイツフェルト・ヤコブ病，エイズ（AIDS），感染性脳炎，シデナム舞踏病
新生物	傍腫瘍性神経症候群，良性あるいは悪性の原発性・転移性の腫瘍
奇形	アーノルド・キアリ奇形，延髄空洞症，脊髄空洞症
脳神経異常	てんかん，トウレット症候群

表2　dysarthria の類型と神経病理

dysarthria の類型	神経病理
痙性麻痺（両側性中枢麻痺）	中枢性麻痺（錐体路・錐体外路），両側性，仮性球麻痺
一側性中枢麻痺	中枢性麻痺（錐体路・錐体外路），一側性
弛緩性麻痺	末梢性麻痺（脳神経・脊髄神経），球麻痺
失調性	小脳回路の機能低下
運動低下性	基底核回路の機能低下，パーキンソン病・症候群
運動過多性	基底核回路の機能低下，不随意運動
混合性	複数の運動経路・回路の機能低下

医師は神経系の機能低下とその局在を知る．セラピストは，医師の診察所見をカルテで確認しながら，身体，姿勢，歩行，口腔顔面，発声発語での観察所見と神経学的徴候を，常に照らし合わせる．もし，その他の神経徴候を見出したなら，医師に報告する．

1) 運動麻痺と筋力低下

完全麻痺 paralysis は，身体の部分を動かすパワーの喪失である[2]．不全麻痺 paresis は，完全麻痺よりは軽い筋力低下を指し，上位運動ニューロン（UMN）あるいは下位運動ニューロン（LMN）の損傷に起因する．筋力低下 weakness は，筋力の喪失で，定性的にその程度が示される．すなわち，正常のパワー（5），重力と抵抗に対抗できる能動的運動（4），重力に対抗できる能動的運動（3），重力のかからない状態での能動的運動（2），筋収縮はみられる（1），筋収縮がみられない（0．完

表3 障害部位別の運動麻痺の諸徴候（鑑別）[3]

	上位運動ニューロン（UMN）	下位運動ニューロン（LMN）	神経・筋接合部	筋
筋萎縮	なし	あり（遠位筋優位）	なし	あり（近位筋優位）
筋緊張	亢進（痙性麻痺）	低下（弛緩性麻痺）	正常〜低下	正常〜低下
腱反射	亢進	低下〜消失	正常〜低下	低下
バビンスキー徴候	あり	なし	なし	なし
線維束性収縮	なし	あり	なし	なし

全麻痺）である．

神経学的診察では，意識，言語，知能に始まり，脳神経，運動系，腱反射，病的反射，感覚系，小脳機能と系統的に観察を行い，運動麻痺の起源を探る（**表3**）[3]．歩行の観察，固縮による上肢の腕の振りの減少や足の引きずりを見逃さないことも大事である．

軽度の片麻痺を見出すのには，上肢と下肢の試験が行われる．Mingazzini 上肢試験では，手掌を上に向けて水平挙上した状態で閉眼させ，麻痺側で落下してくるのを陽性とする．軽微な麻痺では，第5指が離れ，手指が屈曲し，凹み手となり，手掌の回内を認める．Barre 下肢試験では，患者を腹臥位にして下腿を90度に曲げさせ，保持させると，麻痺側で下腿の下降を認める．他にも，指折り数え試験では，指を1本ずつ折り，手を開かせた時，麻痺側での巧緻運動障害により指の分離ができないのが陽性で，錐体路障害を示す[2]．

筋力低下は，日常生活動作での困難の背景にある．例えば，下肢では「階段を上るのがきつい（近位筋）」や「階段を下りるのがきつい（遠位筋）」，上肢では「布団上げあるいは高い所にある物を取る動作がしにくい（近位筋）」や「ペットボトルの蓋が空けられない（遠位筋）」といった訴えから窺い知ることができる[3]．筋力の評価には，徒手筋力テスト（Manual Muscle Testing；MMT）が用いられる．

2）筋の萎縮・肥大

筋萎縮 atrophy は，筋肉が病的にやせた状態である．原因は，筋原性，神経性，廃用性の3つがある．筋原性は，筋ジストロフィー，筋炎（ミオパチー），筋強直性ジストロフィーなどで，筋萎縮に比して筋力低下が顕著である．神経性は，運動ニューロン疾患（MND）が代表的で，筋萎縮と筋力低下が相応である．廃用性は，長期の仰臥位（寝たきり状態）で起こり，筋力低下はみられない．

筋肥大は，筋組織が太くなる真性と筋肉が太く見える仮性とがある．トレーニングによる生理的な（真性の）筋肥大では，筋線維の数は変わらずに，筋線維径が大きくなる．一方，仮性の場合は，筋力は増強されず，筋炎での組織浸潤が背景にある．甲状腺機能低下症でも，筋肥大がみられるが，浮腫と炎症のためで，筋力は低下していて，疲労しやすい．

筋は，触診により，張りがあり，押すと反発するという弾性をもっている．萎縮した筋では，線維化したもので硬く，脂肪変性で柔らかく感じられる．筋線維束が不規則にピクピク収縮するのが線維束性収縮 fasciculation で，神経原性の筋萎縮を示す所見である．筋肉を叩打した後であるいは随意運動の後で，よく観察できる．波打つような，緩慢な不随意性の収縮はミオキミア myokymia と呼び，神経原性の筋萎縮に伴うことがある．

3）筋緊張の異常

筋緊張は，安静時の筋肉に働く張力，あるいは他動的に筋肉を伸長させた際に生じる抵抗である．正常な状態では，安静時にも適切な範囲内で維持されており，適切な姿勢を保ち，関節が正常の可動域を超えて動くことを防ぎ，随意運動を開

始しやすい位置に保つことに寄与する[3]．

生理学的背景は，γループによる末梢の調節と中枢から入力を受けた抑制性の介在ニューロンの関与が示されている．γ運動ニューロンが筋紡錘の錐内筋の張力を変え，筋紡錘の伸張受容器からの情報がIa線維を介して脊髄に戻り，脊髄前角細胞のα運動ニューロンに入り，筋収縮が調節されて適切な筋緊張が得られる．こういった単シナプス結合での調整だけでなく，網様体脊髄路からの入力がIb線維を介して抑制的にα運動ニューロンに作用するなど，中枢からの抑制・促進性の介在ニューロンが複雑にかかわる．

最終共通路の運動単位の障害で，病態にかかわらず，筋緊張は低下する．Ia線維の損傷では，筋緊張は低下する．脊髄後根の損傷でも，中枢からの入力が失われるために，筋緊張は低下する．錐体路からの入力が失われると，脱抑制状態となり，痙縮が生じる．Ib線維の損傷では，抑制性が失われ筋緊張は亢進して，固縮が起こると考えられている．

筋緊張低下 hypotonia では，運動緩慢や可動域拡大がみられる．末梢神経と筋の機能低下による場合は，筋力低下を伴う．一方，小脳回路の機能低下による場合は，筋力低下はない．筋緊張低下は，小脳障害（脊髄小脳変性症，多系統萎縮症），脊髄前角細胞の障害（筋萎縮性側索硬化症，平山病，ポリオ），脊髄後索障害，末梢神経障害（慢性炎症性多発性ニューロパチー，ギラン・バレー症候群）などでみられる．

筋緊張亢進 hypertonia には，痙縮と固縮（強剛）がある．痙縮 spasticity は，関節を急速に他動的に動かす時だけに，強く瞬間的に抵抗が出現して，速やかに消失する．上肢では回内屈曲方向，下肢では伸展方向で痙縮が強い．一般的に，抑制性の入力を行う錐体路の障害で生じる．固縮 rigidity は，関節を他動的に動かす時に全方向・全可動域で一定の抵抗を認める状態（鉛管様固縮），あるいはカクカクする抵抗のある状態（歯車様固縮）を指す．基底核などの錐体外路障害で生じる．

筋緊張亢進は，大脳前頭葉病変（多発性脳梗塞），錐体外路系障害（固縮：パーキンソン病，多系統萎縮症），錐体路障害（痙縮：脳血管障害，多発性硬化症，筋萎縮性側索硬化症，脊髄損傷など），脳幹障害（痙縮，除脳硬直，除皮質硬直：脳血管障害，脳外傷），脳幹・脊髄の抑制系の障害（破傷風），筋細胞膜障害（ミオトニア：筋強直性ジストロフィー，先天性筋強直症），有痛性筋攣縮（クランプ：筋萎縮性側索硬化症，過度の運動や脱水などによる生理的状態）でみられる．

クローヌス clonus は，律動的で，不随意，反復性の筋の収縮と弛緩である．急激な筋の伸張により惹起され，錐体路障害の徴候である．起立時に下肢に起こり，ピクピクといった痙攣のような状態をもたらすことがある．

硬直は，脳幹の障害によって四肢や体幹の固まった状態で，除脳硬直と除皮質硬直がある．赤核と赤核脊髄路は上肢の屈曲方向の筋緊張を増強する．一方，延髄の前庭神経核と前庭脊髄路は四肢の伸展方向への筋緊張を増強する．

除脳は，脳幹の切断（橋の中脳側・吻側端）で起こり，除脳硬直 decerebrate rigidity により伸筋群（抗重力筋）の筋緊張が亢進するため，上肢は，肘関節で過伸展回内位を，手関節で過屈曲回内位をとり，下肢は伸展内転位をとる．頸部の伸展も伴うことがあり，嚥下にも不利である．

除皮質は，中脳レベル以上の障害により，伸張反射の広汎な促通が，皮質運動野，基底核，小脳，脳幹網様体で起こる．除皮質硬直 decorticate rigidity では，上肢は肘関節・手関節で屈曲回内位，下肢は伸展内転位をとる．

4）感覚障害

体性感覚には，表在の皮膚で感知される痛覚・温度覚・触覚と，深部の骨・関節・筋・腱で感知される自己固有感覚（運動覚・位置覚・振動覚・圧覚）とがある．身体表面や内部にある感覚受容器がトランスデューサーとなり，外部刺激を電気信号に変換する．

神経節ニューロンは，一次求心性線維となり脊髄や脳幹に終止し，脊髄の後根から神経線維束と

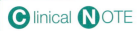

異常な姿勢や運動障害のラベルと記述

　患者の口腔顔面や身体の観察で，異常な姿勢や運動（運動制限や運動障害）を見出した際には，個々に詳細に記述をすることが身体（神経系）の状態を知るために大切である．ラベル（専門用語）はやり取りには便利だが誤解の元になることもある．相手が確実に理解できていないと感じたならば，観察した特徴を記述することにとどめ，有識者に確認のうえで使うようにするべきである．異常な姿勢と運動の記述に必要なラベルと定義を示す（**表4**）[4]．異常所見の有無と程度，出現する条件を付記するとよい．安静時，非言語性運動時，言語性の運動時，反射時の患者の観察により，明らかになった状態（所見）を詳細に記し，ラベルを付すとよいだろう．

　皮質延髄路〔上位運動ニューロン（UMN）〕の損傷では，運動制限，筋力低下，運動緩慢がみられることが多い．脳（末梢）神経〔下位運動ニューロン（LMN）〕の損傷では，筋力低下，筋萎縮が顕著である．大脳基底核の機能低下に伴い，躊躇，加速化，震え，ジストニアが起こりうる．脳幹（橋）や小脳の損傷により，運動緩慢，振戦，ミオクローヌスが出現することがある．大脳の広範な病理により，口舌のジスキネジアが出現する．

表4 運動障害のラベルと定義[4]

ラベル		定義
運動制限	limited movement	運動範囲の狭小化あるいは標的未到達
筋力低下	weakness	筋肉の収縮によって生じる力の弱い状態（脱力）
運動緩慢	bradykinesia	運動の実行で速度が病的に遅い状態
躊躇	hesitation	運動を始めることが難しい状態（＝運動開始困難）
加速化	acceleration	連続運動や交互変換運動で運動が段々速くなる状態*
震え	fluctuation	安静時や姿勢保持時に器官の姿勢が不安定に動くこと
振戦	tremor	身体の一部でみられる不随意の周期（4〜7Hz）的な動揺
ジスキネジア	dyskinesia	口部顔面や舌にみられる不随意のゆっくりとした動き
ジストニア	dystonia	筋（群）の不随意の持続的な収縮により姿勢がねじれた状態**
ミオクローヌス	myoclonus	筋（群）の不随意かつ短い時間の規則的あるいは不規則的な収縮***
萎縮	atrophy	脱神経による筋線維のやせ．舌では容量低下と皺を認める

*運動の加速化は，運動範囲が小さくなることの副産物と考えられる．
**ジストニアは，発声発語にかかわる部位としては，口部顔面，舌，頸部，喉頭（声帯）でみられる．
***ミオクローヌスは，口蓋舌咽頭の震えとして出現することがある（ギラン・モラレ三角の損傷）．

なる．温痛覚は外側脊髄視床路を，原始触覚は前脊髄視床路を上行し，深部感覚・自覚性自己固有感覚・識別触覚は，脊髄後索から延髄に入り二次ニューロンに中継して，対側の内側毛帯を上行して，視床の後外側腹側核で三次ニューロンに中継する．非自覚性自己固有感覚（能動的運動姿勢感覚）は，脊髄灰白質で二次ニューロンに中継して，同側の脊髄小脳路を上行して，小脳脚を経由して小脳虫部に入る．

　頭部顔面の体性感覚については，三叉神経が支配する．温痛覚・原始触覚の線維は，同側の三叉神経脊髄路核まで下行する．識別触覚と圧覚の線維は三叉神経主感覚核で，咀嚼に伴う自己固有感覚線維は三叉神経中脳路核で二次ニューロンに中

継する．いずれも，対側の三叉神経毛帯を上行して，視床の後外側腹側核で三次ニューロンに中継する．

視床からは，三次ニューロンが内包前脚を通り，大脳皮質感覚野に投射される．運動と同様に，顔面や手指で広く，感覚野で身体とその支配領域が再現されている．感覚野の後方の大脳皮質連合野で，統合・処理される．

感覚障害には，外界からの刺激なしに自発的に生じる異常感覚と，予測と違って感じられる錯感覚とがある．感覚が低下・喪失した状態を，それぞれ感覚鈍麻 hypoesthesia，感覚消失 anesthesia と呼ぶ．皮膚刺激に対し予想よりも強く感じるのが，感覚過敏 hyperesthesia である．疼痛 pain は，その程度や起源が多様である（例えば，末梢神経の病変に伴う神経痛，視床後腹側核の病変に伴う半身の錯感覚と不快な痛み）．

5）運動失調

小脳の障害では，患者は，歩行，上下肢の動作，発話・構音などの運動を遂行する際に「うまくできない」と訴える．この状態を，運動失調 ataxia あるいは協調運動障害 incoordination という．変性疾患による小脳全体の障害では，歩行障害が早期に出現しやすく，次に「うまくしゃべれない」「呂律が回らない」という構音障害についての訴えが初発症状として多い．

歩行では，開脚位で左右にふらつきがみられる．座った時に，体幹の動揺を認めることもある．上肢の協調運動は，指鼻試験や指鼻指試験で調べる．発話は，短い文を反復再生させて，乱れを観察する．不明瞭，断綴，爆発といった所見は，運動の精度や，大きさ，速度のコントロールが不良であることを示す．筋緊張は低下し，"ふにゃふにゃ"の印象をもつことがある[3]．

参考・引用文献

1) Duffy J.R. 著，苅安　誠監訳：運動性構音障害，医歯薬出版，2004．
2) Larner A.J.：A Dictionary of Neurological Signs, 3rd ed., Springer, 2011.
3) 田代邦雄：神経症候の診かた―運動麻痺・筋萎縮（肥大）・筋緊張異常の診かた．臨床神経内科学（平山恵造監），改訂第6版，南山堂，2016，pp167-188．
4) Pryse-Phillips W. 著，伊藤直樹・他監訳：臨床神経学辞典，医学書院，1999．

2 痙性麻痺

　両側性の上位運動ニューロン損傷により，痙性麻痺が生じる．皮質延髄路・皮質脊髄路といった錐体路だけでなく，基底核などを介した錐体外路でも，両側性であれば痙性麻痺が起こる．痙性麻痺は，身体の硬さ，運動の制限があり，発声発語への影響はかなり大きい．

定義

　痙性麻痺 spastic paralysis は，仮性球麻痺 pseudobulbar palsy とも呼ばれる．両側性の上位運動ニューロンの損傷で，当初は筋緊張の低下と筋力低下をもたらすが，徐々に筋緊張の亢進と痙性が表面化する（表1）．反射も，消失から亢進へと変化する．バビンスキー徴候，吸引 sucking や口尖らし snout 反射といった原始反射がよくみられる．

　痙性 spasticity は，他動的な関節運動への過剰な抵抗であり，α運動ニューロンの過剰興奮と閾値低下に伴う伸張反射の過剰活動が特徴的で，筋緊張の亢進もみられる[1]．身体の硬さと運動制限により，随意的運動はかなり制限され，日常生活動作や緻密さが求められる作業での支障は大きい．発話に関しては，努力性の発声発語，緩慢な舌運動といった痙性麻痺の dysarthria が特徴的である．痙性の病理は，不明であるが，薬物療法の効果より GABA ニューロンの伝達異常が推定されている[1]．

原因となる疾患や状態

　痙性麻痺は，両側性の上位運動ニューロンの機能不全を背景とする．その原因として，非出血性の脳血管障害が最も多く，脳幹部での単発の梗塞あるいは大脳皮質・皮質下での多発性のラクナ梗塞がよくある．中後大脳動脈や脳底動脈の領域での梗塞も多い．白質脳症や原発性側索硬化症も原因疾患となる．

訴えと身体所見

　痙性麻痺 dysarthria の患者は，話すのが困難であると訴える．発話はゆっくりで，話すのにかなりの頑張り（身体努力）が必要と言う．息が鼻に抜ける，話すのが疲れると訴えることも多い．

　身体所見では，上下肢の（不全）麻痺がたいていみられるが，片側の麻痺が軽度であることもよくある．日常生活動作（ADL）は，急性期では自立できていないことがほとんどで，回復期を終えても，機能障害のために ADL が自立せず，介助を要することも少なくない．

　口腔顔面の観察では，顔面や舌の筋力低下を認めることもあるが，弛緩性麻痺と比べてわずかで

表1　上位運動ニューロンの損傷による身体諸徴候

錐体路	錐体外路
微細・巧緻性運動の喪失	運動低下・過多
クローヌス	痙性
筋緊張の低下	筋緊張の増強
バビンスキー徴候	伸張反射の亢進
反射の減弱	絞扼反射の亢進

表2 痙性麻痺に伴う神経・筋と運動の障害

筋緊張	力	運動速度	運動範囲	反復リズム
過剰	減弱	遅い	制限あり	規則的

表3 痙性麻痺に伴うdysarthriaのクラスター・音声特徴と，その背景にある神経・筋と運動の障害[2]

クラスター	音声特徴	神経・筋と運動の障害
構音・共鳴不全	不正確な子音や母音の構音	運動範囲の制限
	開鼻声	力の減弱
韻律不全	平板な声の高さ（単調子）や大きさ	運動範囲の制限
	短く途切れた発話	運動範囲の制限
	話速度の低下	運動速度の低下
呼吸発声不全	低い声，努力性・絞扼性の嗄声	過剰な筋緊張（喉頭）
	声の翻転	過剰な筋緊張（喉頭）
	短く途切れた発話	呼気供給の制限

ある．鼻唇溝は浅く，口唇の横引きや突出の運動範囲が制限されている．舌に萎縮はなく，対称的であるが，運動範囲に制限がある．下顎・唇・舌の非言語性の交互変換運動は，規則的であるが，運動範囲に制限があり，時に緩慢である（**表2**）．口蓋は，対称的だが，発声時の挙上が制限される．病的な反射を認めることがある．

日常場面では，口からの唾液の流出（流涎）がみられることがある．嚥下困難もよくある．日常場面でのやり取りで，病的な泣きや笑いがみられることがある．仮性球情動あるいは感情失禁と呼ばれ，いったん始まると抑止することが難しい．感情の高ぶりが起きやすい質問や発話がきっかけでよく起こる．

運動症状としての四肢の麻痺の他に，非運動症状として特に脳卒中を背景にいくつか考えられる．高血圧に対する抗圧剤服用での起立性低血圧，寝たきり状態や座位姿勢がとれずに排便困難，てんかんなどの脳異常での痙攣，認知症や抑うつ状態もよくある．

音声特徴と発声発語能力

痙性麻痺に伴う音声特徴は，クラスター別にみると，構音・共鳴不全（不正確な構音，開鼻声），韻律不全（単調子，短く途切れた発話，話速度の低下），呼吸発声不全（努力性で低い声，声の翻転，短く途切れた発話）が代表的である（**表3**）[2]．筋緊張が高く，運動範囲に制限があり，呼吸・発声・共鳴・構音の根底にある連続的運動とその調節に困難が生じたことが，その背景にある．

最長発声持続時間（MPT）は，呼気供給の制限と，仮声帯の筋緊張過剰に伴う声門上抵抗の増大で，通常かなり短い．会話ではある程度持続が可能な声も，「発声課題」となると，身体努力性が強く，呼吸運動の調節もうまくいかずに，2～3秒で途絶えてしまうことがある．言語性の交互変換運動（DDK）は，高速で難しく，低速でも十分な運動を得られないことがある．

神経性の機能低下の影響

歩行は，下肢が棒状となった痙性歩行で，歩幅が小さい[3]．歩行困難で，車いすでの移動にとどまることもよくある．痙性対麻痺の脳性麻痺では，足関節の内反尖足で，はさみ足歩行となる．姿勢は，座位保持が困難なことがあり，上肢の痙縮により支持も難しい．手指での動作は難しく，指の

表4 痙性麻痺に伴う神経機能低下とその影響

側面	神経機能低下	影響
歩行	左右の下肢の痙縮	下肢全体が棒状となった痙性歩行
姿勢	体幹の筋緊張亢進	座位・体幹保持困難
腕・手指	不全（運動）麻痺，痙縮	動作困難，巧緻性操作困難
表情	中枢性顔面麻痺	表情の乏しさ（口部の動きの制限）
認知	記憶・情報処理能力低下	認知障害に伴う行動異常
言語	左半球損傷に伴う言語能力低下	失語症によるコミュニケーション障害
嚥下	口腔・咽喉頭の感覚・運動低下	嚥下困難，流涎

分離運動が困難であることもよくある．表情は，口部の動きの制限からいくぶん乏しいが保たれている．広範な脳病変があると，認知面の低下をきたすことがある．優位半球の巣病変(特に，前・側・頭頂葉と皮質下の病変)で，失語を伴うことがある．嚥下困難や流涎は多く，咀嚼・送り込み困難，気道防御不良による誤嚥にも注意が必要となる(**表4**)．

参考・引用文献
1) Larner A.J.：A Dictionary of Neurological Signs, 3rd ed., Springer, 2011.
2) Duffy J.R. 著，苅安　誠監訳：運動性構音障害，医歯薬出版，2004．
3) 大熊泰之：神経症候の診かた―起立・歩行障害の診かた．臨床神経内科学（平山恵造監），改訂第6版，南山堂，2016，pp242-250．

3 一側性中枢麻痺

錐体路や錐体外路からの上位運動ニューロンの片側の損傷で，一側性中枢麻痺が生じる．上下肢の片麻痺とともに，軽度のdysarthriaをきたすことがあり，臨床で遭遇することが多い．一過性の場合も多く，ごく軽度のdysarthriaであることもあり，発声発語に関しては医師の診察で見逃されがちである．

定義

一側性上位運動ニューロン（UUMN）損傷では，顔面下部（口部）と舌で対側支配となり，片側で中枢性の筋力低下が起こる．上下肢には，片麻痺あるいは不全片麻痺で，痙性が出現する．筋力低下は顔面や舌の観察で明らかにされるが，軽度のdysarthriaで，高速発話での不明瞭さや自覚に伴うくり返しがみられることが多い．

原因となる疾患や状態

原因は，脳卒中がほとんどで，前・中・後大脳動脈，脳底動脈の穿通枝の梗塞が多い．レンズ核・線条体動脈や視床穿通枝でのラクナ梗塞が，放射冠，内包，視床，被核で神経の機能不全をきたすことがよくある．運動野（皮質）の外側，シルビウス裂の上部の損傷では，上下肢の片麻痺はなく，dysarthriaだけが出現する．

訴えと身体所見

患者は，「速く話せない」「口や舌が重たい」とよく訴える．通常，自覚があり，発話の不明瞭さ，流涎を気にする．話しにくく頑張って話すため，顔面の左右差が顕在化することがある．発声困難を訴えることは，ほとんどない．

身体所見では，反対側に錐体路障害，錐体外路徴候，片麻痺あるいは不全片麻痺を認める．口腔顔面の観察で，鼻唇溝の浅さといった顔面の非対称性，舌の提出時の偏位が明らかになるが（図1），下顎・軟口蓋に運動制限や左右差はなく，正常と判定される．非運動症状は，あまりないかわずかである．

音声特徴と発声発語能力

一側性中枢麻痺に伴うdysarthriaの音声特徴は，構音不全が中心で，子音の不正確さや構音の乱れがよくあり，唇・舌の筋力低下とその左右差が背景にある（表1）．いくぶんの話速度低下，まれに嗄声を認める．自覚的な高速発語（運動）困難により，発話の停止や音のくり返しがみられることもある[1]．

最長発声持続時間（MPT）は正常範囲内で，呼気供給に問題はあまりない．一方，言語性の交互変換運動（DDK）では，いくぶんの速度低下があり，高速テンポでの乱れや自覚的な中断がみられることがある．また，顔面の左右差が大きくなり，高速発語での健側の身体努力を反映した顔面の引きつれもみられる．

神経系の機能低下の影響

歩行は，片麻痺のために，患側の膝関節が伸展した状態でのぶん回し歩行となる[2]．麻痺が重度であっても，回復期までの訓練で，杖歩行までは自立する．座位の姿勢は，患側に倒れ込みがみられるが，指導すれば矯正できる．患側の腕は屈曲位となり，手指の巧緻動作は難しいことがほとんどである．

表情は，いくぶんの非対称性を認めるが，顔面

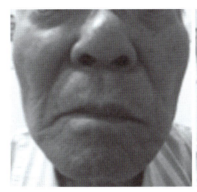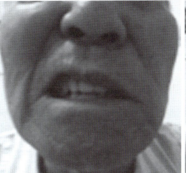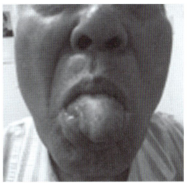

図1 口部顔面と舌の一側性中枢麻痺
左：安静時．左口角下垂や鼻唇溝などが非対称である．中央：口の横引き．左の引きはなく右が強く引いている．右：提舌．舌がいくぶん左に偏位している

表1 一側性中枢麻痺に伴う dysarthria のクラスター・音声特徴と，その背景にある神経・筋と運動の障害

クラスター	音声特徴	神経・筋と運動の障害
構音不全	不正確な子音	唇・舌の筋力低下（左右差）
	発話の乱れ	高速で正確な運動の困難
韻律不全	話速度低下	唇・舌の筋力低下
	停止やくり返し	自覚的な高速発語（運動）困難
発声不全	嗄声（気息性・粗ぞう性）	声帯不全麻痺

表2 一側性中枢麻痺に伴う神経機能低下とその影響

側面	神経機能低下	影響
歩行	片側下肢の痙縮	ぶん回し歩行
姿勢	片側体幹の筋緊張亢進	座位での傾き（麻痺側への倒れ込み）
腕・手指	不全（運動）麻痺，痙縮	患側での動作・巧緻性操作困難
表情	片側の中枢性顔面麻痺	表情の非対称性
認知	なし	なし
言語	左半球損傷に伴う言語能力低下	失語症
嚥下	口腔・咽喉頭の感覚・運動低下	嚥下困難（ごく軽度），流涎

上部と眼で十分に表現される．左半球の損傷により失語や失行などをきたすことがあるが，認知面は保たれている．

ごく軽度の嚥下困難があり，送り込み不全で口腔残留などがみられるが，経口摂取は早期から可能である（**表2**）．

参考・引用文献
1) Duffy J.R. 著，苅安　誠監訳：運動性構音障害，医歯薬出版，2004．
2) 大熊泰之：神経症候の診かた—起立・歩行障害の診かた．臨床神経内科学（平山惠造監），改訂第6版，南山堂，2016, pp242-250．

4 弛緩性麻痺

末梢神経である脳神経や脊髄神経の核,軸索,神経・筋接合部の機能低下により,弛緩性麻痺が生じる.弛緩性麻痺が,一側性あるいは両側性に,口腔・咽喉頭に起きた場合に,弛緩性麻痺のdysarthriaが生じる.

定義

弛緩flaccidityとは,正常な筋緊張を失った状態での緩みfloppinessのことである[1).皮質脊髄路の損傷で一時的に起こるが,基本的には下位運動ニューロン症候としてみられる状態である.末梢神経である脳神経や脊髄神経,延髄にある脳神経核の障害に伴う球麻痺や神経・筋接合部異常,筋障害が原因となる.最終共通路(FCP)の遮断により,弛緩性麻痺flaccid paralysisあるいは不全麻痺をきたす.

弛緩性麻痺が発声発語諸筋で生じると,筋力低下と筋萎縮を認め,反射が減退する.両側性で,運動はかなり制限され,発声発語は重篤に障害される.一側性でも,運動は非対称となり,発声発語障害はみられる.脳神経や脊髄神経の支配する感覚・運動が選択的に障害されるため,損傷された神経の特定がなされ,診断・治療に反映される.

脳神経と脊髄神経は,発声発語の運動にかかわる(表1).中枢性の関与も重要だが,末梢性の機能不全は,最終共通路を遮断して,筋力低下と運動制限を引き起こす.三叉神経は,両側性損傷の場合に顎運動が制限される.顔面・舌咽・迷走・舌下神経は,一側性でも支配する筋群の筋力低下と運動制限が顕著である.

原因となる疾患や状態

弛緩性麻痺の原因は,運動単位に損傷を与えるもので,脳血管疾患,炎症性疾患,変性疾患,中毒・代謝性疾患,新生物(腫瘍),外傷と幅広い.単独の脳神経の損傷もあれば複数の脳神経の損傷もあり,一側性と両側性とがある.

血管性の疾患として代表的なものを示す.脳幹部の脳卒中では,脳神経核の障害が起こることがある.ワレンベルグ症候群(延髄外側症候群)は,

表1 脳・脊髄神経の中枢性神経支配と発声発語運動

脳・脊髄神経		中枢性神経支配	発声発語運動
V	三叉神経	両側性	顎の開閉,舌の位置
VII	顔面神経	両側性(上部),対側性(下部)	口の開閉,口唇の構え
IX	舌咽神経	両側性	上咽頭の収縮
X	迷走神経	両側性	―
	―咽頭枝		口蓋帆の挙上
	―上喉頭枝(外枝)		声帯の伸張
	―下喉頭枝(反回神経)		声帯の内転・外転
XI	副神経	両側性	頸部の支持,呼吸の補助
XII	舌下神経	対側性が優位	舌の構えと動き
C	横隔神経	呼吸中枢,前頭葉	横隔膜の上下運動
T	肋間神経	呼吸中枢,前頭葉	胸郭の拡大・縮小

後下小脳動脈の虚血による，同側の顔面の感覚消失，対側の体幹と四肢の感覚消失，同側の小脳徴候，同側の疑核の障害のために，口蓋咽頭・喉頭の筋力低下が顕著で，発声発語障害と嚥下障害をきたす[2]．コレ・シカール症候群は，頭蓋底の頸静・動脈の血管障害や切断などが原因で起こり，舌咽（Ⅸ）・迷走（Ⅹ）・舌下（Ⅻ）神経の一側性障害をきたす．

炎症性の疾患には，ポリオ（脊髄灰白質炎），帯状疱疹，サルコイドーシス，AIDSがある．ポリオは，ウイルス性疾患で，腰椎と頸髄のレベルの脊髄でよくみられ，時に三叉・顔面神経の損傷もある．帯状疱疹は，ウイルス感染症で，三叉・顔面神経節が損傷を受けることがある．顔面の不全麻痺をもたらす時に，ラムゼー・ハント症候群と呼ばれる．ヘルペス・ウイルスにより，上喉頭神経麻痺が起こり，音声障害をきたすことがある．サルコイドーシスは，慢性の肉芽腫性感染で，単一か複数の脳神経，特に顔面神経の損傷の原因となる．ヒト免疫ウイルス（HIV）でAIDSを発病した患者では，日和見感染として髄膜炎を起こし，複数の脳神経麻痺に至ることがある．

軸索の脱髄により神経伝達が障害される疾患としては，ギラン・バレー症候群がある．顔面・口腔・咽頭と眼の筋群が侵され，構音障害と嚥下障害をきたす．慢性炎症性脱髄性多発神経炎は，反復性の発作で起こる筋力低下が非対称であるという特徴がある．

神経・筋接合部での神経伝達が阻害されるのが，重症筋無力症（MG）である．慢性の自己免疫疾患で，筋の使用による急激な筋力低下と休息による回復が特徴的である．抗体が筋のアセチルコリン受容体を破壊することで筋の反応性を低下させ，継続的な筋収縮で筋の活動が減退する．男性で50歳以降，女性で20〜40歳に好発する．眼瞼下垂 ptosis，表情筋の筋力低下，構音障害と嚥下障害をよくきたす．イートン・ランバート症候群は，神経終末でのアセチルコリンの過剰放出が原因で，反復する神経刺激・伝達により改善する．筋力は使用開始時に最低で，使うことで増大

する．ボツリヌス中毒は，シナプス前膜に作用して，神経・筋伝達を阻害する．毒を含有する食品摂取により発病し，顔面筋，口腔・咽頭筋，呼吸筋の麻痺が起こる．

筋疾患としては，ジストロフィーとミオパチー（筋炎）がある．筋ジストロフィーは，遺伝性の筋疾患で，筋線維の変性と結合組織の増殖をきたす．びまん性・慢性で進行性の経過をたどり，延髄の球筋が侵され，顔面の筋力低下が顕著である．筋強直性ジストロフィーは，遺伝性疾患で，努力性収縮の後で筋緊張の緩和が困難という特徴がある．筋萎縮が顔面に起こるとぼんやりとした無表情な顔貌となる．構音，発声，共鳴の異常をきたすことがある．

運動ニューロン疾患（MND）は，運動ニューロンの変性による障害群である．進行性球麻痺は，脳神経だけを侵す．筋萎縮性側索硬化症（ALS）は，球筋，四肢と呼吸筋に障害を与える．初期は，下位運動ニューロンを障害して，球症状をきたす．進行性で，上位運動ニューロンも障害される．

解剖学的異常としては，アーノルド・キアリ奇形がある．病因未特定の先天性奇形で，脳幹と小脳が頸部脊髄に引かれている状態である．脳幹部の損傷で，発声発語障害に至る場合がある．脊髄空洞症は，発達性で，脊髄の中心孔に沿って空洞が増長し，灰白質が圧迫される．前角細胞の萎縮と軸索の変性をきたし，上方に至ると延髄空洞症と呼ばれる．脳幹損傷により，球筋の筋力低下をきたすことがある．

新生物（腫瘍）が神経走行を圧迫することでも，下位運動ニューロン障害をきたすことがある．癌への放射線治療では，軸索変性と線維増加により，炎症（ニューロパチー）をきたすことがある．原因不明（突発性）の脳神経単発ニューロパチーもある．ベル麻痺は，突発性の顔面麻痺である．

訴えと身体所見

患者の訴えは，脳神経の異常により様々である（**表2**）．三叉神経損傷では，顔面・口腔の知覚低

表2 神経損傷の発声発語（運動）への影響

神経		損傷に伴う発声発語の異常
V	三叉神経	閉口困難による母音の出し分け不良，顎の横ズレ
VII	顔面神経	両唇音の生成困難
IX	舌咽神経	子音生成時の鼻漏出
X	迷走神経	—
	├咽頭枝	母音生成時の開鼻声，子音生成時の鼻漏出
	├上喉頭枝	声の高さの変化困難
	└下喉頭枝	気息性・粗ぞう性の嗄声，声の震え，発話の途切れ
XII	舌下神経	不正確な母音と子音，不明瞭発話

表3 弛緩性麻痺に伴う神経・筋と運動の障害

筋緊張	力	運動速度	運動範囲	反復リズム
低下	減弱	正常	制限なし	規則的

下や，両側性の筋力低下により顎を上げて口を閉じることができないと訴えることがある．顔面神経損傷では，「咀嚼時や発語時に口唇や頬を噛んでしまう」「話す時に唇が動かない」と訴える．また，迷走神経損傷では，「声が嗄れる」「鼻に漏れる」「息が苦しい」と，舌下神経損傷では，「舌が重たい，分厚い，もったりとした感じ」「舌がうまく動かせない」と訴える．頸髄から胸髄までの脊髄神経損傷では，呼吸の浅さ，発話の途切れを訴える[3]．

口腔顔面の観察では，両側性で対称性の筋力低下と下制を，一側性で患側の筋力低下と非対称を認める（**表3**）．顔面は，鼻唇溝が浅くなり，口角が下制する．眼を閉じることも難しく，額に皺を寄せることもできない[4]．安静時の顔面でスパズムを認めることもある．舌は，疾患・状態にかかわらず患側で**萎縮***する（図1）．脱神経により，**線維束性攣縮***もみられる（図1）．錐体路徴候があり舌が小さく固まっていた患者では，腫瘍による舌下神経損傷が加わり，片側の萎縮がみられることがある．舌の叩打により惹起されたミオトニア（図1）は，ジストロフィーの徴候である[7]．舌の提出は，両側性で口外に至らず，一側性で偏

> **注釈**
>
> ***萎縮と線維束性攣縮**
>
> 舌の諸筋を支配する神経の障害により，舌に萎縮や線維束性攣縮を認めることがある．舌の萎縮や線維束性攣縮は，運動ニューロン疾患や重症筋無力症などの疾患と球麻痺を示唆する臨床所見となる．
>
> 萎縮 atrophy とは，個体・臓器組織・細胞の体積減少のことである．原因により，加齢に伴う生理的萎縮，栄養障害による萎縮，毒物や放射線による萎縮，神経性萎縮に分類される．舌に凹凸のある筋ができた状態は，萎縮とみなされる（図1）[5]．
>
> 線維束性攣縮 fasciculation は，筋線維束が不規則にピクピクと収縮するもので，萎縮した筋で出現する，神経原性筋萎縮である[6]．運動ニューロン疾患などによる脊髄前角細胞の障害で，支配される最大200の筋線維に，局所的な収縮が舌表面上で観察できる[5]．萎縮が進んでいる段階でよくみられ，機械的刺激（筋への叩打）や随意的運動で誘発される．

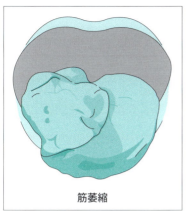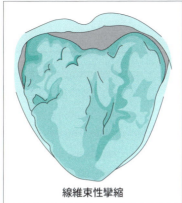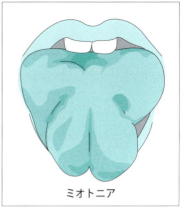

筋萎縮　　　　　　　　　　線維束性攣縮　　　　　　　　ミオトニア

図1 弛緩性麻痺症例において口腔顔面の観察で時にみられる舌の異常所見

位を示す．口蓋の挙上は，両側性で制限あり，一側性で偏位する（カーテン徴候）．

音声特徴と発声発語能力

損傷や機能低下のある脳・脊髄神経により，多様な音声特徴を呈する．

発声不全：迷走神経と脊髄神経の障害を背景に，声門閉鎖不全と呼気供給不足が生じ，気息性嗄声や短く途切れる発話が起こる．両側性迷走神経損傷では，左右声帯が傍正中位で固定され声門開大不全となり，吸気性の雑音（吸気性喘鳴 inhalatory strider）が起こる[3]．

共鳴不全：迷走神経の障害を背景に，口蓋咽頭閉鎖不全が生じ，開鼻声や子音生成時の鼻漏出が起こる．口蓋咽頭閉鎖不全に加えて緩慢な構音運動で時間がかかり，短く途切れる発話も起こる．

構音不全：舌下神経と顔面神経の障害を背景として，舌や唇の運動が制限されて，不正確な母音や子音となる．両側性の三叉神経障害で，顎の開閉運動が制限されて，母音や子音の不正確さが生じることがある．

韻律不全：脊髄神経と迷走神経の障害を背景として，呼気供給の不足，声門の閉鎖不全，声帯の低緊張，声帯伸張制限が生じ，声の大きさや高さが平板となる（**表4**）．

最長発声持続時間（MPT）は，呼気供給不足，声門閉鎖不全がある場合に，短くなる．発話が短く途切れる患者では，MPTが短いあるいは安定した呼気供給ができないという所見に関連性がある．言語性の交互変換運動（DDK）は，唇・顎・舌の運動（速度）制限のある場合に，反復が遅くなる．顎の開閉が困難であれば，課題の実施も難しい．

神経系の機能低下の影響

末梢の脳神経の損傷だけの場合，歩行，姿勢，腕・手足，認知，言語に問題はない．脊髄神経（頸髄・胸髄）の損傷により呼吸障害が，下位の脊髄損傷により上下肢の感覚・運動障害が出現する．顔面神経麻痺があると，支配する表情筋が働かず，両側性で乏しい表情，一側性で非対称な顔貌となる．末梢性顔面麻痺では，閉眼困難で眼の乾きへのケアが必要となる[8]．急性期に顔面の運動を行うと，「ひょっとこ顔」になるので，ストレッチングをすることが推奨されている[4]．

脳神経の機能不全で嚥下困難はよくみられる．顔面麻痺により唇閉鎖が不十分となり流涎や口か

表4 弛緩性麻痺に伴う dysarthria のクラスター・音声特徴と，その背景にある病態生理

クラスター	音声特徴	病態生理（脳・脊髄神経）
発声不全	気息性嗄声	声門閉鎖不全（迷走神経）
	短く途切れる発話	声門閉鎖不全（迷走神経），呼気供給不足（脊髄神経）
	吸気性の雑音	声門開大不全（迷走神経）*
共鳴不全	開鼻声	口蓋咽頭閉鎖不全（迷走神経）
	子音生成時の鼻漏出	口蓋咽頭閉鎖不全（迷走神経）
	短く途切れる発話	口蓋咽頭閉鎖不全（迷走神経）
		緩慢な構音運動（舌下神経，顔面神経）
構音不全	不正確な母音と子音	舌の構えと運動不良（舌下神経）
		唇・顎の運動制限（顔面神経，三叉神経）
韻律不全	平板な声の大きさ	呼気供給不足（脊髄神経）
		声門閉鎖不全・声帯低緊張（迷走神経）
	単調子	声帯伸張制限（迷走神経）

*両側性．

らのこぼれが，舌下神経麻痺により食塊形成と送り込みの困難が起こる．迷走神経の一側性損傷で，喉頭・声門閉鎖不全により誤嚥をきたすことがあり，口蓋麻痺があれば鼻への逆流もある．ワレンベルグ症候群では，輪状咽頭筋の緊張が高く，食道入口部開大不全を呈する[4]．脳神経の混合性麻痺により，重度の嚥下障害となる．筋ジストロフィーの中には，嚥下困難が起こる型や，他の身体部位に筋力低下がないのに心疾患が起こる型がある[9]．

参考・引用文献
1) Larner A.J.：A Dictionary of Neurological Signs, 3rd ed., Springer, 2011.
2) Huckabee M.L., Prosiegel M.：Wallenberg's syndrome. Dysphagia in Rare Conditions：An Encyclopedia, Jones H.N., Rosenbek J.C.（eds.），Plural Publishing, 2010, pp639-646.
3) Duffy J.R. 著，苅安　誠監訳：運動性構音障害，医歯薬出版，2004.
4) 栢森良二：顔面麻痺のリハビリテーション，医歯薬出版，2010.
5) 後藤　稠・他：最新医学大辞典，医歯薬出版，1987.
6) 阿部泰二：舌の線維束性攣縮と myokymia. *Clinical Neuroscience* **16**（3）：53，1998.
7) Wang Z.J., Huang X.S.：Myotonia of the tongue. *NEJM* **365**（15）：e32, 2011.
8) Gilden G.H.：Bell's palsy. *NEJM* **351**（13）：1323-1331, 2004.
9) Emery A.E.H.：The muscular dystrophies. *Lancet* **359**：687-695, 2002.

5　失調性

　随意運動の遂行では，小脳回路が，運動の時間・空間的軌跡をモニタリングしながら運動指令に修正を加えることで，円滑で連続的な運動を実現させる．失調性dysarthriaは，小脳回路の機能低下に起因し，時間的にバラバラと空間的な大小が混在する特徴的な音声を呈する．

定義

　運動失調ataxiaは，随意運動での協調性の欠如のことであり，円滑な運動の実現を阻害する[1]．運動のテンポ・範囲・タイミング・方向・力が影響を受ける．小脳性運動失調では，作動筋と拮抗筋の収縮のタイミングのズレ（不共同asynergy）が，緩慢でよたついた不正確な動作（運動の分解）として，身体運動に表現される．

　失調性dysarthriaは，発語運動の緩慢さ，断綴的発話が特徴的で，時に不明瞭である．酔っぱらったような話し方の印象をもたれ，呂律が回らないといった自覚がある．また，発話がバラバラで声が爆発的に大きくなるというように，時間・振幅のバラつきも音声特徴に反映されている．

原因となる疾患

　小脳の機能低下をきたす原因には，変性疾患，脳血管疾患，中毒・代謝性疾患，新生物（腫瘍），外傷などがある．小脳を中心とした変性疾患は，成人の20〜40歳で発症してゆっくりと進行する．一方，脳血管疾患や中毒は，急性で発症することが多い．

　脊髄小脳変性症（SCD）は，小脳とその連絡線維の変性により小脳性運動失調を呈する疾患の総称である．SCDは，弧発性と遺伝性に大別され，小脳に変性が限局される皮質性小脳萎縮症（CCA）と，大脳基底核，自律神経，錐体路系にも変性が広がる多系統萎縮症（MSA）とに分けられる[2]．MSAは，突発性と一部家族性があり，自律神経系の異常，パーキンソン症候，小脳・錐体路症候の組み合わせで表現され，パーキンソン型が小脳型より2〜4倍多い[3]．MSAに含まれる疾患として，オリーブ橋小脳変性症（OPCA），線条体黒質変性症（SND）がある[2]．OPCAでは，橋，弓状核，オリーブ核，中小脳脚，小脳の変性により，運動失調をきたし，パーキンソン症候群や錐体路徴候を呈することがある．

　脳血管疾患に伴い，小脳病変が生じることがよくある．小脳出血や椎骨脳底動脈系（外側小脳動脈など）の梗塞により，小脳や脳幹部（橋）の小脳神経回路が損傷され，運動失調が起こる．小脳・橋角の腫瘍は，組織を圧迫して神経機能低下をきたす．後窩の腫瘍は，第4脳室周辺に生じることが多く，小脳徴候がみられる．転移性腫瘍が小脳に認められることも多い．外傷性脳損傷（TBI）での上小脳脚の損傷により，四肢の運動失調とdysarthriaをきたすことがある．パンチドランカー脳症に伴いdysarthriaを認めることもある．

　アルコールや薬物の中毒，あるいは代謝性疾患でも，小脳徴候・症状をきたすことがよくある．急性あるいは慢性のアルコール中毒では立位姿勢と歩行のふらつき，急性では呂律が回らない状態もよくみられる．ウェルニッケ脳症は，ビタミンB1（チアミン）欠乏による栄養障害性脳症で，意識障害，眼球運動障害，歩行失調をきたす．アルコール依存者だけでなく，術後などの経口摂取中止や腎透析などの医原性でも起こる[4]．抗てんかん（痙攣）薬や躁鬱病の治療薬（リチウム）の多量服用により，神経中毒をきたし，小脳徴候・症状を呈することがある．甲状腺機能低下症で，重症の場合にdysarthriaを呈することがある．正常

圧水頭症での脳室拡大に伴い，進行性の歩行障害，精神機能低下，失禁とともに，失調性 dysarthria が起こる場合もある．

訴えと身体所見

患者は，発話が不明瞭で，相手に伝わらないと訴える．失調性 dysarthria 特有の訴えは，「酔っぱらっているようだ」「よろけてしまう」「速く話そうとするが呂律が回らない」であり，運動制御困難を窺わせる．

小脳の機能低下に伴い，小脳徴候が身体でみられる（**表1**）[5]．小脳半球は，対側の大脳半球と連絡をとり，同側の身体運動を制御する．身体所見では，筋力低下と協調運動障害，測定異常が確認される．口腔顔面の観察では異常はみられない．すなわち，顔面の対称性は保たれ，舌に萎縮はなく提出時の偏位や左右運動での運動制限もない．発声時に（軟）口蓋は挙上して，鼻漏れの雑音も聞かれない．非言語性の交互変換運動や連続運動（例えば，口の横引きと口のすぼめ）で，いくぶんの不規則さがあるかもしれないが，正常例でもみられることから，異常所見とみなすかは注意すべきである[5]．

運動症状とともに，自律神経系の異常を呈することがある．例えば，多系統萎縮症（MSA）では，運動失調として緩慢な運動，歩幅の大きな歩行，四肢の非協調動作，動作時の振戦 tremor，眼振 nystagmus を，パーキンソニズムとして固縮や体幹の動揺を認める．一方，非運動症状として，性機能低下，排尿障害，起立性低血圧に伴うめまい，声帯麻痺による吸気性喘鳴，嚥下性肺炎，睡眠時無呼吸，うつや不安など，多彩な自律神経系の問題をきたす[3]．

音声特徴と発声発語能力

会話，音読，言語性の交互変換運動（DDK）は，失調性 dysarthria の音声特徴を調べるのに格好の音声課題である．文の再生を何度かくり返す課題で，不規則な構音の誤りや韻律異常を見出すことができる．筋緊張の低下，運動緩慢，過剰な運動範囲，不規則なリズムにより，構音不全，韻律不全，発声不全をきたす（**表2**）[5]．

発語器官（唇・顎・舌，口蓋，声帯）の運動の精度と協調性の異常により，失調性 dysarthria の音声特徴となる構音・韻律・発声不全が説明できる（**表3**）．不正確な母音と子音，不規則な構音の

表1 小脳の損傷部位とその徴候[5]

損傷部位	徴候
正中部領域 （小脳虫部 片葉小節葉 被蓋神経核）	立位姿勢と歩行の障害
	体幹の動揺
	頭部の回旋や傾斜
	眼球運動の異常（眼振）
	dysarthria
側方半球 （小脳半球 歯状核 中継核）	筋緊張低下
	測定異常
	交互変換運動障害
	運動失調
	振戦（企図振戦，運動時振戦）
	眼球運動の異常
	dysarthria

OTE

小脳と運動異常

　小脳神経回路の異常により，運動制御，運動の大きさの調節，交互変換運動が難しくなる．その背景には，第1に測定異常と誤差修正がある．指を鼻にもってくる際に，手が震えてしまうことがある（企画振戦）．第2は，一方の運動にアクセルを踏み，他方の運動に移行する前にブレーキを踏むことが難しい．歩行時に手の振りが大きくなっても患者は止められない（跳ね返り現象）．手の回内・回外動作を反復することも難しい（拮抗運動不能症）[6]．運動の分解のため，1つの関節だけの動作を次々に行うことで運動を実現する．これが，運動に円滑さを欠く理由でもある．

表2　失調に伴う神経・筋と運動の障害[5]

筋緊張	力	運動方向	運動速度	運動範囲	反復リズム
低下	正常～減弱	不正確	遅い	過剰～正常	不規則

表3　失調に伴う dysarthria のクラスター・音声特徴と，その背景にある神経・筋と運動の障害

クラスター	音声特徴	神経・筋と運動の障害
構音不全	不正確な母音と子音	運動範囲の制限
	子音の無声化や有声化	協調運動障害
韻律不全	平板な声の高さ（単調子）や大きさ	運動範囲の制限
	短く途切れた発話	運動範囲の制限
	話速度の低下	運動速度の低下
発声不全	低い声，努力性・絞扼性の嗄声	過剰な筋緊張（喉頭）
	声の翻転，短く途切れた発話	過剰な筋緊張（喉頭）
	爆発的な声	過剰な運動（呼吸・喉頭）
	吸気性雑音（喘鳴）	運動制限（声帯）

乱れ，話速度の低下は，構音不全の要素である．爆発的な声，声の翻転，平板な声の高さ（単調子）や大きさ，嗄声，吸気性雑音（喘鳴），子音の無声化や有声化は，呼吸や喉頭の運動調節を含めた構音・韻律・発声不全の要素である．失調性 dysarthria では，音声の連続性がバラバラとなる断綴的発話 scanning speech や，舌ったらずの印象で連続する音が不分離でくっついたかのような不明瞭発話 slurred speech が特徴的である．

　音声課題別にみると，母音持続発声での声の震え（3Hz 前後の小脳性振戦），文の再生での不規則な構音の乱れや声の翻転，会話や独話での不明瞭発話や断綴的発話，圧力子音（無声閉鎖音や摩擦音の単独か二重子音＝促音）に続く母音での声の翻転，文章の音読での吸気性雑音など，特徴的な音声所見が観察されることがある[7]．

　最長発声持続時間（MPT）は，呼吸運動の調節（相反的活動）が難しく，短いこともある．低い肺容量での発話開始が，短く途切れた発話やノド詰め声の背景となることもある．言語性の交互変換運動では，反復率の低下，不規則性（時間的変動）が，他の dysarthria と比べても明らかである[8]．母音部の音圧の格差も大きく，声の爆発と同様に，呼吸・喉頭調節の問題を示している．

神経系の機能低下の影響

　小脳性運動失調は，様々な身体機能に影響を与える．歩行は，歩幅が大きく，腕の振りが過剰である．体幹のバランスが崩れて，姿勢保持に困難が生じることがある．手指の巧緻動作に円滑さを欠き，測定異常のために対象物を操作するのにも時間がかかる．表情に異常はない．

　小脳病変による高次脳機能障害は，近年認識されてきている．大脳の頭頂連合野や前頭前野の広い領域から，小脳に投射がある．運動課題で右小葉，言語課題で右小葉，空間課題で左小葉と，大脳半球の機能局在とも一貫している[9]．小脳病変による高次脳機能障害は，遂行，言語，空間認知，情動制御の側面に認め，情動制御は虫部，それ以外は「新小脳」の損傷による．課題に対して，過度に実行する点を，"思考のオーバーシュート"と呼ぶ学者もいる．

　小脳疾患だけで嚥下困難が生じることはあまりない．ただし，口腔での食塊形成や送り込みという随意運動の円滑さが失われ，嚥下の失敗に至ることはある．橋・小脳脚に及ぶ病変では，錐体路障害も加味され，声帯（不全）麻痺や喉頭知覚低下が起こり，喉頭の気道防御が低下するため，誤嚥をきたすことがある．

参考・引用文献
1) Larner A.J.：A Dictionary of Neurological Signs, 3rd ed., Springer, 2011.
2) 西澤正豊：脊髄・小脳変性疾患．臨床神経内科学（平山恵造監），改訂第6版，南山堂，2016，pp460-469．
3) Fancilli A., Wenning G.K.：Multiple-system atrophy. *NEJM* **372**（3）：249-263, 2015.
4) 山本悌司：ビタミン欠乏性神経疾患．臨床神経内科学（平山恵造監），改訂第6版，南山堂，2016，pp593-605．
5) Duffy J.R. 著，苅安　誠監訳：運動性構音障害，医歯薬出版，2004．
6) Gannong W.H. 著，岡田泰伸・他訳：医科生理学展望，原書20版，丸善，2002．
7) 苅安　誠：脊髄小脳変性症の患者の音声特徴．難病と在宅ケア **19**（12）：49-52, 2014．
8) Portoney R.A., Aronson A.E.：Diadochokinetic syllable rate and regularity in normal and in spastic and ataxic dysarthria subjects. *JSHD* **47**：324-328, 1982.
9) 北澤　茂：小脳と高次機能．医学のあゆみ **255**（10）：962-966, 2015．

6 運動低下性

大脳基底核は，筋緊張の調節，動作時の姿勢制御，環境への適合，新規の運動学習の支援を行う．大脳基底核を介しての運動神経経路は，錐体外路と呼ばれる．錐体外路系の機能低下では，運動が小さくなり，加速度的に話速度が上がるという音声特徴をもつ，運動低下性 dysarthria を呈することがある．代表的な疾患であることから，「パーキンソン病の構音障害」とも呼ばれている[1]．

定義

運動低下 hypokinesia とは，随意運動の開始の速度低下のことで，病状が進行すると自発的な運動の不能 akinesia となる[2]．時に運動緩慢や測定過小を伴い，その背景には大脳基底核の神経回路の機能低下があると考えられている．

運動緩慢 bradykinesia は，運動の開始と運動自体が遅くなった状態である．測定過小 hypometria は，随意運動の振幅（運動範囲）が小さくなる現象で，大きな動作を反復すると出現し，振幅の段階的な減少が認められ，寡動ともいわれる[2]．

固縮 ridity は，受動的な伸張に対する筋の抵抗であり，身体を全般的に硬くする．抵抗がガクガクと断続的に加わるのが上肢に特徴的で，歯車様固縮と呼ばれている．一方，頸部や下肢では，一貫した抵抗，つまり鉛管様固縮を認める．筋の固縮は，長ループ反射の亢進によるとみなされている[3]．

原因疾患

運動低下をきたすのは，パーキンソン病（PD），あるいはパーキンソニズム parkinsonism である．パーキンソン病は，突発性の神経疾患で，中高年で発病してゆっくりと進行する．その原因は，大脳基底核の黒質や青斑核での神経細胞の喪失と，線条体でのドーパミンの低下である．ドーパミン欠乏は，アセチルコリンとの神経伝達物質の不均衡をもたらし，大脳基底核の機能低下をきたす．パーキンソニズムは，脳血管疾患，アルツハイマー病，薬物により生じるもので，パーキンソン症候群を構成する．

黒質線条体変性症は，パーキンソン病に類似した症候に加えて，進行性の失調や自律神経系の障害を併せもつ．神経病理の違いのため，ドーパミン作動薬に反応しない．アルツハイマー病は，進行性に，記憶，認知，言語，人格を障害し，半数ほどでパーキンソン様の症候を示す．ピック病は，認知症をきたす病変だが，進行した段階ではパーキンソン様の症候がみられることがある．多発性あるいは両側性の脳卒中で，大脳基底核に損傷が及ぶと，固縮や無動を認め，血管性パーキンソン症候群と呼ばれる．二酸化炭素中毒に伴う低酸素脳症は，錐体外路系の異常で，パーキンソン症候群となりうる．

抗精神薬あるいは神経弛緩薬も，ドーパミン受容体の遮断効果が大きく，錐体外路症候をきたすことがある．パーキンソン徴候は，薬物治療の開始から2ヶ月以内で出現し，薬物投与の中止により正常に戻る．重金属の慢性的被曝でも，パーキンソン徴候をきたすことがある．反復性の頭部外傷（パンチドランカー脳症）や外傷性脳損傷でも，パーキンソン様の運動異常や顔貌を呈することがある．

訴えと身体所見

患者は，「声が小さくなった」「弱い声で遠くの人に届かない」と訴え，語頭音（節）をくり返すことを吃音と表現することがある．家族は，患者

表1 パーキンソン症候群でよくみられる臨床徴候[1]

障害		定義・様相
安静時振戦	resting tremor	4～7Hzの律動的で粗大な震え（頭部・四肢）
		丸薬丸め様振戦（上肢）
		3～8Hzの震え（唇・顎・舌）
固縮（強剛）	rigidity	全方向・範囲にわたる受動的な伸張に対する抵抗
		運動の不足
運動緩慢	bradykinesia	運動の開始困難（躊躇）
		すくみ足
運動低下	hypokinesia	運動の減少
		小字症（手指）
		加速歩行
無動	akinesia	運動の欠落
		仮面用顔貌，まばたきなし
姿勢の異常	postural abnormalities	前かがみの姿勢
		傾きや転倒，体位変換困難，立ち上がり困難

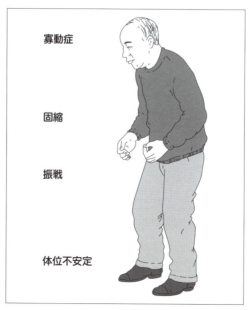

図1 パーキンソン病患者特有の立位姿勢[4]

本人の話すのを,「ことばがはっきりしない」と言うことがある．

パーキンソニズムでは，様々な障害により特徴的な身体所見が示される（**表1**）[1]．安静時の呼吸は，胸郭や腹部の動きが小さく，深呼吸を促しても大きな呼吸運動はみられない．一方，安静時の身体には，頭部や四肢に律動的で粗大な震え（4～7Hzの振戦）を認めることがある．運動の開始困難（躊躇 hesitation）があり，歩行で前に足が出ない「すくみ足 freezing」がみられる．いったん歩き出すと歩幅の小さい「きざみ足」で，加速 festination が特徴的である．運動全般が小さくなり，呼吸や歩行だけでなく，書字も小さな文字となる．姿勢は，前かがみで，特徴的である（**図1**）[4]．

顔面は，安静時，固縮の影響でまばたきが少なく，無表情で「仮面様顔貌 masked face」と呼ばれる無動状態である．顎と唇の振戦様の震えは，安静時や開口時にみられることがある．舌は，提出時に目立った震えを確認できる．上唇は硬く，動きに乏しい．顎・唇・舌・口蓋の大きさや対称性に異常はない．非言語性の交互変換運動は，開始がゆっくりで，段々動きが小さく速くなること（加速化）がある．

パーキンソン病では，安静時振戦，固縮，運動緩慢を背景にした運動症状とともに，非運動症状を呈する[5]．自律神経障害として，便秘，排尿障害，起立性低血圧，流涎，発汗過多，冷え性，下肢のむくみがみられることがある．精神障害としては，うつ，アパシー，不安，幻覚・妄想，せん妄，認知症，制動困難障害が進行すると顕在化する．睡眠障害として，不眠や中途覚醒，日中過眠，突発的睡眠もある．その他，嗅覚障害，感覚障害，疲労もみられる．

音声特徴と発声発語能力

運動低下性では，筋緊張が高く，運動の開始は遅いが，反復運動は速い（**表2**）[1]．運動範囲が小さいこと，力の低下があることから，発声発語器官の運動は小さく，声門・口蓋咽頭の閉鎖には不完全さがみられる．

運動低下性 dysarthria では，韻律不全と発声不全が顕著である．平板な声の高さ（単調子）や大きさは，発話での意思伝達に支障をきたす．短く途切れた発話，話速度の変動がよくみられる．気息性の嗄声，声量低下のため，発話の明瞭さを欠き，話しことばで相手に伝えることができない（**表3**）．

最長発声持続時間（MPT）は，呼吸運動の制限と声門閉鎖不全（気息性嗄声）のため，かなり短い．言語性の交互変換運動（DDK）は，ほぼ規則的で，反復率も正常と変わらない．ただし，運動範囲の狭小化のため，音圧が小さく，段々反復が早くなる加速現象を認める．

神経系の機能低下の影響

歩行はすくみ足で，姿勢は前かがみである（**図1**）[4]．仰臥位での体位交換や立ち上がりが困難で，ADL は移動面で制限される（**表4**）[3]．衝動的に動き出すため，転倒のリスクが高い．安静時に腕に振戦を認め，手指を使った巧緻動作は困難である．表情は乏しく，感情が顔に出ない．

進行とともに，パーキンソン病の約半数に認知症を認める．パーキンソン症候群の多くは，広範な大脳病変・変性のため，認知症は多い．言語は

表2 運動低下性に伴う神経・筋と運動の障害[1]

筋緊張	力	運動方向	運動速度	運動範囲	反復リズム
過剰	減弱	正確	遅い（開始） 速い（反復）	制限あり	規則的

表3 運動低下性に伴う dysarthria のクラスター・音声特徴と，その背景にある神経・筋と運動の障害

クラスター	音声特徴	神経・筋と運動の障害
韻律不全	平板な声の高さ（単調子）や大きさ	運動範囲の制限
	短く途切れた発話	運動範囲の制限
	話速度の変動	運動緩慢，反復加速化
発声不全	気息性の嗄声	筋緊張の低下（喉頭）
	声量の低下	運動範囲の制限

8章 音声言語病理の探求　C 神経病理

> **NOTE**
>
> **パーキンソン病の前頭葉・遂行機能障害と言語理解困難**
>
> 　パーキンソン病の患者では，発症初期から，認知症を伴わない認知機能障害が3割ほどにみられるといわれている．認知機能を司る前頭葉は，すべての要素的な機能を統合・制御する機能をもつ．特に，目的をもった一連の行動にかかわる遂行機能 executive function は，物事の発案，目標の設定，計画，モニタリングと，日常の活動の実行に重要な働きをする．外界から受け取った情報を取捨選択し，注意を配分する能力（ワーキングメモリ），情報を更新して転換する能力（セット変換，「認知の柔軟性」），情報を処理する間に把持する能力（セット把持），概念を作り，計画を立てる能力が，遂行機能に含まれる[6]．
>
> 　パーキンソン病の患者では，ワーキングメモリやセット変換機能の低下により，言語理解困難が生じると考えられている[7]．すなわち，長い文や複雑な文で，言語情報を受け取り保持することと同時に行われる言語情報処理が難しく，言語的意味を汲み取ることができないことがある．さらに，情報を受け取り処理・反応する"構え"を場面や課題によって更新することが難しく，話題の転換や新規の課題に適切な反応をすることができないこともある．先行する行動反応パターンに固執して，新たな行動を選択することができないため，日常生活で支障が生じる．

表4　Hoehn and Yahr 重症度[3]

これはパーキンソン病の症状の進行度（重症度）を示すスケールである．パーキンソン病では，仰臥位での体位変換や立ち上がりが困難となり，ADLは移動面で制限される

ステージ	判定基準
Stage1	一側性パーキンソニズム
Stage1.5	一側性パーキンソニズム＋体幹の症状
Stage2	軽度の両側性パーキンソニズム，姿勢反射障害なし，歩行障害はあっても軽度
Stage2.5	軽度の両側性パーキンソニズム，後方突進があるが自分で立ち直れる
Stage3	軽〜中等度のパーキンソニズム，姿勢反射障害あり，日常生活に介助不要
Stage4	高度障害を示すが歩行は介助なしにてかろうじて可能，転倒の危険性あり
Stage5	自力歩行不能，ベッドまたは車いすの生活

正常だが，認知症のために乏しくなる．嚥下困難は，進行した患者のほとんどでみられる．口腔相では反復性の舌の上下運動，口腔内残留，咽頭流入，咽頭相では喉頭蓋谷での食塊残留，自発嚥下の減少，食道相では運動低下がよくみられる[8]．喉頭閉鎖の減退による気道防御不全に伴う誤嚥，薬効のあまりない時間帯の食事（特に朝食）での窒息事故には注意を要する．

参考・引用文献

1) Duffy J.R. 著，苅安　誠監訳：運動性構音障害，医歯薬出版，2004．
2) Larner A.J.：A Dictionary of Neurological Signs, 3rd ed., Springer, 2011．
3) 服部信孝：神経疾患各論―大脳変性疾患Ⅱ 錐体外路系疾患．臨床神経内科学（平山惠造監），改訂第6版，南山堂，2016，pp406-425．
4) Ginsberg L. 著，若山吉弘監訳：神経内科学レクチャーノート，Springer Japan, 2007．
5) Samii A., Nutt J.G., et al.：Parkinson's disease. *Lancet* **363**：1783-1793, 2004．
6) 大槻美佳：パーキンソン病の高次脳機能障害．*MB. Med. Reha.* **76**：21-29，2007．
7) Hancock A., LaPointe L., et al.：Cognitive-Linguistic Disorder in Parkinson Disease. Communication and Swallowing in Parkinson Disease, Theodoros D., Ramig L. (eds.), Plural Publishing, 2011, pp123-178．
8) Suttrup I., Warnecke T.：Dysphagia in Parkinson's Disease. *Dysphagia* **31**（1）：24-32, 2016．

7 運動過多性

大脳基底核の神経回路が機能不全に陥ると，多様な不随意運動が起こる．発声発語時には，抑制される場合もあるが，運動過多性 dysarthria を呈することもある．身体機能の低下や審美性の問題から，患者の生活への影響は多大である．

定義

運動過多症 hyperkinesia は，不随意運動を示し，バリズムや舞踏病など過剰な運動の振幅が特徴的である[1]．不随意運動 involuntary movement とは，異常で，律動的（リズミカル）あるいは不規則的で，予測不能な，速いあるいは遅い動きのことである．

視床の腹外側神経核から大脳皮質には，興奮性のニューロンが投射されている．大脳基底核は，視床に対して抑制作用をもち，大脳皮質の運動出力を制御している．大脳基底核の機能不全では，視床の抑制が達成されず，結果として過剰な振幅をもった運動が出現する．

不随意運動とその原因

異常な不随意運動は，出現する身体部位と運動特徴（速度と律動性）により分類・命名される（表1）[2]．不随意運動は，安静時あるいは運動時に観察することができる．

ジスキネジア dyskinesia は，原因にかかわらず，安静時の姿勢をとれない状態をさす．口部顔面ジスキネジアは，口・顔面・顎と舌のモグモグとした動きで，口舌ジスキネジアとも呼ばれる．大脳前方の広範な病変で起こることがある．ジスキネジアには，抗精神薬の長期使用により起こる遅発性ジスキネジアもある．静座不能 akathisia は，座

表1 不随意運動の名称・特徴と，その背景にある神経回路異常[2]

名称	速度	律動性	異常が生じている神経回路
ジスキネジア	速い・遅い	不規則，律動的	大脳基底核制御回路
ミオクローヌス	速い・遅い	不規則，律動的	大脳皮質〜脊髄
├口蓋・咽喉頭	遅い	規則的	ギラン・モラレ三角（脳幹）
└動作時	速い	不規則	大脳基底核・小脳制御回路
チック	速い	不規則，定型的	大脳基底核制御回路
舞踏運動	速い	不規則	大脳基底核制御回路
バリズム	速い	不規則	視床下部の神経核
アテトーゼ	遅い	不規則	大脳基底核制御回路
ジストニア*	遅い	不規則，持続的	大脳基底核制御回路
眼瞼攣縮	遅い	不規則	中脳，小脳，顔面神経核
スパズム（攣縮）	遅い・速い	不規則	大脳基底核制御回路
└片側顔面攣縮	速い	不規則	顔面神経核，小脳橋角
本態性振戦**	遅い・速い	律動的	線条体，小脳制御回路

*喉頭のジストニアは「痙攣性発声障害（SD）」，頸部のジストニアは「斜頸」と呼ばれる．
**発声時に喉頭に出現したものが音声振戦である．

位で休みなく動いてしまう状態であり，神経弛緩薬やヒスタミン投与で急性に，また遅発性ジスキネジアの患者の一部で認める[2]．

ミオクローヌス myoclonus は，身体の一部に起こる単発あるいは反復性の，痙攣様の動きである．安静時あるいは動作時 action に起こる．口蓋・咽喉頭ミオクローヌスは，ギラン・モラレ三角の損傷で生じる．しゃっくり（吃逆）hiccups も横隔膜の痙攣と声帯内転の複雑なミオクローヌスである．病的で持続的な吃逆は，呼吸制御機能を担う弧束核がある延髄の損傷の徴候でもある．

チック Tics は，常同的にくり返す運動である．単純チックは，短く局所的で，瞬目，しかめ顔である．一方，複雑チックは，触れる，跳躍するなどの動作である．トゥレット症候群は，脱抑制に起因するチック障害（素早い咳払いや口笛なども含む）で，強迫神経症や注意障害・多動に伴う行動異常も呈する．大部分が遺伝性であり，原因は特定されていないが，精神的ストレスが発現にかかわると考えられている[3]．

舞踏運動 chorea は，身体の一部における，急激で無作為・無目的の運動である．安静時だけでなく，姿勢保持時や随意運動時にみられる．舞踏様運動は，身体の動きがわずかな時もあるが，粗大であることもある．神経変性（ハンチントン病），炎症や感染（脳炎，シデナム舞踏病），代謝・中毒性（肝性脳症，ウイルソン病，ドーパミン作動薬）といった病因がある．ハンチントン病は，遺伝性の進行性神経変性で，尾状核と被殻の神経細胞喪失と萎縮により，舞踏運動，ジストニア，協調運動障害，認知機能低下，行動困難をきたす[4]．

バリズム ballism は，四肢の体幹軸と近位筋で，激しく揺り動かす，バタンバタンといった運動が特徴的である．両側性と片側性があり，視床下の神経核とその周辺の損傷が原因となる．脳血管障害は，片側バリズムの病因としてよくある．

アテトーゼ athetosis は，比較的ゆっくりとした，身体をねじるような無目的の運動である．脳性麻痺（CP）は，胎性・周産期での脳損傷が原因となる非進行性の運動・姿勢障害で，痙性麻痺とともにアテトーゼは主要類型である．

ジストニア dystonia は，比較的ゆっくりとした，持続性の，拮抗筋群の過剰な同時収縮による，異常によじれた姿勢が特徴的である[1]．変動する筋緊張と反復性の筋のスパズム，異常な姿勢が，体幹，頸部，顔面，上下肢に起こる[5]．はじめは随意運動での作動筋の活性化に誘発されて当該部位で起こる動作性ジストニアであるが，次第に身体の他の部位の運動によっても惹起されるようになることがある（オーバーフロー状態）．口部顔面，口舌，喉頭に出現すると，発声発語困難を生じる．書く仕事での書痙，ピアニスト，歌手，スポーツ選手などの職業性もある．

スパズム（攣縮）spasm は，筋収縮の多様な状態を示す．緊張性攣縮は持続的な状態で，間大性攣縮は短い反復をする状態である．片側顔面攣縮 hemifacial spasm は，一側顔面の間大性の単収縮発作で，顔面神経核から神経管にかけての損傷で，血管拍動に伴うと考えられている．

振戦 tremor は，ほぼ律動的で正規的な不随意運動だが，振幅と周期性に不規則さをもつものもある[1]．安静時と動作時に区分され，動作時振戦には，姿勢と運動，企図，課題特有，等尺性が含まれる[6]．身体が冷えた状態でのブルブルという震えは，10〜12Hzの生理的振戦である．本態性振戦 essential tremor は，家族性が半数近くあり，持続的姿勢時と動作時に起こり，上肢，頭部，喉頭にみられる．他の振戦と異なり，他の身体・神経徴候を認めず，飲酒で軽減する[7]．

●訴えと身体所見

患者は，発語が乱れることや突然の運動や牽引によって発話が中断してしまうこと，口からうまくことばが出せないこと，声が出せないことをよく訴える．目的とする運動が困難な部位やきつさを表明する患者が多い．動作時の息苦しさや連続使用での疲労を訴えることもある．たいていの患者は不随意運動を自覚しているが，奇異で異常な運動を本人が認めないこともある．

身体の観察を，安静時と動作時に行うことで，必要のない不随意運動を確認することができる．喉頭のジストニアによると考えられている痙攣性発声障害（SD）では，声のつまり（内転型）や発声時の息漏れ（外転型）と同時に，鼻翼を広げる連合運動を呈することもある．頸部・顔面の片側のジストニアでは，口腔内の舌がよじれていることが発語時に観察できる．

安静時と動作（発語運動）時の顔面の観察からジスキネジアやジストニアが，口腔内で口蓋を見ることからミオクローヌスが確認される．患者の訴えをもとに，特定の課題や場面を設定することで，ジストニアや動作時振戦が確認できることがある．口腔顔面の形態や大きさについては，通常は正常である．

感覚トリックにより消失することで，不随意運動を見出すこともある．例えば，ガムを噛んだ状態で話すといった感覚トリックの導入で，口・顎・舌のジストニアが抑制されることがある．

音声特徴と発声発語能力

運動過多性 dysarthria での音声特徴は，不随意運動の種類と性質によって異なる．最大能力試験も，同様であるので，以下に特徴的な音声所見と最大能力試験での所見を記す．いずれも，運動過多症に伴う神経・筋と運動の障害で説明がなされる（表2）[2]．

ジストニアでは，呼吸・発声不全，共鳴・構音不全，韻律不全が起こる（表3）．異常な音声特徴には，目的とする発声発語運動を不随意運動が阻害している場合と，自覚的困難に対しての不安や過剰な反応である場合とがある．頸部・喉頭の過剰な筋緊張で，発声狭窄をきたし，努力性の声質と，苦しさの自覚から発声の停止となることがある．呼吸運動を乱して，声量が大きく変動する場合もある．不随意の顎の開き，口のすぼめ，舌の突出などが（発語）動作時に生じると，母音や子音が不正確となり，時に発語の乱れを生じる．発話の途中での不随意運動の出現で，発話の中断となることもある（不自然な休止・沈黙と知覚される）．

最長発声持続時間（MPT）は，試行ごとに変動する．呼吸と発声が連動して，ジストニアが出現しなければ，MPTは正常かいくぶん短い程度である．ジストニアの出現とそれに対する反応に

表2　運動過多性に伴う神経・筋と運動の障害[2]

	筋緊張	力	運動方向	運動速度	運動範囲	反復リズム
ジストニア	過剰・偏り	正常	不正確	遅い	制限あり〜正常	不規則
舞踏運動	過剰・偏り	減弱〜過剰	不正確	遅い	制限あり〜過大	不規則

表3　ジストニアに伴う dysarthria のクラスター・音声特徴と，その背景にある神経・筋と運動の障害

クラスター	音声特徴	神経・筋と運動の障害
呼吸・発声不全	努力性嗄声，発声停止	筋緊張の増大（喉頭）
	過度の声量変化	呼吸運動の乱れ
	音声振戦	筋緊張の変動（喉頭）
共鳴・構音不全	開鼻声	口蓋咽頭運動の阻害
	不正確な母音と子音	構音運動の阻害
	発語の乱れ	構音運動の阻害
韻律不全	不適切な休止・沈黙	発語運動の阻害
	過度の声量変化	運動のコントロール困難

表4 舞踏運動に伴う dysarthria のクラスター・音声特徴と，その背景にある神経・筋と運動の障害

クラスター	音声特徴	神経・筋と運動の障害
呼吸・発声不全	努力性の吸気と呼気	呼吸運動の乱れ
	発声の停止	発声困難の自覚
	一過性の気息性嗄声	筋緊張の変動（喉頭）
	努力性嗄声	筋緊張の増大（喉頭）
	過度の声量変化	呼気供給の不安定
共鳴・構音不全	開鼻声（間欠的）	口蓋咽頭運動の阻害
	不正確な母音と子音	構音運動の阻害
	不規則な発語の乱れ	構音運動の阻害
韻律不全	不適切な休止・沈黙	発語運動の阻害
	話速度の変動	不随意運動の回避
	発語間隔や音素の延長	運動のタイミング不一致
	過度の声量変化	運動のコントロール困難

より，声門閉鎖抵抗が増強し，呼気供給が制限され，発声開始のタイミングにズレがあると，MPTは短くなる．言語性の交互変換運動（DDK）は，遅く，不規則である．

舞踏運動では，呼吸・発声不全，共鳴・構音不全，韻律不全が起こる（表4）．舞踏運動は，身体の粗大運動で出現する場合に，呼吸・発声への影響が大きい．呼吸運動の乱れは，努力性の換気という患者の反応となる．発声困難を自覚して，発声を停止させしまいがちである．喉頭の筋緊張の変動や増強で，気息性や努力性の声質となる．呼気のコントロールができないため，声量が大きく変動する．間欠的な開鼻声，不正確な母音と子音，不規則な発語の乱れは，構音運動が阻害されたためであろう．発話の流れが不随意運動のためにギクシャクとなり，不適切な休止・沈黙が起こりがちである．不随意運動を回避するために急いで話すことで，話速度の変動がみられることもある．構音の構えから次の標的への移行が困難となり，発語間隔や音素の延長もよく認める．

会話，文章音読，言語性の交互変換運動は，予測不能な構音の乱れや話速度の変動といった舞踏病に伴う dysarthria の異常を検出するのに適当な課題である．母音の持続発声も，舞踏様運動による声の変動を観察するのに格好の課題である．最長発声持続時間（MPT）は，呼吸運動の乱れと呼気供給の不安定さのために，短いことが予想される．言語性の交互変換運動では，不随意運動が入ることで，あるいはそれを予期して，連続的運動が阻害され，リズムは不規則になるだろう．

口蓋・咽喉頭ミオクローヌスは，安静時，姿勢保持時，運動時，睡眠時に出現する．震えの起こる部位は，一部の患者で，眼球，横隔膜，唇・顎・舌にも及ぶ．突然の律動（60〜240Hz）が起こるが，小さい振幅で，かつ短いため，発声発語への影響はほとんどない．重度例で，発声停止，間欠的な開鼻声，発話での短い休止を認める程度である．

動作性ミオクローヌスは，無酸素脳症を原因としてよく起こり，安静時と非言語性の課題では正常だが，発語運動時に素早い不随意運動をもたらす．反復する声の震えと声帯内転に伴う発声停止が，口唇のミオクローヌス性攣縮と同期するのが特徴的である．話速度の低下も認めるが，動作時の発現を抑止しようとする代償的な行動であるかもしれない．この状態を理解するために，話速度

を変えること（テンポ：速く・ゆっくり）や，精度を求めて「正確に話して」と言うことで，ミオクローヌスの出現があるかを観察すべきであろう[2]．

発声障害の中にも，神経原性の不随意運動のために発語困難に至る状態がある．

本態性の音声振戦は，母音の持続発声で明らかとなる 4～7Hz の周期性をもつ声の震えである．声帯振動を伴う母音の発声，声門を開いた無声子音の持続，あるいは摩擦音の /s/ と /z/ の持続課題で，声の震えが呼気供給によるものか，声帯（緊張）の変動によるものかが識別できる．重度例では，発声の途絶がみられることがある．発話での声の高さの調節が難しいこともある．ストレスや疲労に伴う悪化と飲酒による改善がみられる．

痙攣性発声障害（spasmodic dysphonia；SD）は，主に喉頭のジストニアに起因すると考えられるが，振戦が表面化する例もある．間欠的に起こる発声困難で，ノド詰めで努力性の声になる内転型と，声が抜ける（息漏れする）外転型とがある．特別な場面，大きな声を求める課題で，出現することがよくあることから，精神・情動と発声との関係を具現するとも考えられる．発声での違和感，声の出しにくさ，ノドの詰まり，弱々しい声，身体努力を要す，疲労する，という訴えがよく聞かれる．

●神経系の機能低下の影響

不随意運動が，局所的なのか，体幹・上下肢に及ぶのかで，身体機能は大きく異なる．バリズムや粗大な舞踏運動がある状態では，歩行や安定した姿勢は困難である．ジストニアが頸部に起こると斜頸となり，よじれた姿勢となる．腕・手指を使った動作も，阻害されることがある．ジスキネジアやジストニアなど，顔面で起こるタイプでは，突発的に起こる不随意運動で，意図した表情をつくることが難しい．大脳基底核病変に伴い，ハンチントン病などでは，認知症を伴うことがある．舞踏運動，ジスキネジア，ジストニアでは，嚥下反射は正常であっても，食物の取り込み，咀嚼，送り込みには問題があり，誤嚥や窒息のリスクがある．

参考・引用文献
1) Larner A.J.：A Dictionary of Neurological Signs, 3rd ed., Springer, 2011.
2) Duffy J.R. 著，苅安 誠監訳：運動性構音障害，医歯薬出版，2004．
3) 服部信孝：神経疾患各論―大脳変性疾患Ⅱ 錐体外路系疾患．臨床神経内科学（平山恵造監），改訂第6版，南山堂，2016, pp406-425.
4) Walker F.O.：Huntington's disease. *Lancet* **369**：218-228, 2007.
5) Tarsy D.T., Simon D.K.：Dystonia. *NEJM* **355**（8）：818-829, 2006.
6) Elias W.J., Shah B.B.：Tremor. *JAMA* **311**（9）：948-954, 2014.
7) Louis E.D.：Essential tremor. *NEJM* **345**（12）：887-891, 2001.

8 混合性

脳神経系の病変が，複数の神経経路を侵す時，混合性 dysarthria をきたすことがある．すなわち，上位運動ニューロン，下位運動ニューロン，小脳制御回路，大脳基底核制御回路の機能低下による，痙性麻痺，弛緩性麻痺，失調性，運動低下性，運動過多性を組み合わせた状態である[1]．代表的な疾患としては，運動ニューロン疾患，多発性硬化症，フリードライヒ運動失調症，シャイ・ドレーガー症候群，オリーブ橋小脳萎縮症，ウイルソン病がある．ここでは混合性 dysarthria の特徴を中心に，その概要を示す．

運動ニューロン疾患

運動ニューロン疾患群は，運動ニューロンあるいは前角細胞を侵すことで，脊髄神経や脳神経の支配する筋の萎縮と筋力低下，および上下肢・呼吸・発語運動の制限をきたす．筋萎縮性側索硬化症（ALS）は，上位・下位運動ニューロンを侵し，四肢や球支配の筋群を障害する．この結果，痙性麻痺と弛緩性麻痺の混合性 dysarthria を呈する．

ALS の臨床特徴は，疲労，痙攣，線維束性攣縮，筋の萎縮，筋力低下，痙性に伴う深部腱反射の亢進である．眼球運動，膀胱・直腸の制御機能，自律神経系は保たれる．初発症状が球麻痺による場合があり，dysarthria や嚥下困難が現れる．進行すると気道閉塞による呼吸障害が起こるため，呼吸管理がなされる．

筋力低下に対しては，頸部カラー（装具）や理学療法，歩行器や車いすが適用される．嚥下困難に対しては，ST による評価と安全な嚥下条件の設定が行われるが，胃瘻での人工栄養に移行することになる．dysarthria に対しては，コミュニケーション支援機器の利用と，対話相手となる家族や介護者への指導がなされる．痛みや精神症状（うつや不安）に対しては，投薬が行われる[2]．

多発性硬化症

多発性硬化症（MS）は，中枢神経系の脱髄疾患であり，神経の伝達障害をきたす．MS では，脱髄の起こる神経系により機能低下の種類が異なるが，歩行障害，括約筋障害，視覚障害，感覚障害がよくみられる．小脳障害のある場合には，dysarthria，眼振，企図振戦などを呈する．進行すると，高次脳機能障害を認めることがある．歩行障害のある患者で，嚥下困難が多い．MS では，痙性麻痺と失調性の混合性 dysarthria を呈することがある．

経過は，初発か数回の発作の後でほぼ完全に改善する例もあるが，寛解・増悪をくり返す場合が多い．寛解・増悪をくり返し障害が重積する例，寛解することなく進行性する例もある．進行例では，四肢の不全麻痺，認知機能低下，視覚障害などを有することになる[3]．

診断後でも予後が不確実であるため，患者・家族に対しての説明と支援が必要である．ウイルス感染が再発を引き起こす可能性があるので，日頃から回避するように生活をする．ワクチン（B型肝炎）の予防摂取は，感染の危険性が高い場合に限定すべきである．

進行性核上性麻痺

進行性核上性麻痺（PSP）は，進行性の経過をたどる神経変性疾患で，初期には歩行障害や姿勢の不安定さという訴えが聞かれ，転倒事故を起こすことがよくある．進行すると移動困難で，寝たきり状態となる．黒質，中脳，淡蒼球，視床下核，小脳歯状核での神経細胞減少という，病理所見が示されている．

臨床特徴として，運動低下性の運動症状（緩慢，すくみ足や加速，仮面様顔貌），強制的な泣きや笑い，頸部伸展の姿勢，眼球運動障害（核上性の垂直運動麻痺）による下方視困難，同語反復をよく認め，嚥下障害も珍しくない．パーキンソン病と異なる点は，振戦を認めず話速度低下があること，錐体路徴候がみられることである．運動低下性と痙性麻痺，時に失調性を含む混合性dysarthriaを生じうる．

大脳変性疾患

大脳皮質基底核変性症（CBD）は原因不明の進行性変性疾患で，病理解剖では，大脳皮質（前頭葉の運動野・運動前野，頭頂葉）の萎縮や，黒質，視床，レンズ核，視床下部の神経核，赤核，中脳被蓋，青斑の神経細胞脱落を認める．臨床特徴は，固縮，振戦，痙性，軽度の小脳徴候，失行で，進行すると認知機能低下を生じることがある[4]．運動低下性，痙性麻痺，失調性，運動過多性の単独か組み合わせでのdysarthriaを生じる可能性がある．

線条体黒質変性症は，パーキンソン病と類似の臨床特徴をもつが，病理学的基盤は異なる．すなわち，被殻，尾状核，黒質の変性や神経細胞脱落が，病理解剖で示されている．一側性の固縮，硬直，無動に始まり，反対側にも広がる．小脳徴候はみられない．姿勢不良，運動速度低下，失神傾向がある．運動低下性と痙性麻痺を組み合わせた混合性dysarthriaが起こりうる．

中毒・代謝性疾患など

ウイルソン病は，遺伝性の銅の代謝異常で，肝臓とレンズ核の病理所見から，肝レンズ核変性症とも呼ばれる．代謝異常により，肝臓，脳，角膜に銅が蓄積し，若年成人で神経運動徴候が出現する．羽ばたき振戦，体幹の固縮，運動失調，仮面様顔貌あるいはニヤニヤ笑いといった運動異常に加え，暗褐色の角膜輪も特徴的である．運動低下性，失調性，痙性麻痺を組み合わせた混合性dysarthriaが起こりうる．

肝脳変性症は，慢性肝炎の患者や，肝性昏睡を幾度も経験した患者で生じる．四肢の振戦，舞踏運動，アテトーゼ，運動失調，錐体路徴候，精神機能低下がみられることがある．大脳皮質，レンズ核，視床，脳幹の神経核に，病理異常が確認されている．運動過多性，失調性，運動低下性を組み合わせた混合性dysarthriaが生じうる．

低酸素脳症は，びまん性の神経病変で，循環・呼吸不全による脳の酸素欠乏で起こる．溺水や絞扼による窒息状態，一酸化炭素中毒，呼吸筋麻痺（ギラン・バレー症候群など），心停止などが原因となる．酸素欠乏が長い場合には，意識が戻っても，不可逆性の神経損傷をきたす．認知症，視覚失認，パーキンソン症候群，不随意運動（舞踏運動アテトーゼ，動作時ミオクローヌス），小脳失調といった異常が起こることがよくある．運動低下性，運動過多性，失調性を組み合わせた混合性dysarthriaの可能性がある．

多発性脳梗塞により運動系の経路が損傷を受けると，混合性のdysarthriaが生じる．脳幹では，錐体路・錐体外路の神経線維（上位運動ニューロン）や，小脳からの橋を介した連絡（小脳制御回路），脳神経核（下位運動ニューロン）が近接しているので，単発でもdysarthriaが起こる．脳卒中では，両側の錐体路損傷での痙性麻痺，脳幹部損傷での弛緩性麻痺や失調性を組み合わせたdysarthriaが起こる可能性がある．

腫瘍が大脳・脳幹部に発現すると，神経組織を圧迫し，機能低下が生じる．痙性麻痺，脳幹部での弛緩性麻痺や失調性を組み合わせた混合性dysarthriaが生じうる．閉鎖性頭部外傷（CHI）や脳神経外科手術で，後頭窩の神経組織の損傷で，あらゆる組み合わせの混合性dysarthriaが起こりうる．

参考・引用文献
1) Duffy J.R. 著，苅安 誠監訳：運動性構音障害，医歯薬出版，2004．
2) Kiernan M.C., Vucic S., et al.：Amyotrophic lateral sclerosis. Lancet **377**：942-955, 2011.
3) Noseworthy J.H., Lucchinetti C., et al.：Multiple sclerosis. NEJM **343**（13）：938-952, 2000.
4) 服部信孝：神経疾患各論—大脳変性疾患II 錐体外路系疾患．臨床神経内科学（平山恵造監），改訂第6版，南山堂，2016, pp406-425.

9 その他の神経原性の発声発語障害

神経系に対してのダメージが大きく重篤な状態にある患者では，身体運動出力の制限や，認知機能・言語能力の低下，情動のために，典型的なdysarthriaとは異なる様相で，発声発語困難が生じることがある．

● 構音不能症

上位・下位運動ニューロンが両側性かつ広汎重度に障害された場合に，発声発語のための呼吸・喉頭と口腔顔面・咽頭の神経や筋群が，ほぼ全面的に運動できない状態を，構音不能症 anarthria と呼ぶ．発声発語が障害される dysarthria と比べて，発声発語が全くできない無言状態 speechless ともいえる．患者の言語・認知能力とコミュニケーションの願望はおそらく正常であるが，運動能力の重篤な障害が発話を阻害している．構音不能症は，垂直方向の眼球運動と瞬目以外は身体の無動状態を伴う．

構音不能症は，痙性麻痺と弛緩性麻痺の混合性dysarthriaか，痙性麻痺と運動低下性，あるいは痙性麻痺と失調性の混合性 dysarthria の最重度である．多発性・両側性の脳血管疾患，閉鎖性頭部外傷（CHI），進行性の神経難病〔筋萎縮性側索硬化症（ALS），進行性核上性麻痺（PSP），多発性硬化症（MS）〕，無酸素脳症が病因となる．重度の錐体外路系病変と疾患〔パーキンソン病（PD），クロイツフェルト・ヤコブ病，ハンチントン病など〕では，構音不能となるが，認知症による無言状態なのか，判断がつきかねる．

● 閉じこめ症候群

刺激に反応する術（運動）をほとんどもたず昏睡かと思われる患者が，実は眼球運動でコミュニケーションをとることができるほどに認知・言語機能が保たれている状態を，閉じ込め症候群 locked-in syndrome と呼ぶ．最重度の痙性麻痺あるいは弛緩性麻痺との混合性 dysarthria で，口腔顔面や咽喉頭を随意的に動かすことができない状態である．口腔周辺の強い深い刺激で，定型的な運動（咀嚼，吸乳 sucking，しかめ顔）を見せることはある．嚥下障害は重度である．

病因は，脳底動脈の血管閉塞で，橋腹側を損傷させて上位運動ニューロンが脊髄・下位脳神経に接続するのを完全に遮断する．他には，中脳腹側面あるいは内包に供給する血管の両側性梗塞が病因となる．薬物の中毒や乱用による場合もある．核上性眼球運動経路と橋・中脳の網様体が保たれていることで，大脳との連絡がわずかに残されて，意識，眼球運動，コミュニケーションが維持されていると考えられる．

● 両側弁蓋症候群

大脳半球の中心前回および中心後回の両側性損傷で，無言状態を呈する患者がいる．これを，両側弁蓋症候群あるいは弁蓋症候群 opercular syndrome と呼ぶ．随意的な口腔顔面運動の重度低下，咳反射やあくびの残存，泣きや笑いの残存，無言状態，嚥下障害（咀嚼・送り込み困難），絞扼反射の消失，四肢での動作可能が特徴的で，書字でのコミュニケーションができる例もある．

脳卒中が病因となり，2度目以降の発作で，両側性に弁蓋部の損傷が完成して，本症候群が出現する．局所性の変性疾患でも起こることはある．痙性麻痺とみなすと，反射消失などが非典型的である．随意運動と自動運動の解離は，非言語性の口腔顔面失行を併せもつ発語失行（AOS）の要素がいくぶんあるとも考えられている．

小脳性無言症

小脳あるいは後頭窩の腫瘍や動脈奇形の手術を受けた小児で，術後に無言状態となる例が報告されている．これが，小脳性無言症 cerebellar mutism である．特徴としては，術前に小脳症状があっても dysarthria はないこと，術後3日目以降に無言状態となること，回復して発語が出始めるが重度の失調性 dysarthria を呈することがあげられる．

原因のメカニズムは解明されていないが，小脳半球と虫部の切除や損傷が基盤にあること，さらに歯状核と視床を連絡する小脳脚上部が無言症の発現に関与する可能性が示されている．心因性の可能性もあるが，それでは回復してからの重度の dysarthria が説明できない．

無動性無言症

前頭葉の前方病変で，無為・無動 abulia あるいは運動欠如に至ることがある．無為・無動が顕著であると，無言状態となることがある．これは，発話に対しての衝動や意欲の欠如，発声発語に要求される認知機能や運動開始・持続の低下・困難，伝達すべき言語内容の消失を背景に起きていると考えられる．

無動性無言症 akinetic mutism は，覚醒と基本的な運動・認知能力が保たれているにもかかわらず，無反応で無関心な，運動停滞する無言状態である．患者の協力かつ執拗な刺激に対し，数分後に反応を見せる場合もある．無関心，無感動で，傾眠状態のこともある．

病因は，前大脳動脈や後大脳動脈の穿通枝の梗塞，腫瘍，頭部外傷，脳炎などが考えられる．補足運動野を含む前頭葉の正中部表面と，辺縁系前方の帯状回前方領域の病変が要件ともいわれているが，広範な前頭葉病変あるいは中脳・間脳領域の病変（上行する賦活系インパルスの途絶）がこの無動性無言症の背景にあるのだろう．

その他の無言状態

一過性の無言状態が，発語失行（AOS）や失語症でみられることがある．重度 AOS 患者では，随意的な口腔顔面運動が実現できず，言えない状態となるが，数日以上の持続はない．脳卒中などでの急性の発症で，無言状態となることは珍しくはない．無言状態から解放された段階では，発話はゆっくりと始まり，短く，話す前に口を動かす動作を見せたりもする．無言状態が失語のためではなく，前頭葉の司る発動性の低下のためという考えも示されている．

橋，中脳，間脳の網様体賦活系は，覚醒に不可欠である．網様体の広範な障害で，完全な無反応状態である昏睡に至る．覚醒困難であり，無言状態となる．病因は，主に頭部外傷と脳血管疾患である．この無言状態は，発話以外にも反応や自発行為がみられないので，無言症と呼ぶことはない．

遺残性植物状態 persistent vegetative state は，昏睡とは異なり，覚醒と睡眠の周期は保たれている．覚醒時に，追視や外的刺激への反応を全く見せず，脳波なども変わりない．無言状態は，覚醒・認知レベルを反映するもので，やはり無言症とは呼びがたい．重度の頭部外傷，無酸素脳症，薬物中毒，ウェルニッケ脳症が，代表的な原因である．

失外套 apallic state は，覚醒昏睡で無言状態を示す．患者は無反応で，自発動作はほとんどない．時折の叫びで，潜在的な運動能力を示す．追視らしき眼球運動はあるが，実は無作為である．行動は，感情，思考，意欲の裏付けのないものである．病因は，無酸素脳症，一酸化炭素中毒，クロイツフェルト・ヤコブ病，髄膜血管型梅毒，慢性ウイルス性脳炎，重度の頭部外傷などで，大脳皮質の外套あるいは灰白質の消失をもたらすことで失外套となる．

同語反復症

発話での同じ語・句の強制的なくり返しを，同

語反復症 palilalia という[1]．その特徴は，以下の通りである：

- くり返すにしたがって，話速度上昇と声量低下を伴うことが多い
- 反復は，会話，独話，質問応答に多く，音読，復唱，数唱などの自動的発語では少ない
- くり返しは，文の位置にかかわらず起こるが，末尾に比較的多い傾向がある
- 患者は，同語反復を自覚していて，イライラしている
- 本人の頑張りにより，くり返しは一時的に抑止できる

病因は，脳炎後のパーキンソン症候群，パーキンソン病（PD），認知症を伴う大脳変性（アルツハイマー病，ピック病），進行性核上性麻痺（PSP），外傷性脳症，多発性硬化症（MS），トウレット症候群，外傷性基底核損傷，両側性大脳石灰沈着症と，多様である．共通するのは，両側性の大脳基底核の神経病理で，抑制性の運動回路の機能低下が背景にあることと考えられている[2]．

発語と発声の減退

認知・情動の障害により，発話が減退することや，発声が低下することがある．発動性や運動持続にかかわる前頭葉の機能低下で起こるのが，発話減退 speech attenuation である．その特徴には，言語反応の遅れ（例えば，質問応答での沈黙），言語内容の乏しさ（断片的，短い発話，字義的反応），声量低下，韻律の平板化（単調子）があげられ，やり取りでの無関心が垣間みられる．

閉鎖性頭部外傷（CHI）でびまん性の軸索損傷があり，高次脳機能障害を有する患者では，発声低下 hypophonia と呼ばれる声量の低下と韻律の平板化をみかけることがある．覚醒と注意の変動，洞察力の低下，情動の平板化，自発性の欠如が特徴的で，視床病変との関係が高いと考えられている．患者は，ベッドから起き上がる際に，あるいは指折りをする時に，発話の声量が小さくなることもある[3]．

参考・引用文献

1) Larner A.J. : A Dictionary of Neurological Signs, 3rd ed., Springer, 2011.
2) Duffy J.R. 著，苅安 誠監訳：運動性構音障害，医歯薬出版，2004.
3) 松永千恵，苅安 誠：黄泉がえり消える声―発声を支配する脳機構．第35回日本高次脳機能障害学会，鹿児島市，2011．

1 発話の基礎能力と実用

発話を相手に伝えるためには，適切な情報を表出しなければならない．話者は，自身の言語能力により，適当な語を配列して文にするという作業を頭の中で行う．相手に伝えることができるか，うまく伝えることができない場合にはそれを感知して修正できるか，言語能力だけでなく注意・記憶や運動出力にかかわる認知も重要である．もちろん，音声信号として相手に届ける際に大切なのは，十分な音量で，正確な母音や子音の連続を生み出すことである．話者には，発声発語能力も求められる．

言語・認知と発声発語能力を知る

音声特徴を理解した後には，話す能力を確かめることになる．加えて，日常のコミュニケーションの実際を観察しておくことが大事である．その理由は，基盤となる言語・認知と発声発語能力で，いつも実用的な音声言語コミュニケーションが実現できるのかを明らかにするためである．

もし，発声発語能力がある程度保たれているのに，実用の発話（音声）が不良であれば，能力が十分に発揮されていないと考えられる．この能力と実用の食い違いの背景には，言語や認知などの制約がある可能性がある．もし，発声発語能力の低下が顕著であれば，能力を超えた実用を求めるのは無理な要求であり，能力に見合った発話レベルと代償的な話し方を指導することになる．いずれにしても，音声生成の基盤となる能力を理解し，能力と実用の乖離がないかを知ることで，適切な評価とリハビリテーションの目標・課題設定が可能となる．

実用能力を知る

音声（発話）行動の観察で，実用能力を確かめることは容易ではない．患者に対しての問診，音声言語評価といった場面，リハビリテーションでのやり取り，外来受診や入院中の生活をとおして，じっくりと観察することで，少しずつ明らかにされるものだろう．

まずは，いろいろな場面での，やり取り（対話）の記録をしてみる[1]．挨拶をすること，質問に答えること，自発的に相手に問いかけること，誰かを呼ぶこと，相手に何かを要求する（あるいは頼む）こと，何かに抗議をすること，相手に何かを説明することは，日常コミュニケーションでよくあるはずである．

NOTE

2つの能力—実用能力と潜在能力（容量）

国際生活機能分類（ICF）では，機能障害をもつ個人の活動 activities と参加 participation を重視し，能力に関しては「現在の環境」のもとでの実用 performance と個人の容量 capacity（あるいは潜在能力 competence）とに分けて捉えている[2]．わかりやすくいうと，「していること」と「できること」である．リハビリテーションの対象となる患者で，潜在能力はあるが，それが発揮されていないことはよくある．環境設定によって，実現される/されない能力を知り，リハビリテーションの取り組みの中で，能力を発揮するために「活動」を創り出す必要がありそうだ．

9章 音声言語病理の探求　D 発声発語能力とそれに関連する能力

臨床編II
1. 発話の基礎能力と実用

質問に答える場面では，相手は答える内容を期待して待つため，音声の品質の低下が多少あっても，端的に答えていれば内容は理解される．質問に対し的外れ，あるいは冗長な発話であると，相手は理解が難しくなる．一方，自発的に相手に問いかける場面では，相手は何を言うのか，状況や文脈から推定できないこともあり，聞き間違いもよくある．質問への応答や質問の投げかけで，的を射た言語表現ができているか，よくみておきたい．

ある話題 topic でやり取りが行われていても，別の話題に切り替わってしまった時に，「えっ」と首を傾げることは，dysarthria のない人たちでもよくある．ましてや，音声の品質が不良（例えば，声が小さい，構音が不正確など）であれば，話者が確実に伝え，聴者がそれをわかるという"キャッチボール"は，成立しないことがあって当然である．話題を提示してからやり取りができているのか，話題を維持し，変える時には相手にそれを伝えることができているのかが，とても大切である．対話を記録することで，両者が「話題」を認識して取り扱えているのかがよくわかる．

自宅で暮らす dysarthria のある話者は，家人に声をかけて，何かを頼む場面がよくある．同様に，入院している dysarthria のある患者は，看護師を呼んで，何かを要求する場面がよくある．声が出なければ，遠い場所にいる人を呼ぶことは難しく，病室でのブザーなど他の方法を使うことになる．要求がうまく伝えられない時，言い換えなどの工夫をしているのか，ノンバーバルの手段を活用しているのか，観察すべきである．

実用的コミュニケーションに欠かせない能力

音声言語コミュニケーションは，言語，認知と，発語運動の歯車が噛み合って達成される，まさに"脳力"の結晶である．発語運動機能が低下している患者では，コミュニケーションを成立させるためには，言語・認知を含めた総合力でカバーすることが大事である．

実用的コミュニケーションに欠かせない対話能力を**表1**に示す．

対話では，発話量があまりにも少ないと，相手の了解に至らず，終始聞き手に回ってしまいがちである．聞く側と話す側の役割交代 tern-taking が交互にバランスよくできればよいが，一方的に話すようでも，聞き手の了解が確認しがたい．

発話が多くても，同じ内容をくり返すようでは，聞き手の注意も失われてしまう．伝達の困難な患者では，適度な冗長性は相手の理解を助けることになる．相手の言語・認知能力の認識により，話し方を変えることもある（例えば，マザーリース）．話題を知っていれば，音質不良であっても，聞き手は自身の推測で補完できる．何について話そうとするのか，話題の提供・転換を相手に伝えておきたい．もちろん，話題について，やり取りをしばらくはすること（維持）も大切である．

話し手と聞き手は「脳と脳がつながってわかり合っている」といっても過言ではない〔第2章「1. 話者と聴者の信号処理と通信（14頁）」参照〕．

表1　実用的コミュニケーションに欠かせない対話能力

項目	内容
役割	十分な発話量，適切な役割交代（聞く・話す）
言語	適確なことばの選択，適度な冗長性
話題	提供・転換のサイン，維持
知識	共有する一般的知識とその認識
自覚	発話困難の認識，やり取りの成立の理解
受容	持ち前の話し方からの脱却（工夫・代償）

OTE

マザーリース

　乳幼児に向かって話しかける際の，独特の音声言語を，「マザーリース」と呼ぶ．短い発話，誇張した声の変化，ゆっくりな話速度，発話のくり返しが，特徴的である．高齢者に対して子ども扱いをする話しかけ方 baby talk を見かけるが，これは尊厳を傷つけるので控えるべきである．

　もし，相手が幼い子どもだったら，dysarthria のある患者はどう話すだろうか．通常，リハビリテーションでは，「発話を短く区切って」「ゆっくりと」「はっきりと」と求めるが，実用とその定着が難しい．患者が，相手を幼い子どもとみなせば，目標とする話し方をうまく実現できるかもしれない．

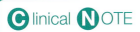

dysarthria 患者の会話での修復の諸特徴

　dysarthria 患者において，発話が不明瞭であっても，修復 repair がうまくできれば，やり取りは成立する．特に重症例では，修復の必要なことが多くなる．痙性麻痺 dysarthria の成人とのやり取りの音響分析では，患者が修正した発話は，元の発話と比べて，音節の強調，声の高さの変化，破裂音の閉鎖，持続時間の延長がなされていた[3]．

　暗黙のうちに，世間一般の情報（社会的知識）を共有していることが前提となって，対話をしている．例えば，大相撲の話題で会話をはずませるのであれば，相撲のルール，決まり手，番付（横綱や大関など），力士の名前や出身地などを，お互いにおおよそわかっていることを期待している．

　患者は，発話だけで意思・情報（メッセージ）を相手に伝えることが難しいことを認識していなければならない．やり取りがうまくできているのか，行き違いが生じているのか，ある程度の感度がなければ，修復 repair も難しい．病前の持ち前の話し方から，工夫や代償的な方法をとることが必要になることが多く，許容できなければ，実用にはつながりにくい．

参考・引用文献

1) Paul R., Tetnowski J.A., et al.：Communication sampling procedures. Introduction to Clinical Methods in Communication Disorders, Paul R. (ed.), Brookes Publishing, 2002, pp111-157.
2) World Health Organization：International Classification of Functioning, Disability and Health：ICF short version, World Health Organization, 2001, pp18-20.
3) Rutter B.：Repair sequences in dyasrthric conversational speech：A study in interactional phonetics. *Clinical Linguistics & Phonetics* **23** (12)：887-900, 2009.

2 最大能力試験

音声生成の最大能力試験には，呼吸と発声の機能を診る最長発声持続時間（maximum phonation time；MPT）の計測，口腔・喉頭の構音運動の適切さ・速度と規則性を診る言語性の交互変換運動（diadochokinesis；DDK）の観察，喉頭調節を診る生理的声域（Pitch Range；PR）の計測などがある．

詳しくは次の大項目以降でそれぞれ説明するとして，ここではまず最大能力と実用，音声生成と生理学的容量，最大能力試験の活用についてふれておく．

最大能力と実用

音声生成に関して，実用は最大能力の半分をはるかに下回る（表1）[1]．すなわち，呼気と声の持続は，最大は15〜30秒であっても，発話では5秒もあれば十分である．舌の力も，構音ではごくわずかで，嚥下でも半分以下である．ただし，構音の反復運動は，毎秒5回以上と，最大能力と実用の速さ（休止を除いた話速度）はほぼ同等である．

音声生成と生理学的容量

音声生成の基礎能力と実用については，生理学的な容量 capacity 次第であり，十分な容量があれば，無理に身体を動かすことなく音声生成ができるという考えがある[2]．すなわち，10の力があれば，2〜3の力を瞬時に出すことは容易で，身構えて実行する必要はない．一方，5の力しかないと，2〜3の力を出すことでさえ，身構えて頑張って実行しなければならない．臨床例で，過度な動きがよくみられるのは，能力低下を身体努力で対応しようとした結果であると考えられる．

最大能力試験の活用

最大能力試験の所見は，第1に評価における基礎的な能力の理解として使われる．「やればできる（能力 competence）」を知り，「いつもできる（実用 performance）」と比べることが大切である．第2に，治療や経過の過程での変化を捉える生理学的指標として用いることができる．すなわち，能

表1 発声発語の諸側面における最大能力（生理学的容量）と実用での使用量（成人男性の場合）[1]

側面	生理学的容量	発声発語での使用量
呼気量	肺活量の100％（3〜5L）	肺活量の25〜40％（1L）
音声基本周波数	50〜1,000Hz（3〜4オクターブ）	75〜200Hz（1オクターブ）
音声強度	100〜120dB SPL	70〜85dB SPL
空気圧	10〜20kPa	1.3〜2.2kPa
機械的力	20N	2N以下
構音運動速度	毎秒4〜7音節（8〜14音）	毎秒4〜7音節（8〜14音）
発声持続時間	20〜30秒	1〜10秒

※容量単位：1L（リットル）＝1,000cc，音階単位：1オクターブ＝12半音，音圧単位：SPL（音圧レベル），圧力単位：Pa（パスカル）；1kPa＝9.8cmH$_2$O，力単位：N（ニュートン）．

Clinical NOTE

基礎能力の計測（推定）方法

　基礎となる能力は，簡単にはみえないもので，検査課題のパフォーマンスから推定することになる．テストによって，最大能力を求めるが，テスト場面での緊張，課題の理解，習熟度によって，本人のパフォーマンスが最大とは言い切れないこともある．そのため，検査課題を行うにあたっては，検査のねらいと課題を説明して，見本を示して，一度は練習をさせてから，何回かの試行（サンプル＝標本）から最大値を求め，能力を推し量ることになる．

NOTE

標準値（正常値）としきい値

　「標準値」は，患者と年代・性別の類似した健康人での計測をもとに，データとして集計されたもので，「正常値」とも呼ばれる．正常値は，点ではなく範囲として捉えるべきで，結果の解釈ではよく「正常範囲内（within normal limit；WNL）」という表現が用いられる．

　統計値（平均，標準偏差，範囲）をもとに，平均を2標準偏差以上下回る棄却限界範囲 95％ confidence interval が報告されてきた．また，異常値と正常値を対比し，臨床上の「機能」を考慮して，正常と異常の境界としての「しきい値」が示されることもよくある．

力の変化により，実用が変わるのかをモニタリングしていく．なお，発声発語障害のアウトカムは，実用の発話（音声）の品質についての評価・測定なので，MPTやDDKの計測値が改善したかというアウトカム（帰結）指標としての使用は控えるべきである．

参考・引用文献
1) Kent R.D.：The Speech Sciences, Singular Publishing Group, 1997, p319.
2) Kent R.D., Kent J.F., et al.：Maximum performance tests of speech production. *JSHD* **52**（4）：367-387, 1987.

3 最長発声持続時間

最長発声持続時間（maximum phonation time；MPT）は，呼吸・発声機能を調べる方法で，声の空気力学的検査として，臨床でよく使われる[1]．英語では，Maximum Phonation Duration とも呼ばれ，無声音の持続も含めると最長音素持続時間（Maximum Phoneme Duration；MPD）という用語もある．

背景

肺容量をフルに使って，声を長く出させることで，音声生成のための呼気供給と発声効率（声門の抵抗，喉頭原音の生成）が適切かどうかを調べる．最大吸気から最後（残気量の手前）まで息を出すこと，声を持続することという2つの要素が観察できる．

肺活量が2Lで，声をつくるのに毎秒100mLの呼気が必要であれば，発声の持続は20秒となる．もし，気息性嗄声がある患者で，背景に声帯運動麻痺が存在するようだと，声をつくるのに，毎秒200mLを超える呼気が必要となることが多い．その結果，発声の持続は10秒を下回る．

実施方法

車いすでは，臀部が沈み込んで，身体が曲がり，吸気を制限するので，可能であれば椅子に座らせる．胸を張って，左右に身体が倒れ込まないように，姿勢を整える．「精一杯息を吸ってから，できるだけ長〜く声を出し続けて下さい．出しやすい声の大きさや高さで構わないので，最後まで息を出しきって下さい」という教示に続き，いくぶん大げさに息をたくさん吸うこと，あまり大きな声ではないこと，声を出し続けることを見本として示す．休息をはさんで，3回行う[1〜2]．

観察・記録事項

検者は，声の開始から停止までの持続時間を，ストップウォッチで0.1秒単位で記録する．音声をデジタル化して保存することで，音響分析により持続時間が計測できる．3回の試行の最大値をMPTとして採用して，記録をする．

標準値と異常値

MPTに関する研究一覧を表1に示す．

MPTの標準値は，健康成人の男性で20秒以上，女性で15秒以上といわれている[2〜4]．加齢により，MPTはいくぶん短くなる[5]．異常値は，反回神経損傷に伴う声帯（不全）麻痺の患者で10秒を下回ることが多い[2]．dysarthria例（脳性麻痺，ハンチントン病）でも正常例と比べてMPTが短い[6〜7]．

呼吸機能に問題のない患者，すなわち喉頭病変のある例では，カットライン（異常疑い）は10秒未満とされている[1]．ただし，dysarthriaでは呼吸運動の調節が難しく，高齢では胸郭運動の制限もあり，MPTが短縮してしまうことがある．

観察所見

MPT課題では，持続時間だけでなく，声の大きさ・高さとその安定性，声質（嗄声）とその変化も聴取しておく．声の大きさは，一貫しているのが正常で，変動があるか，爆発的な声があれば，呼気の調節が不良であることを示す．声の高さの変動は，声帯の緊張の不安定さ，呼気圧の不安定さが背景にあるかもしれない．持続発声で嗄声がある患者でも，発声開始時は最大吸気の直後な

表1 最長発声持続時間（MPT）に関する研究一覧（すべて /a/ の発声による）

研究	対象	対象人数	平均値	範囲	10秒未満
澤島 (1966)[2]	成人男性	70名	29.7	—	—
	成人女性	78名	20.3	—	—
重森 (1977)[3]	成人男性	25名	31.1	29.5-34.5	—
	成人女性	25名	17.0	15.2-18.9	—
Ptacek, et al. (1966)[5]	成人男性（若年）*	20名	24.6	12.5-36.0	—
	成人男性（高齢）*	20名	18.1	10.0-37.2	—
	成人女性（若年）*	29名	20.9	11.8-32.0	—
	成人女性（高齢）*	24名	14.2	7.0-24.8	—
重森 (1977)[3]	片側反回神経麻痺	113名	—	1.9-42.0	73名（65%）
	両側反回神経麻痺	9名	—	2.4-20.0	5名（56%）
Rusz, et al. (2013)[6]	ハンチントン病	34名	8.35	0.37-24.32	—
	コントロール群	34名	22.15	10.30-37.98	—
Wit, et al. (1993)[7]	脳性麻痺（痙性）小児	11名	5.40	0.96-16.49	—
	コントロール群	11名	15.79	9.81-25.53	—

*この場合,「若年」は40歳以下を,「高齢」は65歳以上を指す.

ので肺内圧が高く，適切な声帯振動が得られて，声質がよい場合がある．

　MPT課題での患者の身体を診ることも大切である．胸郭の広がりを見ることで，吸気と呼気の大きさ，呼気保持ができているか，呼気と声の開始のタイミング（遅れ）が観察できる．吸気と呼気に制限がある，呼気保持ができずに一気に出してしまう，呼気努力が十分でない，呼気開始から発声までに時間差があるなどでは，呼吸運動の調節と喉頭の連動に困難があることが窺われる．

影響する要因

　姿勢に関しては，座位と立位で違いはないことが示されている[2]．試行回数は，7回ほどで個人の最大になるという報告もあるが，臨床的には，課題の理解ができれば，患者の負担も考えると，3回で十分といえよう．

　MPTには，呼気支持（供給できる呼気量，安定した肺内圧）と発声での呼気消費（声門呼気流

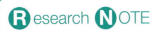

最長発声持続での課題特異性と般化の問題

　最長発声持続課題（MPT課題）と音節生成課題（/pa/ と /pi/）で肺容量と声門抵抗を計測したところ，健常成人は肺活量の75〜97%を使いMPT課題を行い，MPTと肺活量はあまり相関がなかった．一方，声門抵抗は，男性でMPTと高い相関があり，MPTを予測する要因と考えられたが，発声持続の前半から後半にかけて声門抵抗が増加する例が約3分の1あり，MPT課題での喉頭の気流・圧調節に特別な方略があることが示された．以上の実験結果より，臨床検査としては，「最長」ではなく肺活量の半ばを使った約5秒間の持続発声が，発声機能と呼吸支持を調べるのに適切ではないかと指摘されている[8]．

量）が関与する．肺活量（最大吸気後の呼気排出）とMPTは，正の相関関係をとるといわれていた．ただし，これは，発声効率の指標である平均呼気流量率 mean flow rate が正常範囲内（100mL前後）であればという条件付きであると後の研究で示された．

結果の解釈

最大能力試験の結果を解釈する際には，標準値とその範囲を知り，測定値の要因を理解しておきたい．結果が，正常範囲内であっても，それを下回っていても，ある程度を超えたら十分と捉えるべきである．

MPTは，10秒を超えれば正常範囲内で，発声能力は十分と判定される．では，7秒では異常で，実用には足らないのだろうか．音声（発声）障害の臨床では，10秒未満を異常と考えるのが一般的である．ただし，異常値を求めた集団は，喉頭病変（声帯麻痺，声帯ポリープ，声帯結節など）であり，呼気供給は十分あるという仮定の下で喉頭レベルに原因を求めている．dysarthria では，呼吸の制限，発声開始の遅れや息漏れにより，発声持続時間が短くなることがよくあるので，このカットラインは適用すべきではない．

日常の会話や説明での発話では，声の持続は3秒もあればいいことが多い．ただしそれは，伝達する内容を表現した語句や文が短く，高速の発語運動が可能であるという条件の下での時間である．もし，少し長めの文の発話で，文末あるいは適切な切れ目まで話そうとしたり，発語運動が緩慢で音声生成に時間がかかったりする場合には，文の途中で息継ぎが入ってしまう（図1）．やはり，

ゆとりをもって5秒あるいは7秒は，軽い（楽な）吸気・呼気と声の持続ができるとよいだろう．

検査のバリエーション

発声持続に類似する課題として，呼気持続時間の計測がある．これは，摩擦音 /ʃ/ を長く「シー」と出すことを患者に求め，呼気の持続能力を知る課題である．発声持続と呼気持続により，発声持続の低下が，呼気の制限によるものか，発声での呼気の過剰な消費（声門閉鎖不全）によるものかを判別できる．ただし，口腔での狭めが適切であり，鼻漏れがないことが条件となる．鼻漏れに関しては，ノーズ・クリップの使用で対応できる．

呼気持続の課題では，無声音生成時の口腔の（周期性の）変化が観察できる．雑音の途切れという聴取印象や音圧低減といった音響分析の所見から，喉頭・声帯の不随意運動による声門の閉鎖も明らかにされる[9]．

米国では，無声と有声の摩擦音（/s/ と /z/）を使っての最長音素持続時間（MPD）が声の臨床で使われている．同じ口腔気流抵抗であると仮定すると，s/z比が大きいということは，声門閉鎖に問題が生じていて，気流が不安定（過大か過小）で，/z/ の持続時間が短くなっていることを意味する[10]．実際，正常では，成人・小児とも，s/z比が1.0をわずかに下回る．声帯ポリープや声帯結節の患者では，s/z比は平均1.65と高い比を示している[11]．

推奨する方法

最長ではないが，発声持続の安定性をみることは，dysarthria患者の実用発話での安定した呼気と音源（声）の供給を知るうえで有用だと考える．一貫して（無理なく，深吸気・呼気努力なしで）できる声の持続として，3秒，5秒，7秒と設定して，この時間を超えて声を出せれば声を停止させる．初回の音声機能評価だけでなく，経過，再評価でも記録をすることで，音声生成のための呼

```
高速    mizuomottekitene
低速    m--i--z--u--o--m--o--t（息継ぎ）t-e-k-i-t-e-n-e

呼気    |―――――――――|    吸気  |―――|
```

図1 「水を持ってきてね」の高速と低速での発話の呼気の供給

吸（調節）能力の変化も知ることができる（**図2**）．

判定は，2試行ともクリアした時間とする．判定ごとの重症度は以下の通りである：

- **7秒：**正常．日常発話に制限なし，長い発話（文）で息継ぎを要すことがある
- **5秒：**軽度．発話に制限あり，短い発話では十分な声量が得られる（実用）
- **3秒：**中等度．発話に制限あり，短く区切るか声量が小さくなる
- **3秒未満：**重度．発話に制限あり，発話の中断や，不適切な息継ぎ，声量低下（小声）がある

ただし，発声持続の課題で，運動に制限が強く出てしまう患者もいるので（例えば，痙性麻痺で呼吸・発声発語諸筋に過緊張のある患者），発話を予測できない場合もあるかもしれない．

初回の音声機能評価での成績：<u>3秒は確実に声を出せる．</u>

	3秒以上	5秒以上	7秒以上
1回目	✓		
2回目	✓	✓	

2週間後の音声機能評価での成績：<u>5秒は確実に声を出せる．</u>

	3秒以上	5秒以上	7秒以上
1回目	✓	✓	✓
2回目	✓	✓	

図2 一定時間発声持続の課題の記録・判定例

Clinical NOTE

母音と子音の呼気流量

母音の生成では，声帯が気流を制限するので，必要な呼気量は毎秒100〜150mL（呼気流量）程度である．日常の発話には，母音だけでなく子音も入る．子音の生成では，気流を阻止して開放する閉鎖音や，狭めから気流を出す摩擦音で，毎秒の呼気流量は時間あたりで大きい．ちなみに，平均呼気流量は，/s/ や /d/ で毎秒500mL前後である[12]．もし，無声の摩擦音（/s/ や /h/，サ行・ハ行の子音部分）で適切に狭めをつくれず，しかも構音の構えの持続時間が延長すれば，呼気の消費はかなりの量になる．有声音だけの文と無声子音が多く含まれる文で息継ぎなく生成できる文節数の比較から，子音の構音の適切さが評価できるであろう．

参考・引用文献

1) 日本音声言語医学会：新編 声の検査法，医歯薬出版，2009，pp136-141．
2) 澤島政行：最長発声持続時間の計測．音声言語医学 **7**（1）：23-28，1966．
3) 重森優子：発声時の呼気使用に関した検査．耳鼻と臨床 **23**（2）：138-166，1977．
4) Hirano M.：Clinical Examination of Voice, Springer-Verlag, 1981, pp85-88.
5) Ptacek P.H., Sander E.K., et al.：Phonatory and related changes with advanced age. *JSHR* **9**（4）：353-360, 1966.
6) Rusz J., Klempir J., et al.：Objective acoustic quantification of phonatory dysfunction in Huntington's Disease. *Pros ONE* **8**（6）：e65881, 2013.
7) Wit J., Massen B., et al.：Maximum performance tests in children with developmental spastic dysarthria. *JSHR* **36**（4）：452-459, 1993.
8) Solomon N.P., Garliitz S.J., et al.：Respiratory and laryngeal contributions to maximum phonation duration. *Journal of Voice* **14**（4）：331-340, 2000.
9) Ackermann H., Ziegler W.：Cerebellar voice tremor：An acoustic analysis. *J. Neuro. Neurosurg. Psychiaty.* **54**（1）：74-76, 1991.
10) Boone D.R., McFarlane S.C.：The Voice and Voice Therapy, 4th ed., Prentice-Hall, 1977.（廣瀬 肇，藤生雅子訳：音声障害と音声治療，医歯薬出版，1992．）
11) Eckel F.C., Boone D.R.：The s/z ratio as an indicator of laryngeal pathology. *JSHD* **46**（2）：147-149, 1981.
12) Baken R.J., Orlikoff R.F.：Clinical Measurement of Speech and Voice, 2nd ed., Singular Publishing Group, 1999, pp358-361.

4 言語性の交互変換運動

構音運動の能力を調べるために，言語性の課題である，口腔（器官）の交互変換運動（Oral diadochokinesis；O-DDK）が，長年臨床で使われてきた．これは，高速かつ正確さを求められる構音で，十分に発語運動ができるかを知るために格好の音声課題である．無意味音節を用いた課題で，言語の影響をあまり受けないこともあり，世界中で使われている．

背景

発語運動能力を調べる目的で，患者に無意味音節を最高速でくり返し言わせる．子音の構音運動（/pa/ の口唇閉鎖，/ta/ の舌先・歯茎での閉鎖，/ka/ の舌背・軟口蓋での閉鎖）が適切にできていることを条件に，どの程度の周波数で反復運動ができるかを知る．構音器官の運動速度が十分に速いかどうかを評価する．

実施方法

椅子に座った状態で，「今から言う音節をできるだけたくさんくり返し言ってください．はじめは，パです．『パパパ・・・（見本を示す）』という感じです．いいですか？（うなずくのを待ってから）ヨーイ・ドン！」と教示する．ゆっくり，大きな運動で言った場合には，やり直しとする．構音ができていない状態での反復であれば，「もう少し正確に発音してみましょう」と教示する．次は，タとカで行う．

観察・記録事項

はじめの10回反復あるいは2～3秒間での生成音節数により，最大反復率〔maximum repetition rate；MRR（回/秒＝Hz）〕を求める．音節持続時間と音圧の計測により，音節持続時間や（母音部分の）音圧の変動を知る．反復の頻度（速い＝正常，遅い＝異常），バラバラの印象（有無），声の大きさの変動，構音の不明瞭さ（くっつき），母音の無声化など，聴取印象も記録する．その他，声の翻転や鼻漏れの増強がないかなど，構音以外の側面も観察する．

標準値と異常値

言語性の交互変換運動に関する研究一覧を**表1**に示す．

MRRの標準値は，/pa/ と /ta/ が6～7回で，/ka/ が5回ぐらいである[1～2]．正常では，音節持続時間や音圧の変動はあまりない．MRRが3Hz以下を異常とみなす．音節持続時間や音圧の変動は，失調性 dysarthria で大きい．加齢に伴い，MRRが低い傾向がある[3]．多発性硬化症の患者では，より重症の群で，MRRが低い[4]．dysarthria の類型別には，失調性でMRRが低く，次が痙性麻痺，一側性麻痺で正常をわずかに下回る[5～8]．運動低下性では，MRRは正常と変わらない[8]．頭部外傷例では，MRRは正常を大きく下回る[9]．

観察所見

言語性の交互変換運動では，許容できる音質で反復できていることを前提に，MRRを量的な評価とする．また，反復する音節の時間変動から，運動のタイミングの判定ができる．失調性 dysarthria では，緩慢な運動と運動の乱れ（振幅と時間）が背景にあり，反復率は低く，音節持続時間や音圧の変動が大きい．他の類型の dysarthria でも，運動制限の程度と関係して，反復率は低下する．

表1 言語性の交互変換運動（DDK）に関する研究一覧

研究	対象	対象人数	/pa/	/ta/	/ka/
正常					
Ptacek, et al. (1966)[3]	若年男性*	28名	7.0	6.9	6.2
	高齢男性*	27名	5.4	5.3	4.9
	若年女性*	31名	6.9	6.8	6.2
	高齢女性*	30名	5.0	4.8	4.4
異常					
Darley, et al. (1972)[4]	多発性硬化症（0）**	99名	6.9	6.9	6.0
	多発性硬化症（1）**	48名	6.0	6.1	5.5
	多発性硬化症（2）**	14名	5.6	5.5	5.0
	多発性硬化症（3）**	6名	4.5	4.5	4.0
	多発性硬化症（4）**	1名	3.7	3.4	3.3
Portney & Aronson (1982)[5]	コントロール群	30名	6.4	6.1	5.7
	痙性麻痺	30名	4.6	4.2	3.5
	失調性	30名	3.8	3.9	3.4
Kent, et al. (2000)[6]	コントロール群	5名	6.6	6.1	5.7
	失調性	14名	4.1	3.9	3.8
西尾 & 新美 (2002)[7]	コントロール群	34名	6.6	6.6	6.0
	dysarthria	63名	4.0	3.7	3.5
	弛緩性麻痺	6名	4.7	3.8	4.1
	痙性麻痺	16名	3.7	3.3	2.9
	失調性	18名	3.5	3.4	3.3
	混合性	10名	3.6	3.4	3.1
	一側性中枢麻痺	11名	4.9	4.7	4.3
	発語失行症	15名	5.4	5.4	4.8
Ziegler (2002)[8],***	パーキンソン病	15名	5.2	5.4	4.8
	小脳失調	15名	4.1	3.7	3.2
	脳卒中	15名	4.6	4.3	3.8
	閉塞性頭部外傷	15名	4.5	4.1	3.7
Wang, et al. (2004)[9]	コントロール群	5名	6.6	6.7	6.1
	頭部外傷	7名	3.0	3.0	2.8

*この場合，「若年」は40歳以下を，「高齢」は65歳以上を指す．
**多発性硬化症：0＝軽度～4＝重度．
***ここに示すのは，コントロール群36名，dysarthria125名中，標的音節構音時間でマッチさせた集団である．

運動（困難と努力）の観察により，最大反復を試みさせる際に，口部顔面の歪みや引きつれ，不随意運動，運動の停止や中断を認めることがある．片側の顔面麻痺では，健側に顔面が引かれることがよくある．舌運動の観察は視覚的に難しいが，顔面の歪みは口腔内の緊張や運動の方向を反映すると考えて，顔面が歪んでいれば舌も偏位していると捉えてもよいかもしれない．

影響する要因

音節別には，/pa/ と /ta/ のほうが /ka/ よりも反復率は高い（失調性 dysarthria は例外で，すべてで反復率の低下がある）．加齢に伴い，反復率はいくぶん低下する．正確な発音を試みると反復率は低下し，反復率を上げる（速さを上げる）と運動が標的未到達で構音の精度は低下する〔第6章「NOTE：速度と精度の天秤関係（113頁）」参照〕．

音節，特に子音を変えると，要求される運動とその構えは異なるが，閉鎖以外の子音を含む音節（例えば，/sa/ や /da/）でも，反復率は同等である[9]．/sa/ では摩擦音での雑音源をつくる口腔での隙間と母音へのわたりが，/na/ では鼻音での口腔閉鎖・開放と口蓋咽頭の開放・閉鎖が，高速反復運動で適切にできるかを評価することができる．

結果の解釈

低い反復率は，異常とみなすが，課題実施中に「もっと速く」と促しての反応をみておきたい．「できない」のか「しない」のかを区別するためである．一方，高い反復率でも，運動が小さく，標的音節の精度が落ちれば，異常である．子音と母音からなる音節が，次の音節と「くっつき」あるいは「バラバラ」となることがある．

検査のバリエーション

無意味音節の組み合わせ（「パタカ」「サラ」「カタ」「カラ」など）を早く生成させる連続運動課題がよく使われる．一連を構成する音節の数で反復率を計算すると，おおよそ5〜7回と，MRRの標準値と同等となる．

声帯の内転・外転の反復運動をみる課題は，laryngeal diadochokinesis（L-DDK）と呼ばれる．「ハをくり返し言って下さい．『ハハハ・・・（見本を示す）』という感じです」という教示で，声門摩擦音と母音の音節 /ha/ を反復させる．反復率は，3回前後が正常である．小児（4〜18歳）では，幼児学童で2回前後，思春期を過ぎると3回前後が平均であった[10]．日本では「声の on-off 検査」とも呼ばれ，/a/ の反復率は，正常成人で4Hz前後（3〜5Hz），痙性麻痺 dysarthria（N = 6）で1例を除き，失調性 dysarthria（N = 6）で2例を除き，2回前後であった[11]．ASL の患者（N = 26）では，球麻痺型で3Hz前後，非球麻痺型で4〜5Hzであった[12]．

推奨する方法

指定のテンポ（1Hz，2Hz，3Hz）と最速のDDK課題を行うことで，患者個人の"できるテンポ"を知ることができる[13]．音響分析で，音圧（SPL）軌跡を表示し（図1），子音と母音が明確に分離

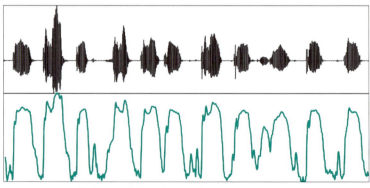

図1 /ka/ の指定テンポ（2Hz）での交互変換運動の音圧（SPL）軌跡（中等度の失調性 dysarthria 患者）

しているか，かつ安定した音量（強さ）と時間間隔（タイミング）で生成されているかで，適切に運動ができるテンポが明らかとなる（この患者では2Hzのテンポが適切と考えられた）．

メトロノームで指定のテンポの練習をしてから，音節反復生成の課題を行う．対象音節として，/pa//ta//ka/の他に，/ha//sa//ra//da//na/などを用いることで，dysarthriaでよくみられる構音（運動）の困難も観察できるかもしれない．

普通の声の大きさだけでなく，「2倍の大きな声」での生成を求めることで，身体（精神）の緊張と努力性の増加に伴い，異常な運動が顕在化することもよくある．例えば，側音化構音のある患者で，イ列音の/ki/を用いて，高速かつ大きな声の条件にしたところ，音声と顔面，さらに口腔内の隙間の異常も確認できた[14]．

参考・引用文献
1) Kent R.D., Kent J.F., et al.：Maximum performance tests of speech production. *JSHD* **52**（4）：367-387, 1987.
2) Baken R.J., Orlikoff R.F.：Clinical Measurement of Speech and Voice, 2nd ed., Singular Publishing Group, 2000, pp542-551.
3) Ptacek P.H., Sander E.K., et al.：Phonatory and related changes with advanced age. *JSHR* **9**（4）：353-360, 1966.
4) Darley F.L., Brown J.R., et al.：Dysarthria in multiple sclerosis. *JSHR* **15**（3）：229-245, 1972.
5) Portoney R.A., Aronson A.E.：Diadochokinetic syllable rate and regularity in normal and spastic and ataxic dysarthric subjects. *JSHD* **47**（3）：324-328, 1982.
6) Kent R.D., Kent J.F., et al.：Ataxic dysarthria. *JSLHR* **43**（5）：1275-1289, 2000.
7) 西尾正輝，新美成二：Dysarthriaにおける音節の交互反復運動．音声言語医学 **43**（1）：9-20，2002．
8) Ziegler W.：Task-related factors in oral motor control：Speech and oral diadochokinese in dysarthria and apraxia of speech. *Brain and Language* **80**（4）：556-575, 2002.
9) Wang Y., Kent R.D., et al.：Alternating motion rate as an index of speech motor disorder in traumatic brain injury. *Clinical Linguistics & Phonetics* **18**（1）：57-84, 2004.
10) Maturo S., Hill C., et al.：Pediatric laryngeal diadocokinetic rates：Establishing a normative database. *Otolaryngol. Head & Neck* **146**（2）：302-306, 2012.
11) 小島義次，下山一郎・他：「声のon-off検査」の臨床的意義—痙性麻痺性ならびに失調性構音障害患者における硬い声たて繰り返し課題の検討．音声言語医学 **29**（2）：161-167，1988．
12) Renout K.A., Leeper H.A., et al.：Voval fold diadokinetic function of individuals with amyotrophic lateral sclerosis. *Am. J. Speech. Lang. Path.* **4**（1）：73-80, 1995.
13) 苅安　誠：交互変換運動の課題改変—1Hz・2Hz・3HzとMaxで破綻をみる．第59回日本音声言語医学会，2014．
14) Kariyasu M., Satoh K., et al.：Speech movement and vocal tract shapingg for lateral misarticulation：4D-CT observation. ASHA Convention at Denver, 2015.

5 話声位と生理的声域

普段の発話での声の高さを話声位（speaking fundamental frequency；SFF）と呼ぶ．話声位は，男女差・年代差があり，音声の個別性の主特徴でもある．声の高さの範囲は生理的声域（pitch range；PR）と呼ばれ，この計測は，声の評価の一部として，音声障害の臨床で行われている．いずれも，dysarthria の発声機能（の低下）を知るのにも有用である．

背景

話声位は，個人の声帯のサイズ（長さと厚み）と，話す際の声帯の緊張・伸張の程度を反映する．子どもの声は大人より高く，第二次性徴での喉頭の前後径の変化に伴い男女差が生じる．成人の女性は，男性の4分の3くらいの声帯長で，声は1オクターブ上の高さである．

生理的声域の計測は，喉頭調節を診るもので，特に輪状甲状筋と甲状披裂筋の活動による声帯の伸張・弾性を推定できる．例えば，弛緩性麻痺では，声帯の筋力低下と伸張制限により，高音域が出にくくなり，声域は狭小化する．

実施方法

話声位は，いくつかの方法で得られる．まず，会話や音読での音声に，電子ピアノやピッチ・パイプの音を合わせる方法がある[1]．また，「数字の順唱」や「文章の音読」の音声を収録し，音響分析をして，基本周波数（Fo）の平均値を求める方法もある[2]．他に，語の末尾の母音を持続させ，その母音発声の声の高さを求める方法もある[3]．質問に答える際の音声，例えば氏名や住所を答える際の声の高さを話声位とする臨床的方法もある[4]．

生理的声域は，被検者に，目標音に合わせてもらうか，声の高さを上下させてもらうかで求めることができる．第1は，電子ピアノの音に合わせて声を高く・低くしてもらうことで，声の高さの上限と下限の音階を記録する方法である．第2は，音響分析ソフト（「Visi-Pitch®」，Kay-Pentax 社）を用いて，リアルタイムで声の高さをプロットしながら，声の高さを上下させて，上限と下限を求める方法である．いずれも，表声（胸声 chest）から裏声（頭声 falsetto）まで，下限ではフライにならない声までとし，2～3秒の声の持続ができる高さとする．下限から上限までの範囲を，半音 semitone あるいはオクターブ octave で表す（12 半音＝1オクターブ）．

標準値と異常値

話声位（SFF）に関する研究一覧を**表1**に示す．

Clinical NOTE

個人に適った声の高さ

最適な声の高さは，至適ピッチ Optimal Pitch と呼ばれている．Fairbanks は，生理的声域の下限から上4分の1にあると述べている[2]．"アハーン uh-huh" という声や，あくび・ため息での声を最適とみなすこともある[1]．患者に発声を求めると低いあるいは高い声を出すことがよくある．反射的な「笑い声」で，頑張りのない持ち前の声が得られることもあるので，誘導と観察をしておきたい．

表1 話声位（SFF）に関する研究一覧

研究	対象	対象人数	分析対象	平均値*	範囲*
正常					
澤島（1968）[4]	成人男性	—	会話音声	131Hz（C3）	117-147Hz（A2♯-D2）
	成人女性			233Hz（A3♯）	220-262Hz（A3-C4）
Hollien, et al.（1972）[5]	男性（20-29歳）	25名	文章音読	119.5Hz	—
	男性（30-39歳）			112.2Hz	
	男性（40-49歳）			107.1Hz	
	男性（50-59歳）			118.4Hz	
	男性（60-69歳）			112.2Hz	
	男性（70-79歳）			132.1Hz	
	男性（80-89歳）			146.3Hz	
Russell, et al.（1995）[6], **	女性（18-25歳時点）	15名	2文の音読	228.7Hz	
	女性（65-68歳時点）			181.2Hz	
Horii（1975）[7]	男性（26-79歳）	65名	文章音読	113Hz	84-151Hz
Hollien, et al.（1973）***	男性大学生（17-25歳）	157名	独話	123Hz	—
			文章音読	129.4Hz	92-178Hz
	男性軍人（17-25歳）	142名	独話	116Hz	—
			文章音読	121.5Hz	95-159Hz
Hollien, et al.（1997）[8]	成人男性	25名	独話	110Hz	—
			文章音読	114Hz	
	成人女性	18名	独話	190Hz	
			文章音読	198Hz	
異常					
苅安ら（2004）[9]	男性 コントロール群	44名	文章音読	116.8Hz	98-149Hz
	男性 dysarthria	20名		141.5Hz	103-183Hz
	女性 コントロール群	44名		212.0Hz	179-248Hz
	女性 dysarthria	20名		174.3Hz	137-236Hz

*カッコ内は，その話声位に対応するピアノの鍵盤を示す．
**対象は同一人物である．「18-25歳時点」のデータは1945年に，「65-68歳時点」のデータは1993年に計測された．
***このデータは，文献[8]において，先行研究として報告されたものである．

SFFの標準値は，成人の男性で110〜130Hz，成人の女性で200〜230Hzと，成人の女性で高い[4]．年代別にみると，男性の声の高さは，若年から中年で低下し，高齢になると高くなる[5]．一方，女性では，20歳前後と比べて50代でSFFが低下し，高齢でも低い[6]．音読段落全体と段落を構成する5文では，SFFは高い相関を示している[7]．社会生活背景の違いを大学生と軍人で調べたところ，SFFはほぼ同等であった[8]．独話と比べて，音読でのSFFは一貫して高い[8]．喉頭麻痺で，SFFが低い傾向がある[4]．文章音読での1文の音響分析より，SFFは，dysarthriaのある男性で高く，女性で低い傾向がある[9]．音響分析では，基本周期が同定できないほどの嗄声があれば，分析できないので，ピッチ検出不能もdysarthriaではみられるだろう．

表2 生理的声域（PR）に関する研究一覧

研究	対象	対象人数	声域* 平均値	声域* 範囲	下限**	上限**
正常						
澤島（1968）[4]	成人男性	—	37	32-43	C2	D5
	成人女性		30	26-34	C3	G5
Ptacek, et al.（1966）[10]	成人男性（若年）***		34.5	23-47	—	—
	成人男性（高齢）***		26.5	11-35		
	成人女性（若年）***		32.8	20-40		
	成人女性（高齢）***		25.1	9-41		
Hollien, et al.（1971）[11]	男性（18-36歳）	332名	37.9	13-55	E2	F5
	女性（18-36歳）	202名	37.0	23-50	D3	D6
異常						
Canter（1965）[12]	コントロール群	17名	1.84	0.67-3.03	—	—
	パーキンソン病	17名	1.25	0.33-1.83		
Silbergeit, et al.（1997）[13]	コントロール群	—	22.7	—	—	—
	筋萎縮性側索硬化症（ALS）		16.4			

*使用される声域の単位ごとに色分けをしてある：緑色=「半音」，灰色=「オクターブ」．
**ピアノの鍵盤で示している．
***この場合，「若年」は40歳以下を，「高齢」は65歳以上を指す．

次に，生理的声域（PR）に関する研究一覧を**表2**示す．

PRの標準値は，男性で3オクターブ前後，女性で2オクターブ前後である[4]．高齢者では，声域が狭く，上限に制限がある[10]．声域について，男女差はあまりないというデータもある[11]．異常値は，声域の狭さである．パーキンソン病（PD）や筋萎縮性側索硬化症（ALS）で，声域が狭い[12, 13]．

結果の解釈

SFFは，声帯のサイズ（長さと厚み）とその張りによって主に規定される[14]．成人のSFFの男女差は，喉頭・声帯のサイズの違いで説明できる．男性の声が中年で低いのは，臨床的ではないが，声帯への衝撃の積み重ねの影響かもしれない．高齢で高くなるのは，筋の萎縮，声帯の厚みの減少，弾性の増加が考えられる[5]．母音の持続発声と異なり，話声の課題（文章音読など）では，抑揚やアクセントなどのための声の高さ変化があり，無声音も混じるため，声の立ち上がりで声の翻転も起こることがある．他にも，左右の声帯の緊張の違いが，二重声 diplophonia をきたすこともある．

PRに関しては，高音が出せない（上限の制限），低音でのフライ，高・低音域での嗄声が観察される．高音が出せないのは，声帯の伸張が難しいことが主な原因であろうが，十分な呼気が提供できず，声門下圧を上昇できないことも考えられる．低音に制限があるのには，声帯の緊張が高すぎることや呼気のコントロールが困難なことがある．声域の下限で，声帯の低緊張のために，声帯振動が乱れてフライとなることもある．

影響する要因

SFFは，成人でも年齢による変化が先行研究で示されている（**図1**）[8, 15]．若年成人で大きな

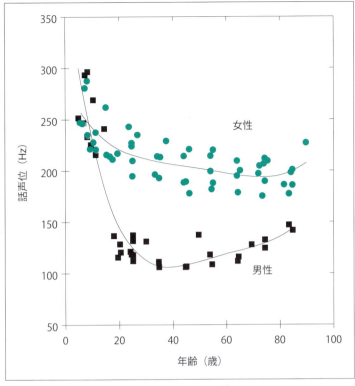

図1 男女別の年齢に伴う話声位（SFF）[15]

男女差は，高齢になると小さくなる傾向がある（中性化）．課題による違いも指摘され，音読は一貫して自発話と比べて高い声である．音声課題での声の大きさは，高さに影響を与えるので，コントロールしなければならない．自発話では，感情的内容で声が高く・低くなるので，その影響も無視できない[8]．

一方，PRは，年代と声学・歌唱の経験で違いがある．すなわちPRは，若年成人と比べ高齢成人で小さく，声学・歌唱の経験なしと比べ経験ありで大きい．なお，実用には，1オクターブが必要で，裏声は日常的には使わない．

検査のバリエーション

声域の範囲内で出すことのできる声の強さの変化幅（ダイナミックレンジ）をプロットした「Voice Range（Fo-SPL）プロファイル」がある．声域の下限や上限に近づくと，ダイナミックレンジは小さくなる．特殊な装置やソフトウェアが必要なので，臨床的にはあまり使われてはいない．

推奨する方法

発話での声の高さの範囲は，話声位を中心に1オクターブ程度である．臨床的には，音声障害の患者では，歌声のニーズもありPRを計測する意義はあるが，dysarthriaの患者では裏声まで求める必要はない．

音声課題で「母音の持続発声」を行う際に，ピッチ変化を出しやすい声（無関位）から3・5・8音階上昇・下降する課題を追加するとよい．8音階は1オクターブであり，ここまでできれば正常と考えられる．3音階上げることができなければ，あるいは声が途切れたり，声が翻転したり，嗄声が増悪したりすれば，声の高さの調整は困難と考える．

他には，有声音だけの文の生成，/ma/系列の

文の生成，文章音読などの課題で，発話に欠かせない抑揚やアクセントの付与での声の高さ変化を観察するのがよい．抑揚のある文と抑揚のない文を音声合成ソフトで作成して，了解度を比較したところ，書き取りの正確さが抑揚のない文で低くなったという報告がある[16]．発話の自然さにとっても，単調子ではない，適当な声の高さ変化が求められる．

参考・引用文献

1) Prater R.J., Swift R.W.：Manual of Voice Therapy, Pro-Ed, 1984, pp44-49.
2) Fairbanks G.：Voice and Articulation Drillbook, 2nd ed., Harper & Row, 1960, pp122-134.
3) Hirano M.：Clinical Examination of Voice, Springer-Verlag, 1981, pp91-93.
4) 澤島政行：発声障害の臨床．音声言語医学 9 (1)：9-14，1968.
5) Hollien H., Shipp T.：Speaking fundamental frequency and chronologic age in males. *JSHR* 15 (2)：155-159, 1972.
6) Russell A., Penny L., et al.：Speaking fundamental frequency changes over time in women：A longitudinal study. *JSHR* 38 (1)：101-109, 1995.
7) Horii Y.：Some statistical characteristics of voice fundamental frequency. *JSHR* 18 (2)：192-201, 1975.
8) Hollien H., Hollien P.A., et al.：Effects of three parameters on speaking fundamental frequency. *J. Acoust. Soc. Am.* 102 (5)：2984-2992, 1997.
9) 苅安　誠，中谷　謙：構音障害話者の音声の音響学的特性．第46回日本リハビリテーション医学会，2004.
10) Ptacek P.H., Sander E.K., et al.：Phonatory and related changes with advanced age. *JSHR* 9 (4)：353-360, 1966.
11) Hollien H., Dew D., et al.：Phonational frequency ranges of adults. *JSHR* 14 (4)：755-760, 1971.
12) Canter G.J.：Speech characteristics of patients with Parkinson's disease：II Physiological support for speech. *JSHD* 30 (1)：44-49, 1965.
13) Silbergleit A.K., Johnson A.F., et al.：Acoustic analysis of voice in individual with amyotrophic lateral sclerosis and perceptually normal voice quality. *J. Voice* 11 (2)：222-231, 1997.
14) Orlikoff R.F., Kahane J.C.：Structure and function of the larynx. Principles of Experimental Phonetics, Lass N. J. (ed.), Mosby, 1996, pp112-181.
15) Baken R.J., Orlikoff R.F.：Clinical Measurement of Speech and Voice, 2nd ed., Singular Publishing Group, 1999, pp172-185.
16) Laures J.S., Weismer G.：The effects of a flattened fundamental frequency on intelligibility at the sentence level. *JSHR* 42 (3)：1148-1156, 1999.

6 発声発語に関連する機能

適切な音声言語の生成（発話）とコミュニケーション（修復）に欠かせない機能として，言語，認知，感覚入力（聴覚と視覚）がある．言語の意味・文法・使用に制限があれば，表出される音声言語も限定される．認知の低下があれば，言語の制約だけでなく，課題の理解が難しく，長年やってきた話し方を変えることはおそらくは無理であろう．

視覚障害があれば，文字や絵を見せて発話を引き出す課題が実施できない．聴覚障害があれば，程度にもよるが，課題での教示が理解できず，自己音声のモニタリングもあまり期待できない．

いずれにしても，"変える"ことに対して障壁となり，その状態や程度により，リハビリテーションの方法と予後に影響がある．

言語

言語は，コミュニケーション手段であり，表出と理解，音声と文字という側面をもつ．言語は，内容 content，形式 form，運用 use の3つで捉えることができる．つまり，言語の内容は語彙（意味），形式は文法（統語），運用は対話を指す．

言語障害には，後天性の大脳（優位半球）病変で起こる失語 aphasia，認知症に伴う言語低下，先天性の知的障害や発達障害などによる言語遅滞がある．dysarthria の患者では，言語障害を合併すると，発声発語の問題での音質不良を言語能力でカバーすることが難しく，対話での発話の修復はあまり期待できない．

言語の評価は，言語獲得期を過ぎた患者であれば，標準失語症検査（SLTA）を行いたい．幼児〜学童であれば，ITPA 言語学習能力診断検査などで言語能力の確認ができる[1]．表出面では，文での発話が可能か，語の想起がスムーズかをおさえておきたい．理解面では，文脈のあり・なしでの文の理解を知りたい．いずれも，言語でのコミュニケーションを行い，話し方の修正や必要な修復を行う言語能力が保たれているかが鍵となる．

脳卒中による dysarthria では，特に左半球損傷および右片麻痺で，中枢性の発声・構音障害に失語を合併することがある．他に，腫瘍や進行性核上性麻痺により，失語と dysarthria が出現することもある．頭部外傷でも，失語と dysarthria はよくあるので，すべての dysarthria 患者で言語評価を行うとよい．

認知

認知とは，外界を理解して対応することである．そのために，入力情報を処理して，運動出力に作用する．外界には，周囲の状況だけでなく，自らの状態も含まれる．ヒトは，外界の状況を捉えて，適応的な行動をとる．自己の能力や経験を踏まえて，常に判断を下し，自らの行動を選択しているのである．

認知症 dementia は，正常な老化における精神状態を逸脱して，近時の記憶を喪失し，特異的な行動を示し，感情・欲求の制御が難しく，言語能力の低下がある状態をいう．国際疾病分類第10版（ICD-10）の診断基準によると，記憶力と判断・遂行能力の低下があり，それが意識障害やせん妄などの状態によって起きてないこと，また，感情の変わりやすさ，周囲の環境による行動変化，逸脱した行動のいずれかがあることも，要件となる（**表1**）[2]．

認知症も，初期の場合，判断がつきかねることがある．外来での本人・家族への問診，簡易検査〔改訂 長谷川式簡易知能評価スケール（HDS-R），ミニメンタルステート検査（MMSE）〕，入院中

9章　音声言語病理の探求　D 発声発語能力とそれに関連する能力

表1　国際疾病分類第 10 版（ICD-10）による認知症の診断基準（要約）[2]（「日本神経学会：第 1 章 認知症の定義，概要，経過，疫学．認知症疾患治療ガイドライン 2010，医学書院，2010，p2」より許諾を得て転載）

G1. 以下の各項目を示す証拠が存在する
1）**記憶力の低下**：新しい事象に関する著しい記憶力の減退．重症例では，過去に学習した情報の想起も障害されている．記憶力の低下は，客観的に（検査で）確認されるべきである
2）**認知能力の低下**：判断と思考に関する能力の低下や情報処理全般の悪化．従来の遂行能力水準からの低下を確認する
1），2）により，日常生活動作（ADL）や遂行能力に支障をきたしている
G2. 周囲に対する認識が，基準 G1 の症状をはっきりと証明するのに十分な期間，保たれていること．せん妄のエピソードが重なっている場合には，認知症の診断は保留
G3. 次の各項目について，1項目以上認める
1）情緒易変性
2）易刺激性
3）無感情
4）社会的行動の粗雑化
G4. 基準 G1 の症状が明らかに6ヶ月以上存在していて，確定診断される

表2　初期認知症徴候観察リスト（Observation List for early signs of Dementia；OLD）[3]
OLDでは，12 項目中 4 項目以上に該当する場合，「認知症の疑いあり」とする

記憶・忘れっぽさ
1）いつも日にちを忘れている（例：今日が何日かわからない）
2）少し前のことをしばしば忘れる（例：朝食を食べたことを忘れている）
3）最近聞いた話をくり返すことができない（例：前回の検査結果を説明できない）
語彙・会話内容のくり返し
4）同じことを言うことがしばしばある
5）いつも同じ話をくり返す
会話の組み立て能力と文脈理解
6）特定の単語やことばが出てこない
7）話の脈絡をすぐに失う
8）質問を理解していないことが答えからわかる
9）会話を理解することがかなり困難である
見当識障害，作話・依存など
10）時間の観念がない
11）話のつじつまを合わせようとする
12）家族に依存する様子がある

の行動観察により，認知症を疑うことになる（**表2**）[3]．パーキンソン病では進行すると認知症が起きやすく，多発性の脳梗塞でも認知低下がよくある．経過観察で，認知面の評価を行うべきである．CT 上で大脳萎縮や白質病変があれば，認知症を疑う．

　認知症では，言語能力の低下が観察される．複雑な文を処理できずに理解困難で，語の想起が難

OTE

言語能力がある人たちは認知症になりにくい？

『恍惚の人（有吉佐和子著）』が話題となったのは1970年代で，"痴呆"ということばを世に出した．リハビリテーションの分野では，高齢の患者が多く，認知の評価はケアを考えるうえで欠かせない．2025年には，日本人の約3分の1が高齢者になるという．では，どんな人が認知症になりにくいのだろうか．

修道院に長く暮らす尼の日記を分析した研究によると，高齢になっても認知症にならなかった尼は，複雑な文法構造をもつ文を書いていた[4]．認知症があっても，第二外国語は残るという知見もある．母国語での書く能力，第二外国語を扱う能力，いずれも以下に関連する脳の活性化が要求される：語彙の辞書から引き出す，言語化した内容を保持しながら複雑な文をつくる，文章や発話を状況に合わせた形で出力する．大事なのは，いったん獲得した言語能力は，終生にわたり使い，磨きがかけられるということである．言語能力は結晶化された能力といわれるが，その輝きが脳を停滞させないのだろう．

表3 認知症の重症度別の発話特徴[5]

重症度	発話特徴
軽度	流暢な発話で，名詞の前のわずかな休止（間），言い直し，文の不完全さを伴う
中等度	非流暢な発話で，保続や休止，挿入，言い直し，文の不完全さ，錯語（意味性・音韻性）を伴う
重度	流暢な発話またはメロディーにのせた発話で，頻発する休止を伴う あるいは，非流暢な発話で，発話開始困難を伴う 新造語やエコラリア（反響言語）がみられる 会話のルールを守ることができない（例：一方的に話す）

しく指示代名詞が増え，話題の逸脱がよくみられる（**表3**）[5]．アルツハイマー病では，つじつま合わせの言動もみられる．

発声発語の訓練では，記憶障害のために，課題の理解やスキルの学習に支障をきたす．話し方の指導は，定着しないかもしれない．ただし，発話が短くなれば，かえって明瞭さを増す可能性がある．二重課題での発話困難もあるので，話す場面に集中できる環境づくりが大切である．会話の機会をつくり，話すこととその内容について周囲が褒めることで，コミュニケーションがうまくいくことがある[6]．

聴覚

聴こえは，音声言語コミュニケーションにおいて，ことばの理解に重要である．難聴があると，聞き間違いが起こり，正確な情報の伝達，電話などでのコミュニケーションが困難となる．dysarthriaの患者が難聴である場合には，発話の修正も難しく，話し相手（家族など）に難聴があれば，患者の不明瞭発話が内容の理解をより困難にする．

難聴 hard-of-hearing は，音の聴取閾値が上昇し，言語音の了解が困難な状態である．難聴は，先天的あるいは後天的で，耳の疾患や病状により伝音性と感音性に区分され，低・高音域の言語音の聴取困難を生じる．聴覚障害は，軽度，中等度，重度，高度（聾 deaf）に分類され，中等度までは補聴器での補償も可能だが，重度・高度では代替手段（筆記）や人工内耳も検討される．

聴覚の評価は，コミュニケーションという視点では，行動観察，純音聴力検査，語音聴力検査，

囁語テストを行うとよい．行動観察では，会話の時の声量が大きい，テレビやラジオを大きな音量で聞いている，ことばの聞き間違いが多いなどを記録する．純音聴力検査では，気導250～8,000Hzと骨導500～4,000Hzの純音を患者に聞かせ，聞こえたら反応をさせる．語音聴力検査は，別名ことばの聴き取りの検査で，単音節の語表を，聴覚閾値上で聞かせて，聞こえた通りに書き取らせる[7]．囁語テストは，語のリストを，口を見せないでセラピストがささやき声で言い，聞こえた通りに言うか書き取らせる．語音聴力検査の語や文を使うこともできるが，幼児には簡易の語表を用いることができる[7～8]．

難聴があれば，その原因となる疾患の治療を行う．高齢者での老人性難聴 presbyacusis では，閾値上昇だけでなく語音明瞭度低下もあるので，静かな場所で，顔を見せて，話題を知らせて，短く話しかけるなどの環境と話し方の工夫が大切である．先天性の難聴や中耳炎などがある子どもでは，適切な補聴手段の適合と疾患の治療が重要である．

視覚

視覚は，外界の情報として，ヒトの生活と行動にとても大切である．日常のコミュニケーションでは，相手の表情やしぐさを見ること（ノンバーバル）によって，言語性（バーバル）の情報が補完される．うまく見えない人達のコミュニケーションは，見えないことを言語情報に含めるために，"念入り"であることが知られている．

視覚障害には，視力の低下（近視，弱視，盲）と視野の制限（緑内障，半側空間無視）がある．視力の低下は眼鏡やコンタクトレンズで補正されるが，視野の制限は補正が難しい．視力は，セラピストの名札の名前を読ませること，あるいは言語課題などで文字を読ませることで，大まかに確認できる．あるいは，患者の左右の視野に指をもっていき，指をすり合わせる動きを入れて，見えたら知らせるようにする[9]．半側空間無視は，右半球の頭頂葉損傷で起こり，左の視野にある物体を無視する病状である．注意が左に向かないのが原因で，食事を残す，物や人にぶつかるなどがみられる[10]．

視覚障害がある場合には，言語性のコミュニケーションに依存せざるを得ない．すなわち，文字の手がかりや筆談などが難しく，非言語性の表情や指さしなども使えない．dysarhria 患者に視覚障害がある場合だけでなく，話し相手に視覚障害がある場合も同様で，拡大・代替手段の使用は制限され，患者の発話能力を高める必要がある．

参考・引用文献

1) 坂本龍生，田川元康・他：障害児理解の方法―臨床観察と検査法，学苑社，1985．
2) 日本神経学会：第1章 認知症の定義，概要，経過，疫学．認知症疾患治療ガイドライン2010，医学書院，2010，p2．
3) Hopman-Rock M., Tak E.C., et al.：Development and validation of the Observation List for early signs of Dementia (OLD). *Int. J. Geriat. Psychat.* **16**：406-414, 2001.
4) Snowdon D.A., Kemper S.J., et al.：Linguistic ability in early life and cognitive function and Alzheimer's disease in later life：Findings from the nun study. *JAMA* **275**：528-532, 1996.
5) Tonkovich J.D.：Communication disorders in the elderly. Communication Behavior and Aging：A Sourcebook for Clinicians, Shadden B.B. (ed.), Williams & Wilkins, 1988, pp197-215.
6) 山口晴保，山口智晴：認知症のケアとリハビリテーション．医学のあゆみ **235**（6）：679-684, 2010．
7) 日本聴覚医学会：聴覚検査の実際（立木 孝監），第2版，南山堂，2004．
8) 中山博之：囁語法聴力検査についての検討．*Audiology Japan* **35**（6）：548-556, 1992．
9) 山内豊明：フィジカルアセスメントガイドブック，医学書院，2005，pp128-129．
10) 田川皓一：頭頂葉症候群．脳卒中の神経症候学（田川皓一編），西村書店，1992，pp323-336．

# 10章 音声言語の評価と鑑別診断

1 音声言語の評価

　dysarthria患者の音声言語評価は，病歴，発声発語に関する音声特徴および身体特徴，コミュニケーション能力とそれに関連する要因，患者の訴えと希望，コミュニケーション障害の有無と重症度，原因疾患の特性と経過，そして問題点と病態生理からなる．以下，これまでの内容を踏まえて，臨床のポイントを示す．

● 病歴

　患者の氏名，年齢，性別，職業，家族構成は，評価の基本情報である．病前の生活については，音声言語コミュニケーションの視点をもたせて記すとよい．例えば，「Mさんは，56歳の男性で，大学教員を長年努めており，3人家族（単身生活）である．仕事では，講義・講演や会議・学生指導など，コミュニケーションの能力が必須である」と記す．

　次に，発症の状態あるいは本人・周囲の気付き，疾患診断までの経緯を記す．例えば，「手足の脱力と流涎，および発語困難があり，救急入院し，CTにて脳梗塞と診断された」である．慢性の経過をたどる神経・筋疾患では，本人や家族の気付き（鼻漏出などの自覚，飲食の困難）が先行し，専門医を訪ねて，神経学的診察と検査所見より診断を受けることになる．

● 発声発語に関する音声特徴および身体特徴

　患者の発声発語の印象は，問診や課題の実施で，セラピストが"頭にメモ"をする．音声と身体の特徴，課題での反応性は，評価の一部として整理をしておく．

　まず，音声の側面である．声，共鳴，構音，韻律，流暢性について，正常所見と異常所見を丁寧に記す．声の所見としては，声の高さ（高低・翻転）・大きさ（小声），持続（途切れ）・安定（震え），声質（嗄声）を，共鳴の所見としては，口腔・鼻腔共鳴（こもり），鼻音化（開鼻声・鼻漏出）を少なくとも明記する．また，構音の所見としては，母音（口の開き・舌の前後）・子音（調音点・調音様式・声帯振動）の正確さ，不明瞭発話や断綴的発話を，韻律と流暢性の所見としては，音声の高さ・大きさ，テンポ，単調子，話速度，緩慢，開始困難，句切り，休止（間），躊躇，くり返し，発語停止などを記す．

　次に，音声の特徴（特に異常所見）との関連をもたせて，口腔顔面と身体の所見を示す．口腔顔面（特に，口唇，舌，口蓋）の左右差，非言語性と言語性の運動特性（範囲，速度，方向性）と筋緊張，身体の麻痺・筋力低下，不随意運動が，発声発語にどのような影響を与えているのか，論理的に記しておくべきである．

● コミュニケーション能力とそれに関連する要因

　患者のコミュニケーション能力は，言語性（音声や文字）と非言語性の総合力である．発話明瞭度の評価だけでなく，効率性も含めた音声言語での伝達能力を示しておきたい．すなわち，伝達可能単位（有効性）は文レベルか語レベルかそれさえも困難か，話題などの文脈は必要か不必要か，必要の場合，提示は可能か不能か，速度（効率性）は高速か低速かが，他の医療職種や家族にとって大切な情報となる．

　コミュニケーション能力に関連する要因とその機能は，発語運動と言語運用，およびコミュニケーション手段の（再）学習能力を知るために欠かせ

10章　音声言語の評価と鑑別診断

ない．視覚，聴覚，手指・身体，認知，記憶，言語の能力は，現状認識とリハビリテーションでの取り組みに大きな影響がある．コミュニケーションとリハビリテーション（訓練・指導および環境への適応）という視点で，記しておく．

視覚についての制限は，文字などの使用，相手を見ることでの伝達確認，訓練での音読などの課題の選択にかかわる．聴覚の低下は，自己音声モニタリングを難しくさせ，発話の修正を難しくさせるだろう．手指に運動制限があれば筆談や指さしなどの手段が使えず，移動能力に制限があれば環境に合わせた位置取りなどが難しくなる．認知機能の低下により，コミュニケーション能力の現状認識が難しくなり，訓練・指導の理解で壁となる．記憶障害があれば，指導内容の再現は難しいだろう．言語能力の低下があれば，発話の構成や語の選択などを，患者自身で適切に変えることは期待できない．

患者の訴えと希望

患者の訴えと社会的背景（仕事，学業，その他の活動）をまとめておきたい．訴えは，音声言語だけでなく，身体面や精神面にも及ぶことがある．どんな場面で困難を感じているのか，その時の相手は家族や知人（既知）か店などで出会う人たち（未知）か，様々な環境（少数・多数，騒音，電話，遠近）をおさえておきたい．病前と比べての会話・音声言語コミュニケーションを自己評価（10点満点など）で示してもらうことで，自覚的な困難を定量化できる．

次に，コミュニケーションのニーズと希望を明記する．患者には，病院から元の生活に戻るならば，あるいは病院での生活の中で，どんな場面があるのかを具体的に示しておく．各々の場面・状況を想定し，患者のコミュニケーション能力とそれに関連する要因の機能（低下）を踏まえて，患者の希望とその実現可能性を示すことになる．

コミュニケーション障害の有無と重症度

音声言語について，正常か異常か，異常であればその重症度を記す．重症度は，音声の品質（明瞭さ）と伝達能力，加えて異常性（異常な音声行動）から判定する．程度は，軽度，中等度，重度，最重度（発声発語不能）となる（**表1**）．効率性は，伝達の速度であり，重症度を二次的に規定する．例えば，文レベルで明瞭な発話が可能でも，速度が低下していれば，中等度か軽度〜中等度と考えるべきである．低速でどうにか語レベルであれば，中等度〜重度とみなせる．もし拡大・代替コミュニケーション手段や自覚による取り組みでの補完・代償ができれば，コミュニケーション障害としては1〜2段階は軽症とみなせる．

付帯的に，発話の条件（促進・負荷，場面）による音声言語コミュニケーションの状態も記すとよい．コミュニケーション障害の重症度にかかわらず，患者の個別性は大きく（特にノンバーバル・コミュニケーションや工夫など），条件設定により伝達がうまくできる，あるいは難しいということを示すことで，その患者での特徴的な状態と見通しが明らかになるだろう．

音声行動の異常性については，身体（姿勢・呼

表1　コミュニケーション障害の重症度とその基準

重症度*		伝達能力	補完・代償
軽度	mild	文レベル，文脈不要	自己修正
中等度	moderate	語レベル，文脈要	話し方の工夫
重度	severe	音節レベル	拡大・代替手段の活用
最重度	profound	なし	代替手段の活用

*効率性によっても，重症度の上下が規定される．

吸，頸部・体幹のアライメント，息継ぎ，もがき・顔しかめ）と，身体状態や環境への反応（無頓着，頑張り，気づき，工夫，場面回避）がある．見た目，非言語性の音声特性（年齢・性別相応の声の高さなど）が，審美性に影響を与える．

原因疾患の特性と経過

原因については，脳神経・筋疾患が特定されている場合はその疾患名を，特定されていない場合は「未確定」と明記する．疾患の経過については，急性で回復傾向か，慢性で寛解・増悪するのか，進行性で悪化するのか，その段階（ステージ）を示しておきたい．

疾患に伴う神経（回路）損傷については，皮質一延髄・脊髄（上位），末梢（下位），基底核・小脳制御回路を特定し，画像と身体症状（医師の所見）により実証する．口腔顔面・喉頭の観察所見（安静時の状態，非言語性・言語性随意運動，反射）と音声所見の整合性を記し，運動の異常（筋緊張，力，範囲，速度，方向，精度，安定性，円滑さ，協調性）についても整理しておく．

問題点と病態生理

身体・音声特徴から，発話と音声言語コミュニケーションの問題を示す．すなわち，呼吸・発声不全，共鳴不全，構音不全，韻律不全があるのかを記す．最大能力試験〔最長発声持続時間(MPT)，言語性の交互変換運動（DDK）など〕と声，共鳴，構音の状態，そして口腔顔面と喉頭の機能から，呼吸・発声，構音の機能と限界についても言及する．

次に，音声特徴（特に異常所見）の背景を，3大要因（発語運動，認知，言語）で説明する．この病態生理の説明が，疾患と神経病理，患者の状態に適っているかを合理的に説明できるか，十分に確認しておきたい．もちろん，経過により，患者の状態が変わることも，明らかにされることもあるので，病態生理の説明は暫定的であることもよくある．

具体的には，呼吸・発声不全の患者では，発声機能に関して声帯の緊張や運動性を機能低下 hypofunction あるいは機能亢進 hyperfunction と区別して捉え，その神経病理には各々球麻痺や仮性球麻痺がある．呼吸運動の低下がこれに加わると，過剰な身体努力が，嗄声を増強させる．構音不全の患者では，口腔顔面（舌も含む）の不随意運動があっても，発語時には抑制される場合と，身体努力や精神的負荷によって発現する場合がある．

生理学的視点では，神経系の機能低下が運動障害をきたし，発声発語のための気流・圧調節が困難となり，音声信号が適当ではなくなるという図式でも説明ができる．例えば，迷走神経の損傷で，声帯運動が片側で不十分となれば，声門下圧は高まらず音声強度は小さいか，あるいは頑張って息を出せば声門下圧は高くなるが音声信号に雑音が多く混入する．いずれの場合も，構音運動が正常であれば音声言語コミュニケーションは環境次第で十分に機能する．一方，口蓋咽頭閉鎖や口腔構音運動が不十分であると，音声言語コミュニケーションは困難となる．

2 鑑別診断

運動障害性構音障害とも呼ばれる dysarthria は，構音だけでなく声・共鳴・韻律の異常もあることが多く，実のところは発声発語障害である．脳神経・筋疾患を原因として起こる病状で，神経原性 neurogenic である．音声言語の異常だけでなく，認知・言語機能の低下，身体運動症状，非運動症状もあり，発話の問題を含め数々の生活機能の問題をもつことになる．

鑑別診断の意義

dysarthria なのか，他の音声言語障害なのか，あるいはそれらの合併なのかを明らかにするのが，鑑別診断である．診断はラベル付け，鑑別は可能性のある状態からの区別であり，患者の現症（音声言語コミュニケーションの困難）の本質を理解することで，適切な対応（治療とリハビリテーションの方針）が導き出せる．

鑑別診断として，dysarthria である時に，神経病理に伴う類型や，音声言語コミュニケーションの3大要因でみた類型などで，区別をするステップがある．患者個人の能力や実際の使用なども勘案され，リハビリテーション方針を打ち出す時に役に立つことだろう．原因が未確定の際には，音声特徴から神経回路の異常を推定できるので，疾患の診断に寄与する可能性もある[1]．

dysarthria の診断基準

dysarthria の診断は，神経機能低下をきたす脳神経・筋疾患や状態が原因として推定され，発声発語の異常があることが条件となる．診断が確定されていなくとも，脳神経・筋疾患は発声発語器官だけでなく身体全体の運動にも顕在化するので，身体所見（神経学的症候）も背景となる神経・筋障害を示す重要な証拠となる（表1）．発声発語（発話）困難が一定期間（急性期の状態を脱した時点）を超えて持続した場合に，障害と呼ぶこ

表1　dysarthria 診断の必要条件と除外条件

必要条件 inclusion criteria *
・発声発語障害をきたす可能性のある脳神経・筋疾患や状態（中毒，代謝異常）が存在する．
・発声発語の異常とその持続が音声（行動）所見から明らかである．
・音声生成の側面である呼吸・発声・共鳴・構音の機能が，程度の差こそあれ低下している．
・口腔顔面，咽喉頭，身体に神経学的症候を認める．
除外基準 exclusion criteria
・一過性の状態（脳卒中などでの急性発症から緩和するまでの期間）で認める発声発語困難．
・アルコールや薬物服用による酩酊状態での精神・身体運動困難に伴う発声発語の異常．
・口に物（唾液も含む）が入っているためにうまく話せない状態．
・義歯不適合による（特に高速での）発語運動の異常．
・器質的・解剖学的異常（奇形・変形，口蓋扁桃の肥大，声帯病変など）がある．
・呼吸機能不全（慢性の呼吸器疾患や頸髄損傷に伴う呼吸筋麻痺）がある．
・運動プログラムの異常に伴う構音異常がある．

*不随意運動（ジストニアなど）を伴う発声発語障害は dysarthria に含まれる．

とができよう[2].

除外の条件は，脳卒中などの急性発症での一過性の状態，飲酒や薬物服用での一時的な状態，口腔内に食物や唾液があるための発語困難，義歯の不適合による運動阻害で生じた発語異常，発声や構音にかかわる器官の解剖学的異常，肺機能低下などでの呼吸機能不全である．

鑑別すべき他の音声言語障害

dysarthria は，神経・筋レベルの障害で，結果として発語運動が阻害されて起こる．神経系（回路）の損傷によって異なるが，声・共鳴・構音・韻律・流暢性の側面に異常がみられる．患者個人の言語・認知能力が発話に影響するため，鑑別は時に難しいこともある．

先天性の運動障害に伴う dysarthria は，脳性麻痺が主である．後天性（小児も含む）で運動障害をきたす疾患や状態は数多い．後天性の脳神経病変に伴う発話（音声言語コミュニケーション）の異常は，特に鑑別を要する（表2）[1, 2]．

発声発語の実行レベルに問題のある dysarthria と，運動企画レベルに問題のある発語失行症は，音声特徴や，損傷部位（局在），原因疾患をもとに鑑別が可能である．発語失行症 apraxia of speech (AOS) は，置換などの音の誤り（音韻性が主体）と音素のくり返しが顕著で，語が長くなると誤りが多くなる．声の異常はほとんどなく，構音の誤りを自覚して修正を試みる．音（構音の構え）の探索行動が特徴的である．脳卒中や脳腫瘍が，大脳の優位（左）半球の前頭葉（皮質・皮質下）でみられ，運動性失語や口腔顔面失行をよく合併する[3]．

失プロソディ症 aprosodia は，韻律の問題が主体で，劣位（右）半球に損傷を認める．後天性，神経原性，あるいは皮質性の吃音 stuttering は，非流暢発話（音・音節・語のくり返しが主体）で，発達性の吃音のような自覚やもがきなどの心理行動反応がないのが特徴的である．呼吸・発声と構音の問題はない．同語反復症 palilalia は，強制的で再帰性の語句の反復で，両側の大脳基底核に病変があり，運動低下性 dysarthria を合併することがある[1]．

言語のレベルの障害としては，失語症と認知症に伴う言語低下がある．失語症 aphasia は，語想起困難や文法障害により，発話が非流暢で，音素の間違い（錯語）といった"話す"側面の問題はあるが，呼吸・発声に異常はない．音声言語の理解や読み書き計算の能力低下もあり，dysarthria との鑑別は容易である．認知症 dementia は，話す

表2 脳神経疾患や精神疾患に伴う発話異常と，その障害レベルおよび音声言語・身体行動特徴[1, 2]

名称	障害レベル	病変部位	音声言語・身体行動特徴
脳神経疾患			
発語失行症	運動の企画化	左半球	音の誤り，自己修正，音の探索
失プロソディ症	不明	右半球	平板か定型的な抑揚
神経原性吃音	不明	中枢神経系	音・音節・語のくり返し
同語反復症	運動（脱抑制）	両側大脳基底核	強制的で再帰性の語句の反復
失語症	言語	左半球	非流暢発話，理解・読み書き困難
認知症	認知，言語	大脳（全般的）	語想起困難，迂言，不明瞭発話
無為・無言症	認知，情動	前頭葉，辺縁系	声量低下，短い発話，無感情
精神疾患			
うつ病（抑うつ）	気分	特定不能	平板な抑揚（単調子），声量低下
統合失調症	思考，認知	特定不能	非流暢発話（言い直し），韻律変動
転換性障害	認知，運動	特定不能	失声症

際に語想起困難や迂回表現があり，時に不明瞭発話がみられることもある．ただし，復唱や音読などでの構音の異常はなく，dysarthria との区別は簡単である．無為 abulia は，両側性の前頭葉・辺縁系の機能低下に起因し，発声機能低下，平板な抑揚が特徴的で，重症では無言症 mutism となる．

精神疾患やその状態でも，音声言語（行動）に異常をきたすことがある．うつ病（抑うつ状態）では，平板な抑揚（単調子）や声量低下がよくみられるが，発声発語能力は正常である．統合失調症 schizophrenia は，思考の障害に伴い発話の異常が起こるが，声や構音の問題はない．ただし，投薬により，運動低下性 dysarthria をきたすことがある．転換性障害 conversion disorder は，ストレスに対する反応として身体症状をきたすもので，失声症 aphonia となることがある．いわゆる心因性の失声症は，突然の発症で，声帯運動障害はなく，呼吸や構音の問題もない．以上の精神疾患やその状態に伴う発話異常と dysarthria との鑑別は，病歴，音声特徴，行動観察により，容易にできるはずである．

合併症に注意すべきは，先天性あるいは発達性の言語障害の患者である．鑑別診断とともに，音声言語評価で患者の発話能力を理解するうえで重要となる．器質性構音障害（口蓋裂や舌癌の術後）があり，道具の修復が十分でない場合，それに運動障害が加わって，より複雑な病態となる．機能性構音障害（側音化構音など）は，話しづらさと時に努力性が入り，そこに運動障害が加わると，高速や大きな声での音の生成に困難を生じる．発達性の吃音の一部は，慢性化して，成人で発語開始困難を呈する場合があり，運動障害との鑑別で難しいこともあるかもしれない．精神発達遅滞に伴う言語能力低下では，断片的で素早い短い発話など dysarthria の音声特徴にも共通する所見もある．

鑑別すべき dysarthria の類型

次なる鑑別は，dysarthria の類型である．この類型は，神経病理に基づくもので，運動障害の特徴が示され，病態生理（音声・身体所見と神経病理）の説明も加わり，リハビリテーション方針につながるものである（**表3**）[1, 2]．十分に確立されてはいないが，dysarthria の類型別に，基礎訓練での方法に違いが示されている（例えば，痙性麻痺に対するストレッチング）．もちろん，呼吸・発声，共鳴，構音，韻律などの音声生成の側面での神経・音声言語病理に対して訓練・指導が導かれる．

両側性の上位運動ニューロン損傷に伴う痙性麻痺 spastic paralysis の dysarthria では，筋緊張が高く，拮抗筋が同時収縮するのと，筋力低下で，運動制限が起こる．すなわち，呼吸運動制限，声帯の過緊張，口蓋咽頭と構音の運動制限により，努力性の嗄声や，開鼻声，不明瞭発話となる．片側性の上位運動ニューロン損傷に伴う一側性中枢麻痺 unilateral paralysis の dysarthria では，片側の筋力低下と運動制限はあるもののわずかで，高速で精度の高い構音運動で発話困難がみられる．

下位運動ニューロン損傷に伴う弛緩性麻痺 flaccid paralysis の dysarthria は，複数の脳神経を巻き込んだ球麻痺と，単一の運動神経の損傷・機能不全である顔面神経麻痺とに分けることができる．いずれも，神経支配を受ける筋群とその運動に，次の特徴がみられる：筋緊張が低く，筋力低下もあり，緩慢な運動となる．麻痺の程度により，全く動かせない状態（完全麻痺）から運動にいくぶんの制限のある不全麻痺までである．もちろん両側性は，片側性よりも，運動制限が大きい．末梢神経の損傷では，筋萎縮や線維束性攣縮が確認される．

小脳と連絡する神経回路の損傷では，失調性 ataxic の dysarthria が起こる．筋緊張は低く，運動のリズムや安定性に欠ける緩慢な運動と協調不全が顕著である．その結果，爆発的な声，音声振戦，途切れ途切れ（バラバラ）の断綴的発話，不正確な構音がみられる．測定障害や歩行での運動失調が神経学的所見として示される．

大脳基底核の機能不全では，運動低下性 hypokinetic の dysarthria が起こる．パーキンソン

表3 dysarthriaの類型別の原因（疾患・状態），損傷部位，および神経・筋と運動の障害[1, 2]

類型	原因	損傷部位（局在）	神経・筋と運動の障害
痙性麻痺	脳血管疾患 腫瘍 脳炎 外傷 脳性麻痺	上位運動ニューロン 皮質・皮質下 脳幹（橋・延髄）	痙性麻痺 筋力低下 運動（範囲）制限 運動緩慢
弛緩性麻痺	ポリオ 脳血管疾患 重症筋無力症 球麻痺 顔面麻痺 外傷	下位運動ニューロン 脳幹，脊髄 脳神経	弛緩性麻痺 筋力低下 筋緊張低下 筋萎縮 線維束性攣縮
失調性	脳血管疾患 腫瘍 外傷	小脳系 小脳皮質 橋，連絡線維	
	変性 （脊髄小脳変性症 　脊髄小脳萎縮症 　フリードライヒ運動失調症）	多系統	不正確な運動 運動緩慢 筋緊張低下
	脳性麻痺 感染 中毒	小脳系	
運動低下性	変性（パーキンソン病） 中毒（薬物）	錐体外路系 大脳基底核	緩慢運動 運動（範囲）制限 無動，寡動（運動減退） 固縮 運動自動性の喪失
運動過多性	舞踏病 バリズム トウレット症候群	錐体外路系 大脳基底核	不随意運動（速い） 筋緊張の変動
	アテトーゼ（脳性麻痺） 中毒（薬物） ジストニア ジスキネジア		不随意運動（遅い） 捻転動作 筋緊張亢進 緩慢運動
混合性 mixed			
痙性＋弛緩性	筋萎縮性側索硬化症 頭部外傷 脳血管疾患	上位・下位運動ニューロン	筋力低下 緩慢運動 運動（範囲）制限
痙性＋失調性 ＋運動低下性	ウイルソン病	大脳・小脳 大脳基底核	企図振戦 固縮 痙性 緩慢運動
痙性＋失調性 ＋弛緩性（変動）	多発性硬化症	視神経を含む多様な局在	変動する

病が代表的で，筋緊張の亢進により無動・寡動あるいは運動開始困難を生じ，固縮により運動範囲が制限され，dysarthria では珍しい発語の加速化もみられる．一方，運動過多性 hyperkinesia の dysarthria は，身体の不随意運動が発声発語を阻害することで生じる．例えば，筋の持続的収縮であるジストニアは，口舌や頸部にねじれを生じ，左右対称的であるべき発声発語の構えや運動を阻害する．

脳性麻痺には，痙性麻痺や，失調，運動過多のアテトーゼなど，多様な型がある．運動障害の他に，精神・社会・言語・運動面の発達の遅れがあることが多く，摂食嚥下困難を合併して栄養障害・成長不良もよくある．

参考・引用文献
1) Duffy J.R.：Motor Speech Disorders, Mosby, 1995.（苅安　誠監訳：運動性構音障害，医歯薬出版，2004.）
2) Yorkston K., Brukelman D.R., et al.：Clinical Management of Dysarthric Speakers, Pro-Ed, 1988.
3) Wertz R.T., LaPointe L.L., et al.：Apraxia of Speech in Adults：The Disorder and its Management, Allyn & Bacon, 1984.

3 コミュニケーション障害と社会生活

コミュニケーションの問題は，社会生活を送るうえで大きな阻害要因となる．中等度・重度のdysarthriaでは，日常生活でも，意思を伝えるのに苦労する．たとえ軽度のdysarthriaであっても，仕事復帰となると，電話や報告など，多くの場面で支障をきたす．

dysarthriaと コミュニケーション障害

dysarthriaでのコミュニケーション障害は，主に発話による意思・情報の伝達にある．発語運動の異常が背景にあり，発話での伝達が困難であるが，それを左右するのは認知と言語の能力である．リハビリテーションを考えるうえでは，3つの類型に分けることで，訓練・指導の方法と限界を示しておきたい（表1）．

dysarthriaでは，基本的要素として発声発語（運動）障害があり，患者によって呼吸・発声不全，共鳴不全，構音不全，韻律不全のいずれかの組み合わせとなる．発声発語の困難の程度は，重症度で示される．加えて，原因となる脳神経・筋疾患の経過は，改善傾向，寛解・増悪，進行性のいずれかであり，見通しをもって拡大・代替コミュニケーションなどの導入も含め検討できる．

リハビリテーションを行ううえでは，目的や内容の理解に，言語能力が欠かせない．訓練や指導内容の実行には，取り組みへの意欲，指導内容の記憶，周囲への目配り，状態の自覚，そして行動の変容と，認知機能が保たれていることが条件となる．特に，話し方を変えて，相手の理解も推し量りながら，ことばを言い換え，文を区切り，短く的確に表現するには，認知・言語能力が鍵となる．言語・認知が正常であれば訓練・指導に対し十分な取り組みと成果が期待できるが，言語・認知に低下があれば取り組むことが難しく成果もあまり期待できない．

他にも，話し相手に近づくなどの適切な環境づくりや，指差しやジェスチャーなども駆使したコミュニケーションをはかるには，移動や手指の身体能力，および視覚や聴覚も大きくかかわるだろう．

疾患によっては認知機能の低下が起こり（例えば，パーキンソン病），脳卒中では言語障害（失語）を合併することがある．脳神経・筋疾患では，運動症状だけでなく非運動症状もよく起こり，活動の制限となることも考慮すべきである．

コミュニケーション障害と 疾患別スケール

神経・筋疾患の臨床評価スケールには，言語や構音（障害）の側面も含まれている[1]．疾患別の項目も一部にみられるが，基本的には音声言語（発話）あるいは会話の能力を段階評価している．症例の報告や研究では，セラピストが慣れている発話明瞭度や会話明瞭度と併せて，以下に紹介する評価を使っておくのがよいだろう．

脊髄小脳変性症（SCD）の患者の臨床評価スケール（International Cooperative Ataxia Rating

表1　dysarthriaでのコミュニケーション障害の類型

類型1	認知・言語は正常範囲内
類型2	認知・言語に低下あり（軽度）
類型3	認知・言語に低下あり（中等度以上）

表2　ICARSの発話の流暢性と明瞭さの段階評価[2]

項目	段階	判定基準
発話の流暢性	0	正常
	1	軽度の変容
	2	中等度の変容
	3	かなり遅く，構音障害の発話
	4	発話なし
発話の明瞭さ	0	正常
	1	いくぶんの不明瞭さが疑われる
	2	不明瞭だが大部分のことばは了解できる
	3	かなり不明瞭で発話は了解できない
	4	発話なし

表3　SARAの音声言語の評価[3]

段階	判定基準*
0	正常
1	わずかに発話困難が疑われる
2	発話障害あり，容易に理解できる
3	時々理解できないことばがある
4	多くのことばが理解困難である
5	かろうじて語が理解できる
6	発話は全く不明瞭，失構音状態

*会話で評定がなされる．

表4　UMSARSの発話の評価[4]

段階	判定基準
0	正常
1	軽度障害．容易に理解可能
2	中等度障害．時々（半分以下）聞き返す必要あり
3	重度障害．何度も（半分以上）聞き返す必要あり
4	ほとんど聞き取り不能

Scale；ICARS）とScale for Ataxia（SARA）には，小脳失調性の構音障害について臨床スケールが示されている．ICARSでは，発話の流暢性と明瞭さについて，各々4段階，合計8点で評価する（**表2**）[2]．SARAでは，音声言語（発話）について，6段階で評価する（**表3**）[3]．

多系統萎縮症（MSA）の臨床評価スケールには，United MSA Rating Scale（UMSARS）がある（**表4**）[4]．会話能力として，発話を4段階で評価する．これは，発話の明瞭さではなく，話者の伝達能力の評価と考えてよいだろう．

球麻痺症状の評価として作成されたのが，Norris Bulbar Scale（NBS）で，口唇や舌を含む非言語性運動，ことばの明瞭さ，食事などの13項目を4段階で評価する（**表5**）[5]．運動ニューロン疾患（MND）患者の日常生活機能がどの程度損な

表5 NBSの球麻痺症状の評価[5]

段階	判定基準
課題：息を一気に吹き出す，口笛を吹く，頬を膨らます，顎を動かす，「ラララ」と言う，舌を突き出す，舌を頬の内側につける，舌を上顎につける，咳払いをする，流涎，鼻声，口ごもり・発話内容不明瞭，食事内容（計13項目）	
0	全くできない
1	十分にはできない
2	いくぶん支障がある
3	普通にできる

表6 ALSFRSの会話能力の評価[6]

段階	判定基準
4	会話は正常である
3	会話障害が認められる
2	くり返し聞くと意味がわかる
1	音声以外の伝達手段と会話を併用している
0	実用会話の喪失

表7 UPDRSの発話に関する項目と段階・判定基準[7]

下位項目	段階	判定基準
	\multicolumn{2}{c}{その2. 日常生活動作 on/offに分けて評価する*}	
5. 会話**	0	正常
	1	軽度の障害．理解困難なし
	2	中等度の障害．時々もう一度くり返すように頼まれる
	3	高度の障害．しばしばもう一度くり返すように頼まれる
	4	ほとんどの時間で聞き取り不能
	\multicolumn{2}{c}{その3. 運動機能検査 onの時に検査する*}	
18. 言語**	0	正常
	1	表現・語彙・声量に軽度の障害がある
	2	中等度の障害．単調で不明瞭だが理解できる
	3	高度の障害．理解が困難である
	4	理解不能

*薬が効いている時間を「on」，薬の効きが悪い時間を「off」と呼ぶ．
**改訂版（MDS-UPDRS，2011）による区分．

われているかを把握する目的で使われるのが，The ALS Functional Rating Scale（ASLFRS）である．言語の項目は5段階で評価する（表6）[6]．

パーキンソン病（PD）の臨床評価スケールとしては，Unified Parkinson's Disease Rating Scale（UPDRS）がある．これには，会話と言語の項目があり，各々4段階で評価する．会話（伝達）能力と言語表出・構成について評価する（表7）[7]．

社会生活への影響

脳神経疾患を有する患者は，社会生活に制限を受ける．生活の場は，身体の諸問題や移動などの日常生活機能の低下によって規定される．いかなる場面・状況でも，コミュニケーションの障害は，患者の生活にとって不便さ・不自由さをもたらし，尊厳や楽しみを阻害する．

医師の診察では，自らの病状や不安を十分に伝えることができないこともあるだろう．病状が安定せず入院している際に，訴えや希望を，忙しく動いている看護師に伝えるのも難しいかもしれない．医師の回診でも，うまく話せないために，思いを伝えられないかもしれない．

リハビリテーションの場面では，セラピストから個別に評価と訓練・指導を受ける．会話の中で，思いを伝える時間は十分にあるかもしれないが，発話能力と受け手の能力により，うまく伝えられないと，もどかしく感じていることだろう．

自宅での生活は，家族の献身的な協力や介護があっても，患者にとっては大変なことが多い．家族とのやり取りでも，うまく伝えられない状況で，話すのをやめてしまうことがあるかもしれない．病院やリハビリテーションの場面ではうまくできたことも，なかなか実行できないことが多々あるだろう．

職場復帰は，身体面は環境などの変更と周囲の支援によってクリアできても，認知・言語面が元の状態にかなり近づかないと難しい．たとえ，軽度の dysarthria であっても，電話だけでのやり取りや営業トークには厳しい現状がある．

うまく話せないこと以外にも，流涎などの審美性の問題も，社会生活を送るうえで負担となるだろう．dysarthria によく合併する嚥下困難は，飲み物や食事の調整なども必要となれば，気ままな外食は難しくなり，友人や仲間との交遊にも壁ができてしまいがちである．

Clinical NOTE

医師からのひと言 [1)]

ある神経内科医は，臨床で構音障害のある患者に検者として対する時には，以下のことが大切であると記している：

①尊厳を尊重する．間違っても子ども扱いするような態度で接することがないように心がけるべきである．多くの患者は，社会生活で軽んじられた経験をもつ

②ゆっくりと時間をかけて聞く姿勢をもつ．多くの患者は，焦りを感じている

③聞き取れていることをうなずきやことばで時々伝える．患者は，自分のことばが相手に伝わっているのかを不安に思っている

④なるべく静かな，他者のいない環境で検査をする

セラピストも，これらのことを肝に銘じて，丁寧な対応を心がけたい．

参考・引用文献

1) 武井麻子：神経筋疾患に伴う発声発語障害．改訂 音声障害（苅安　誠，城本　修編），建帛社，2012, pp244-256.
2) Truillas P., Takayanagi T., et al.：International cooperative ataxia rating scale for pharmacological assessment of cerebellar syndrome；the ataxia neuropharmachology committee of the world federation of neurology. *J. Neurol. Sci.* **145**：205-211, 1997.
3) Schmitz-Hubsch M., Montcel S.T., et al.：Scale for the assessment and rating of ataxia：Development of a new clinical scale. *Neurology* **66**：1717-1720, 2006.
4) Wenning G.K., Tison F., et al.：Development and validation of the unified multiple system atrophy rating scale (UMSARS). *Movement Disorders* **19** (2)：1392-1402, 2004.
5) Brott T., et al.：RCMAR Measuremet Tools, National Institutes of Health Stroke Survey, 1989.
6) 大生定義：リハにおけるアウトカム評価尺度 Norris Scale, ALSFRS-R, ALSAQ-40. *J. Clinical Rehabilitation* **15**（4）：364-371, 2006.
7) Fahn S., et al.：Unified Parkinson's Disease rating scale. Recent Developments in Parkinson's Disease：Volume II, Fahn S., et al. (eds.), MacMillan Healthcare Information, 1987.

4 リハビリテーションの方針

　患者の状態が理解され，医師の診断により治療と予後が示されたら，リハビリテーションに関する方針をセラピストが医師に提案する．患者の希望も踏まえて，どうなっていけばよいのか，医師や同僚，チームの意見・助言を取り入れて，方針を考えていく．

ゴール（目標）の設定

　リハビリテーションでは，ゴール（目標）の設定がとても大事である[1]．社会的ゴールは，生活の場に戻ること，つまり元の生活，職場復帰，介助を受けての自宅生活となる．それを達成するために，サブ・ゴールを設定する．これは，現実的かつ実用的な内容となる．周囲の見守りや介助での"条件付きのできる"もあるが，生活の場で"一人でもできる"というレベルで表現しておきたい．例えば，自立歩行での移動が困難であれば，杖や車いすを使って自由に移動となればよい．

　コミュニケーションに関してのゴールは，「相手に伝えること」を，発話単位，効率性，補助手段，場面・状況の各レベルで示すことができる（表1）．例えば，軽度dysarthriaであれば，文で効率的に（速く）話して，相手に口頭だけで（電話でも正確に）伝えることができることを目標とする．中等度dysarthriaであれば，少なくとも語（できれば句）で，ゆっくりでもいいから，対面の相手に確実に伝えることができることを目標とする．

アプローチ（取り組み）とストラテジー（方略）

　リハビリテーションは，医科の治療（手術・投薬），歯科の治療や補綴，そしてセラピストの行う訓練・指導からなる．患者を変える基本は，まず道具を修復し，必要に応じて補完し，そのうえで患者に適切なプログラムを与えて十分な練習をさせ，最大の効果を上げることである．例えば，パーキンソン病の患者に医師が投薬とその調整をすることで，運動を改善させることができる．

　目標とするレベルに至る過程で，患者の潜在的能力も踏まえて，次の方略を選択する．機能回復 restoration は，投薬や運動訓練により元の状態に戻すことである．代償 compensation は，持ち前の能力に，いくぶんの効率性や補助手段の使用も加えて，実用にもっていくことである．環境調整 adjustment は，周囲や場面・状況を変えることで，患者の機能回復や代償を補完するものである．患者のADL，特に移動能力が，補完にかかわる．

訓練の内容と期間

　訓練（トレーニング）は，できることをくり返

表1　コミュニケーション（特に発話）に関する目標の設定

項目	目標のレベル
伝達単位	音節，語，句，文
効率性	速く・ゆっくり話す，言い直す・言い換える
補助手段	文字盤，指差しやジェスチャー
場面・状況	対面，電話，挨拶，日常のやり取り，会話

10章　音声言語の評価と鑑別診断

し行い，"自動的によくできる"ようにさせ，目標到達に至らせる過程である．話者主体のトレーニングは，機能回復訓練や機能を代償する話し方の変容などで，認知・言語能力に依存する．コミュニケーション主体では，環境調整や拡大・代替手段を用いる．いずれも，患者本人の意欲が欠かせない[2]．

訓練プログラムには，標的とする行動と到達点を示し，具体的に刺激・反応と強化・修正を定める．目標が，明瞭な発話や異常な行動の制限とすれば，その実現のために患者の病態生理を踏まえて，"何を変えるべきか"を考える．

明瞭な発話のためには，機能回復訓練で音声生成の基礎（呼吸・発声，共鳴，構音）を変えることになる．代償的に話し方を変える（大きな声で話す，短く区切って話す，ゆっくり話す，はっきり話す）ことで明瞭さを保ち，伝達できるようにすることも可能である．異常性を減らすためには，声の高さ，話速度などの要素を正常化させ，姿勢・顔面の歪みがあれば修正する．環境の調整として，近くで話す，話題を提示・維持するなど，話し相手も交えた取り組みもある．

十分な訓練期間と回数をあらかじめ定め，自主練習の時間も確保しておきたい．標的行動に関しては，訓練の中でモニタリングをして，能力・スキルの定着を確認する．訓練期間の最後には，再評価を行う．あらかじめ定めた，アウトカム評価を実施して，訓練前と比較をする．

参考・引用文献

1) Barnes M.P., Ward A.B.：Oxford Handbook of Rehabilitation Medicine, Oxford University Press, 2005.
2) Duffy J.R. 著，苅安　誠監訳：運動性構音障害，医歯薬出版，2004.

5 評価の報告

　評価の報告は，文書にまとめて，（電子）カルテ上で医療チームが確認できるようにしておく．その意義は，主治医，協力医，看護師やリハビリテーション・スタッフ（PT・OT）が読んでわかることで，患者のコミュニケーション障害を理解できれば，適切な対応が期待できるということである．もちろん，セラピストは，評価の経過と要点を口頭で手短かに主治医に伝える．生活機能と障害については，患者と家族に対して，わかりやすい説明が求められる．

文書の作成と送付

　評価の報告は，"サマリー"としてコンパクトに文書にまとめておく[1]．患者の基本情報，病歴，障害歴，音声言語（発声発語，認知，言語，聴覚）と身体の状態，鑑別診断，方針を含める．医師，PT・OT，看護師などからの情報を付き合わせておくことも大事である．

　評価の報告書は，病院内だけでなく，患者のかかりつけ医や紹介元・転院先の病院に送ることもある．医師の文書に添付する場合と，リハビリテーション担当者に直接送る場合とがある．いずれにしても，読み手の欲しい情報は何か，よく考えて作成すべきである．

口頭での伝達

　評価の要点は，口頭でも主治医に伝えるべきである（ブリーフィング）．患者を診て，音声課題と発声発語器官の観察を終えて，病態生理が理解できた時点で，医師とディスカッションをしておきたい．疾患の特徴や身体状態から，患者の病態については，医師にも考えがあるはずである．リハビリテーションの方針を考える際には，医師やリハビリテーション担当者と十分に協議を行うこととなる．

　入院中であれば，担当の看護師には，患者のコミュニケーション障害の特徴とその背景（病態），病院で起こりうる場面での基本的な対応を伝えるべきである．訓練に入れば，自主練習の取り組みなどで，看護師の協力は欠かせない．いろいろな場面での，看護師から患者への声かけにより，患者の意欲が高まることが期待できる．

　リハビリテーション部門では，他のセラピストが，dysarthria 患者を診る機会が多い．患者とのコミュニケーションの取り方では，迷いも多いはずである．現状の能力と目指すところを共有して

Clinical NOTE

リハビリテーション医療での患者報告

　米国では，患者の報告書に，専門家として感じた「印象」や入手した「情報」を記載することが多い[1]．例えば，「Steve（患者）は，何事にもせっかちで，電話でも早口で何を言っているのかわからないと，病前から指摘されていた」と記せば，早口で無頓着という患者の人となりがみえてくる．リハビリテーションは，患者の意欲と訓練への取り組み，指導内容の理解と行動の自覚が鍵である．患者のコミュニケーション障害（dysarthria）と認知能力の理解，あるいはリハビリテーションの取り組みを説明するにあたり，患者像 picture が重要になることはいうまでもない．

Clinical NOTE

ブリーフィングの重要性

　ブリーフィング briefing とは，手短かに伝えることである．医師はとても忙しく，それは看護師やセラピストも同じである．「要点は何なのだ！」と言われないように，相手に合わせて情報を選ぶように心がけたい．医師の，他の専門家の望む情報は何か，アンテナを張ることである．

　1940 年に英国の首相に就任したチャーチルは，政府各部局の長にメモを送った．その冒頭で，「我々が職務を遂行するためには大量の書類を読まなければならぬ．その書類のほとんどすべてが長すぎる．時間が無駄だし，要点を見つけるのに手間がかかる」と問題点を指摘し，「報告書には，要点を，それぞれ短く歯切れのよいパラグラフにまとめて書け」「正式な報告書ではなく，見出しだけを並べたメモを用意し，必要に応じて口頭で補ったほうがよい場合が多い」「思い切って，短い，パッと意味の通じる言い方を使え．くだけすぎた言い方でも構わない」と注文をつけた[2]．

　まさに，第二次世界大戦を向かえる最中，無駄を省き，情報を確実に伝え，速やかな判断を仰ぐための指令官からの通達だった．医療の現場も，患者の生死や尊厳を左右する，いわば"戦場"である．セラピストは，医師や看護師と話す際に，端的に要点を伝え，意見を仰ぎたい．言葉遣いは，過度に気にすべきではないと考える．

おくことで，患者が生活場面で"できていること"を知ることができる．

患者や家族への説明

　疾患とその治療についての説明は医師の仕事であるが，コミュニケーション障害についての詳細な説明はセラピスト（ST）が行うこととなる．患者には，現状を説明し，困難と希望を確かめて，意欲をもって訓練に臨めるように，「これができるように」という見通しを伝える．家族には，訓練・指導内容を随時伝えて，患者とのやり取りで気をつけることを，励ましも含め，説明する．

　患者や家族が，セラピストに対して，回答に困ることを尋ねることがよくある．例えば，「病気は治りますか？」「いつ退院できますか？」といった質問には，答えないことが大事である．医師に質問があったことを伝え，医師が，診察・回診，あるいは時間をとって質問に答えるような機会を提供すればよいことだろう．

参考・引用文献
1) Pindzola R.H., Plexico L.W., et al.：Diagnosis and Evaluation in Speech Pathology, 9th ed., Pearson, 2016.
2) 木下是雄：理科系の作文技術，中公新書，1981.

臨床編Ⅲ
リハビリテーション

11章 リハビリテーションの設計

1 全体プラン

　リハビリテーションとは，患者の身体・精神と感覚・運動性を理解したうえで，機能を回復させたり，能力を最大限に引き出したりすることで日常生活を支える，専門的な取り組みである．dysarthria患者に対しては，発声発語を改善させる，あるいはその困難を緩和していくことが専門家としてのセラピストに期待される．患者の声に耳を傾け，患者が「できること」を"よりうまくできるレベル（実用レベル）"にまで引き上げ，さらには「できないこと」にもチャレンジしていく．

リハビリテーションの流れ

　臨床における基本的なリハビリテーションの流れを図1に示す．評価に基づいて，治療の全体設計を行う．患者の身体状態が安定していれば，早期に治療を開始する．日常のコミュニケーションでのやり取りの確立をまずは目指し，患者の個別的な困難と希望に応じたゴール（目標）を設定したうえで，計画的に訓練・指導を実施する．

　リハビリテーションでは，医科・歯科の行う治療と，セラピストの行う訓練・指導とがある．原則的に，医科・歯科の治療は，音声言語の訓練・指導に優先する．その理由は，身体を道具にたとえると，"不十分な道具"では，それをうまく扱うことが難しく，使ったとしても求める成果が得られず，かえって悪い習慣を身につけてしまうからである．

　音声言語の訓練・指導は，主治医の依頼を受けてセラピストが行う．現状を理解し，現実的なゴールを設定のうえ，能力の最大化や行動変容・環境調整を組み合わせて行う．アウトカム評価と標的別試験を行い，一定期間のトレーニングの後に，再評価を行う．その経過を踏まえて，再度の評価をもとに，カンファレンス（症例検討会）を行い，ゴール設定と治療方法を再検討する．

リハビリテーションの取り組み

　患者の喪失あるいは低下した機能が復元可能であれば，治療的なアプローチを採用して，疾患とそれに伴う障害impairmentを軽減させ，身体機能body-functionを高める．機能が喪失あるいは低下していて復元が難しければ，代償的なアプローチにより能力低下disabilityを最少化させ，実用性を高めることで，活動activityが十分にできるようにする．大きな目標は，患者個人が満足のいく日常生活を送ることができ，社会的不利handicapを限定させ，社会参加participationを促すことである．

　発声発語障害のある患者でのリハビリテーションの目標は，コミュニケーションの有効性effectiveness，効率性efficiency，自然さnaturalnessを最大限に引き出すことである[1]．つまり，発話を中心に，患者（話者）が相手（聴者）にメッセージを確実かつ速やかに伝えられ，しかも奇異なふるまいを最小限にすることが目標である．

　これらの目的を達成するためには，機能を回復するrestore lost function，代償するcompensate，適応するadjust，という3つの方向性をもった取り組みが求められる（表1）[2]．注意しておきたいのは，患者の状態とゴール設定により，3つの方向性は併存するということである．例えば，代償的に発話でのやり取り（伝達）を練習しながら，並行して基礎的能力（発語時の運動の正確さや速度）を向上させる機能回復訓練を行うことがよくある．不明瞭な音声でも了解できる文脈提供といった環境調整と並行して，発話で伝える実践（代償）を指導することもある．

　dysarthriaでは，機能回復のために，医科・歯科が神経系あるいは口蓋咽頭・喉頭や口腔環境への治療（投薬・手術，補綴）を行う．例えば，痙

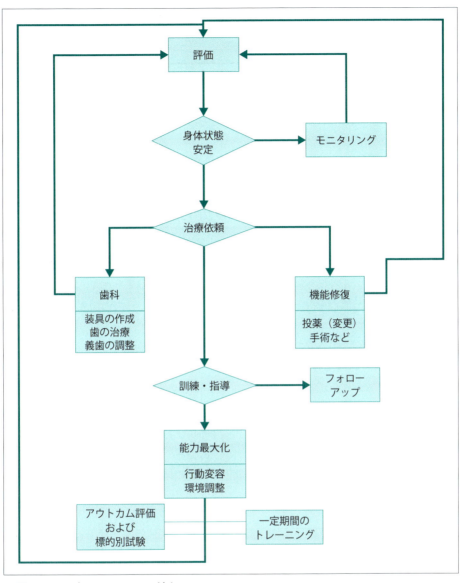

図1 リハビリテーションの流れ

表1 リハビリテーションの取り組み[2)]

	取り組み	説明
機能回復	喪失・低下機能の復元	機能の正常化をはかることで従来の話し方でのコミュニケーションを取り戻す
代償	残存機能の使用促進	もっている能力で実用のコミュニケーションを実現させる
適応	喪失・低下機能への要請限定	環境の調整により失われた機能を使うことなく日常生活での実用性を高める

性麻痺やジストニアに対してのボツリヌス毒素の注射,パーキンソン病(PD)に対してのドーパミン投薬,神経損傷に対しての手術や再生医療は,医科の治療である.舌運動を補完する舌接触補助床

11章　リハビリテーションの設計

（palatal augmentation prosthesis；PAP）や鼻漏れによる音声不良を緩和する軟口蓋挙上装置（palatal lift prosthesis；PLP）は，歯科の治療である．一方，患者の能力を最大限に引き出す練習を構築して指導することで発声発語の能力を高め，実用的な音声言語コミュニケーションに結びつけるのが，音声言語の専門家であるSTの治療（セラピー）である．

治療（セラピー）の焦点

リハビリテーションでは，治療（セラピー）の焦点 focus を定めることが大切である．設定したゴールに到達するために，どんな取り組みが有効なのかを見定める．発声発語能力を向上させること，持ち前の能力を最大限活用しての実践，聴者も含む環境の調節，話す内容の組み立てと手がかりの付与の学習など，いろいろな方向性がある．なお，どこに焦点を当てるかにかかわらず，評価をもとにした綿密な治療計画が求められる．

治療の焦点を定めたら，何を変えることで，最終的な目標に到達するかの"ひらめき"と"ロジック"が大切である．大きな目標の手前に小さな目標をおき，"将棋倒し（ドミノ）の仕掛け"をする．変える対象は，音声の異常の背景にある病態生理（神経・筋レベル）が最も有効である．ただし，変えやすく，かつ音声の異常に対し有効な対象（運動，声道内の圧・気流など）であれば何でも構わない．コミュニケーションの環境を対象とする場合もある[3]．

治療の焦点は，音声生成の機能的要素（呼吸，発声，共鳴，構音）でみるとよい．この時，dysarthriaでよくみられる子音や母音の不正確さ（発話不明瞭）に対して，治療の焦点を構音としてしまいがちである．もし呼吸支持（適切な姿勢と呼気供給）が不十分で，発声不全もあれば，構音の改善は見込めない．呼吸支持と発声を優先すべきである（図2）．おそらく，呼吸・発声の改善が，構音と発話にとっても最大の効果が期待できる[4]．

戦略と戦術

戦略 strategy とは，学習させたい能力を身につけさせるための取り組みのことである[5]．例えば，声量増加のため呼吸に注意を向けさせ，短い文や語句で話させ，キーワードを強調させることで明瞭さを高める戦略がある．音声と同時に文字やアイコンを示すことで伝達を助けることも戦略である．

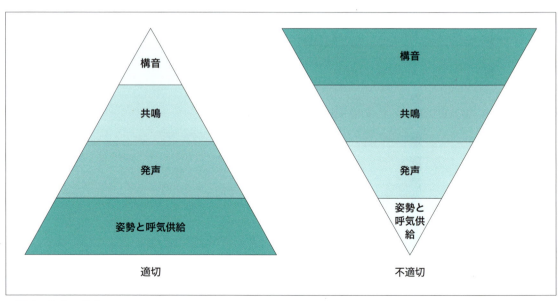

図2　治療の焦点

OTE

訓練・指導における発声発語主体とコミュニケーション主体

　Duffyは，訓練・指導について，"Speech-oriented（発声発語主体）" と "Communication-oriented（コミュニケーション主体）" とに分けて説明している[6]．前者は，発話の明瞭さ（有効性）を高め，効率性と自然さを患者に求める．生理的支持（機能）を高め，代償手段も身に付けるように促す．患者には，「学習と努力」が必要である．後者は，実用場面での効率性と自然さを重視する．本人の自己修正を求め，周囲とは歩み寄り negotiation，練習 practice，実現・実証 demonstration/proof といったかかわりをもつ．自然さを高めるためには，誤った適応行動を抑止しなければならない．

　運動低下性の dysarthria 患者では，声量を増加させ，話速度の低下と明瞭さの向上を得る戦略が選択される．一方，痙性麻痺の dysarthria 患者には，力を抜いた発声発語の開始により仮声帯の過内転を抑え，声質の向上を目指す戦略をとる．

　戦術 tactics とは，目的とする行動を獲得させるための，課題の組み立てのことである[4]．構音障害の治療では，伝統的に以下の戦術がとられてきた：

・非言語性口腔運動から言語性口腔運動へ
・音の弁別から音の産生へ
・音節から語へ（短い語から長い語へ）
・句から文へ
・文章から会話へ

コミュニケーション（障害）の立場からは，伝達成果の自覚，伝達の確認，自己修正 repair が段階的に課題として設定されるべきである．

● 手技

　ある目的を達成するための臨床的な方法を手技 technique あるいは技法と呼ぶ[5]．それぞれの手技は，患者への教示，あるいは患者の身体への徒手的操作により，望ましい行動の誘発や誘導をさせる．

　例えば，声帯の内転を促進する push-pull は，上体に力を入れる時に声門閉鎖・息こらえが起こるという反射を利用した手技である．喉頭の前面を徒手的に押すことで声帯の前後径を短縮させ声を低くする Kaizer Gutsmann 法は，構造変化を他動的につくる手技である．顎や唇を手指で押さえて口の閉鎖をつくるのは，徒手的・他動的に運動位置を提供する手技である．構音点を患者に鏡で見せることで自動的な運動を促すのは，正確な構音を誘導するための手技である．

参考・引用文献

1) Yorkstone K.M., Beukelman D.R., et al.：Clinical Management of Dysarthric Speakers, Pro-Ed, 1998.
2) Duffy J.R. 著，苅安　誠監訳：運動性構音障害，医歯薬出版，2004，pp354-358.
3) Resenbek J.C., Jones H.N.：Principles of treatment for sensorimotor speech disorders. Clinical Management of Sensorimotor Speech Disorders, 2nd ed., McNeil M.R. (ed.), Thime, 2009, p271.
4) Duffy J.R.：Motor Speech Disorders, 3rd ed., Mosby, 2012, p382.
5) Morris D.：Dictionary of Communication Disorders, 4th ed., John Wiley & Son, 2003.
6) Duffy J.R.：Motor Speech Disorders, 3rd ed., Mosby, 2012, p385-386.

2 ゴール設定

リハビリテーション医療では，個別の患者で，ゴール（目標）の設定を行う．一般的に，短期目標は初回評価から1ヶ月程度での，中期目標は3ヶ月後か6ヶ月後での，長期目標は1年ぐらいでの達成を指す．これには患者を週3〜5回は診る入院患者モデルが基本にあり，外来患者ではその頻度は少なくなるが，おおむねこのくらいの期間を短期・中期・長期とする．

ゴールの設定には，疾患診断と予後，機能障害と能力低下，社会的背景と意欲，治療の時期といった要因を踏まえて，チームで検討していく作業が必要である．定型的に，短期・中期では病院内でのやり取りができる，長期では自宅で家族や友人と話ができる，となるわけではない．

疾患診断と予後

dysarthriaでは，原因となる神経病理や身体状態により，改善，進行，寛解増悪といった異なる経過をとる．予想される患者の経過，つまり疾患診断と予後により，ゴールの設定は左右される．すなわち，改善が期待される患者では高めの目標が設定でき，進行する疾患を有する患者では現状維持が目標となることもよくある．

音声言語に関しての予後予測については，「訓練への反応が一番である」といわれている[1]．すなわち，訓練での標的（行動）を理解して取り組み，よい結果が出るようであれば予後は良好であり，よい結果が出ないようであれば予後は不良である．

機能障害と能力低下

患者は，筋力低下や，運動異常，疲労，感覚障害，認知障害，うつ，注意障害を有することがある．発声発語能力や言語能力が比較的保たれていても，コミュニケーションに改善が期待できないことがある[1]．

患者のもっている発声発語能力については，「確実にできること」「頑張ればできること」「できないこと」を知ることが大切である．通常は「頑張ればできること」から始めて，次の段階の「確実にできること」を目標とする．

社会的背景と意欲

話すことでの社会的不利を感じている患者では，設定されたゴールが本人の期待とは食い違うかもしれない．発声発語障害は軽度であっても，仕事復帰となると，営業やアナウンサーなどの"話す商売"は難しく，配置転換などが必要とされるかもしれない．重度dysarthriaであれば，音声言語だけでの伝達は難しく，拡大・代替手段も併用しなければならない場面もあるだろう．ゴールの設定では，患者本人の病前生活と将来像を踏まえて，患者にとっての話す場面と要求がいかなるものかを理解して，どう社会に参加するのかをじっくり協議することが大切である．

意欲は，リハビリテーションの成果に最も影響のある要因といっても過言ではない．脳卒中の急性期・回復期，あるいは神経難病の説明を受け，患者の気持ちは沈むこともあるだろう．家族や周囲の支えは，大切である．本人が，自立に向けて，一所懸命リハビリテーションに取り組めるかで，ゴールの設定も違ってくる．

治療の時期

脳卒中などの急性の発症では，身体障害なども伴うことが多く，先々の不安もあり，うつ状態になることがある．前向きにリハビリテーションに

> **Clinical NOTE**
>
> **患者の意欲とリハビリテーションに対する取り組み**
>
> 　脳卒中で，片麻痺があり，口腔顔面と舌の運動に制限があった比較的若い患者がいた．流涎により発語運動が阻害されるのもあり，不明瞭な発話であった．PTやOTがベッドサイドに足を運び，起き上がりを促しても，布団を被って「やらない」と言い続けた．残念ながら，リハビリテーションに真剣に取り組み，自立した生活をする意欲がなかったようだ．主治医に相談して，リハビリテーションの訓練はすべて中止とした．
>
> 　一方で，「絶対にやるぞ」と意欲的にリハビリテーションに取り組む人たちもいる．例えば，昭和の大横綱大鵬は，脳卒中で片麻痺となっても，他人眼も気にせずリハビリテーションに取り組み，還暦での土俵入りを成し遂げた．どうにも動かない身体になってしまうところからの再出発，受け入れることすら容易ではなかったであろう．その人がどう人生に向き合ってきたのか，生き方や根性が試されているのかもしれない．"Be motivated！"身体の前に気持ちを動かさなければならない．

臨めるかが鍵になる．まずは，本人の受け入れを待って，段階的に「できること」を増やしていき，自立に向かっていくことが大切である．

　一部の脳神経疾患は，急性期から回復期では機能障害に改善傾向を示すが，発症1年後以降は自然回復に伴う能力改善はあまり期待できない．「プラトーに達した」という表現がなされ，リハビリテーションによりわずかな改善は見込めるが，コミュニケーションの有効性など，意味のある改善は難しいのかもしれない．

　神経難病では，進行する経過をとる場合も多く，治療の時期によってゴールは変わりうる．通常，機能回復よりも，機能維持，あるいは先々のコミュニケーション手段の確保というゴールを設定することになる．

重症度別のゴール設定

　Yorkstonらは，dysarthriaのある患者では，背景となる病理と運動障害が慢性的であるという性質からも，正常な発話は現実的なゴールとは言いがたいと指摘している[2]．もちろん，一過性の状態で，神経病理に回復が見込まれるdysarthria患者では，訓練・指導なしでほぼ正常な発話が期待できる．

　患者のコミュニケーションを有効性 effectiveness，効率性 efficiency，自然さ naturalness で捉えると，重症度別にゴールが設定できる（**表1**）[2]．軽度では，発話は明瞭であっても，正常と比べると効率性と自然さに欠けるため，効率性と自然さを高めることがゴールとなる．中等度では，発話の明瞭さを高めることがゴールとなるので，有効性が重視され，かつ効率性も求めることになる．重度では，発話困難もあり，進行する病状である可能性もあり，現実的に有効なコミュニケーションの手段を見出すことがゴールとなる．

表1　dysarthria患者の重症度別のゴール設定[2]

重症度	有効性	効率性	自然さ
軽度		○	○
中等度	○	○	
重度	○		

参考・引用文献

1) Resenbek J.C., Jones H.N.：Principles of treatment for sensorimotor speech disorders. Clinical Management of Sensorimotor Speech Disorders, 2nd ed., McNeil M.R.（ed.），Thime, 2009, p270.
2) Yorkstone K.M., Beukelman D.R., et al.：Clinical Management of Dysarthric Speakers, Pro-Ed, 1988, pp173-174.

3 | 医科・歯科の治療

医科・歯科の治療は，投薬や手術，補綴装置により，身体（時に精神）の状態を最適化することが目標となる．医科・歯科の治療により，話すことだけでなく，歩くことや食べることの回復も期待される．身体という道具を変えることで，患者の潜在的な能力を高めることが重要である．通常，医科・歯科の治療は，音声言語行動への取り組みに先行する．道具の修復により，"本番のゲーム"に臨むことができる（図1）．

医科の治療

脳疾患・損傷や神経疾患に対しては，治療が行われる．

脳の外傷や出血に対しては，脳血腫への開頭や，脳ヘルニアに伴う脳圧亢進へのシャント術などの処置がとられることがある．薬物の多量服用などの急性中毒に対しては，救急での胃洗浄や，点滴，透析により，解毒をはかる．

抗精神薬の副作用で生じるパーキンソニズムや遅発性ジスキネジアに対しては，投薬を控えることで発声発語や嚥下が改善することがある．神経損傷に対して，神経吻合術，あるいは脊髄などの神経の再生は，臨床応用が期待されている．パーキンソン病（PD）に伴う振戦に対しては，視床破壊術や刺激電極の埋め込み術も行われている．

医師は，神経・筋疾患に対して薬物療法を行う（表1）[1]．例えば，PDに対して，ドーパミンの投薬で，運動障害を改善させる．薬の効きや薬効のon-offの周期があるので，食事やリハビリテーションなどに合わせた服薬の調整や時間設定も重要である．局所性のジストニアには，ボツリヌス

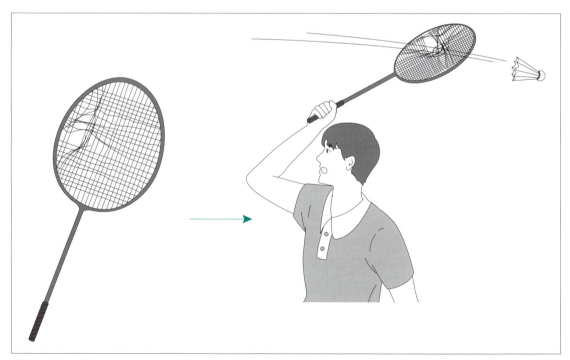

図1 リハビリテーションでは道具の修復が先決である（"壊れたラケットではうまく打てない"）

表1　dysarthria患者の疾患・状態に対する薬物療法[1]

疾患・状態	薬物療法
パーキンソン病	ドーパミン
多発性硬化症	ステロイドパルス療法
重症筋無力症	メスタチン
ジストニア	ボツリヌス注射
本態性振戦	β遮断薬
顔面麻痺	ステロイド

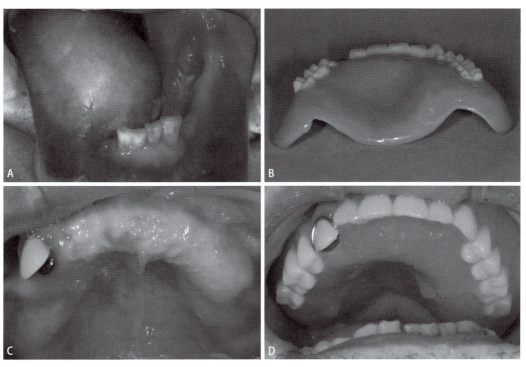

図2　PAP症例（舌癌）
A：舌癌切除術後．B：PAP．C：PAP未装着で前方部に残留（フード・テスト）．D：PAP装着で口腔内残留減（フード・テスト）［提供：堀一浩先生・小野高裕先生（新潟大学大学院医歯学総合研究科）］

注射をする．発声発語にかかわる声帯などへの注射の他に，斜頸や上肢の痙縮に対する標的筋への注射で可動域の拡大も期待できる．

歯科の治療

歯の欠損や義歯の不安定は，構音の品質を低下させ，時に構音運動を阻害するので，かかりつけの歯科医師か補綴専門の歯科医師にその整備を求めるとよい．口腔内の乾燥は，発語だけでなく嚥下にも不利である．口腔内の汚れや臭いは，感染症の起因ともなり，話す相手に不快感を与えるので，除去と洗浄をするとよいだろう．

口腔・咽頭の環境を最適化するためには，歯科医師に依頼をして，患者に合わせて補綴装置を作製することもできる．舌の運動制限に対して口蓋に厚みをもたせて舌の接触を助ける口蓋補助床（palatal augmentation prosthesis；PAP．図2），

11章 リハビリテーションの設計

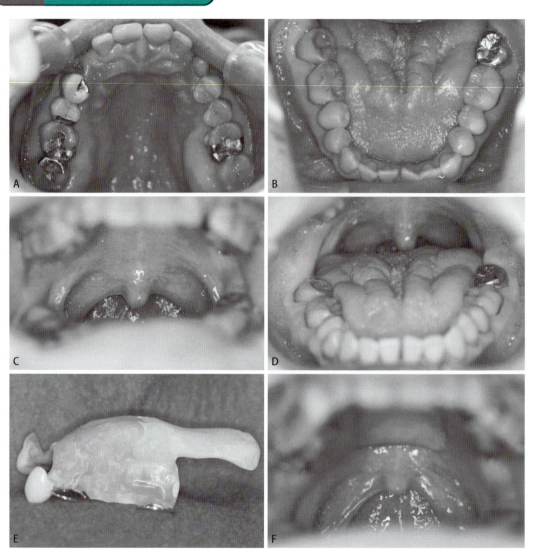

図3　PLP症例（重症筋無力症）
A：上顎咬合面観．B：下顎咬合面観．C：下垂した軟口蓋（発音時）．D：萎縮した舌．E：PLP．F：PLP装着時の口腔内写真［提供：堀一浩先生・小野高裕先生（新潟大学大学院医歯学総合研究科）］

軟口蓋の運動麻痺に対してそれを持ち上げて口蓋咽頭閉鎖を促す軟口蓋挙上装置（palatal lift prosthesis；PLP，図3）が代表的である[2]．

PLPは，dysarthria患者での発話改善の臨床的効果（エビデンス）が確認されている方法である[3]．非進行性の神経・筋疾患だけでなく，進行性の神経・筋疾患でも適応が示されている．弛緩性麻痺，進行が緩徐，呼吸・発声・構音機能が良好，圧力子音で品質低下，催吐反射が抑制可能，嚥下と唾液処理が可能，歯列あり，認知・記憶・判断が維持，PLP着脱操作が可能，機能的な発話維持が目標，といった患者はよりPLPに適している[3]．

参考・引用文献
1) 平山惠造：臨床神経内科学，改訂第6版，南山堂，2016．
2) 前田芳信，坂井丘芳・他：開業医のための摂食・嚥下機能改善と装置の作り方超入門，クインテッセンス出版，2013．
3) Yorkston K.M., Spence K., et al.（Academy of Neurologic Communication Disorders and Sciences：Writing Committee for Practice Guidelines in Dysarthria）：Evidence-based practice guidelines for dysarthria：Management of velopharyngeal function. *J. Med. Speech. Lang. Path.* **9**（4）：257-274, 2001.

4 音声言語行動の変容

身体と精神が最適化された段階で，音声言語行動の変容をはかる．ここでは，身体という"道具"をうまく使う練習を行う．身体が元のような動きができない，あるいは感覚が違うと，動かそうとして頑張り，時にもがいてしまう．こういった患者個人の特有の反応は，時にマイナスの影響をもたらすので注意を要する．

教育者と学習者

リハビリテーションでは，セラピスト（治療者）は教育者として，患者本人は学習者として，等分の責任を負う[1]．すなわち，治療者は，適切な方法とステップを組み立て患者の指導にあたり，望ましい行動を引き出して定着させる．患者は，課題に真剣に取り組み，治療者のアドバイスを受けて行動の修正をしていく．宿題として出されるドリルにも取り組み，十分な練習をする．

熟練のセラピストと比べて新米のセラピストは，経験に乏しく，スキルが未熟である．日々の臨床経験とそれを裏打ちする知識・技術の鍛錬が，確実に治療者としてのクオリティを高める．患者は，その疾患や状態になったことと「できなくなった」ことへのショックから，不安，意欲低下に陥りやすい．周囲の支え，本人の踏ん張り，そして再生への気持ちが大切である．

身体と姿勢

運動を安定して実現させるためには，身体状態の適正化が大切である．身体をうまく動かす原点となるのが，姿勢である．

よい声を出すためには，安定した呼気供給が欠かせない．この際に，身体の姿勢を整えることが，とても大事である．胸を張るだけで，空気が肺に十分に溜め込まれ，軽い身体の活動で息は出せる．息は，出すのではなく，吸えば出ていくのである．無理に大きく吸って出すのではなく，軽く吸って短く安定した息を出せれば十分である．

適切な課題とその練習量

セラピストは，患者が取り組む課題の構造化（プログラム化）をはかる．課題の難易度は，一般論だけでなく，患者の身体・精神機能も反映させて，段階づけをする．基本的に，五分五分で達成できる課題を確実にできるまで患者を導いていく．

訓練の機会（セッション）の中で，まずは十分な練習ができるようにする．5分間の限られた時間の中で，何回練習ができるのか，セラピストは常に意識するべきである．それで足りない部分を自主トレーニングとして行わせて，十分な練習量を確保する．Schmidtによれば，ひとつの運動課題を自動的にできるまでには，少なくとも1,000回の練習が必要である[2]．

本人と家族の参加と協力

音声言語の訓練とコミュニケーションの指導にあたり，大切なのは，患者本人の同意である[3]．患者や家族に，リハビリテーションのゴールと内容を説明し，それを理解してもらうことで，意欲的な取り組みにつながり改善が期待できる．

中等度から重度の患者では，特に家族のかかわりが重要である．患者が練習していることを理解して，学んだスキルの使用を促すことが患者の意欲を高め，より多くの練習をすることにつながる．軽度の患者でも，家族とのやり取り，電話での会話など，練習の機会が多くあれば，学習した話し方や自己修正のスキルが実践できる．

11章 リハビリテーションの設計

実用へのチャレンジ

　長年使い慣れた話し方を一朝一夕で変えることは，容易ではない．話す速さ，慣れ親しんだことばや言い回しなど，すべてを変えることは到底無理であろう．そこで，患者がよりよい話者になるために，1つに絞って変えることを試みたい．声の大きさを変える，短く区切って話す，トピック（話題）を示すなど，1つを確実に実行するだけで，相手に話しことばで伝えられるようになることがある．

　話し方の癖を患者本人に知ってもらうためには，話している場面を録画・録音して，見たり聞いたりさせるとよい．そういった経験は，誰もが初めてかもしれない．「案外小さい声だな」「何を言っているのかまとまりがないな」などの気付き（認知）が"行動を変える一歩"となるだろう．

　専門家としてセラピストは，変えるための段階的な練習の提供と，患者が変えてみた時の結果のフィードバックをする．患者にとって一番大切なのは，これまでの話し方にこだわらず，新たな話し方に挑戦をすること，恥ずかしがらないで，新たな話し方を使ってみることなのである．

参考・引用文献

1) 小泉英明：脳は出会いで育つ，青灯社，2005．
2) Schmidt R.A.：Motor Learning and Performance：From Principles to Practice, Human Kinetics, 1991.（調枝孝治監訳：運動学習とパフォーマンス，大修館書店，1994．）
3) Resenbek J.C., Jones H.N.：Principles of treatment for sensorimotor speech disorders. Clinical Management of Sensorimotor Speech Disorders, 2nd ed., McNeil M.R.（ed.）, Thime, 2009, p269.

5. 重症度別のリハビリテーションと考え方

患者の発声発語障害の重症度，および言語・認知といった関連能力により，リハビリテーションの内容〔基礎（機能）・実用訓練〕とコミュニケーション手段は異なる（表1）[1, 2]．

基礎訓練は，発話にとっては間接的な訓練となる．呼吸と発声，構音操作，無意味音節の反復，文章の音読などは，発声発語の運動機能を高める練習である．

実用訓練は，発話にとっては直接的な訓練である．大きな声，短く区切った発話，話速度のコントロール，伝える工夫など，認知・言語も稼働した"脳力フル稼働の"練習となる．

軽度

軽度dysarthriaの患者には，伝え方の工夫を求める．基礎訓練として，正確さを維持しての高速発語練習を文・文章レベルで行い，実用訓練として，困難を感じる場面（電話など）での適切な話し方や自己修正を指導する．「話す・伝える」総合的な能力を高め，音声言語のみでのコミュニケーションを目標とする．

中等度

中等度dysarthriaの患者には，基礎訓練として，発声練習や発語運動の正確さを高める練習を行う．実用訓練では，声量を上げる，短く区切る，テンポ調節などで発話の明瞭さを高める指導をする．目標は，音声言語中心で語レベルの伝達をすることだが，自己修正，指差し・視線などのノンバーバル手段，文字・写真などの補助手段も適宜利用し，実用性を高める．

重度

重度dysarthriaの患者では，基礎訓練として，ストレッチングでの筋緊張の適正化を行い，運動制限を緩和して，発声や構音での運動を練習する．実用訓練としては，呼びかけのための声出し，キーワードの使用，拡大・代替コミュニケーション（AAC）による意思伝達を練習する．目標は，限られた人たちへの意思伝達，およびコミュニケーション手段の確立である．

表1　重症度別の基礎・実用訓練とコミュニケーション手段 [1, 2]

	基礎訓練	実用訓練	コミュニケーション手段
軽度	正確さを維持しての高速発語練習（文・文章レベル）	伝達する工夫（言語） 電話などの場面（適応）	音声言語のみ
中等度	発語運動の正確さを高める練習（語レベル） 発声練習	話し方の変容 （声量，区切り，テンポ） 自己修正	音声言語中心 指差し・視線なども含む
重度	発声発語練習（音節レベル） 姿勢調整 ストレッチング	キーワード発語 環境調整 AAC*活用	音声言語とAAC*
最重度	姿勢調整 発声試行 ストレッチングなど	AAC*活用	AAC*のみ

*AAC：拡大・代替コミュニケーション（手段・装置）．

11章　リハビリテーションの設計

● 最重度

　構音不能状態にある最重度dysarthriaの患者では，まずはコミュニケーション手段の確立を手がける．そのためには，Yes / Noの意思表示手段を，患者の運動能力によって，うなずき・首振りといったジェスチャーや，瞬き，表情などから選択する．廃用を避けるために，姿勢を整えての呼吸や発声（試行），口腔顔面のストレッチングなども行うべきである．

● 考え方

　機能回復のための非言語性訓練と言語性訓練の連動は，大切である．非言語性訓練で身体を整え，言語性訓練で実用に向けて話す・伝える能力を高めていく．

　例えば，中枢麻痺では，筋緊張が高いことがよくある．はじめに，ストレッチングで筋の短縮を緩めてから，発語運動のトレーニングに臨む．ここで大切なのは，正確さは保ったうえで，適切なテンポと軽めの声で練習をすることである．大きな声，あるいは高速になると，精神・身体緊張が高まり努力性の発声発語となり，運動にかかわる筋群の緊張が上がってしまうためである．作動筋だけでなく拮抗筋も活動することで運動制限が起こり，患側だけでなく健側にも強い筋活動をきたし，結果として左右非対称を増強させてしまう．これは，軽度～中等度のdysarthria患者でよくみられるので，身体努力性を高めないように気をつけたい．

参考・引用文献

1) Duffy J.R. 著，苅安　誠監訳：運動性構音障害，医歯薬出版，2004．
2) Yorkstone K.M., Beukelman D.R., et al.：Clinical Management of Dysarthric Speakers, Pro-Ed, 1988, pp172-174.

6 他職種との連携

リハビリテーションは，dysarthria の有無にかかわらず，他職種と連携して取り組むチーム医療である．他職種との連携は，評価・鑑別診断においてよりも，訓練・指導において特に重要である．たいていの患者は，話すことの困難だけでなく，運動症状や非運動症状といった，身体・精神全般に問題を抱えているのである．多職種連携によるリハビリテーションによって，身体状態 conditioning を改善し，活動性を高めることが大事である[1]．

医師との連携

セラピストは，主治医からのリハビリテーション処方 order を受けて，評価や訓練・指導にあたる．医師とゴールを協議し，訓練・指導（案）を検討する．

一方，医師は，患者の病状変化を知ることがリスク管理として重要な仕事であり，長い時間患者と接するセラピストからの病状変化の情報は貴重である[2]．神経・筋疾患では，薬の効果も医師の興味のあるところで，発声発語と身体・精神面の状態は，カルテに記載するだけでなく，医師に対面で報告するべきである．

セラピストとして取り組んでいる訓練・指導についても，医師にその経過と変化を逐一報告するべきである．医師の時間の許す時に訓練場面や実用場面に来てもらい，その様子や効果を見せることも大事である．医師が訓練・指導内容を理解すれば，患者や家族への説明でもリハビリテーションの内容について言及でき，患者や家族との信頼関係も得られるであろう．

理学療法士との連携

理学療法士（以下，PT）は，身体状態を高め，歩行などの基本的動作に取り組む専門家で，発声に欠かせない姿勢と呼吸も扱う．そのため，姿勢の調節や発声の訓練では，本来は ST が行うべきだが，姿勢や呼吸の介助に関して，PT に助けを求めるのもよい．また理学療法の中では，立ち上がりや運動開始で力を入れる機会が多く，同時に声を出すなどの取り組みで喉頭機能の強化や発声の促進を行えるので，訓練場面での試行も依頼するとよい．

リハビリテーション場面での，PT と患者のコミュニケーションについて，観察をしておきたい．言語の訓練・指導の時間には，つい軽視されがちなノンバーバルの手段の使用も，うまくできているかもしれない[3]．例えば，上肢や下肢を持ち上げる自動運動あるいは抵抗運動で，PT は患者の身体にタッチをする．患者も，表情などで，運動困難や痛みなどを表現している．実用コミュニケーションで，患者が学習したスキルを使えているのかを，PT に尋ねるとよいだろう．

作業療法士との連携

作業療法士（以下，OT）は，生活場面での身体の使用と自助具の活用，日常生活場面での諸活動の動作の分析と指導の専門家である．作業をとおしての活動では，患者とのやり取りが多く，患者の話すことばと内容を理解し興味をもつことで，患者の自信にもつながる．

患者にいろいろな活動への参加を求める際に，日常の生活場面で，患者が，意思表示や適切なやり取りを行えているのか，学習したスキルを使えているのか，遠目に見ておきたい．音声言語以外の手段として，指差しや文字などの練習も，作業療法の訓練場面に盛り込めないか，相談するとよいだろう．

11章 リハビリテーションの設計

● 看護師との連携

　看護師は，入院患者の生活場面で，療養上の世話をする．同時に，患者の病状の変化に気づき，緊急の対応をとる．看護師は，患者に話しかけるだけでなく，患者の訴えや要望を耳にする機会も多い．病棟看護師に対しては，患者の言語能力，および意思表示などの実用コミュニケーション手段とそれらの注意すべき点について，説明しておきたい．

　実用コミュニケーションの促進のためには，患者が話すことを前向きに捉え，うまく伝えられた時には，それを強化するような笑顔や賞賛（例：「○○さん，話すのうまくなったね．よくわかりますよ．」）を，日常的に看護師が行えるのが理想的である．そうすることで，看護師にとっても，患者とのやり取りが円滑にいくはずである．

参考・引用文献
1) Resenbek J.C., Jones H.N.：Principles of treatment for sensorimotor speech disorders. Clinical Management of Sensorimotor Speech Disorders, 2nd ed., McNeil M.R.（ed.）, Thime, 2009, pp269-270.
2) 苅安　誠, 外山　稔：高齢摂食嚥下障害患者の診療におけるリスク・マネジメント. MB. ENT. **196**：1-10, 2016.
3) 熊倉勇美：失語症患者とのコミュニケーション. 理学療法と作業療法 **22**（11）：718-725, 1988.

12章 発声発語の訓練・指導の原則と技術

1 dysarthria 患者に対する訓練・指導

　発声発語の訓練は，基礎（機能回復／発話・話者主体）と実用（代償・環境調整／コミュニケーション主体）とに分けることができる[1]．さらに，実際場面でのコミュニケーションに向けてのセラピストの患者・家族指導も重要である．訓練も指導も，評価とゴールを踏まえて，ステップ（段階づけ）をもたせることになる．

基礎（機能）訓練

　基礎（機能）訓練の目的は，発声発語あるいは発話のための生理的支持を十分なレベルにまでもっていくことである．そのためには，呼吸，発声，共鳴，構音，韻律，流暢性の側面に働きかける．例えば，必要量かつ安定した呼気の供給（5 for 5），あるいは口腔の構音運動や声帯の発声運動のための運動性向上と筋力増強である．

　基礎訓練の中では，身体の状態を整えることが大事である．呼吸を変える際には，姿勢を整えることを優先する．座位で身体の緊張が高くなるのであれば，仰臥位での換気から始める．発声には，過剰な緊張 hypertension の場合と過小な緊張 hypotension の場合とで，誘導に違いがあることに注意する．運動過多 hyperkinetic に対しては，バイトブロックで不随意運動を抑制したうえで，運動の練習を行うこともある．

　基礎訓練では，段階的に適切な姿勢・構えや運動に接近させる．その定着のためには，反復練習を行う．練習量を増やすために，自主練習としてドリルを患者に提供することもある．自動的に，つまり意識せず，無理なく，すみやかに，目標とする姿勢・構えや運動ができるようになれば，次の段階に進む．もちろん，話すこと（発語練習）は，発声発語機能の回復に役立つので，訓練に盛り込むべきである．

実用訓練

　実用訓練の目的は，話し方を変えさせ，伝え方を身につけさせ，適切な環境をつくり出すことにより，患者の能力に応じたコミュニケーションを実現することである．患者は，大きな声を出す，短く区切って話す，ゆっくりと話す，はっきりと話すなど，"新しい話し方"を身につけていく．メッセージの伝え方も，相手に理解を促すために重要である．話し方の変容で対応できない部分は，拡大・代替手段を用いる．例えば，筆談，文字盤，合成音声の使用である．

Clinical **N**OTE

訓練・指導のステップ

　訓練・指導を行うセラピストは，教育者となり，訓練・指導を受ける学習者（患者）を導いていく．患者にとって難しいことがあれば，そのことを分解して，"できるようになる仕掛け"をつくらなければならない．並行して，「できる」を「よくできる」にまで高めることも大事である．

　訓練・指導には，気持ちも考えて，ステップをつくらなければならない．子どもに泳ぎを教える時には，まず水に顔をつけることを怖がらせないための"遊び"から入るであろう．また，できたことに対して，褒めて，何度も行わせることも大切である．大人でも，新規の学習となることを念頭において，「できる」の積み重ねを，患者とセラピストが力を合わせて進めていくことになる．

12章 発声発語の訓練・指導の原則と技術

コミュニケーションは，話者と聴者の相互の取り組みによって成立する．例えば，話者の声が小さく聴者が了解できないようであれば，対話の場所として，騒音のない場所を選び，両者の距離が近くになるようにすればよい．多くの人たちに話をするのであれば，拡声器を使う，あるいはスライドなどで示すといった方法もある．

実用訓練では，段階的に「練習の場」から「日常生活の場」へと，新規に学習したスキルの使用を促していく．その定着のためには，話す内容，相手や場面といった，条件を変えての練習を行う．新たな話し方の定着には，実践での患者の「話したい」という意欲を高めて保つことが大切である．伝え方の工夫をすることも，合わせて取り組みたい．

実用のための患者への指導

コミュニケーションに関して，患者が自立するためには，「自己評価」「自己監視」「自己修正」という3つのスキルを身につけなければならない（**表1**）．

患者は，自身の発話を不明瞭であると認識していることもあるが，無頓着な場合もある．反対に，悲観的に捉えてしまっていることもある．自らの発声発語能力と言語・認知などの能力を理解（自己評価）して，可能なレベルの目標を達成すべく挑むことになる．

日常場面でのコミュニケーションの成功と失敗は，意識しなければ，気づくことさえ難しい．新たな話し方や拡大・代替手段の活用が実践できているかを知るためには，自己監視ができなければならない．やり取りの中で，相手に伝わらなかった場合に，失敗で終わらせずに修正を試みるためには，自己監視スキルが必要である．患者自らが，伝達のためにどうすべきか，意識しなければならない．なお，伝統的な構音訓練でも，自覚（自己評価）や自己監視が要求されている．

表1 患者が身につけるべきスキルとその目標

スキル		目標
自己評価	self-evaluation	自己の発話能力と実際について正当に判定できる
自己監視	self-monitoring	コミュニケーションの現状を随時捉えることができる
自己修正	self-correction	失敗や不具合に対して修正を試みることができる

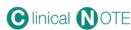linical NOTE

伝統的な構音へのアプローチ[2]

正確な構音を導くうえでは，伝統的に以下の方法が示されている：

① **知覚訓練** perceptual training：正しい音と誤った音とを聞き分ける訓練（別名：ear training）．これは自己修正のために必要と考えられている．鏡で見せて，好ましくない動き（例えば，舌の偏位）を自覚させることもある

② **生成訓練** production training（正確な構音の構えや運動の確立）：誘導により適切な構えや運動を身につけさせる．構音の構えで呼気を加えることで，適切な操作を身につけさせる

③ **生成訓練**（音の産生の安定化）：無意味音から，無意味語，有意味語，句，文，会話へと複雑さを上げていき，正確な音の産生を確実なものにする

④ **生成訓練**（移行 transfer/carry-over）：ドリルで確実さを上げつつ，会話などの場面での正確な音の産生を求める．いろいろな話す場面での自己監視の練習も行う

参考・引用文献

1) Duffy J.R. 著，苅安　誠監訳：運動性構音障害，医歯薬出版，2004．
2) Van Riper C., Erickson R.L.：Speech Correction：An Introduction to Speech Pathology and Audiology, 9th ed., Allyn & Bacon, 1996, pp237-250.

2 訓練・指導の原則と留意点

dysarthriaは，原因となる疾患・状態，神経病理とその経過は様々であり，それらを反映した音声特徴を呈する．ここでは，dysarthriaに共通する臨床特徴を示し，訓練・指導の原則と留意点を記す．

dysarthriaの臨床特徴

dysarthriaは，神経・筋の障害をもたらす多様な疾患や状態で起こる発声発語の異常である．臨床特徴としては，以下の点があげられる：

- 神経病理と運動・感覚異常を反映した音声特徴を呈する（普遍性）
- 個人の自覚と反応により，異常な行動が加味されることがよくある（多様性）
- 構音だけでなく声や，共鳴，韻律の異常もある（器質性や機能性の構音障害との相違）
- 上記の結果，不明瞭な発話とともに音声行動の異常性があり，患者は発声発語に困難を感じている（他覚・自覚）

つまり，話すことで意思や情報を伝えることが難しいコミュニケーション障害である．患者は，幅広い年齢層で多様な社会・生活背景を有し，コミュニケーションの必要性も個人により異なる（ニーズの多様性）．

訓練・指導の原則[1]

- ゴール（目標）は，発声発語能力や認知・言語などの能力，コミュニケーションの必要性，訓練への意欲などを踏まえて，基礎と実用の2本立てとする
- 訓練・指導は，機能回復に向けた基礎訓練，「話し方」や「伝え方」を指導し実用コミュニケーションでの代償的手段を身につけさせる実用訓練，伝えやすい状況をつくる環境設定の3本立てとする
- 投薬などの医学的治療で患者の身体状態を整え，歯科の補綴を含む治療も検討したうえで，よい状態の下で行動変容（音声言語の訓練・指導）を行う
- 病状（身体面，体力，疲労），精神面（意欲，不安など），日常生活を考えて，訓練機会（セッション）と訓練の内容・分量を設定する
- 訓練は「どうにかできる」から始め，「もっとうまく頑張らずにできる」，さらには「よくできる」を目指して，課題とその順序を決める
- 反復練習は，自主トレーニング（ドリル）で行い，目的とした正しい方向に進んでいるか，十分な練習ができているかを，訓練機会（セッション）で確認する
- 姿勢を整えて呼吸・発声を向上させることを先行させ，十分な声量を担保してから，構音や韻律に取り組むとよい
- 構音は，発話の明瞭さに大きくかかわる母音の品質を子音に先行して向上させ，鼻音と非鼻音の出し分けなどにも取り組む
- 語レベルでの明瞭さを向上させることが実用性の目標であり，それは，大きな声で，短く区切って，ゆっくりと，はっきりと，などの「話し方」の指導で，まずは達成する
- 学習したスキルを使う場面を設定し，練習する機会を増やして，実際のやり取り（会話・談話）で使えるようにする．「伝え方」と工夫の指導も進める

訓練・指導での留意点

- 病状の進行や変動のある脳神経・筋疾患の患者が対象となるので，発声発語以外の側面（身体

12章　発声発語の訓練・指導の原則と技術

- 面と精神面）のケアも，チームで情報交換をしながら取り組む
- リハビリテーションは，患者と家族，および専門スタッフの協力を得て行われるもので，継続性をもった取り組みには患者の意欲（動機づけ）と周囲の支援が大切である
- 訓練・指導の際も，よく見てよく聞くこと（観察），その場で考えること（解釈）で，患者からよい反応を引き出すように心がける（"毎度Think！"）
- 訓練では，小さな目標に向けての課題をいくつか行い，課題の設定（刺激，許容する反応と強化，材料）は十分に検討する
- 患者の反応に対しては，よい時には毎回褒め，修正すべき点があれば1つだけ見本を示して指導する
- ドリルの課題をつくり提供する際には，患者がアクセスできる場所を用意し，取り組む時間を日課表に盛り込んで本人と周囲に知らせる
- 行動を変える取り組みには，運動学習の原理を踏まえた設定が重要である

行動マネジメントと運動学習の原理[2, 3]

- 行動を変える取り組み（マネジメント，訓練・指導）には，「脳 brain と皮質 cortex は，可塑性 plastic をもつ．すなわち，筋の使用が神経系を変える」という理論的根拠がある（表1）[3]
- 運動の再学習には"使うこと"が必須である．「使わなければ機能を失う use it, or lose it（廃用）」，そして「使えばうまくなる」のである
- スキル学習には，行動を変えるのに十分な強度（分量）と練習量（時間）をもたせた練習機会（反復）が必要である
- 筋力強化などの基礎トレーニングは"発話の練習"にはならないので，実用的な内容を交えて話すこと，つまり特異性 salience のある練習課題も必要である
- 学習期間では，精度と速度は，天秤 trade-off の

表1　行動マネジメントの基盤[3]

理論的根拠 rationale	脳は，定常的な器官ではない
	皮質の編成は，固定されていない
	筋の使用により，神経系の適応が生じる
	神経系は，損傷後に，回復・再編成をすることが可能である
原理 principles	運動（神経系）の再編成には，使用が不可欠である
	代償をするには，発声発語に意識を向ける必要がある
	生理的支持を向上させることを第1に検討すべきである
	運動学習の原理が訓練・指導に関与する： 　-発話の改善には話すことが必須である 　-自主トレーニング（ドリル）が中心となる 　-教示と自己学習はいずれも価値がある 　-フィードバックが大切である 　-トレーニングの特異性と有用性が重要である 　-一貫した訓練と変動する訓練とでは，効果が異なる 　-筋力強化のトレーニングは，ルールを守って行う 　-学習期間では，速度は精度を下げ，精度は速度を下げる
その他の配慮すべき点	疾患診断と音声特徴とを，行動マネジメントと一貫させる
	行動マネジメントは，一般的に早期から始める
	ベースライン・データが，ゴール設定と変化測定に必要である
	訓練機会（セッション）の構成（頻度，課題の順序，エラー率，疲労，個人・集団）が大切である

関係にあるので，両方を求めてはいけない〔第6章「NOTE：速度と精度の天秤関係（113頁）」参照〕．

訓練の最終目標（ゴール）への道筋

音声言語訓練の最終目標（ゴール）は，「指導や助言を受けなくとも，自立的に，教えられ学んだスキルを使えること」である．以下にその道筋を示す：

- 前提として，教えられ学んだスキルを使って話すことが有効であり，自己流も含めた他のやり方ではうまくいかないことを，患者本人に理解させる
- 音声生成では，身体の基盤からの積み立てが欠かせない．次の3つの要素を高めることに集中する（図1）．つまり，音声の動力源となる呼気流 flow，良質の声を生む声帯の振動 vibrations，音源を修飾して母音や子音を正確につくる発語の運動 movement である[4]
- 毎日の日課の中に，練習したスキルを使う場面を組み込んでみる（例えば，売店でコーヒーを買うために，希望する銘柄とその個数を伝えるなど）
- 「どうにかできる」から，正確さ・速さ・強さを段階的に要求する課題の設定と，望ましい行動を強化しての行動形成により，「無理なくできる」へと導く

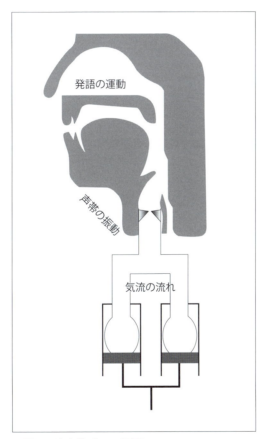

図1　音声生成の3要素

参考・引用文献

1) Duffy J.R. 著，苅安　誠監訳：運動性構音障害，医歯薬出版，2004，pp354-400．
2) Kleim J.A., Jones T.A.：Principles of experience-dependent neural plasticity：Implications for rehabilitation after brain damage. *JSHLR* **51**：S225-239, 2008.
3) Duffy J.R.：Motor Speech Disorders, 3rd ed., Mosby, 2015.
4) 苅安　誠：見えるよ，話し声．ひらめき☆ときめきサイエンス2007（文部科学省・日本学術振興会助成事業）．

3 | 訓練・指導の要点

訓練・指導にあたるセラピストは，訓練の目標をしっかりと設定して，プログラム化した課題を実施する．効果判定とよりよい訓練プログラムづくりには，ベースラインと小テストで変化を記録することが大切である．

大目標と小目標

訓練の大目標は，患者の機能を高めて正常化するか，患者の抱える困難を軽減することとなる．この大目標を達成するためには，いくつかの小目標（表1）を設定のうえ，課題を組み立てて，各々をクリアしていかなければならない．ただし，dysarthria の背景にある神経病理と運動障害は，慢性化していることがほとんどで，すべての面での正常な発話を大目標とするのは現実的でない[1]．

通常，dysarthria 患者での音声言語面の大目標は，コミュニケーションの成功，あるいは意思・情報が相手に伝達できることである．発話の明瞭さを上げること，代償により効率性は不十分でも伝達すること，あるいは拡大・代替手段を用いての意思表現が小目標となる．

医科・歯科の治療と音声言語の訓練・指導

医科・歯科の治療は，基本的に音声言語の訓練・指導に先行する．すなわち，解剖（生理）学的異常を正常化あるいは補完したうえで，訓練での機能回復，指導での実用性向上を目指すことになる．これは，構造上の異常があると，訓練・指導により十分な回復が望めないだけでなく，誤ったやり方（呼吸・発声，構音操作）を身につけてしまうからである．

医科は，喉頭・声帯に対しての手術や，運動障害を緩和するための投薬を行う．投薬では，治療薬の効果があるのかや，効果がない時の問題を評価することもできる（wearing on-off の評価）．一方で，歯科の補綴は，口腔環境を整えたり，機能回復が期待できないあるいは重度の鼻漏れや舌の運動制限を補完したりする役目を担う．歯科では，治療や義歯調整により，構音を阻害する歯の問題を解決することもできる．

評価・再評価と経過の把握

一定期間の訓練・指導の後に，再評価を行う．評価と再評価，できれば訓練終了後の経過でも再評価を行いたい．アウトカム指標を比較することで，改善したのか，訓練終了後も効果が持続したのかを知ることができる（図1）．ただし，訓練期間での変化は，他の要因も関与するので，訓練による改善とは言い切れない．アウトカム指標としては，会話明瞭度検査，会話機能評価基準，発

表1　訓練・指導の小目標

訓練・指導	小目標
基礎訓練	発声発語能力を高める（声を出す，鼻漏れを減らす，構音を正確にする）
実用訓練	新たな話し方を学ぶ（大きな声で話す，短く区切って話す，ゆっくり話す，はっきり話す），伝え方を学ぶ，メッセージの伝達手段を身につける
実用場面	自己修正をする，話題を示す，大事なことを伝える
関連指導	口腔内に貯留した唾液に気づき話す前にそれを飲み込む

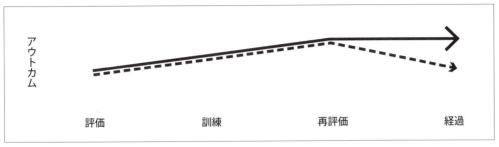

図1 アウトカム指標の経時的変化
実線：訓練期間に改善，経過でも維持．破線：訓練期間に改善，経過で元に戻る

	項目	判定	観察事項
1	これから公園に行ってくる．		
2	これから映画館に行ってくる．		
3	これから市役所に行ってくる．		
4	これからコンビニに行ってくる．		
5	これから喫茶店に行ってくる．		

患者氏名：　　　　　　　　　日　付：
標的行動：　　　　　　　　　記録者：

図2 訓練での小テスト（標的別試験）

話の明瞭度〔第6章（102頁）参照〕や，疾患別スケール〔第10章（201頁）参照〕，同一サンプルでの音声特徴，身体・音声行動の異常性などを用いる．

ベースラインと小テストでの変化記録

訓練中に目標達成の如何を確認するのには，小テストの実施が必要である．テスト項目は，10程度で，わずかな時間で実施できるのが望ましい．例えば，「大きな声」を標的行動として訓練を行っているのならば，訓練では使っていない語句や文の発声で，大きな声の基準をクリアできたかどうかで判定する（**図2**）．

同じ課題をくり返し実施し，ベースラインを3回とってから，訓練ごとに記録する様式が，「Base10」である（**図3**）[2]．このプログラム化された刺激と図式化での課題の実施は，次の点で優れている：

①刺激の統制が強調され，訓練がよく構成され，課題が明確に示されている
②成績が得点化され，訓練機会（セッション）ごとに変化を記録できる
③成績レベルを百分率で換算して，図示できる
④経時的デザインに適合でき，治療介入の効果を評価する際の道具となりうる

「できる」と「できない」

訓練・指導によって患者を変えることが，セラピストの役割である．わかりやすくいえば，うまく「できない」ところから，うまく「できる」ところへとレベルを高めるのが仕事となる．主役の患者は，"教育者"としてのセラピストの指導を受けて，訓練課題に取り組む．

では，「できる」とは何だろうか．「できる」にもいろいろとレベルがあるので，以下に「よくできる」の基準をいくつか示す：

①高い確率（100％に近い）である

12章 発声発語の訓練・指導の原則と技術

BASE 10　反応記録用紙

課題 _____

達成基準 _____

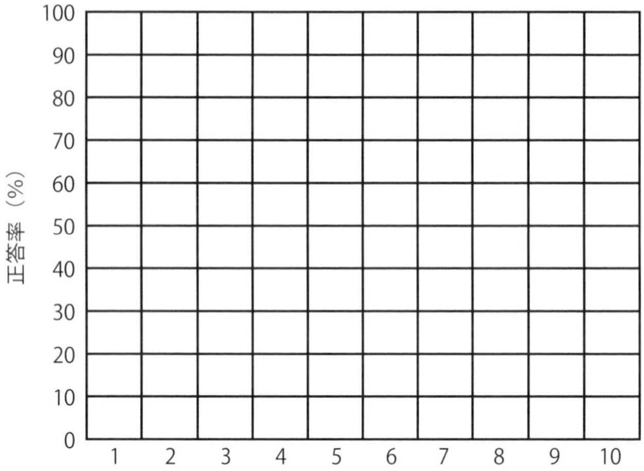

（正答率(%)のグラフ：縦軸 0〜100、横軸 1〜10）

刺激　　　　　　　　　訓練機会（セッション）　　　　　　　平均点
　　　　　　　1　2　3　4　5　6　7　8　9　10

1. _____
2. _____
3. _____
4. _____
5. _____
6. _____
7. _____
8. _____
9. _____
10. _____

平均点 ── ── ── ── ── ── ── ── ── ──

図3　「Base10」の反応記録用紙[2]

②素早い反応（短い反応時間）で自動的（無意識的）である
③楽に（努力性なしで）実現している
④片手間で特段の注意がいらない（二重課題でも可能）

訓練では，「○○ができる」と目標を記すが，条件付きである場合が多い．

一方，「できない」とは何だろうか．課題について考えると，基礎能力が低いか，求める水準が高すぎるか，その理由はいずれにせよ，刺激に対して期待した反応が得られない状態といえる．通常は，「できない」といっても，「一部できる」「ヒントを与えればできる」「達成水準を下げればできる」といろいろであろう．もちろん，全くできないことは訓練では取り組まないので，介助を入れ，「ある条件下でできる」に取り組むことになる．

「できる」を「よくできる」にする過程も，リハビリテーションの大切な役割である．「できる」条件での練習をくり返すことで，「確実にできる」ようにして，自動化をはかる．次に，条件付きから無条件へと，段階（ステップ）を組んでの練習を積む．最終的には，他のことに注意が向いても，「確実かつすみやかにできる」ようにする．

参考・引用文献
1) Yorkstone K.M., Beukelman D.R., et al.：Management of Motor Speech Disorders in Children and Adults, 3rd ed., Pro-Ed, 2010, pp126-127.
2) LaPointe L.L.：Base-10 programmed stimulation：Task specification, scoring, and plotting performance in aphasia therapy. *JSHD* **42**（1）：90-105, 1977.

4 課題の設定

　訓練では，目標とする音声言語成果とそのための標的行動を定め，それが確実にできるように，個人に合わせて段階的に課題を並べ，プログラム編成をする．例えば，目標は「語を相手に伝えることができる」，標的行動は「語での区切り」「正確な構音」となる．プログラムの編成は，単純で簡単な課題から始めて，複雑で難しい課題へと進めていく．発声発語訓練での母音・子音から，音節，語，文，文章，会話へと移行する．目標と標的行動は，まずは訓練室で達成し，次に個人の社会生活での実現を目指す．

● 標的行動

　訓練の標的行動は，最終的な目標を達成するために前提として変えなければならないもの，あるいはそれを変えたならば発声発語困難が大きく軽減する可能性があるものとする．目標と標的行動の関係は，将棋（ドミノ）倒しに例えてもよい（**図1**）．まずは，手持ちの力で確実に動かせる駒（歩）から動かし，段々と大きな駒を動かすことを目指し，最終的には王将を倒す．

　基礎（機能）訓練での標的は，音声生成の側面，構音・音声学的側面，感覚運動性が中心に選ばれる（**表1**）[1]．実用訓練では，個人の能力に適した話し方，代償方法，拡大・代替手段の習得と使用を標的行動とする．

　通常は，基礎・実用訓練として，いくつかの課題を並行して行うことになる．例えば，中等度のdysarthria患者で，大目標を「語で相手に伝えることができる」と定めるとする．背景には，文という発話単位になると呼気不足から努力性嗄声が出てしまうので，「語レベルが目標」という"条件設定"をしている．その目標を達成するために，基礎訓練と実用訓練を組み合わせる．軽く吸って2秒の嗄声の少ない十分な大きさの声を出すこと，語レベルでの正確な構音が必要である．同時に，語あるいは文節に区切ることができなければならない．

　では，各々の能力・スキルを患者が身につけるためには何をクリアしなければならないのか．例えば，発声のための良好な姿勢を目標とするなら

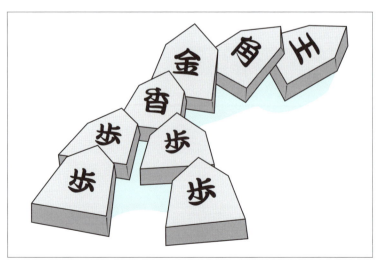

図1　将棋（ドミノ）倒しのような標的行動の設定

表1 基礎（機能）訓練の標的[1]

側面	標的
音声生成の側面	呼吸，喉頭，上気道，システム間の協調
構音・音声学的側面	子音の構音様式・構音点・声帯振動，母音の構え，語音の連続
感覚運動性	強さ，耐久性，筋緊張，タイミング，協調性，感覚・気づき

ば，椅子に座ることができる，身体が左右に傾かないように姿勢を修正することができる，発声時に適切な姿勢をとることができる，という3つの標的行動を考える．発声発語のための適切な呼吸では，深く息を吸うことと軽く息を吸うことを区別してできる，軽く吸って息を出すことができる，軽く吸って3秒間声を出すことができる，軽く吸って3秒間発語をすることができる，という4つの標的行動を考える．もちろん，いずれの標的でも，条件を変えて，「よくできる」に向けてのステップ（段階）をつくっておく．

標的行動の条件づけと達成基準

標的行動は「○○できる」あるいは「○○する」という表現で示し，その条件「△△で」を付ける[2]．例えば，標的行動は「はい／いいえを音声で表明することができる」，条件は「セラピストの質問に対して」と明記する．

標的行動の達成を知り終了して，次の標的行動に移行するためには，達成基準 criterion が必要である．達成基準は，標的行動が確実にできるようになったことを示す．通常は，"確実"といっても満点には設定せずに，90％を小テスト（課題）で3回連続といった基準とする．この小テストの項目は，訓練での項目とは違うものを，材料プールから選ぶことになる[3]．

課題での変数と難易度の設定

訓練課題にステップをつくるうえでは，まずは言語・音声学的な変数を選ぶ（**表2**）．変数を操作することで，課題の難易度が調節できる．例えば，過剰な筋活動を抑えたい場合には，声量という変数を，「小さな声」「普通の声」「大きな声」という3段階に設定する．一般的に，発語訓練での定常化 stabilization のためには，無意味音節・語から有意味語，句，文，文章，質問応答・会話へと，複雑さを増していく．実用訓練となると，話し相手の親密度，人数，態度，そして場所や場面を変えることで，**移行**＊をはかる[4]．

訓練の難易度は，課題自体，刺激呈示，刺激とその経路，反応選択肢で調整できる（**表3**）[5]．課題の変数（**表2**）と合わせて，課題の設定と材料を考えていく．個人の能力や，制限，背景などを勘案して，課題づくりには十分な検討を行いたい．

課題での刺激の設定

課題では，患者の反応を引き出すために，先行する事柄 antecedents，すなわち刺激 stimuli を設定する（**表4**）．発話を求める際には，現実あるいは空想上の出来事などを設定する．直接的に，机上に物品や絵を出すという視覚的刺激や，セラピストの音声言語という聴覚的刺激も，よく使われ

> **注釈**
> **＊移行** transfer
> 移行とは，ある条件や場面設定のもとで「できる」ことを他の条件や場面設定でも「できる」ようにさせるもので，英語のtransferはcarry-overとも呼ばれる[4]．音声言語リハビリテーションの目標は，日常の会話を含めた話すことでの成功であり，訓練の特殊な環境での成功を移行させて初めて，達成したといえる．

12章 発声発語の訓練・指導の原則と技術

表2 訓練課題での言語・音声学的な変数

変数	操作
言語単位	音節，語，句，文，文章
文の複雑さ	単文，重文，複文
意味性	無意味，有意味
使用頻度	高頻度，低頻度
語句意味	周知・熟知，未知
言語編成	既存，自発（全部，一部）
言語記憶	1単位（語・文節），2〜5単位
音の長さ	普通，長く，とても長く
話速度	普通，遅く，速く，見本通りに（テンポ：1・2・3Hz）
声の大きさ	普通，大きく，小さく
声の高さ	普通，高く，低く
コミュニケーション	言語性〔音声・非音声（文字）〕，非言語性（ノンバーバル）
相手の親密度	家族・友人，知人，他人
相手の人数	1対1，小集団，中集団
相手の態度	注目，無視/肯定的，否定的
場所・場面	個室（訓練室），外来・病棟，日常

表3 訓練課題での難易度の調整因子[5]

項目・内容		易しい	難しい
課題自体	長さ	短い（語レベル）	長い（文レベル）
	意味	具体的	抽象的
	使用	高頻度	低頻度
	統語	簡単（単文）	複雑（複文）
	関心・興味	濃い	薄い
刺激呈示	速度	ゆっくり	速い
	時間	長い	短い
	回数	多い	少ない
	間隔	短い	長い
刺激	強さ	大きい	小さい
	顕在	目立つ（カラー）	目立たない（白黒）
刺激経路	種類	視覚	聴覚
	数	複数	単数
反応選択肢	数	少ない	多い
	内容	別範疇	同一範疇

る．期待する反応を患者に知らせるために，手本（モデル）を示すことも，課題の始まりでよくある．時には，ことばがけでのヒントや徒手的な誘導により，反応を促すこともある．

表4 刺激の種類と実例

種類		実例
事象	events	個人的な出来事，将来の事柄，ニュース
創造した出来事	imagined episodes	旅行，仕事など空想上の出来事（「○○だとしたら」）
物品	objects	室内の物（カレンダーや鏡など），用意した物（本や工具など）
絵	pictures	線画，イラスト，写真
教示	instructions	セラピストの指示，ことばでの説明
実施	demonstrations	反応の仕方の手本
ヒント	prompting	手がかりの付与（反応の一部を示す）
徒手的誘導	manual guidance	ノドを押す，胸郭を押す

表5 セラピストの対応の方法

方法		説明
即時フィードバック	正の強化	正反応であることを示す
	修正	やり直しを求める
見本提示	全体モデル	反応の全体を見せる
	一部モデル	反応の一部を見せる
	拡大モデル	反応に付け加えて示す
ヒント提示	直接的	手がかりを提供する
	間接的	手がかりをほのめかす

反応とその対応

　反応は，行動であり，非言語性の構え・運動と言語性の発話が主である．呼気や発声，無意味の音声とその運動は，視覚的にセラピストが確認をすることができる．発話の反応モードには，呼称，音読，復唱，記憶再生，文の完成，質問応答，説明，会話があり，表出された音声言語を聴覚的にセラピストが観察する．

　反応は，望む方向で許容範囲内の正反応と，それに達しない誤反応とに大別される．正反応には「（＋）」，誤反応には「（－）」と記すのが一般的である．なお，セラピストは，行動形成を念頭に，許容範囲を調整する．

　訓練では，患者の反応に対して，セラピストが対応をする（表5）．正反応には賞賛（オッケーの合図やことばがけ）をし，誤反応にはやり直しを求める．修正のために，正反応を導く見本やヒントを提供することもある．いずれにしても，「できた」か「できなかった」のかを明確に示すこと（結果のフィードバック）が学習にとって大切である．

参考・引用文献
1) Kent R.D.：The dysarthric or apraxic client, Decision Making in Speech-Language Pathology, Yoder D.E., Kent R.D.（eds.）, B.C. Decker, 1988, pp156-157.
2) Hedge M.N.：Pocket Guide to Treatment in Speech-Language Pathology, Singular Publishing Group, 1996.
3) Roth F.P., Paul R.：Principles of Intervention. Introduction to Clinical Methods in Communication Disorders, Paul R.（ed.）, Brookes Publishing, 2002, pp159-181.
4) Morris D.：Dictionary of Communication Disorders, 4th ed., Wiley Publishing, 2004, p42.
5) 白坂康俊：機能訓練．運動障害性構音障害（廣瀬　肇，柴田貞雄・他編），医歯薬出版，2001，p268．

5 課題実施のための基本的な臨床スキル

訓練課題の実施にあたり，セラピストには身につけておくべき基本的な臨床スキルがある．評価と訓練は違うことを認識し，また，見本や手がかりの提供，行動形成，ことばがけは，長年にわたって磨いていくべき基本スキルであろう．発声発語の訓練では，音声材料を吟味しなければならない．訓練に取り組み始めてからも，現状を批判的に評価して，課題の分析と修正に向かうべきである．

訓練と評価の違い

訓練は"患者を変える"ための取り組みであり，評価は"患者をわかる"ための取り組みである．いずれも患者に課題の遂行を促すが，上記の目的の違いから，両者で課題とその実施は大きく異なる（**表1**）．

評価，特に（標準化された）検査課題では，課題の内容・編成や，変数の導入，刺激・反応・対応，課題の再試行，結果のフィードバックといった側面が，基本的に一定あるいは特別な対応はなしとなる．すなわち，患者の特性や能力により，課題とその実施で，変更をすることはない．

一方，訓練では，課題の内容・編成は，患者の能力や病態生理に合わせて，少なくとも一部は変えるのが一般的である．変数を導入しての難易度調整は，訓練のステップをつくるうえで大事である．音声材料を含む刺激と反応への対応は，患者の反応を引き出し段階的に標的行動に接近させるために調整をする．十分な練習機会をつくるというねらいをもつ訓練では，課題場面での複数回試行は当然である．課題の実施の後に，その結果を患者に示すのは，スキル学習のために不可欠である．

基本的な臨床スキル

訓練で必要な臨床スキルを以下に説明する[1]．セラピストは，課題を実施する中で，患者の行動を観察し，適時，見本を示したり，刺激の量・質や，反応（結果）へのフィードバックを操作したりすることで，効率的に標的行動を引き出し，定着させなければならない．そのためには，基本となる臨床スキルを身につけ，意識してコントロールできるようにしておきたい．

表1 課題とその実施における訓練と評価の違い

側面	訓練	評価
課題の内容・編成	患者に合わせる	一定
変数による難易度調整	調整する	調整しない
刺激（材料を含む）	患者に合わせる	一定
反応（正反応の基準）	段階的に変える	一定
反応への対応	正の強化，修正，再試行	なし
課題の複数回試行	あり	なし
結果のフィードバック	あり	なし

※評価には，不定型の観察もあるが，ここでは標準的な方法をもつ定型の観察，すなわち検査を指す．なお，ダイナミックに診る過程「毎度 Think！」では，課題の追加・変更や患者に合わせた刺激・反応形式の採用を適宜行う．

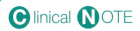

セラピストは投手のごとし

野球の投手は，多様な球種を駆使して，打者を打ち取る．セラピストも，患者に対して直接的な表現をくり返しても，うまくいかないことが多い．例えば，患者に声量の増加を求める際に，「大きな声で！」（直球）ではなく，「息を出してみて！」「短く話しましょう」「後ろの文字を強く言って！」（変化球）といった表現がよい場合がある．他にも，言語表現はせずに，遠くに離れて座るという環境変化（癖玉）によって患者の適応行動を促すやり方もある．

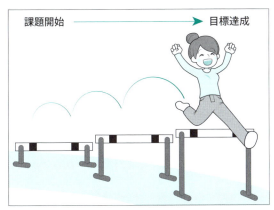

図1　ハードル走に例えた行動形成（ハードルを段々と高くして"競技のレベル"にまでもっていく）

①見本 model 提示

セラピストは，声の出し方や話すテンポなどの標的行動の見本を，患者に示すことがよくある．患者には，見本をよく見て・よく聞いて，真似をさせることで，標的行動を学習させる．見本を示しての模倣 imitation は，訓練でよく行われ，患者の反応までの時間間隔により，即時と遅延とがある．遅延には，何もせず反応を待たせる場合（例えば，5秒間の待ち時間）と，刺激の後に発話を入れる場合（例えば，「この色は緑．僕の好きな色．この色は？」）がある．

②手がかり prompt とその消去 fade-out

訓練では，直接的あるいは最少の手がかりや，言語性あるいは非言語性のヒントを提供することで，患者の行動を促す．例えば，セラピストが胸を反らすことを大げさに見せて，よい姿勢をとるように患者に合図を送る．当初は患者に手がかりを与えて，高い割合（50％以上）で課題をクリアできるようにする．患者の学習に応じて，段階的に手がかりを取り去り，患者が自立的に標的行動を実現できるようにする．

③行動形成 shaping

行動形成とは，訓練の過程で，目標とする行動に向けて段階的に患者の行動を接近させる方法のことである．はじめは，エラー率を下げるためにも，許容できる水準あるいは範疇での行動を強化する．次に，標的の範囲を段々と狭めていき，最後にはねらいの行動が確実に実行されるように仕向けていく．ハードル走に例えると，はじめは低いハードルを使い，段階的に高くして，最後は目標とする高さに設定する（図1）．

④ことばがけ verbal message

セラピストのことば（がけ）は，訓練・指導の枠組みの説明 informed consent，課題の説明と実施の際の教示 instruction，セラピストが反応を促す言語性あるいは非言語性の合図 cue（例えば，「はい，どうぞ」や頷き），反応への対応（正の強化，修正，再試行）と様々な場面でみられる．セラピストと

表2　訓練における音声生成の機能不全への音声材料の一例

機能不全	音声材料
発声不全	有声音だけの語・文
	無声音が多い語・文
共鳴不全	閉鎖音・摩擦音（無声）と高舌母音・低舌母音の組み合わせ
	鼻音と非鼻音のミニマルペア（最少対立語）
構音不全	標的音（母音：/e/，子音：/k/ 音，/n/ 音）
	音声対立（母音：/i/-/e/，/o/-/u/，子音：/s/-/t/，/b/-/m/，/d/-/r/）

表3　課題の分析にあたっての視点

項目	視点
標的行動の選択	大目標と小目標（ゴール）にとって標的行動の達成が有効か？（妥当性）
	標的行動はこの患者にとって達成可能か？（患者の能力）
	標的行動の手前で達成すべきことはあるか？（前提・基盤）
課題の設定	課題での刺激・反応は明確に設定されているか？（一貫性）
	課題での患者への対応は患者を変えるのに適当か？（変容）
段階づけ（ステップ）	段階づけにより難易度が適正に調整されているか？（難易度）
	ステップ・アップが難しく途中に段階づけが必要か？（段階）
音声材料選び	材料は標的行動と課題の要求に見合っているか？（要求相応）
	材料は患者の言語能力や興味などに適っているか？（適切さ）

患者が良好な関係で訓練を進めていくうえで，ことばだけではなく，表情や姿勢などの非言語性メッセージにも気を配りたい．強化 reinforcement とは，好ましい反応に対してオッケーを示すことで，毎回の反応に対して，あるいは間欠的に行う．間欠的というのは，数回の試行または一定の時間間隔で，よい成績であるのを示すことなどで，学習したスキルの習熟度を理解させるのに役立つ．

音声材料の準備

訓練では，音声材料を用意しなければならない．機能不全に対しては，音とその連続をつくるという練習により，発声発語機能を高める，あるいは注意をしての発語運動を促進するねらいがある（**表2**）．訓練での標的行動についての小テストをつくるためにも，音声材料を準備することになる．

材料集めには，国語辞典，新聞や雑誌，構音ドリルやハンドブック，あるいは音声学の教科書を用意するとよい[2,3]．対象とする患者の年齢，生活や興味などを考慮して，語や文，川柳や読み物を探す．くれぐれも，同じ材料を年代の違う患者に使うことや，古いニュース記事をそのまま取り上げることはしない．

課題の分析と修正

患者の反応を鑑みて，課題の修正や難易度の調整などを行うことがよくある．そのためには，標的行動の選択，課題の設定，段階づけ（ステップ），音声材料選びなどに関して，課題の分析をする必要がある（**表3**）．

参考・引用文献
1) Hodge M.N.：Pocket Guide to Treatment in Speech-Language Pathology, Singular Publishing Group, 1996.
2) 田口恒夫：新訂言語治療用ハンドブック，日本文化科学社，1996．
3) 国際日本語研修協会：やさしい日本語指導5—音韻・音声，凡人社，2016．

6 訓練機会（セッション）の構成

　訓練機会（セッション）は，通常1時間以内で，導入，訓練，宿題（ドリル）の確認などから編成される．訓練形態は個人あるいは集団で，場所は個室かオープンスペース(時に外出)となる．チームで協議して，リハビリテーションがうまく進められるように，セッションの頻度と時間帯を定めるとよい．

セッションの編成

　セッションは，導入，訓練，宿題（ドリル）の確認からなり，その間に，小テストや，「お楽しみ」，自己評価を入れることがある（**表1**）．セッションでの基本的な留意点としては，以下の点があげられる[1]：

- 簡単な課題から始めること
- 最後はドリルのようなもので成功して終えること
- 基礎訓練と実用訓練の両方を盛り込むこと
- エラー率を半分以下に，つまり60〜80％の正答率とすること

　セッションは，導入から始まる．挨拶と身体状態の確認に続いて，訓練での取り組みの進捗状況についてお互いに話す．訓練の間には，短い「お楽しみ」の時間をとり，雑談や散歩をする．最後に，ドリルの実施状況や疑問などについて協議し，次回の日時を確認して，セッションを終える．なお，現在取り組んでいる課題の達成度を小テストで確認することもある．また，患者の発話や，訓練場面での音声，ビデオ映像の観察から，患者に気づきを促すこともある．

訓練の形態と場所

　訓練は，個人か集団かで行うことになる．個人訓練は，セラピストが1人の患者に1対1で対する．訓練・指導について個別的対応ができるが，患者の実用性を高めるにあたり適当な環境と学習機会が十分に提供できないこともある．一方，集団訓練では，個別的対応はいくぶん制限されるが，他の患者を見て学ぶこと（観察学習）ができるため，コミュニケーション・スキルを高めるのに適している．ドリルで取り組む課題なども，集団訓練が効率的かもしれない．集団訓練での付き合いから，困ったことの相談や工夫の共有など，ピアサポートも期待できる．

　訓練の場所は，専用の個室か，オープンスペースとなる．個室では，課題に集中して取り組めるという利点がある．オープンスペースは，人の往来や物音があるため，集中を求める課題を行うの

表1　セッションの編成

要素	内容
導入	挨拶と身体状態の確認に続いて，訓練での取り組みの進捗状況についてお互いに話す
小テスト	現在取り組んでいる課題の達成度を非訓練材料で確認する
訓練1	基礎訓練あるいは実用訓練（例えば，低速での正確な発語）をする
お楽しみ	雑談（最近の出来事など），散歩，ゲームなどを短時間行う
訓練2	実用訓練（例えば，学習中の話し方の買い物場面での実践）をする
自己評価	患者の発話や，訓練場面の音声，ビデオ映像の観察を行う
ドリル確認	宿題の自主トレーニングの実施状況を確認して必要ならば修正する

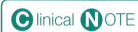

集団訓練でのリーダー役に求められるスキル

　集団訓練で患者たちの参加を促しやり取りをうまく進めるためには，セラピストは，全員の能力や性格などを把握して，その場をよい雰囲気にする必要がある．会話グループでのリーダー役に求められるスキルを以下に示す[2]：

　①参加者の発言を受け止める
　②メンバーの目標をすり合わせる
　③行動に対して賞賛をする
　④脱線したら元に戻す
　⑤みんなの意見などを集約する
　⑥バランスよく全員の参加を促す
　⑦会話スキルの見本を示す
　⑧対立した際に仲介して落としどころを考える

には適さない．実用訓練では，時に病院・施設の内外に出て，学習中の話し方や工夫を試すこともできる．

　ドリルの実施には，病院や施設において，患者が誰かの目にとまり，かつ比較的静かな場所（学習室）があるとよい．現実には，監視できる個室を確保するのは難しく，オープンスペースの一部にファイル・ケースなどを設置して，その中から課題を取り出して，取り組むとよいだろう．病室が個室であれば，部屋の中で時間割を決めて，ドリルに取り組むことができる．相部屋であれば，お互いの時間を調整，あるいは同室者の許可を得て，練習するとよい．

訓練の頻度と時間帯

　機能回復を目的とした訓練は，自主トレーニングも含めて集中的に行うことが望ましいので，平日毎日とし，1日複数回もありうる．一方，話し方の指導は週に数回，経過観察ならば隔週か毎月でもよいだろう．

　訓練の時間帯は，身体の疲労があまりない時が望ましい．他のリハビリテーション，特に理学療法の後では身体の疲れが激しいことがよくあるので，言語聴覚療法（ST）を優先してもらえるように，スタッフ間で調整をしておくべきである．

参考・引用文献

1) Duffy J.R.：Motor Speech Disorders, 3rd ed., Mosby, 2015, pp395-396.
2) Roth F.P., Paul R.：Principles of Intervention. Introduction to Clinical Methods in Communication Disorders, Paul R. (ed.), Brookes Publishing, 2002, pp159-181.

13章 発声発語の基礎（機能）訓練

1 基礎（機能）訓練の意義と取り組みの基本

発声発語機能の改善には，自然回復も一部の患者で期待できるが，基礎（機能）訓練が必要である．機能を改善させることで，より安定した運動と音声が実現できれば，明瞭で異常性の少ない発話（行動）の実現のための"大きな一歩"を踏み出すことになるだろう．

意義と適応

発話の明瞭さを決めるのは，声，共鳴，そして構音であり，それらの品質は患者個人の基礎的能力に規定される．「ない袖はふれない」ということばが示すように，実用・パフォーマンスは基礎的能力に依存する．例えば，声の持続が短ければ，ある程度以上の長さをもった文で話すことはできない．そのためには，呼気の安定供給と同時に，発声に伴う息漏れや過剰な声門抵抗を取り除く作業が必要となる．

声を出すことが難しく，母音さえも区別してつくることができない患者では，基礎訓練が代償や話し方の変容に優先する．語での伝達はどうにかできても，大きな声が出せない，鼻に漏れることがある，速度を上げると音の連続で運動が不正確になるという患者にも，基礎訓練が必要である．一方で，音読では明瞭に話せるが，会話や説明になると不明瞭発話となり，相手にうまく伝わらないという問題をもつ患者には，基礎訓練はあまり必要ないのかもしれない．進行性の神経・筋疾患の患者に対しても，機能維持のために基礎訓練を行うことがある．

取り組みの基本

音声生成の基本となる3要素，すなわち気流の流れ flow，声帯の振動 vibrations，発語の運動 movement を安定・自動化させるために，訓練で主に対象とする側面を，患者の能力と状態に合わせて設定する[1]．標的は患者の身体とその扱いであり，それがどのような音響効果をもち，音声の改善に結びつくのかを意識しておきたい（図1）．

身体を整えるあるいはよい条件におくことが，いかなる課題の実施でも前提となる．すなわち，適切な姿勢と身体緊張，小さくから段々大きく，ゆっくりとしたリズムから段々速く，軽く反復から連続へと，進めていくのが基本である．

ヒトの身体は，適切な筋緊張により，安定した姿勢をとり，動作のための身体環境を整えている．運動ピラミッド（「NOTE：運動ピラミッドに基づく評価と基礎訓練」参照）で示す訓練・指導の取り組みは，患者の神経病理と運動障害をもとに，筋緊張の正常化をはかりながら，運動範囲の拡大，運動速度の向上，正確さや円滑さの向上へと，患

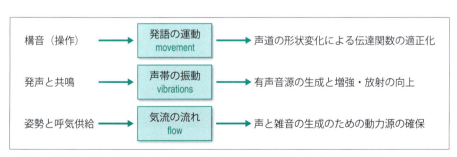

図1 音声生成の3要素に基づく基礎訓練の側面とねらいとする音響効果

13章　発声発語の基礎（機能）訓練

> **NOTE**
>
> ### 運動ピラミッドに基づく評価と基礎訓練
>
> 　身体の姿勢の維持と正確な運動を実現させるには，身体と運動の観察と背景となる神経・筋の状態を知ることが重要である．運動ピラミッド（**図2**）[2]とその構成要素（**表1**）[3]をもとに，臨床での発声発語器官の観察と訓練に臨みたい．運動の観察は，実用（多様な課題）と最大，時間・空間的な負荷や制約のもとで行い，上記の要素を十分に評価していくことが，運動とその障害を理解するうえで大切である．さらに，神経・筋と運動の異常に対して，適切な標的と訓練法を選択することが大切である．
>
> 　身体の運動は，姿勢・構えの安定を基盤とする．姿勢の安定は，身体の骨組みと構造を取り巻く適度でバランスのとれた筋肉の緊張状態（筋緊張）によって保たれている．その状態で，ある運動にかかわる作動筋（群）の収縮によって生じた力（筋力）がその運動を実現する．この時，その運動の反対方向に作用する拮抗筋（群）は，筋緊張を落とす（弛緩する）ことで，作動筋（群）の効果を促進する．運動は，範囲，速度，方向で規定される．最大時と実用時を観察することで，運動能力と成果を知ることかができる．
>
> 　運動の成果は，精度，安定性，円滑さで評価することができる．
>
> 　運動の精度は，動的な運動において，時間・空間的標的に対してどの程度接近できたかで判定される．ただし，連続的発語での語音の聴取印象は，空間的標的のかなりの範囲（別の音と判断される境界まで）を許容するので，運動の精度は耳で判断することは容易ではない．運動の安定性は，静的な運動で一定の構えをとっている場合，同じ運動をくり返す場合に，どの程度一貫した軌跡（時空間での運動表現）をとれたかで判定される．
>
> 　運動の円滑さは，運動の開始と停止，および次の標的への移行が，どの程度スムーズに行われているかで評価される．運動の頂点となる要素が，巧緻性と協調性である．高度に十分に学習され自動化した運動は，微細な調節ができ，無駄なく速やかに実行される（巧緻性）．他の器官との時間的タイミングや運動の大きさは，十分に調節されている（協調性）．
>
>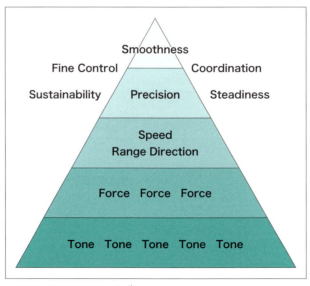
>
> **図2　運動ピラミッド**[2]

表1 運動ピラミッドの構成要素[3]

構成要素		説明
筋緊張	tone	筋の定常的な収縮の程度．姿勢を保つために欠かせないある程度の緊張状態を「正常」とする．他動的に動かそうとした時に生じる抵抗で評価される．運動の開始および持続にあたり，適切な筋緊張があることで，より収縮させて運動を実現することになる．過剰な筋緊張 hypertonic では速やかで円滑な運動開始が阻害され，過少な筋緊張 hypotonic では運動を起こすあるいは維持するために必要な収縮まで（時間内に）いたらないこともある．
力（筋力）	force	筋が収縮した時に生じる力．ある構えをとった状態（等尺性運動）すなわち抵抗運動により，反対方向への力に拮抗することで測定・評価される．徒手筋力テスト（MMT）では，抵抗に拮抗して十分な力を出せる状態を「正常」，抵抗に拮抗できない状態を「軽度の筋力低下（不全麻痺）」，抗重力で運動を起こすことができない状態を「中等度の筋力低下（運動麻痺）」，自力で全く動かせない状態を「重度の筋力低下（完全麻痺）」と判定している．
方向	direction	運動は，変位量と方向性のベクトルをもつ．方向は，前後，左右，上下がある．方向は，収縮する筋（群）の作用方向，拮抗する筋（群）の作用方向，器官に付着したあるいは取り巻く靭帯などの組織によって決まる．例えば，嚥下時に舌骨は，上方，上前方，下方に段階的に動いていく．
範囲	range	運動の変位量．安静時からある方向への最大変位地点までの距離，あるいは運動の過程である時点から次の時点までの距離．器官のある場所を指定して計測する．運動範囲は，最大時と実用時があり，最大時の運動範囲を可動範囲（可動域）と呼ぶ．実用時は，発語では標的音と標的音の間での変位量で計測でき，話速度を設定することで促進・負荷条件となる．
速度	speed	運動の速さ．運動の起点から終点までの時間．変位量を時間で割った値．発語運動では，最大速度と実用速度はほぼ同等であり，高速の運動が最適化・自動化していることを示している．運動の速度は，早口で連続的発語を行わせることで最大速度を，いつもと同じテンポで連続的発語を行わせることで実用速度を求めることができる．反復・連続動作では，運動範囲が小さくなると，あたかも運動速度が速くなった印象を与える．反復動作（言語性の交互変換運動）では，最大反復率を計測できる．
精度	precision	運動の精度は，動的な運動において，時間・空間的標的に対してどの程度接近できたかで判定される．実際には，ある程度の変動は許容され，その範囲内は「正確」と受け入れられる．時間あるいは空間の側面で，ある程度境界を超えると「不正確」となるので，精度の判断は知覚的には直線的ではない．運動の精度と速度の間には，天秤 trade-off の関係，つまり精度を上げると速度は低下し，速度を上げると精度は下がるという関係が存在する．
安定性	steadiness	運動の安定性は，持続課題で同じ構えをとっている場合，同じ運動をくり返す場合に，どの程度一貫した軌跡（時空間での運動表現）をとれたかで判定される．運動の反復課題では，周期性と運動空間の誤差が小さい場合に「安定性がある（高い）」と判定される．
持続性	sustainability	一定の構えや力を維持する能力．運動の持続性は，持続的な筋収縮・使用に伴う疲労 fatigue に対する耐久性の指標となる．
円滑さ	smoothness	運動の開始と停止，および次の標的への移行が，速やかかつ滞りのないこと．運動の円滑さは，運動の開始までの時間，運動の起こり方，運動の停止にいたる状態，次の標的への移行までの運動軌跡で評価される．
巧緻性	fine control	巧みさ，きめ細かくうまくできること，わずかな違いを運動で示せること．高度に十分に学習され自動化した運動は，微細な出し分けができ，無駄なく速やかに実行される（つまり，「巧緻性が高い」）．口腔顔面では，唇・顎・舌が，時に共同動作として，必要に応じて分離動作として，動くことが求められる．
協調性	coordination	身体活動において，他の器官との時間的タイミングや運動の大きさの足並みがそろっている状態を「協調性がある」という．

13章 発声発語の基礎（機能）訓練

者の能力を高めていくことである．学習者である患者が求めるレベルのクリアに至るまでには，教育者であるセラピストは，適切なステップ設定と患者を確実な標的達成に導くことが責務となる．

訓練の目標と課題の目的

　基礎訓練の目標は，安定した呼気供給のための呼吸支持の向上，良質な有声音源の提供のための発声の向上，声道共鳴の正常化のための構え・運動と気流・圧の操作の向上，正確に母音や子音の連続をつくるための構音操作の向上である．音声生成の基礎的能力を向上させることは，音声言語コミュニケーションの実用性を高め，日常生活で患者が他者とのやり取りをうまくできるための基盤となる．

　基礎訓練で取り上げる課題の目的は，音声生成の要素，音声学的要素，感覚・運動のいずれかである．呼吸，喉頭，上気道（口蓋咽頭と唇・顎・舌）の操作の中で不十分あるいは不安定な要素に焦点を当てる．音声学的視点からは，母音や子音の誤りを捉え，母音生成での口の開き・舌の前後位置，子音生成での構音様式・構音点・声帯振動，および母音と子音の連続を，患者に合わせて課題設定していく．感覚・運動については，個別の器官や運動について，強さ，耐久性，筋緊張，タイミングと協調性，感覚・気づきを高めていくことになる[4]．

運動を変えるための取り組み

　運動を変えるには，可能・不可能な運動レベルと，その原因を知ることである．各々の段階で，運動を変えるための適正な方法が，それぞれ存在するからである（図3）．「動かない（自動運動困難）」であれば，反射の利用や電気刺激での筋収縮が考えられる．「少し動く」から「もっと動く」へと運動範囲拡大をねらうならば，ストレッチングで阻害する筋緊張を適正化するか，筋力の増強をはかる．筋力強化には，抵抗運動の反復，あるいは振動で収縮を促す装置もある．「もっと動く」から「速く・正確に動く」にレベルアップさせるためには，反復運動や連続運動を行う（図3）．

　運動学習には，十分な練習量がプロセスとして必要である．生まれたばかりの赤ちゃんが大人のように話せるようになるには，日々の学習経験でも数年を要する．しかし，大人が話す機能の一部を失い，再学習に挑む際に，赤ちゃんや幼児と同じ練習量をこなすことはできない．"良質な課題を十分量こなすことで患者が変わる"，そういったプログラムをつくることが，セラピストには要求される．

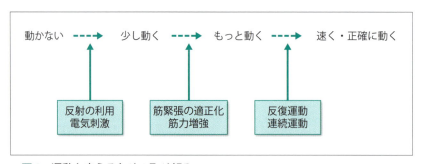

図3　運動を変えるための取り組み

参考・引用文献
1) 苅安　誠：見えるよ，話し声．ひらめき☆ときめきサイエンス2007（文部科学省・日本学術振興会助成事業）．
2) 苅安　誠，岡田澄子・他：発語と嚥下のための舌の運動性を向上させるリハビリテーション訓練プログラムの開発．潤和リハビリテーション振興財団報告書，2012．
3) Duffy J.R. 著，苅安　誠監訳：運動性構音障害．医歯薬出版，2004．
4) Kent R.D. : The dysarthric or apraxic client. Decision Making in Speech-Language Pathology, Yoder D.E., Kent R.D. (eds.), B.C. Decker, 1988, pp156-157．

2 呼吸支持の向上

　日常のやり取りでの発話は2〜5文節の文や句が中心で，正常な高速発語運動であれば，2〜3秒間の持続で言い切るか，途中で短い息継ぎを挟むことになる．ただし，大きな声で呼気を多く使うことや，息継ぎを入れずに長く話すこともあり，ゆとりある呼気の供給が望まれる．

　呼気供給に時間的制限のある患者や，呼気の持続性に変動のある患者が，基礎訓練の対象となる．発話が途切れないためには，安定した呼気供給が必要とされる．発声閾値の3cm水柱の圧力を少なくとも2秒間維持することが難しい患者，発話時に一語一語で息継ぎが必要な患者は，呼吸訓練の適応となる[1]．過度な身体努力をせずに5秒以上の呼気が供給できれば，呼吸訓練は必要ない．ただし，発話に合わせた呼吸の柔軟性については，多くの患者で訓練を行っておきたい．

姿勢

　十分な換気（吸気と呼気）とその安定のためには，適切な姿勢が前提となる．座位をとらせた状態で，「背筋を伸ばして」「胸を張って」という教示だけで姿勢が修正されれば，結構である．残念ながら，体幹に傾きや動揺がある患者，病的か習慣的かはともかく前かがみの姿勢の患者にとって，姿勢の修正は容易ではない．

　過剰な筋緊張で硬くこわばった身体では，姿勢を変えることは難しい．身体を軽く揺することで，身体緊張がいくぶんかでも低下するのかを確かめてみる．姿勢の修正には，理学療法士（PT）の手を借りるのがよいだろう．身体緊張を高めないために，なごやかな雰囲気づくりも大切である．

　筋力低下で身体を支えられないのであれば，リクライニング位をとらせるか，車いすに座らせた状態で患者をクッションで支えてみる．身体を支えようとして，呼吸や発声にかかわる胸部・頸部に過剰な緊張と運動制限をきたさないように注意して，安定したポジションを求める．車いすでは，座面のたわみで前かがみになりがちなので，できれば椅子に座らせるようにしたい．

　一部の患者では，身体の制限がないにもかかわらず，自らの姿勢を自覚していないために，不良な姿勢をとっていることがある．その場合，身体（状態）を見せること，そして整えることが，姿勢を正すことにつながる．すなわち，鏡で全身を見せて，正すべき点を患者とセラピストが話し合い，変える取り組みに入る．セラピストがよい見本と悪い見本を示して，患者に判定させるのも，患者の気づきを高めるのによいだろう．

呼吸運動

　呼吸は，安静時と発話時で異なる．発話のための呼吸は，安静時の呼吸と比べて換気量が大きく，短く息を吸って発話の長さ分は息を出すという時間比をもつ．発話にとって適切な呼吸運動を身につけさせるためには，良好な姿勢により肺容量を高めること，素早く息を吸い込めるようにすること，息を出す長さを調節できるようにすることが重要な要素となる．

　安静時の呼吸が浅い場合は，適切な姿勢をとるように促し，胸郭の柔軟性を高める取り組みを行う．胸郭の硬さと呼吸運動の制限に合わせて，他動的に呼吸運動を介助する．肋骨（下部）に両手を当てて，呼気に合わせてゆっくりと押す（図1）．もちろん，吸気時に胸郭が拡大するのを見て，呼気に移る際に徒手的介助を行う．仰臥位で行い，慣れたら座位でも行う．体幹背面をベッドや椅子から離すことで，呼吸にかかわる運動が促進されることがある[2]．鏡を示して，患者に胸郭の動き

13章　発声発語の基礎（機能）訓練

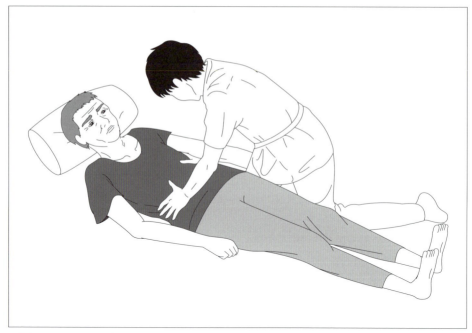

図1　呼吸運動の徒手的介助

を見せることも大切である．介助ありの呼吸から自動的な呼吸へと，十分な換気が得られるまで行いたい．

仰臥位と座位で，発話のための呼気支持が違う患者がいる．仰臥位 supine では，重力により内臓器が横隔膜を押すので，呼気に有利である．反対に，横隔膜の吸気運動に対して抵抗が加わる．吸気はできても呼気筋群の弱さがあるために声量が低下したりブレス・グループが短くなったりする患者では，呼気を補完する力を提供できるので，仰臥位が適当である．一方，吸気に困難のある患者〔筋萎縮性側索硬化症（ALS）や慢性閉塞性肺疾患（COPD）〕では，座位 sitting のほうがよいことがある．

吸気と呼気

吸気と呼気は，反射的制御を受けて，リズミカルに行われる．訓練では，発話の要求（持続，呼気圧）に対応できるようにするために，様々な呼吸の課題を行うとよい．鼻から軽く／大きく吸う，ゆっくり／素早く吸うという動作を対比させるためにも，患者には，交互に，あるいは指示に従って，さらに自発的に変えてみるように教示する．口から短く／長く息を吐く，弱く／普通に／強く息を吐くという動作も，同様に交互に，指示に従って，さらに自発的に変えてみるように患者に教示する．

一連の呼吸関連訓練では，必要十分な持続，短めあるいは長めの呼気，そのための十分な吸気が目標となる．呼気の持続のために，頸部・口腔顔面と姿勢に大きな変化が起きないように気をつけたい．過度の身体緊張で呼気の持続が達成できても，発声や発語に悪影響が及ぶのでは，誤った呼吸を身につけてしまったということになる．

呼気のコントロール

呼気を安定して供給することは，音声生成の動力源として欠かせない．呼気にリズムを付けて増減させるスキルは，発話の自然さの基盤となる．呼気の増減を切り替えるためには，能動的呼気にかかわる腹筋群と，吸気にかかわる横隔膜を，リズミカルに収縮・弛緩させる必要がある．

呼気のコントロールを身につけさせるためには，無声摩擦音 /s/ を用いた訓練を行う[3]．dysarthria 患者では，声の問題を伴うことがよくあり，喉頭の関与を防ぐために無声音で呼気のコントロールを練習する．はじめに，目標とする時間（例えば，3秒や5秒），呼気を持続させる．次に，断続的に，「吐く・吐く・吸う・吐く・吐く・吸う」といったリズムで呼気・吸気を行う．長短・強弱を織り交ぜて呼気が調節できるようになれば，発話にリズムと抑揚を付けることもできるだろう．

発話と呼吸のタイミング

発話と呼吸のタイミングとその安定性が，訓練の目標となる患者は多い．発話開始時の肺容量レベルが高すぎるあるいは低すぎる，吸気をせずに発話を開始する，発話開始で肺容量レベルが一貫しない，いつも爆発的に大きな声であるいはいつも静かに話す，息継ぎをせずに最後まで発話を続ける患者には，基礎訓練を行い，安定性を身につけさせるべきである．

肺容量レベルの同定は簡単ではないが，十分な吸気で，かつ弾性復元力で数秒は呼気が続くレベルに設定すべきである．胸郭バンドで吸気運動の大きさを示す，あるいは全身ミラーで運動をモニターさせることで，患者が適切な呼吸運動を知り，異常な呼吸運動（例えば，肩を持ち上げての吸気）を抑止できる．

呼吸の柔軟性

呼吸・発声の異常が顕著ではない軽度 dysarthria 患者では，発話のための呼吸支持については，おおむねクリアできているはずである．ここで目標とするのは，発話に合わせて換気と呼気供給を行うことで，発話の自然さを高めることである[4]．対象となるのは，息継ぎ間隔がほぼ一定となっている，発話の途中で全く息継ぎを入れない，あるいは素早い吸気での息継ぎができない患者たちである．

ヒトは，発話開始時に肺容量レベルを予想して吸気を行う．正常話者は，大きな声での発話では，前もって高い肺容量レベルに合わせて，強い弾性復元力を活用する．長い発話を一息で話すならば，大きく息を吸ってから発話を開始する．発話の後半で呼気が不足したら，短い休止ですみやかに必要量の吸気を行う．

dysarthria 患者では，長さの異なる文を用意して，息継ぎなしと息継ぎありとで，文を生成する練習を行うのが適当であろう．訓練課題では，指定した場所での息継ぎから，患者本人が息継ぎの有無や場所を決めるという方向で進める．文を自分でつくる「文の完成」課題を用いれば，より実用に近い練習ができるだろう（**表1**）．

表1 息継ぎのコントロールを身につけさせるための訓練課題の設定と音声材料

- **標的**：適切な息継ぎ（発話開始前の十分な吸気，息継ぎでの小さい / 長い吸気）．
- **課題**：息継ぎを入れて / 入れないで文の音読・再生や完成を行う．
- **条件**：指定した場所での息継ぎ，自分で息継ぎの有無を決めてからの文の生成．
- **音声材料**：以下に示す．有声音のみの文は，無声音混じりの文と比べて，呼気の消費が少ない．
    有声音のみの文
    　夢のまた夢．山登りで迷子になる．毎度冗談を言い合える．
    　重い土嚢（どのう）を並べるのはもう御免だ．
    無声音混じりの文
    　ほんとにいい天気です．病院の食事はかなり薄味だ．
    　新聞を隅から隅まで読むのが日課だ．
    文の完成
    　水は（上から下に流れる）．日本は（ほんとに平和な国だ）．

呼吸運動を妨げる状態への対応

神経系の異常に伴う筋緊張の異常，筋力低下，呼吸様式，不随意運動は，しばしば発話のための呼吸運動を妨げる[5]．

痙性麻痺では，筋緊張が高く，胸郭は硬く，可動性に乏しい．過剰な筋緊張を落とすための理学療法で，段階的緩和をはかるとよい．弛緩性麻痺が呼吸筋群に及んだ場合には，筋力低下のために呼吸運動は限定され，人工呼吸器が必要となる場合もある．

運動失調では，呼吸運動の不協調をきたし，呼気圧の変動が爆発的な声や不自然な発話停止につながることがある．体幹のバランスをとることで，いくぶんか異常性を抑止できる．パーキンソン病（PD）での運動低下では，換気が小さく，それが小声の背景になるので，より大きな運動を求めるべきである．動作性ジストニアなどの不随意運動は，「大きく」で異常所見が出がちなので，段階的に大きな換気にも慣れるような訓練を行い対処する．

フィードバックとアウトカム

バイオフィードバックとして，安定した気流が口から出せているかどうかを見せる道具がある（図2）．フロー・モーターは，プラスチック製の管で，呼気の力で接続された円管にある球や羽が回り音も出る．メモを挟むクリップ付きの置物（メモ・クリップ）も，紙片を挟んで呼気を当てれば倒れ込むので，小道具として活用できる（図2）．呼気筋強化のためには，抵抗を変えるバルブが付いているパイプを吹く課題がある．セラピストと患者の上半身をビデオで記録しておき，見比べると，発見学習が可能となる．モデル動作に患者自身を重ねて鏡映させて，自己修正を促す装置もある（図3）．

アウトカムとしては，連続的音声での換気の適切さを，訓練の前後で比較してみるとよい．文章音読〔例えば，「北風と太陽（95頁参照）」〕では，息継ぎ回数，不適切な息継ぎの頻度，ブレス・グループの持続時間と語数，文法的に適切・不適切な切れ目での息継ぎの割合が計測できる．短い〜

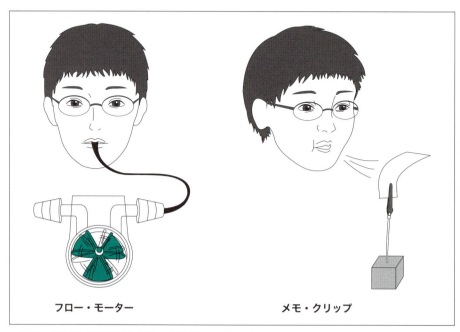

図2　呼気流を見せるための小道具とその使い方

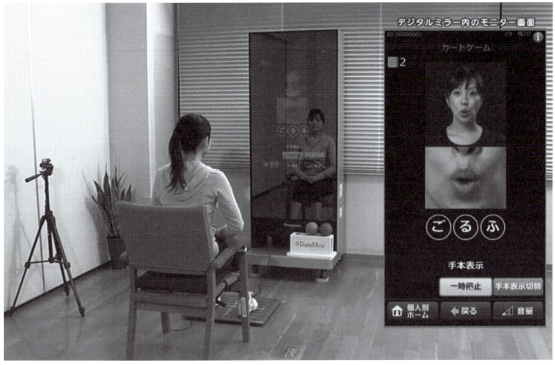

図3 姿勢・呼吸運動と発語運動の自己修正を促すことに役立つ装置［商品名：「デジタルミラー」，提供：Panasonic社］

長い文の再生では，息継ぎの有無と適切さが記録できる．患者が自らの呼吸能力に見合った換気，呼気供給，息継ぎができているのか，様々な場面でよく観察しておきたい．

呼気支持は，全般的な声量や摩擦音での雑音強度という音響指標で定性・定量的に示すことがで きる．生理学的側面として，スパイロメーターでの計測（肺活量，一秒率，一回換気量），声門下圧，口腔内圧，呼気流量といった声道の空気力学的計測，レスピトレース Respitrace を用いた胸郭・腹部周径の計測，X線透視での横隔膜運動の記録も，実施可能である（第15章参照）．

参考・引用文献
1) Yorkstone K.M., Brukelman D.R., et al.：Clinical Management of Dysarthric Speakers, Pro-Ed, 1988.
2) Thomas W.M. 著，板場英行，石井慎一郎訳：アナトミー・トレイン―徒手運動療法のための筋筋膜経線，第3版，医学書院，2016．（Thomas W.M.：Anatomy Trains：Myofascial Meridians for Manual and Movement Therapists, 3rd ed., Churchill Livingstone, 2013.）
3) 椎名英貴：運動障害性構音障害（dysarthria）の臨床―脳卒中回復期を中心に．言語聴覚研究 11（1）：3-11，2014．
4) Duffy J.R. 著，苅安　誠監訳：運動性構音障害，医歯薬出版，2004．
5) McNeil M.C.：Sensori-motor Speech Disorders, 2nd ed., Mosby, 2010.

3 発声機能の向上

十分な声量と良好な声質での発声は，発話の明瞭さと伝達性に最もかかわる音声生成要素であり，ほとんどのdysarthria患者で，基礎訓練によって，向上を目指すべきである．"いい声"の獲得のためには，発声の基礎から順に，姿勢 posture，呼吸 respiration，経路（声道）channel，発声 phonation，大きさ・高さ loudness/pitch，喉頭の協調性を主眼とした構音 articulation と，段階的に訓練を組み立てていく（**図1**）[1]．

姿勢と呼吸

発声に取り組む前に，姿勢 posture の確認を行う．dysarthria 患者では，立位での発声は通常取り組まないので，座位での姿勢を観察する（**図2**）[1]．車椅子ではお尻が落ちて背中が丸まりやすいので，椅子に腰掛けてもらうのがよい．姿勢は，背筋はまっすぐで，両足が地面についていることが望ましい．反り返り，前かがみ，尻滑り，浅い腰掛けは，呼吸運動を阻害し，頸部・喉頭の緊張を高める可能性がある．

発声の機能亢進状態と機能低下状態による取り組みの違い

発声障害は，背景となる神経・筋の障害や声帯・頸部の異常の観点から，機能亢進状態 hyperfunction と機能低下状態 hypofunction に分けることが多い．治療・訓練での方向性や手技の選択あたり，両者には大きな違いがあるので，重宝する分類である．基本的に，一方で有効とされる方法は，他方では有害ともなりうるので，要注意である．

発声機能亢進状態では，喉頭・声帯の過剰な緊張のために努力性嗄声となり，音量はいくぶん低下する．一方，発声機能低下状態では，声帯の（不全）麻痺などのために，声門閉鎖不全を生じ，失声あるいは気息性嗄声となり，声帯の低緊張で無力性嗄声となる（**表1**）．例えば，痙性麻痺では機能亢進，弛緩性麻痺では機能低下となる．痙攣性発声障害（SD）は，機能亢進の内転型と機能低

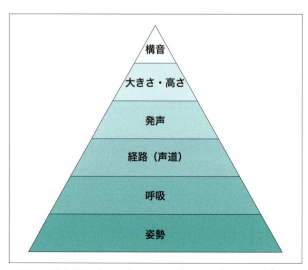

図1　発声機能向上のための取り組みのピラミッド[1]

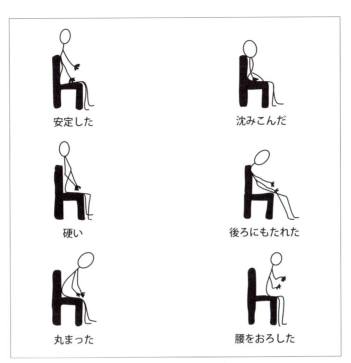

図2　椅子に座った際のいろいろな姿勢[1]

表1　発声の機能亢進状態と機能低下状態での身体・音声特徴と訓練・指導

	機能亢進状態	機能低下状態
身体・音声特徴		
声帯・声門	声帯過緊張	声帯麻痺，声門閉鎖不全
声質	努力性嗄声	失声，気息性・無力性嗄声
声量	いくぶん低下	低下
訓練・指導		
呼気	軽く息を出す	強く息を出す（流量増大）
喉頭操作	マッサージ，喉頭下制	甲状軟骨外側面への押し
頸部	緊張緩和のための温熱療法	頭部回旋
発声指導	ハミング，ストロー発声，あくび・ため息，ひそひそ話	Push-Pull，Lifting，咳払い・笑い*，大きな声，アクセント法
精神・情動	頑張らせない	安定・脱不安をはかる

＊ Effort closure を活用する手技を Aronson が示している[2]．咳払い，Lifting で声帯内転が得られたら，母音（/u/ など）の発声に移行する．

下の外転型のどちらとも捉えることができる．いずれも，声質の異常や声量の所見と一貫している．

代表的な発声の訓練・指導は，以下の通りである[3]．

発声機能亢進状態では，軽く息を出させることで頸部・喉頭の緊張が高まるのを防ぎ，喉頭マッサージや，喉頭下制，頸部への物理療法で緊張をほぐす．ハミング，ストロー発声，あくび・ため息で柔らかい声を誘導して，ひそひそ話で軽く声を出す感覚をつかませる．声を絞り出すなどの悪習慣が身に付くのを防ぐために，患者には"頑張らせない"ことが大切である（**表1**）．

一方，発声機能低下状態では，流量増大に伴う声帯振動を期待して強く息を出させることを第1に試みる．第2に，患側声帯が正中に，健側と同レベルになることを期待して，甲状軟骨の外側面を押すこと，あるいは頭部回旋を試行する．第3に，Push-Pull，Lifting，咳払い・笑いといった反射的喉頭・声門閉鎖テクニックを試みて声を惹起させる．訓練として，大きな声を求め，アクセント法で呼気と同期した声帯運動を促す．声に影響する精神・情動は，安定と脱不安をはかる（**表1**）．

神経疾患別の声の問題とその解決策

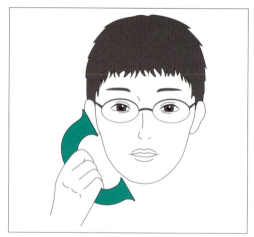

図3　「ひそひそ話」の自主トレーニング用の小道具（「Toobaloo®」）

Aronsonは，神経疾患別に声の問題を示している[2]：
- 筋萎縮性側索硬化症（ALS）では，上位運動ニューロンの機能低下により痙性麻痺が生じ，努力性嗄声を呈することが多い
- パーキンソン病（PD）では，単調子で，声量低下があり，声門閉鎖不全のために気息性嗄声がみられる
- 小脳失調では，単調子で，爆発的な声を認め，声の翻転や音声振戦が特徴的である

不随意運動による発声阻害は，運動過多性dysarthriaの特徴である．舞踏病では，間欠的な嗄声（努力性・粗ぞう性，気息性），単調子，声の大きさの変動を認める．ジストニアでは，声質の変化（努力性・粗ぞう性，気息性），発声途絶，単調子がよくみられる．本態性振戦では，音声振戦（5〜12Hz）を認め，発声途絶があり，高い声で緩和することもある．ミオクローヌスでは，瞬間的な発声途絶（1〜4Hz）がみられる．

迷走神経の神経核から下位運動ニューロンの損傷で弛緩性麻痺が生じる．両側性の声帯麻痺では気道障害が，片側性の声帯麻痺では声門閉鎖不全と声帯筋弛緩による嗄声，加えて声の高さの調節困難もみられる．声帯不全麻痺には，Effort closureテクニックを駆使して声を誘導することも大事だが，自然回復を期待した経過観察も選択肢としてある[3]．なお，喉頭を使う発声と嚥下の状態は関連するので，一方の改善は他方の改善を示すサインとなる[4]．

声帯筋の弛緩に伴い，弓状の声帯bowingが観察される．声帯レベルの左右差があれば，いくぶんかの気息性・粗ぞう性嗄声を認めることがある．ストロー発声，アクセント法，十分な息で声を出させることが大切である．パーキンソン病患者での小声は，大きな声で話すというシンプルな方法で改善が期待できる．脳卒中後のうつ状態の患者では，声が弱く単調になりがちである．発声指導により，大きくかつ良質な声が得られるはずである．痙攣性発声障害の内転型には，あくび・ため息で喉頭の緊張を高めないようにして声を誘導し，声の途切れをきたさないように発話の音量を下げ，時にひそひそ話を用いる（**図3**）．

声の誘導と訓練では，バイオフィードバックが有効である．声の大きさ・高さは，音響分析あるいはリアルタイム・ピッチや音声強度の表示で患者に見せることができる．

発声訓練の進め方

発声機能亢進状態に対する訓練・指導では，声帯の内転による適切な閉鎖を得ることが大切である．一般的には，あくび・ため息やハミングでは，喉頭は弛み，声帯は適度な閉鎖をつくる．ストロー

を口にして，息を吹き込むように発声をするのも声を整える方法として推奨されている[5]．訓練では，ハミングやストロー発声でのウォーミングアップ，それから声の大きさと高さを一定にした母音の持続発声，母音の連続へと進めていく．声の途切れがなく，安定した大きさと高さで発声ができていれば，一応の合格点である．発話では，声の高さ変化でアクセントや抑揚をつけるので，声の高さ変化の練習も加えるとよい．

発声機能低下で重症の場合は，失声状態にあることがよくある．確かめておくべきは，反射での発声が起きているのか，全く起きていないのかである．いずれは随意的な発声へと移行するのだが，声が出ないのでは先に進めない．日記をつけることで，声の発現を確認することができる．日記で大切なのは，声が出た際の活動（例えば，笑い，持ち上げ動作，外的刺激への反応）とその時の姿勢，および再現性を書き記しておくことである．声の誘導から発声の安定までは，即日の場合と，数ヶ月かかる患者がいる．まず，患者に声が出る反射活動を反復させる．次に，声を意図的に出させる．Pushingエクササイズなどを導入し，声門下圧を上げていく[6]．一貫して声が出せるようになったら，口を動かして母音をつくる練習をする．

声量と声の持続

音声強度は，肺内圧・声門下圧と声門抵抗で規定される．声量を上げるには，肺容量レベルの高いところで声を出すこと，あるいは息を強く出すことである．声門閉鎖不全や声帯低緊張があると，呼気圧の上昇に伴い声帯振動に乱れが生じ，声質異常となるので，注意をしておきたい．

短い発声では発話が短く途切れてしまうので，まずは3秒以上，次に5秒以上の安定した声の持続を目標に訓練課題を実施する（**表2**）．息を十分吸ってからで母音の発声が達成できたら，次は2つの母音をつなげて，さらに3つの母音をつなげて発声させる．母音の連続ができたら，持続性有声子音（例えば，鼻音 /m/ /n/，語中の /z/，語頭の /j/ /w/）を加える．母音を変えること，子音を導入することで，喉頭はわずかだが動かされる．

発話に移行するためには，様々な構音運動での安定した声門閉鎖と呼気供給を達成しなければならない．この訓練の前後で，長さ（文節・拍）の違う文を用意して患者に言わせてみるといい．大きく吸気と軽く吸気で，息継ぎをせずに一息で文を言えるか，訓練の成果を示すアウトカムになるはずである．

大きさと高さ

発話に必要な長さの声の持続が達成できたら，声の大きさと高さに取り組む．発声では安定性を，発話では柔軟性を求めることになる[2]．母音発声では，安定した声の大きさや高さ，震えのない状態，そしてもちろん途切れもないことが大切である．文の再生や質問応答などの発話では，十分な

表2 声の持続の訓練課題

- ・目標：3秒/5秒以上，声を持続させることができる．
- ・標的：有声音源（声）の持続（吸気・呼気と声の開始・持続）．
- ・条件：以下に示す．
   - 単独の母音（「イー」「エー」「アー」「オー」「ウー」）
   - 母音2連続（「イーアー」「アーオー」「エーウー」など）
   - 母音3連続（「イーアーオー」「エーウーアー」など）
   - 持続性有声子音*（「雨雨・・・」「味味・・・」「泡泡・・・」）
- ・注意：患者の換気能力次第で深く/軽く息を吸う．
- ・追加条件："普通に"息を吸って発声開始→"速やかに"息を吸って発声開始．

*持続性有声子音：鼻音，有声摩擦音（語中），わたり（接近）音．

声の大きさ（声量）で，ある範囲内での声の高さのバリエーションが望まれる．

十分な声の大きさで始め，次の息継ぎまで声量を保つことは，とても大事である．小声や段々声が小さくなると，発話は不明瞭となり，伝達困難というコミュニケーション上の問題となることがよくある．発話での平板な声の大きさや高さは，ヒトの音声としては不自然であり，意図せずに好ましくない感情を伝えてしまう可能性がある．発話（行動）の自然さを高めるために，声の柔軟性がとても大切である．

声の大きさについては，同じ大きさを保つこと，必要に応じて声の大きさを大きく・小さくと切り替えることが目標となる．声の高さについては，安定した高さを保つこと，語のアクセント，発話での文の抑揚（イントネーション）を適切につくることが目標となる．いずれも，音声の背景にある身体，すなわち患者の吸気・呼気供給と喉頭調節（声帯の硬さ・伸張）を変える取り組みであることを認識して臨みたい．

大きさを保つ訓練は，母音の持続発声から母音の連続，文の再生，文の完成，そして質問応答などの自発的な発話へと移行させる．息継ぎまで安定した声量で発声発語が達成できたのか，聴取印象だけでなく，音響分析・表示〔「Visi-pitch®」（Kay-Pentax 社）のリアルタイム表示〕でモニターするのもよい．

声の高さに関しては，柔軟性を高める課題を行うことになる．母音発声で高さ変化を身につけてから，ハミングで歌を口ずさむなどのお楽しみの活動を入れて，声の高さを変えられるようにしていく．同音異義語を用いて，アクセントを付ける課題も実施する．単調子にならないように，いくぶん誇張するのもよいが，緊張が高くなり声の翻転が出ないようにしておきたい．イントネーションは，平叙文と疑問文での使い分けに取り組み，質問応答で高さ変化と発話の自然さを評価する．

喉頭の協調性

喉頭の協調性については，発声にかかわる呼吸と喉頭のタイミングと，構音にかかわる口腔と喉頭のタイミングとがある．dysarthria 患者では，両者をクリアすることで，発声機能としては，ほぼ正常のレベルに達したとみなせる．

呼吸と喉頭のタイミングについては，呼気の開始と声帯振動の開始がほぼ同時というのが正常である．呼気が出始めても，声門が閉じなくて声が遅れてしまうと，呼気の浪費もあり，発話の途中での不適切な息継ぎの原因となる．

呼吸と喉頭の連携のためには，アクセント法が適している．アクセント法は，ゆっくりとしたテンポでの呼吸運動（特に息を出す運動）に声を合わせていく訓練で，段階的にテンポを上げても良質な声を安定して出せるところまで指導する[7]．リズミカルな声帯運動の促進により，声質の向上も期待できる．無声子音で呼気，次いで有声音（単独の母音，母音の連続）の発声，硬起声の緩和には声門摩擦音 /h/ から母音に移行させる．適切な姿勢と呼吸運動，大きめの構音動作と咽頭を広げるイメージで，喉頭の緊張を抑えることも大切である．

口腔と喉頭のタイミングについては，喉頭の構音機能でもあるが，有無声の喉頭調節が適切にできるのが正常である．語・句・文の再生，質問応答などの自発話で，有声音の無声化，無声音の有声化が起きないことを目指して，ドリルとその確認を行っておきたい．アウトカムとしては，文の生成や文章音読で，無声化・有声化のエラーの回数を記録するとよい．

参考・引用文献
1) Shewell C.：Voice Work：Art and Science in Changing Voices, Wiley-Blackwell, 2009.
2) Aronson A.E.：Clinical Voice Disorders, Springer-Verlag, 1981, pp225-226.
3) Verdolini K.：Guide to Vocology, National Center for Voice and Speech, 1998.
4) 苅安　誠：嚥下・音声機能の改善のための相互乗り入れリハビリテーション訓練変法．音声言語医学 **50**：201-210, 2009.
5) Titze I.R.：Voice training and therapy with semi-occluded vocal tract：rationale and scientific underpinnings. JSLHR **49**：448-459, 2006.
6) Yorkstone K.M., Brukelman D.R., et al.：Clinical Management of Dysarthric Speakers, Pro-Ed, 1988.
7) Kotoby M.N. 著，渡辺陽子訳：音声治療アクセント法，医歯薬出版，2004.

4 共鳴の正常化

　声道共鳴は，喉頭以上の上気道を構成する咽頭と口腔・鼻腔で規定される．過度に鼻漏れした声は共鳴不全を反映し，それを認めれば，補綴装置（PLP）や手術により，口蓋・咽頭の構造・機能上の問題を解決すべきである．訓練の適応がある場合は，その基本的な取り組みとして，口蓋咽頭閉鎖 VP closure，口腔気流（操作）oral air flow，母音構音 vowels，子音構音 consonants，圧力子音 pressure consonants をクリアすることを目指す（図1）．

訓練の意義と適応

　共鳴不全は，発話の明瞭さと伝達性，異常性に大きな影響を与える．母音の開鼻声や閉鎖音 /b//d//g/ の鼻音化は，発話の明瞭さを低下させる．共鳴不全による音量低下は，音声言語での意思伝達や，日常でのコミュニケーションを困難にする．開鼻声は，こもった印象をもたらし，他者に異常性を感じさせる．共鳴不全のために口腔構音の可否がわかりにくい患者では，鼻つまみによって口腔構音能力を確認することができる．

　dysarthria 患者に対しての口蓋咽頭閉鎖への訓練適応については，次の要因を検討して決定する[1]．患者の神経疾患と身体状態が安定していれば訓練を行い，急性期で改善傾向にある場合や進行性疾患で悪化している場合は，訓練は"待ち"とする．ある程度口腔構音は保たれている一方で，鼻漏れがある場合は，発話の改善が見込めるので，訓練の利得ありとみなす．痙性麻痺での運動制限や弛緩性麻痺での筋力低下により，軽い開鼻声と圧力子音での鼻漏出のある患者には，訓練の適応がある．運動緩慢のある失調性 dysarthria 患者は，話速度の低下が実現できれば，口蓋運動が標的に到達する可能性があるので，訓練を実施する価値がある．

姿勢の調節と軟口蓋への刺激

　訓練に入る前に，試しておきたいことがいくつかある．
　第1は，姿勢による口蓋咽頭閉鎖の変化である．座位と比べて仰臥位では，非閉鎖時に重力で口蓋

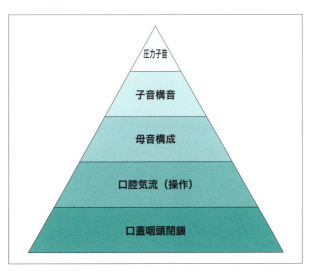

図1　共鳴を改善させるための取り組みのピラミッド

が口蓋咽頭弁をより狭くする．口蓋に筋力低下があり，抗重力で運動制限がある場合に，仰臥位にして重力を限定することで，運動が起こる可能性がある．口蓋運動がほとんど得られなくても，少なくとも上咽頭腔は狭くなる．

第2は，直接の機械的介助，つまり口蓋を押すことでの運動の再発現である．口蓋運動があまりみられない患者を対象に，母音 /a/ の発声に合わせて舌圧子で口蓋を押す[2]．何度かくり返し行い，次に介助なしで，口蓋運動が出現するかを見る．もし，いくぶんかでも動きが出れば，ブローイングでの機能回復も期待できる．

口蓋弓に対する冷刺激は，エビデンスはともかく，嚥下反射の誘発手技として臨床で行われている[3]．刺激により不快な感覚がなければ，実施してみて，口蓋運動が出現するかどうかを確かめておく．いくぶんかでも運動がみられれば，発声と同期させた刺激も試しておきたい．

ブローイング

息を口から吹くという活動は，ブローイング blowing と呼ばれ，正常では反射的な口蓋咽頭閉鎖を伴う．dysarthria 患者でも，末梢性の迷走・舌咽頭神経麻痺が両側性である場合を除き，口蓋の運動を惹起できる可能性がある．ソフト・ブローイングは軽度の口蓋咽頭閉鎖不全の患者で，ハード・ブローイングは口蓋運動がみられない重度 dysarthria 患者で，訓練適応があるといわれている[2,4]．

ソフト・ブローイングは，次の方法で行う．患者は，短冊状に切ったティッシュペーパーを手に持ち，息を柔らかく吹く．視覚的に短冊の動きを捉え，口からの気流を感知する．手掌に息を吹きつける，笛やハーモニカで小さな音を出す，ストローでコップの中の水をブクブクさせるといった方法もある．発話のための呼気圧はあまり強くないので，ソフト・ブローイングで口腔内への呼気の誘導と最小限の口腔内圧上昇が実現できれば，発話への般化も期待できる．

ハード・ブローイングは，次の方法で行う．患者は，短冊状に切ったティッシュペーパーを手に持ち，息を強く吹く．短冊が吹き上がるのを見て，口からの気流があることを感知する．楽器を吹いて大きな音を出す，ろうそくの火を吹き消すといった方法もある．呼吸訓練で示したフロー・モーター（250頁参照）を使えば，意図的に回転を速く・遅くと変えるゲームで，呼気圧の操作も同時に訓練できる．

神経病理と筋・運動障害を勘案すると，痙性麻痺にはソフト・ブローイングが，弛緩性麻痺にはハード・ブローイングが適している．痙性麻痺では，筋緊張が高く，ハード・ブローイングは，口蓋の挙上運動制限を増長させ，異常な運動を起こし，口蓋挙上に対抗する口蓋舌筋や口蓋咽頭筋の収縮を惹起する可能性がある．弛緩性麻痺では，息を強く吹くという活動は，口蓋挙上にかかわる筋活動にもプラスに働くはずである．

顎運動促進での口腔共鳴の増強

顎は，母音の発声で口の開きを調節する．口蓋咽頭閉鎖不全のある患者で，口腔での気流抵抗が高いと，開鼻声になりがちである．そこで，顎運動を大きくして，口腔共鳴を増強させることで，口腔共鳴を優位に保ち，同時に音量増大をはかることができる．口を大きく動かすことで，話速度低下という副産物も得られ，発話の明瞭さを高める可能性もある．話し方の訓練やクリア・スピーチがねらいとするところでもある（第14章参照）．

患者に鏡を見せて，母音の持続発声を行わせる．前舌母音の狭母音 /i/ から半狭母音 /e/，広母音 /a/ へと，段階的に口が開くのを確認させる．/a/ でいつもより口を大きく開けさせることで，口の開きの3段階を区別できるようにする．次に，母音の連続の中で，口の開きを区別させる．母音からわたり音，弾音，圧力子音を含む音節（CV，VCV）と順に進める．その後，母音を配置した語（例えば，「相合い傘」「居合い抜き」「大気圧」）で口を大きく開けて再生，句，文へと移行する．

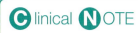

電気式人工喉頭の活用

電気式人工喉頭は，喉頭摘出者の代用音声手段として使われている．バイブレーターを頸部にあてると，声道の空気が振動する．口と舌の動きをつけることで，母音を簡単につくることができる．特別な呼吸や発声なしに，口の開閉や舌の位置での音色を知ることができる．口腔共鳴を増強させるために，口の開きによる共鳴（音色）の変化を感じるのに有用である．声がうまく出せない患者，あるいは声が一定ではない状態で，大きな口の動き習得するのに，活用すべきである．

圧力子音の鼻漏れへの対応

閉鎖音，摩擦音，破擦音は，閉鎖や狭めの後方で口腔内圧を上昇させて雑音をつくる音で，「圧力子音」と呼ばれる．圧力子音の生成時には，口腔内の圧上昇が起こり，口蓋咽頭閉鎖不全がたとえわずかであっても鼻漏出が生じる．圧力子音が2つ重なった二重子音の促音は，負荷試験としても，訓練課題としても有用である．

子音のミニマルペアを用意して，それを患者に生成させる課題が適当である．はじめに，非圧力子音と圧力子音のペア（例えば，「あやめ・あかめ」「いわみ・いさみ」）で，鼻漏出が出ないように声の大きさやテンポを自由に調整させる．次に，閉鎖音と摩擦音のペア（例えば，「あたま・あさま」「いかだ・いしゃだ」），閉鎖音と促音のペア（例えば，「スピン・すっぴん」「異才画才・一切合切」）へと材料を変えて，難易度を操作する．

口蓋の筋力低下があると，圧力子音で鼻漏出をきたすことがほとんどで，促音では鼻漏れが強くなる．鼻漏れを防ごうとして，あるいは音量低下に対して"頑張って"話すと，運動制限が増幅され，鼻漏出が大きくなり，雑音が遠くでも聴取できるほどになることがある．話し方として，「軽く」「声を大きくせずに」が大切であることを患者に気づかせるように，ことばを選んで患者を誘導していく．

フィードバックとアウトカム

口蓋咽頭閉鎖の機能不全で開鼻声や鼻漏出がみられたら，音声を録音しておき，その聞き取りを患者とセラピストとで行い，異常の判定を試みておくとよい．ナゾメーター Nasometer（第15章参照）を用いれば，鼻から出た音響成分の割合を見ながら，声の大きさやテンポの工夫ができる．セラピストが見本として開鼻声や鼻漏出のある音声をつくり，患者に判定させ，それに対してセラピストが"軽く"話すといった適応行動を見せることで，患者はどうするべきかを知ることができる．

アウトカムは，母音の持続発声と文の再生での開鼻声の程度，語や文の生成中の圧力子音や促音での鼻漏出の程度，非鼻音だけの文と鼻音が多い文の生成での Nasalance 値，音響分析による音圧計測などが考えられる（第15章参照）．開鼻声や鼻漏出の有無と程度については，適切に聴覚的判定ができるようにしておきたい．

参考・引用文献
1) Yorkstone K.M., Brukelman D.R., et al.: Clinical Management of Dysarthric Speakers, Pro-Ed, 1988.
2) 白坂康俊：機能訓練，言語聴覚士のための運動障害性構音障害学（廣瀬　肇，柴田貞雄・他編），医歯薬出版，2001，pp264-314.
3) 苅安　誠：thermal tactile stimulation，嚥下障害の臨床（苅安　誠，清水充子・他編），第2版，医歯薬出版，2009，pp236-239.
4) 舘村　卓：口蓋帆・咽頭閉鎖不全，医歯薬出版，2012，pp106-107.

5 筋力強化とストレッチング

神経・筋治療（Neuromuscular treatments）は，筋力低下や筋緊張の異常に対して行われる自動・他動運動や機械・温熱・電気刺激を指す[1]．その有効性については，賛否が分かれている．ここでは，口腔器官へのアプローチとして，筋緊張亢進に対してのストレッチングと筋力低下に対しての筋力増強訓練を示す．なお，臨床で実施されている非言語性口腔器官運動については，近年その意義が問われている（「Clinical NOTE：非言語性口腔器官運動訓練の意義」参照）．

口腔器官へのアプローチ

口腔器官は，神経系の機能低下により，筋力低下や筋緊張の異常をきたす．それに対する基本的な取り組みとしては，姿勢・身体努力のコントロー

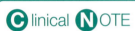

非言語性口腔器官運動訓練の意義

非言語性口腔器官運動訓練（non-speech oral motor exercises；NOME）は，言語を用いない，唇・顎・舌・軟口蓋などの運動にかかわる取り組みを指す[2]．口腔器官の構え（他動・自動）の持続，抵抗運動，交互変換運動，口腔顔面の一連の動作で，顎や口の閉鎖，舌の構え（平板，舌先挙上）の保持，口の横引きと尖らせ，舌の前後・左右と舌先の上下，頬膨らませなどを行う．これらは，構音機能の改善に有効であろうと信じられてきた．

米国とカナダでは，構音訓練の一環として，大多数（85％）のセラピストに使われている．よく実施されているのは，ブローイング，舌の押し上げ，頬膨らませ，舌での唇なめ（回転）などである．舌の挙上運動，舌や口唇の増強，顎の安定，流涎（りゅうぜん）のコントロール，口蓋咽頭閉鎖に役に立つといわれている．しかし，構音にとっての有効性については，実はエビデンスがない．発話と構音は，別の活動（特異性）であり，脳の活動部位も違うという指摘もある[2]．ウォーミングアップが必要なのは最大能力を出す運動であり，半分以下の力で済む構音には適さない．「同じ構造物だが，異なる機能である」とLofは記している[3]．

同様に，Buntonは，運動の単純さと発話の複雑さとでの解離，課題の特異性に疑問を投じている[4]．Kentは，課題のねらいが不明確であることを示し，運動課題の段階づけ（単独の運動→複数の構音器官の連動→交互変換運動と連続運動→無意味語→有意味語）を求めている[5]．先行研究のレビューでは，音声生理・生成，発話へのNOMEの効果を示す十分な報告はない[6]．なお，米国では症例への長期の訓練が保険適応でないこと，重症例にかかわる機会がほとんどないことも，以上のNOMEへの見解にいたった要因かもしれない．

セラピストがdysarthria患者の訓練でNOMEを行っていることへの筆者の印象は，「評価と同じことをしている．なぜなのか？」という"不思議"である．一連の課題は，安静時の構えと運動を見ているが，実は背景にある神経・筋機能の評価である．訓練では基本的な取り組みとして構音器官の運動の促進が重要であり，その目標は，口腔器官の運動の改善にとどまらず，構音・発話の機能と実用性を高めることであることを心にとめておくべきであろう．

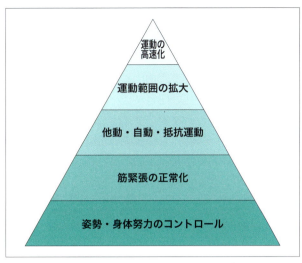

図1 口腔器官と構音運動への取り組みのピラミッド

表1 口腔器官の状態別のアプローチ

項目	筋緊張亢進	筋力低下
訓練	ストレッチング	筋力強化
運動	小さく	大きく
声かけ	軽く	強く，もっと

ルにより筋緊張の正常化をはかったうえで，他動・自動・抵抗運動では運動範囲の拡大，そして運動の高速化を目指す（図1）．

痙性麻痺による筋緊張亢進に対してはストレッチングによる伸張が，弛緩性麻痺による筋力低下に対しては抵抗運動による筋力増強が，発語運動の促進に用いられる（表1）．引き続き実施される運動課題では，筋緊張亢進には「小さく・軽く」，筋力低下には「大きく・強く」という教示が適当であろう．

運動課題を実施する際の留意点は，神経・筋障害を把握したうえで適切な対応をとることである（表2）．痙性麻痺には，姿勢を整えることで筋緊張の亢進を抑えたうえで，顔面・口唇・舌へのストレッチングを行い，ゆっくりと動かすことで，運動制限を緩和させる．弛緩性麻痺には，筋力増強をはかり，段階的に運動を大きく，そして速くさせる．運動失調には，複合的な連携をはかりながら，能力に応じた速さで確実さを高める．運動

> **注釈**
> *感覚トリック sensory trick
> 　運動過多性 dysarthria 患者における，余分な不随意運動を抑制するための工夫，あるいは学習した姿勢調節やある種の触覚・固有知覚入力を利用した方法を，感覚トリックと呼ぶ[7]．例えば，斜頸に対して手を顎や頭に置く，顎の開大に対して手を顎に当てる，口舌ジストニアに対してガムを噛ませたりパイプをくわえさせたりするなどがある．このトリックは，障害の重度化と持続により，その効果が失われてしまうといわれている．

低下には，外的刺激やリズムの提示により，大きく動かすことを誘導する．運動過多には，**感覚トリック***を活用して，不随意運動を抑制したうえで，運動課題を行う．

表2 運動課題での神経病理別の留意点

神経病理	留意点
痙性麻痺	姿勢を整え，ストレッチングを行い，ゆっくりと動かす
弛緩性麻痺	筋力増強をはかり，段階的に運動を大きく・速くする
運動失調	他の口腔器官との協調をはかり，能力に応じた速さの運動を行う
運動低下	外的なきっかけをつくり，リズムに乗せて大きく動かす
運動過多	感覚トリックを用い，不随意運動の出ない条件で動かす

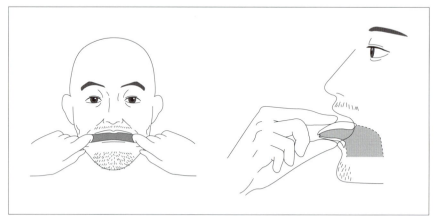

図2 口唇と舌のストレッチング

ストレッチング

筋緊張が亢進している状態では，作動筋の収縮による運動への抵抗が大きく，結果として運動制限が生じ，構音は不正確となる．ストレッチングは，他動的に口唇・舌・顔面を引くことで，筋の伸張を促し，筋緊張を緩和させる作用がある．楽な姿勢で，過剰な刺激は避けて，異常な共同運動が出ないように心がける．

標的器官とその方向性は，口唇で横（左右）方向，舌で前方，顎で下方となる．なお，顔面麻痺では，患側の運動困難を健側が代償しようとして過剰な収縮が出現するため，健側（頬，眼の周囲と前頭部）のストレッチングを行う．グローブをはめた両手の示指を患者の口角の内側に引っかけ，ゆっくりと引き，数秒間停止する（図2）．舌をガーゼで上下から挟み，一方の手指でつまみ，ゆっくりと口外に引く（図2）．いずれも，5回で1セットとして，10セット行う[8]．

訓練の効果は，直接的にはストレッチングをした運動の促進であるが，期待されるのは構音の正確さの向上である．口唇の運動の促進は，母音（特に /o//i/）と両唇音（/p//b//m//w//Φ/）の正確さを高める可能性がある．舌の運動の促進は，ほとんどの母音や子音の正確さに寄与する．顎の開閉運動の促進は，母音や，閉鎖・狭めつくる子音，わたり音などの生成の助けとなる．アウトカムとして，非言語性の姿勢と運動の記録，構音の課題（ミニマルペアとなる語の生成，文の再生）を行う．

筋力増強訓練

筋力の低下では，運動範囲の制限や速度の低下，左右差があれば方向の逸脱も生じ，構音は不正確となる．筋力増強訓練は，筋力低下のある筋の行う運動に対して抵抗を与え，筋の持続的な等尺性

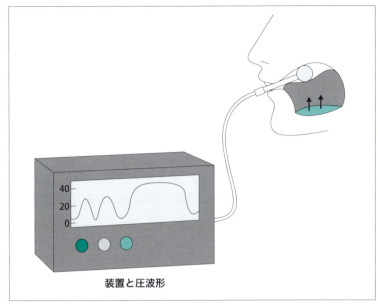

図3 舌圧計測用装置を用いた舌の筋力増強訓練

収縮で筋のパワーを向上させる取り組みである．通常，最大のパワーの8割程度の負荷量で実施することで，筋力を高めることにつながる[9]．バイトブロックを噛ませて，顎運動の補助なしで，唇や舌の力を求めるのもよいかもしれない[10]．

標的器官とその方向性は，舌で上・前・側方，口唇で外・前方，顎で上方となる．患者の舌面前方や舌面後方に空気を入れたバルブを乗せ，上に押しつけさせる課題で，筋力増強をはかることができる（**図3**）．目標設定をして，波形や数値で確認しながら行う．舌の提出や側方への押し当ては，舌圧子で徒手的に抵抗を与えるか，2枚の舌圧子にバルブを挟んで抵抗を与える[11]．唇の横引きには，頰を内方に引き寄せて抵抗とする．唇の突出には，舌圧子を前に当てて抵抗を与える．顎の挙上では，頭部を固定した状態で患者に開口させて，顎を下に押す抵抗のもとで，閉口を促す．

訓練の効果は，非言語性の運動の改善，構音運動の精度や速度の向上，そして全般的な発話の明瞭さの向上である．もちろん，個別の運動でみると，構音への関与は異なる．舌の前方の挙上は舌先・舌面を使う子音，舌の後方の挙上は舌面・舌背を使う子音の生成の助けとなる．唇の横引きは平唇の母音 /i/，唇の突出は円唇の母音 /o/ や両唇でつくる子音 /w//Φ/ の生成に有用であろう．アウトカムとして，非言語性の姿勢と運動の記録，構音の課題（ミニマルペアとなる語の生成，文の再生）を行う．

参考・引用文献

1) Clark H.M.：Neuromuscular treatments for speech and swallowing：A tutorial. *AJSLP* **12**：400-415, 2003.
2) Ruscello D.M.：Nonspeech oral motor treatment issues related to children with developmental speech sound disorders. *LSHSS* **39**：380-391, 2008.
3) Lof G.L.：Reasons why non-speech oral motor exercises should not be used for speech sound disorders, ASHA Convention, 2007.
4) Bunton K.：Speech versus nonspeech：Different tasks, different neural organization. *Semin. Speech Lang.* **29**（4）：267-275, 2008.
5) Kent R.D.：Nonspeech oral movements and oral motor disorders：A narrative review. *AJSLP* **24**：763-789, 2015.
6) McCauley R.J., Strand E., et al.：Evidence-based systematic review：Effects of nonspeech oral motor exercises on speech. *AJSLP* **18**：343-360, 2009.
7) Duffy J.R. 著，苅安 誠監訳：運動性構音障害，医歯薬出版，2004, p182, pp185-186, pp393-394.
8) 池上敏幸：口腔・顔面の運動促進．言語聴覚療法 臨床マニュアル（平野哲雄・他編），第3版，協同医書出版社，2014, pp434-435.
9) Burkhead L.M., Sapienza C.M., et al.：Strength-training exercise in dysphagia rehabilitation：principles, procedures, and directions for future research. *Dysphagia* **22**（3）：251-265, 2007.
10) Netsell R.：Construction and use of a bite-block for the evaluation and treatment of speech disorders. *JSHD* **50**：103-106, 1985.
11) Clark H.M., Solomon N.P.：Age and sex differences in orofacial strength. *Dysphagia* **27**：2-9, 2012.

6 | 構音の構えと操作の向上

　構音は，口腔器官（唇・顎・舌・口蓋）と喉頭を用いた，言語メッセージを表出するための特別な運動である．それゆえ，発話の改善のためには，構音の構えと操作の訓練は少なくともその基盤にはなるが，より複雑な連続的発語での運動を再獲得する取り組みも必要である．基本的な訓練は，姿勢・呼吸・発声，筋緊張のコントロールをベースとして，構音の構え，構音の操作，発語を対象とする（図1）．

● 構音動作の獲得

　dysarthriaでは，個別の母音や子音の構音を修正することはあまりない．ただし，構音全般の品質が上がることを期待して，基礎訓練として，「不十分な構えや操作」を改善させるための取り組みを行うことがある．

　言語音の生成を，構えと操作に分け，要素別に評価したうえで，不十分な要素について基礎訓練で取り組む方法が示されている[1]．母音構音を，構え（顎の挙上，舌の構え，口唇の丸め）と，操作（発声）という要素で捉える．子音構音を，構え（顎の挙上，口唇の丸め・閉鎖，舌硬口蓋の閉鎖・接触・狭め，舌背の挙上）と，操作（口腔への呼気，口腔内圧上昇，瞬間的開放，摩擦，破擦，弾き，発声，母音とのわたり，有無声対立）という要素で捉える．

　訓練の焦点は，発声関連の呼吸・喉頭，共鳴関連の口蓋・咽頭，構音関連の唇・顎・舌である．障害を4段階評価〔単独の運動・操作，構えや操作の保持，反復・連続運動での十分/安定（2段階）〕することで，課題における目標設定ができる．

　例えば，呼吸・喉頭は，呼気圧供給や声門閉鎖という単独の操作を基盤に，両者を保持することで持続的発声が得られ，喉頭調節で高さを，呼気圧調節で大きさを制御でき，口腔運動と連携した喉頭調節で有無声対立が実現できる．口蓋・咽頭は，軟口蓋の挙上，挙上の持続，口腔閉鎖を伴う口腔内圧上昇を経て，閉鎖や狭めの開放という構音にいたる．唇・顎・舌は，閉鎖や平らな形状（脱過緊張）の構えとその持続，そして単純・複雑な操作へと進む．

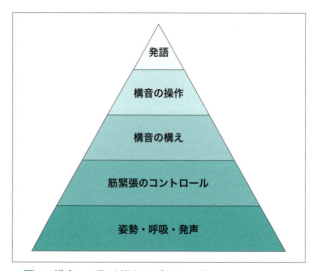

図1　構音への取り組みのピラミッド

構音の構えの誘導と操作の習得

構音の構えと操作の学習のためには，はじめに非言語的方法を用いて練習を行い，安定した時点で，患者に無意味音節（CVやVCV）のドリルを与える．非言語性の構えや操作は，見せて真似させて，道具を使って誘導する．無意味音節の産生では，適切な構えをとらせて後続音に移行する．単独の運動・操作，構えや操作の保持，反復・連続運動での十分/安定と，患者のスキルを上げていく．

顎の開口・閉口運動のためには，頭部の代償を抑えて，分離動作を促す[2]．顎の下制（開口運動）には，必要に応じて介助，自動運動，抵抗運動を行う．口唇は顎を閉じた状態で動かす．必要ならば介助で閉じる，舌圧子を上下唇で挟む（他動・自動），舌圧子を引くことに対して閉鎖で応じる，あるいは舌圧子にクリップを付けて重くして5秒間の保持を求める．嚥下のための練習も摩擦音の導入に活用できる．舌の片側の筋力低下や欠損に対して，舌縁を上げて舌面に凹みを作ること cupping の誘導をする[3]．

母音生成では，口の開きや舌の位置と連動させて声を出すという操作を身につけなければならない．どの母音でも，安定した発声となるように，そして発声時に母音が安定してつくれるように指導する．電気式人工喉頭も，口の開きと舌に前後位置の確認に役立つ．母音を区別して生成する訓練は，重度 dysarthria 患者での課題となる（**表1**）．

子音生成の操作は，呼気と喉頭・口腔器官の連動である[4]．口の閉鎖に口腔への呼気を加えることで口腔内圧が上昇する．閉鎖を瞬間的に開放する動きは，唇・顎・舌の連動である．摩擦音の雑音は，呼気と口腔の狭めで実現する．舌先を歯茎に当てて，前に動かせば弾音ができる．有無声対立は，口腔構音運動と声帯運動の連動である．無声での閉鎖・開放から母音へは，分けて生成から連続的に生成へと移行させてみる．子音生成の操作ができれば，前後の母音とのわたりの練習をほぼできる母音環境から始める．

構音の正確さを高める訓練

無意味語と有意味語の生成課題は，音声信号レベルでの正確さを求める課題である．大切なのは，代償運動も含めて，ほぼ正確な母音と子音をつくる動きがほぼ確実にできることである．母音の精度を上げることは，発話全体の明瞭さを担保することにつながる．子音の一部が確実であれば，母音の確実さと合わせて，ほぼ相手が推定できる発話となる．

訓練では，患者に，自由なテンポで，子音と母音からなる語のリストを読み上げてもらう．リストの数語を記憶して再生する課題にすると，自発的発語に接近できる．音声材料は，単音節から，2～3音節，4～6音節へと移行する．2～3音節と4～6音節で，それぞれ無意味語から有意味語に移行する．

バイトブロック使用で顎運動を抑えて，唇や舌の運動範囲拡大をはかる試み（両唇音 /p//b//m/ や舌先音 /t//d//r//s/ を入れた語）もできる（**表2**）．バイトブロックを噛むことが感覚トリックとなり，不随意運動を抑止して，発語運動ができる[5]．課題は，一部訓練中に実施し，多くはドリルにして，患者の自主トレーニングとする．訓練機会（セッション）に，患者がドリルを行うのを確認して，フィードバックを与える．

速度を高める訓練

構音運動の精度は，運動速度（テンポ）と反比例する．すなわち，テンポがゆっくりでは運動標的にいたるが，テンポが速くなると運動標的に未到達となる．評価で1Hz・2Hz・3Hzでの言語性の交互変換運動（Oral diadochokinesis；O-DDK）を行い，発語運動が実現可能なテンポを見出せたら，そのテンポから訓練を開始する．指定のテンポで確実な発語運動が達成できたら，次のテンポに移行する（**図2**）．

13章　発声発語の基礎（機能）訓練

表1　母音生成の訓練プログラム

- **目標**：母音を区別して正確に生成でき，自発話でも正確さを保つことができる．
- **標的**：母音での口の開きと構え．
- **評価**：聴取印象での母音の誤り，母音音響空間（F1-F2），発話了解度（10点満点）．
- **基準**：口の構えが適切で，母音の音色がそれぞれで区別される割合が90％以上．

刺激	反応	対応
課題1．母音発声		
音声：イ・エ・ア，見せる：口の開き	適切な口の構え*	「いいですよ！」
音声：ウ・オ，見せる：口の丸め		「口の構えは？」
音声・見せる：Fade-out	不適切な口の構え	「もう一度」
（5セット実施）		「鏡を見て」
課題2．電気式人工喉頭を用いた母音発声		
音声：イ・エ・ア，見せる：口の開き	適切な口の構え*	「いいですよ！」
音声：ウ，オ，見せる：口の丸め		「口の構えは？」
音声・見せる：Fade-out	不適切な口の構え	「もう一度」
（5セット実施）		「鏡を見て」
課題3．音声対立		
文字を見せて読ませる（音読）	了解できる	「いいですよ！」
語のリスト	適切な口の構え	
ペアでの出し分け	不適切な口の構え	「口の構えは？」
課題4．無意味音節（随時ドリルを提供）		
母音ア・オ列の音節で始まる2〜4の多音節	了解できる	「いいですよ！」
	適切な口の構え	
後続音節にア・オ列の音節は含めない→含める	不適切な口の構え	「口の構えは？」
課題5．文の生成**		
標的語（音声対立のリスト）を含む文	了解できる	「いいですよ！」
文の頭に→文の中に標的語を入れる	適切な口の構え	
自分で作って話す***	息継ぎなし	「もう一度」
	不適切な口の構え	
課題6．文章音読		
母音ア・オ列を多く含む文章	了解できる	「合格！」
	適切な口の構え	
新聞のコラム（天声人語や編集手帳など）	不適切な口の構え	「明日また挑戦」
課題7．質問応答		
最近の出来事・ニュース	了解できる	「合格！」
	明瞭な発話	
趣味や仕事・生活に関すること	不明瞭な発話	注意点を指摘

*「ア」では口を大きく開き，「オ」では口をすぼませるのが適切である．
**「課題5」以降は実用に向けての課題．
***自発話に接近させる課題．

表2　有意味語の記憶再生課題（バイトブロックあり）

- **目標**：バイトブロックを噛んだ状態で憶えた語を明瞭に生成できる．
- **標的**：唇と舌の運動範囲拡大，不随意運動を抑止しての唇と舌の運動促進．
- **適応**：顎の代償で両唇音や舌先音が生成できる患者，バイトブロックを噛むことにより不随意運動を抑止できる患者，唾液の口内貯留を感知して嚥下できる患者

刺激	反応	対応
課題．記憶再生（語のリストの3語を憶えて再生）		
「見て，憶えて，言ってください」	頷く	―
リスト：山，滝，歌（3秒間提示）	よく見る	―
----- リストの提示から5秒後 ----- 「はい」（手で促す）	「やま，たき，うた」	「はい，結構です」
	「やま，うた，たき」	「はい，いいですよ」*
	「やま，たき，--------」	「もう一度見ましょう」
	「やな，たき，うた」	「山，山，山，はい！」

*一部順不同でも可とする．

	正確な運動が時々可能なテンポから始める		
テンポ ：	1Hz	2Hz	3Hz
発語運動 ：	交互→連続	交互→連続	交互→連続
―――time―――			→

図2　テンポ指定の発語運動の訓練プログラム

表3　テンポ指定の発語運動の訓練課題

- **目標**：指定のテンポ（2Hz）で正確さを保った発語運動ができる．
- **標的**：正確な言語性の交互変換運動と連続運動．
- **基準**：6回の正確な運動，視覚的・聴覚的に判定，口腔顔面の左右差の増幅などはなし．

刺激	反応	対応
メトロノーム2Hzで音を提示	よく聞く	―
「このテンポに合わせて言ってください」	頷く	―
交互変換運動「まずは，セ」	[se se se se se se]	「はい，いいですよ！」
	[ze ze ze ze ze ze]	「うまい！」（有声でも可）
	[se se te te se te]	「もう一度」
	[se se se se se te]	「最後まで正確に[se]」
連続運動「次は，ミ，セ」	[mi se mi se mi se]	「素晴らしい！」（頷き）
	[mi de mi de mi de]	「セで練習しましょう」
	[mi so mi so mi so]	「みイー，せエー，口を動かして」
	[i se i se i se]	「口を閉じて，mmmミ」

　課題は，無意味音節（例えば，「せ /se/」「だ /da/」「み /mi/」「こ /ko/」「る /ru/」）の反復と連続（例えば，「みみ・・・」「せせ・・・」「みこ /miko/」「せだ /seda/」）とする．指定のテンポはメトロノームで提示し，患者に正確さを保って音節を言うように教示する（**表3**）．交互変換

13章　発声発語の基礎（機能）訓練

運動や連続運動で，運動未到達と感じられる"音のくっつき"に対してはやり直しとし，過剰な動きや連動した異常な動きは消去する．頑張りにより筋緊張が高くなって生じがちな顔面や舌の左右非対称には注意をする．なお，子音の無声化・有声化，音量のバラつきは，テンポ・正確さを目標としているこの課題では正反応として捉えることにする．2Hzで正確な発語運動が達成されたら，3Hzへと移行する．

明瞭度ドリル

語音の正確さを高め，結果として語を確実に伝達する練習として，明瞭度ドリル intelligibility drills がある．母音か子音が1つだけ異なる語のリストを用意する[6]．例えば，語頭の子音 /b/ で,「バス」「ビス」「ブス」「ベス」「ボス」という語のリストを提供できる．閉鎖音が鼻音化（/d/ → [n]）する場合には，/d/ 音が語中に入る語のリストを用意する．例えば，「くだ（管）」「ただ（只）」「のだ（野田）」「ひだ（飛騨）」「むだ（無駄）」「やだ」などである．

大切なことは，正しい／誤っているという音の判定ではなく，患者が語全体を適切に生成できているかどうかということである．母音や子音をどうやってつくるかという教示はせず，患者が，代償構音も行いながら，知覚的に十分許容できる語の生成ができることを目指している．話者の伝達ニーズに合わせた課題であり，伝達率80～90％を目標とする．うまく生成できなかった時に，患者自ら修正ができる点も，この課題の利点である．

参考・引用文献

1) 白坂康俊：評価から機能訓練プログラムへ．言語聴覚士のための運動障害性構音障害学（廣瀬　肇，柴田貞雄・他編），医歯薬出版，2001, pp128-137.
2) 池上敏幸：口腔・顔面の運動促進．言語聴覚療法 臨床マニュアル（平野哲雄・他編），第3版，協同医書出版社，2014, pp434-435.
3) Leonard R., Kendall K.A.：Dysphagia Assessment and Treatment Planning, 3rd ed., Plural Publishing, 2014, pp324-328.
4) 白坂康俊：構音動作訓練．言語聴覚士のための運動障害性構音障害学（廣瀬　肇，柴田貞雄・他編），医歯薬出版，2001, pp293-297.
5) Duffy J.R. 著，苅安　誠監訳：運動性構音障害，医歯薬出版，2004.
6) Yorkstone K.M., Brukelman D.R., et al.：Clinical Management of Dysarthric Speakers, Pro-Ed, 1988, pp319-322.

14章 発声発語の実用訓練

1 話し方の訓練

人はそれぞれ，早い，ゆっくり，ボソボソ，ハキハキなど，独自の話し方を身につけている．神経病理に伴い運動困難のある dysarthria 患者が，病前の話し方で，明瞭かつ効率的にうまく話せることはあまりない．そこで，話し方を変えて，実用性を高めることが必要となる．

多様性をもつ dysarthria 患者

患者の発声発語機能は，急性期で非進行性であれば，病前のレベルにまで回復することもあるが，それまでの間にも伝えることはある程度できるようにしておきたい．通常は，機能回復には限界があり，進行性の疾患では機能が低下していくことが予想される．いずれの場合も，患者のもっている能力を最大限活用すること，そして効率的に相手に伝える方法を身につける指導は，早期から導入するべきである．長年慣れ親しんできた話し方を変えることは容易ではないが，学習した話し方・伝え方でコミュニケーションができたという結果が出ることで，患者の話す意欲も高まることが期待される．

文・文章の音読では明瞭に話せるが，会話や説明になると不明瞭発話となり，相手にうまく伝わらないという問題をもつ患者は，基礎訓練はあまり必要ないのかもしれない．相手に返すあるいは伝える言語をつくること，そして自分の能力や状況を理解して適切な運動を出力する認知が，訓練・指導の焦点となる．

音量が小さく母音や子音が十分な品質でない，長く話すと後半に乱れる，いつもの速さで話すとことばが不明瞭になるといった能力低下の患者に対しては，大きな声で話すこと，短く区切って話すこと，ゆっくり話すこと，はっきり話すことが，代表的な訓練・指導である．直接の教示では患者は変われないので，そこはセラピストの腕の見せどころである．

話し方を修正するためには，自己の音声と話し方をモニタリングさせて，患者本人に気づきを促すことが大切である．般化のためには，発話課題を有効に活用して，学習したスキルを日常での使用に結びつけていきたい．相手に伝えるためには，文脈の手がかりを与えること，伝達が上手くいかなかった場合に仕切り直しをすることも，患者は身につけるべきであろう．

dysarthria 患者の問題と解決

dysarthria 患者は，伝達性，効率性，審美性の3つの側面で問題をもっている（表1）．伝達性の問題の解決には，適切な話し方・伝え方を身につけたい．効率性の問題の解決には，"急がば回れ"でどう伝えるかの工夫が大切である．審美性の問題の解決には，過度の頑張りやもがきを避け，行動を見直すことが大事である．身体と行動について，異常性の軽減にも挑むべきである．

セラピストは，患者の発声発語機能の回復を目指しながら，同時に患者の能力を最大限活用する

表1 dysarthria 患者の側面別の問題と解決

側面（指標）	問題	解決
伝達性（発話明瞭度）	意思・情報伝達が十分にできない	適切な話し方・伝え方を身につける
効率性（発話時間）	話速度の低下，自己修正で時間がかかる	伝え方を工夫する
審美性（身体・行動異常）	自信がない，相手がジロジロ見る	頑張らない，行動を見直す

14章　発声発語の実用訓練

取り組み（代償）にも着手する．患者が自らの話し方を変えること，また伝え方を学びそれを実践することができるように，プログラム化された訓練・指導を提供する．音声言語での伝達が難しい患者には，音声言語の使用は制限して，拡大・代替手段を用いてコミュニケーションをはかるという選択肢も，早めに提供するべきである．

コミュニケーションの支援

話すことでメッセージを伝えることは，日常のいろいろな場面で行われている．人それぞれだが，出来事を家族や友人に語る，電話で出前を頼むといった簡単なメッセージもあれば，仕事や生活上の重要なメッセージを伝えなければならないこともあるだろう．話す能力には個人差があり，いつも十分に伝えきれているかといえば否であろうが，周囲に支援を求める必要がないという点で，多くの人は自立している（図1．「NOTE：コミュニケーションの自立」参照）．

dysarthriaを伴う話者は，メッセージを相手に伝えきれなかった経験と失望，以前のように手早くやり取りができなかったことへの寂しさ，あるいは支援を受けて伝達したことにも不満も感じているだろう．しかし，コミュニケーションは相手の協力も必要，つまり話者と聴者の共同作業である．セラピストは，患者に適した支援を提供し，患者にすべて自分の責任と感じさせないような配慮もする必要がある．

dysarthria患者による工夫と代償

我々は，生活上の困難や面倒があれば，"経済的な生き物"として何かしらの工夫をする．話すことの困難に対しても，いろいろと試みるはずである．例えば，舌が回らないと感じれば，ゆっくりと話す．声が小さければ，大きく息を吸ってみる．身体の仕組みは知らなくとも，経験上どうすればよいのか，感じてはいるのだろう．

dysarthria患者が機能低下を補完（代償）するために「取り組むべきこと」は，臨床家により示されている（表2）[1]．ここに書かれている点は，とても役に立つことではあるが，実行は容易ではない．患者にコピーを手渡し読ませることで，簡単にできるはずもない．特に話し方を変えるには，

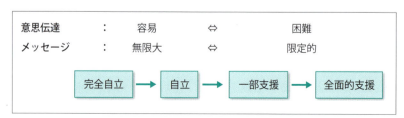

図1　コミュニケーションの自立

> **NOTE**
>
> **コミュニケーションの自立**
>
> 　自立 independence とは，他への従属から離れて独り立ちすること，他からの支配や助力を受けずに存在することである〔『大辞林 第三版（三省堂，2006年）』より〕．支援 assistance を受けずにできることは，個人の自由度を高める．例えば，歩行の自立といえば，ひとりで自由にどこにでも歩いていけることである．では，コミュニケーションの自立は，いつでも思ったことを口にすることができるということであろうか．否，すべてを口にするのは，まずいこともある．言いたい気持ちを抑えて，口を閉じることも，自立の鍵かもしれない．

表2 dysarthria 患者の代償的手段[1]

	手段	解説
1	大きな声でゆっくりと話す	このひと頑張りで不明瞭発話がなくなり相手の理解が進む
		叫び声と感じても他者にとっては普通の声である
2	なるべくよい環境を築く	重要な会話ではうるさい場所を避ける
		顔がよく見える明るい部屋で会話をする
3	聞き手に助けを求める	パートナーからの支援を享受する
		理解できない時には知らせてと頼む
4	文脈や背景を提供する	話の主題を聞き手が知れば多少の発話不良は補完される
5	周囲の人たちの聴こえを見直す	難聴があるとことばの了解困難は増大する
		聴力検査，必要ならば補聴器の装着をすすめる
6	文字盤を補助的手段とする	語を言う時にはじめの文字を指差す
		発話がゆっくりになるという副産物がある
		語をすべて文字で示すこともできる
7	（もっと手助けが必要ならば）	専門家（SLP*）に評価・指導を求める
		コミュニケーション手段・装置を知ることができる
8	薬剤の効果と時間を合わせる	重要な会話は運動のよい時間帯にする
9	語や句の間にわずかの休止を入れる	語句が連なると語の始まりがわからない
		休止をとれば発話の加速を防ぐことができる
10	発音を強調する	語の終わりの音を強く言う
		口や舌の動きを大きくすると音の出し分けができる
11	不足した呼吸支持を補う	息の続く限り言うと後半の語が了解困難となる
		ひと息で言うことばの数を限定する
		拡声装置を使えば楽に話せる
12	軟口蓋挙上装置（PLP）を使う	鼻漏れがひどい場合に装着する
		舌や唇が動かないならば効果は期待できない

＊SLP：Speech-Language Pathologist.

患者本人が現状を把握（理解）したうえで，「絶対にうまく話す・伝える」といった本人の気持ち（意欲）が欠かせない．"変える"という精神 mind が，まさに行動 behavior に反映されるのである．

自発話への般化

話し方の訓練と伝え方の指導で，目標となるのは，患者が学習したスキルを自発話でも実践できるようにすることである．訓練・指導の場ではできていても，一歩外に出たら話し方や伝え方が元に戻ってしまう，そんなシーンは稀ではない．訓練・指導では，いろいろな課題設定をとおして，実用に結びつけることが，セラピストには求められている．

自発話でのスキル実践の前段では，多様な発話課題を用意する（表3）．基礎訓練では，運動の目標を達成するために音読や復唱もありうる．一方，実用訓練での話し方の訓練では，患者に，頭の中で考えたメッセージを発語運動で出力することを求めるべきである．例えば，連想ゲームのようにヒントを出して相手にモノの名前を当てさせる「ヒント出し課題」，文の一部の語句を与えて患者が文をつくり言う「文の完成課題」，ある事

14章 発声発語の実用訓練

>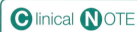
>
> **般化の壁**
>
> 　般化とは，訓練で学んだスキルを他の場面に移行することで，移行 transfer とも呼ばれる．訓練で「できるようになったこと」が確実に「他の場面でもできる」ならば，"般化できている"といえる．リハビリテーションの目標に到達するためにも，とても大事な段階である．
>
> 　これまで長年やってきた話し方を変えることは容易ではない．練習の場では新しい話し方ができていても，一旦その場を離れると，昔の話し方に戻ってしまう患者はとても多い．特に，変える必要を感じていない場合や，病状が理解できていないあるいは受け入れられない場合には，話し方の修正は難しいものである．新しい帽子を被って外に出ることがなんとも気恥ずかしい，そんな心境もあるのかもしれない．「やっぱり，やらなきゃダメだ」と患者が思えるようになれば，それは大きな前進である．

表3　いろいろな発話課題

発話課題	用例*
しりとり	山→「まんじゅう」→宇宙飛行士→「しじみ」→ミジンコ→「腰巾着」
ヒントで回答	海で泳ぐのは？→「魚」，料理を盛りつけるのは？→「皿」 野菜でつくる前菜は？→「サラダ」
ヒント出し	にんじん→「これはね，野菜，赤い（赤い野菜で），カレーに入れる」 駅→「電車が止まるところ」
文の完成**	星は→「星は夜空にきらめく（文頭）」，「夜明けには，星は姿を消す（文中）」 春になると→「春になると，花見や歓送迎会で飲む機会が増える」
説明	サンタクロースとは何者ですか？→「クリスマスに子どもたちにプレゼントを持ってきてくれる人」
質問・応答	好きな色は何色ですか？→「青です」，どうしてですか？→「…」 「病院の仕事は何時までですか？」→夜の7時前後です

*「カギカッコあり」は患者の発言を，「カギカッコなし」はセラピストの発言を示す．
**末尾まで（大きめの声で）言い切ることが大切である．

柄の意味や内容を解説する「説明課題」，質問に対して回答するあるいは相手に質問をする「質問・応答課題」などがある．

行動の変容

　自動化されている行動を変えることは容易ではない．例えば，普段仕事場に向かう道では，何も考えずに車のハンドルを切ることを考えてみる．たまたま駅に人を送る時には，いつもと違う方向にハンドルを切ることが求められる．その際には，頭の中で「いつ」「何を」「どうする」ということを意識し，自動的な行動を抑制して，行動を選択しなければならない．

行動を変える方法はいろいろとある．

　代表的な方法は「見本学習」である．お手本を見て・聞いて，真似をするのは，学習の基本である．子どもの言語の促進に，拡大見本 recast が使われる．例えば，「犬だ」に「大きい犬だね」，「行く」に「パパは会社に行くね」と，子どもが言えない表現を加えて聞かせる．修正はせずに，その場で見本を示すことが大事である．

　もう1つの方法は「仕掛けの活用」である．長い階段でも，足踏みした時に音が鳴れば，楽しくのぼることができる．行動を引き出す仕掛けは，実は巷にあふれている[2]．話し相手により，自動調節が働くことがある．相手が赤ちゃんや幼児であれば，短くわかりやすいことばで話しかける．

相手がお年寄りだと，多くの人が大きな声で話す．「幼い子どもは難しいことばを理解できない」「高齢者は難聴である」というのはステレオタイプで，これを利用して行動を変える練習を試みることも価値がある．

● 発話を妨げるもの

話すことは，全脳を使った行動である．すなわち発話は，認知・言語と発語運動，関連する身体と神経系の，高度に学習された産物である．アイディアを頭にとどめ，ことばを引き出し並べていきながら，正確な音の連続をつくる．話すことは，いろいろな状態によって妨げられる．dysarthria患者でよくある問題としては，唾液の貯留，集中・注意困難，意欲低下やうつ状態，認知障害がある．

流涎があるいは唾液が口に溜まっている患者は，唾液を口外に出さないようにするために，口の開きは小さくなり，舌の動きも制限されている．その結果，本人の能力よりも構音運動が不十分で，不明瞭発話となる．唾液を飲み込んでから話をするように，指導をすることが必要となる．唾液を拭うためにタオルを手放せない患者もいれば，無頓着に流涎をしたままの患者もいる．

何事にも集中できない，あるいはぼんやりとしている患者は，訓練への取り組みが難しい．特に，能動的に向き合う課題の場合，成果が上がらない．十分な睡眠をとり，生活リズムを整えることから始める必要がある．自分の発話に対しての認識に乏しく，行動を修正することは難しい．

意欲低下の患者は，練習に取り組むことが難しい．脳卒中，パーキンソン病（PD），その他の神経・筋疾患の患者は，障害の受容ができず，うつ状態にあることも多い．"やる気のない患者"とひとくくりにされがちだが，疾患と神経病理のためか，本人の性格や特性によるものか，見極めておくべきである．医師に相談してリハビリテーションの内容変更や投薬などの対応を早めにとるべきである．

認知機能の低下は，音声行動に反映される．話し相手が首を傾げれば言い直す，相手がソワソワしだしたら話を早めに切り上げるのが普通である．しかし認知障害では，自己の状態が理解できず，相手の気持ちも汲み取れない．また，訓練をしても，新規の学習は難しく，スキルが身につかない．つまり，訓練したことが般化しないので，話し方の訓練や伝え方の指導は効果が期待できない．

参考・引用文献
1) Yorkston K.M., Miller R.M., et al.：Management of Speech and Swallowing Disorders in Degenerative Diseases, 2nd ed., Pro-Ed, 2004, pp229-232.
2) 松村真宏：仕掛学—人を動かすアイデアのつくり方，東洋経済新報社，2016．

14章　発声発語の実用訓練

2　大きな声で話す

大きな声を出すことは，比較的容易に取り組める目標である．その効果はとても大きく，dysarthria患者の一部で効果が実証されている．呼吸・発声の病態生理を理解して，適切なプログラムをつくって，実施をしていきたい．

ねらい

大きな声で話すと，音源が大きくなり，聞き手にことばが届きやすくなる．同時に，大きな構音運動と短く区切られた発話になることも期待できる（**図1**）．大きな声の背景には，十分な吸気とそれを支えるよい姿勢，呼気努力に伴う声門下圧上昇があり，声門閉鎖不全を呼気圧が代償して声帯の振動も得られる点もプラスである．

適応

声量低下により不明瞭発話となる患者が適応となる．集中的な声量増大訓練やリーシルバーマン法はパーキンソン病（PD）の患者が適応とされているが，この訓練は多くの患者が適応となる（例えば，脳卒中に伴う一側性中枢麻痺 dysarthria）[1,2]．ただし，痙性麻痺やジストニアのために，大きな声を出そうとすると，過剰な筋緊張で発声・共鳴不全が増強される場合は，不適応となる．呼吸障害や全身状態が不良で，声を大きくすること，力を入れることが難しい場合も，不適応となる．

訓練・指導の方法

「大きな声」を標的とした訓練・指導は，以下のステップで進める[3]：

- **ステップ1**：母音発声で大きな声を出す．大きさを保ちつつ，時間を1秒→3秒→5秒と伸ばす
- **ステップ2**：数字系列を大きな声で言う（お腹に力を入れて，息継ぎを入れて言う）．号令をかけるように「いーち，にーい」と大きな声で言う
- **ステップ3**：挨拶や短いことばを大きな声で言う（最後まで力を入れて言う）
- **ステップ4**：質問への応答や事物の説明などで大きな声を使う
- **ステップ5**：家族との会話や外出しての発話で大きな声を使う

音声材料（ステップ3）には，基本的に，日常使用する語句を用いる．普段使う挨拶や表現のリストを患者と相談してつくる．例えば，挨拶「おはよう」，応答「ありがとう」などで，実用性と直結させる．ステップ4へ移行する前に記憶再生課題で，句や文のリストを提示し，大きな声を求めることもできる．

訓練では，標的行動である「大きな声」について，適切なフィードバックを行う（**表1**）．声が小さければやり直しとし，時には見本を示すとよ

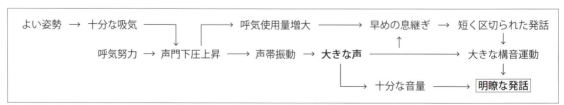

図1　大きな声の背景とドミノ効果

表1 大きな声を出す訓練での刺激・反応・対応

刺激	反応	対応
文字化した語句を見せる	—	—
「大きな声で言ってください」	大きな声	「オッケー」
	小さな声	「もう一度（やり直し）」
		「もっと大きく！（ヒント）」
次の語句を見せる	—	—
「これは？」	大きな声	「はい，素晴らしい」
	小さな声	首を傾げてみせる
	後半に小さな声	「最後まで頑張って！」

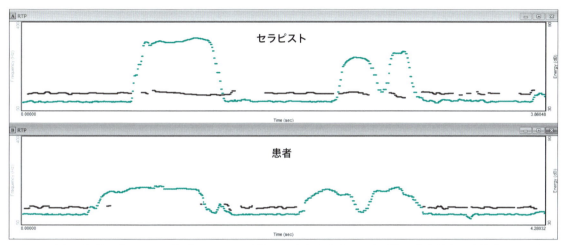

図2 音響分析装置「Visi-pitch®」（Kay-Pentax社）での音声強度（SLP．緑線）と音声基本周波数（Fo．黒線）のリアルタイム表示（課題：大きな声で挨拶，音声材料：「おはよう」と「こんにちは」）

い．後半に声が小さくなるのであれば，最後まで大きな声で，後ろを強めて，見本を示すとよい．なお，音響分析装置（「Visi-pitch®」，Kay-Pentax社）を用いれば，音声強度（SPL）を表示して，見本と患者自身の声の大きさの比較を示すことができる（図2）．

アウトカムには，定性・定量的指標を用いる．知覚的分析として，母音の持続発声での声の大きさや嗄声の程度を判定する．会話や説明での話し相手への伝達度の記録，語と句での明瞭度評価も行う．文の後半に標的語を配置して再生させ，その語を書き取ることで，その伝達度を判定できる．文脈の手がかりを最小限にするために，意味としては不適切な文がよいだろう（例えば，「暑い夏にはアイスが溶ける」ではなく「暑い夏には電車が溶ける」など）．音響分析を用いれば，訓練前後での比較ができる．母音の持続発声と文の再生での全般的な音声強度と母音ホルマント空間，句の再生での前後半の音声強度，最長発声持続時間（MPT）での音声強度，文の再生での音声基本周波数（Fo）の変動量（範囲）と話速度を計測する[3]．

効用と限界

大きな声で話すと，十分な呼気により，声帯振動の有声音源だけでなく子音の雑音源も，音量が上がる．構音運動が大きくなり，明瞭な発話が期待できる．音声基本周波数の上昇も起こり，条件次第（例えば，マスキング・ノイズ）だが話速度

の低下も起こる[4]．

パーキンソン病（PD）患者の音声言語リハビリテーションでは，集中的な大きな声の訓練とその十分な自主トレーニングは，選抜された患者で短期効果が示され，長期（2年）経過でも改善が維持されているという報告もある[5]．有効性についてのエビデンスが示されているといわれているが，批判的レビューではバイアスが指摘されている[6]．

大きな声を出すこと，短い発話でよいから最後まで大きく，というのは一部の患者では難しい．声が小さいことが認識できないと，集中的な訓練に意欲的に取り組むことができない．声の大きさをモニタリングできない患者は，訓練場面以外での小声に気づかず，成果が上がりにくい．認知症があり，行動の記憶・定着が難しい患者は，"練習のための練習"で終わってしまう．

大きな声が出せない患者には，吸気の不足や呼気供給の不足，声門閉鎖不全による喉頭原音パワーの減弱化，鼻漏れや開口不足による共鳴・放射での音響ダンピング，そして声が小さいという認識のなさが背景にある．大きな声を引き出し，その発声行動を定着させるためには，機能的要素の改善・修正とともに，自覚の促しも必要である．

訓練での工夫

「大きな声で！」という教示（"直球"）で，目標が達成されればよい．"変化球"として，「息を出して」「短く話して」といった教示を使うこともある．遠くに離れて座ること（環境操作）で大きな声を引き出すという"癖玉"もある．話者と聴者の距離を3m以上離してみる．いくぶん騒音のある広い場所で訓練を実施するのも試してみるとよい．

セラピストの声の大小の判別や，自己の音声の大小の判定も行わせることで，認識・自覚を高めておきたい．視覚的刺激として，「小さい文字で小さな声」「大きな文字で大きな声」という約束で，語ごとに文字の大きさを変えたカードを呈示することもできる（図3）．後半の語を強く出す課題も，声が段々小さくなることを防ぐために有用である．リアルタイムで，音声強度を見せることで，患者に気づかせることもできる．

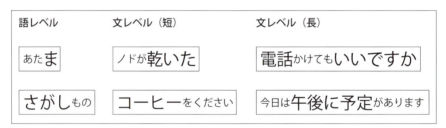

図3 文字サイズで声の強弱を変える練習の材料

参考・引用文献

1) Spair S., Spielman J., et al.：Effects of intensive voice treatment (the Lee Silverman Voice Treatment [LSVT®]) on ataxic dysarthria：A case study. *Am. J. Speech Lang. Path.* **12**：387-399, 2003.
2) Mahler L.L., Ramig L.O.：Intensive treatment of dysarthria secondary to stroke. *Clinic Linguist. Phinet.* **26** (8)：681-694, 2012.
3) Sapir S., Ramig L., et al.：Assessment and treatment of the speech disorder in Parkinson's disease. Communication and Swallowing in Parkinson Disease, Theodoros D., Ramig L.（eds.）, Plural Publishing, 2011, pp90-122.
4) Huber J.E., Chandrasekaran B.：Effects of increasing sound pressure level on lip and jaw movement parameters and consistency in young adults. *JSLHR* **49** (6)：1368-1379, 2006.
5) Ramig L., Sapir S., et al.：Inensive voice treatment (LSVT®) for patients with Parkinson's disease：A two-year follow up. *J. Neurol. Neurosurg. Psychiatry.* **71**：493-498, 2001.
6) Pinto S., Ozsancak C., et al.：Treatments for dysarthria in Parkinson's disease. *Lancet Neurology* **3**：547-556, 2004.

3 短く区切って話す

　発話には，短い語句だけでなく，長短いろいろな文も含まれる．話者は，発話中にある程度の長さで息継ぎを入れて，長い発話を区切る．dysarthria患者では，発話の後半で声が小さく，不明瞭であることが少なくない．短い発話単位，すなわち語で十分かつ正確な発語運動が可能であれば，それを発話に移行させる取り組みが必要である．この「短く区切って話す」取り組みは，フレージングphrasingと呼ばれる[1]．

ねらい

　発話を短く区切ること（フレージング）は，話せて伝えることのできる単位が，文で，句で，語で，音節で，どうにか明瞭の段階から，一歩前進させて明瞭さを保つために有用である．発話を短く区切ることで，十分な声量と適切な構音運動が得られ，明瞭な発話となることが期待できる．

適応

　語ではほぼ正確に構音が可能で明瞭発話だが，文での発話が不明瞭となる軽度〜中等度dysarthria患者に，適応がある．文での発話が困難な中等度〜重度のdysarthria患者には，音節（文字）レベルの区切りから始める．
　区切る場所は，患者のひと息で話せる長さ（ブレス・グループ）によって決まる．患者の呼吸支持と発語運動の能力評価（表1）をもとに，目標とするブレス・グループを設定する．ブレス・グループでの語数・音節数（文字数）は，話速度（発語運動速度）と相関する．すなわち，話速度の低下で，ひと息で話せる語数・音節数は少なくなる．

訓練・指導の方法

　文レベルの発話で，適切な区切りができるように，プログラム化された訓練・指導を行う：

- **ステップ1**：区切ることを，文の音読，文の記憶再生，文の完成の課題で行う
- **ステップ2**：場面別に，言うことば（台詞）を書いて，区切る練習をする（演劇プレイ）
- **ステップ3**：実際場面（質問応答，説明，会話／セラピスト以外の人とのやり取り）でのスキル活用をする

　「区切って話す」を自発話で実践する前に，文の音読や，文の記憶再生，文の完成の課題で，区切るスキルを患者に覚えさせる（表2）．新聞のコラムなどの音読も，質問応答や説明などの課題での話題づくりのために活用できる．もちろん，台詞，質問に対する応答，説明，会話と，順に区切って話すスキルの定着をはかる．
　患者の発話を録音，文字化しておき，区切り（／）あるいは息継ぎ（V）のマーキングをセラピストと患者で行うのもよい．患者の見通しと実際の区切りとで音声特徴を比べることで，「言い切れる

表1　呼吸支持と発語運動の能力評価

側面	能力評価
呼気持続	呼気が確実に5秒以上続く，3秒以上続く，3秒未満
反復運動	3Hzで可能，2Hzで可能，1Hzかそれ以下
呼吸支持	十分，少し足らない，全く足らない
発語運動	速すぎる，速い（普通），遅い，とても遅い

14章 発声発語の実用訓練

表2 「区切って話す」の訓練プログラム

- **全体の目標**：区切って話すことで明瞭な発話を得る．
- **全体の課題**：提供された文（文章）の音読や記憶再生，文の完成から，台詞，質問に対する応答，説明，会話と，順に進める．
- **課題**：文の音読，文の記憶再生，文の完成（ステップ1）．
- **標的**：区切って話す．
- **音声材料**：訓練用の文のリスト（記憶容量を勘案して文の長さを決める．なじみのある名言や川柳もよい）．
- **達成度の評価**：2・4・6・8・10文節の文（各2文，全10文）．
- **基準**：3回の訓練機会（セッション）連続で区切って話す割合が90%以上．

刺激	反応	対応
文の音読 「別府の 温泉は 最高だ（3文節）」 「ニセコは 雪が たくさん 降っている（4文節）」 「初詣は 家族で 近所の 神社に 出かけた（5文節）」		
「声に出して読んでみてください」	―	―
1カ所に斜線を引く 見本を示す	区切りあり	「はい，いいですよ」
	区切りなし	「もう一度（再試行を要求）」 「ここで息継ぎを入れて」
	別の箇所で区切りあり	「それもいいですね！」 ※不適切な切れ目でない場合
線を引かない （音読，刺激消去）	区切りあり	「その調子！」 ※毎回強化する必要はない
	区切りなし	「どこかで区切って下さい」
文の記憶再生 「うまい刺身を食べたい」		
「これから言う文をくり返し言ってください」	―	―
変数1：即時→遅延再生 「5秒経ってからくり返し言ってください」 **変数2**：見本で区切る→区切らない 「うまい 刺身を 食べたい」 「うまい刺身を食べたい」	区切りあり	「はい，その調子！」
	区切りなし	「忘れずに区切って」
文の完成		
「今から言うことばで文をつくって言ってください」	―	―
「駅までは」	「歩いて10分位です」	「はじめから全部言って」
「北海道には」	「北海道には おいしいものが いっぱいある」	「お見事！」
「今から言うことばを文の中ほどに入れて 文をつくって言ってください」	―	―
「夢中で」	「読書に 夢中で 時間を 忘れた」	「その調子！」

と思ったが息が続かなかった」「声が小さくなってしまった」「何を言ってるかわからん」という自覚を引き出すことができる．区切って話すことの効果を実感し，自分で区切りを考えるなど，スキルを実践するための，意識化と行動の定着に結びつくことも期待できる．

効用と限界

短く区切ることで，ほとんどのdysarthria患者の発話は，格段に明瞭になる．ひと息で長く話すと，小声，後半の努力性嗄声，話速度上昇に伴う不明瞭発話が生じがちである．パーキンソン病（PD）患者での発話の加速と小声に対しては，加速する前に息継ぎをさせることで，解消できる可能性がある[2]．行動をコントロールすることで，伝達能力を高めるので，言語・認知能力が高い患者で効果が上がる．

発話を短く区切ることは，単に息継ぎを入れるという呼吸調節だけでは達成できない．メッセージの言語化により生成される文での，適切な区切る場所の予測と息継ぎの実行は，認知・言語負荷が高いものである．言語・認知面の低下がある患者では難しく，対象は限定される．短く区切って話すことは，特有の話し方でもあり，音節ごとに区切ると異常性を高めてしまう可能性もある．

訓練での工夫

「短く区切って話すこと」を実践するためには，文を短くするという難題に挑む必要があるが，バラバラの語をつなげるというように意識転換をはかるのもいい．つまり，文を構成する助詞などを取り去り，電文体で発話を出力する．例えば，「おれ，寒い．毛布，頼む」と，基本的に4文字以内で話す練習がよさそうである（表3）．セラピストも会話の中で電文体の発話を使うことで，患者もポンポンと手早いやり取りの練習ができる．

正確に伝えたいことばについては，1文字で区切る方法も選択できる（表4）．この方法は，重

表3 生活場面での「4文字以内ルール」

「新聞，取って」
「コーヒー，飲みたい」
「薬，飲んだよ」
「リハビリ，行く」
「ノド，乾いた．水，ください」
「汗，かいた．着替え，出して」
「トイレ，行きたい」
「ごはん，まだ？」
「お茶，熱いの，ちょー（だい）」
「おれ，眠い．寝る」
「寒い．毛布，かけて」
「おでん（ね），だいこん（と），たまご（と），ちくわぶ」

表4 正確に伝えたいことばでの「1文字刻み」

「お・は・よ・う」
留守中に「で・ん・わ・あ・っ・た」
病院に行くのは「あ・し・た」
お名前は？「め・じ・ろ」　目玉の「め」，ジーンズの「じ」，ロケットの「ろ」
お住まいは？「み・ず・も・と」　漢字では？「水元」「飲む，水（みず）」「元気の，元（げん）」

14章 発声発語の実用訓練

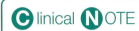

俳句・川柳と短歌の活用

　俳句では「5・7・5」,短歌では「5・7・5・7・7」と,意味で区切ってそれぞれ句・首がつくられている.話を区切って言う練習では,俳句や短歌,いくぶんくだけた川柳は,とてもいい材料となる.季語にこだわらずに詠んでみたい.新聞には,俳句・川柳や短歌の欄があり,国語の教科書や辞書からも,練習材料を集めることはできる.古典の俳句や短歌,現代の歌集(俵万智の「サラダ記念日」や鳥居の「キリンの子」など),サラリーマン川柳を題材に使ってみてもよいだろう.頭の5文字を与えて,考えてもらうのも,興が乗れば面白い.

　例:「なんてこと　昔のように　話せない　しがみつかずに　変えてみようか(風転/自作)」

度のdysarthria患者では,多くのことばで実行すべきかもしれない.軽度～中等度のdysarthria患者でも,電話や特殊なことばで必要となるスキルである.

参考・引用文献
1) Duffy J.R.著, 苅安　誠監訳:運動性構音障害, 医歯薬出版, 2004.
2) Yorkston K.M., Brukelman D.R., et al.: Clinical Management of Dysarthric Speakers, Pro-Ed, 1988, pp330-331.

4 適当な話速度で話す

発語運動の速度は，運動の精度と天秤の関係にある．速く話せば，運動は小さくなり，時に構音標的未到達を招き，不明瞭発話の原因となる．ゆっくり話せば，正確な運動が得られ，発話が明瞭になることが期待される．

ねらい

速度は，発語運動を規定する変数の1つである．速度の変化は，運動標的への到達度に影響する．話速度を低下させることで，十分な運動が可能となり，構音の正確さが向上して，発話が明瞭になることが期待できる．

話者の発語運動能力にも，個人差がある．ヒトの音声生成では，発語器官の運動速度の上限に近いテンポで，発語運動が実行されている．すなわち，毎秒5文字・10音程度の速さで，音声は生成されている．発語運動のテンポはすでにヒトに備わっていると考えると，それを変えることは難しく，ポーズ（休止・間）をとることくらいが，話者の制御可能な点かもしれない[1]．

適応

dysarthria患者の多くに適応がある．特に外的刺激が必要な重度のdysarthria患者，あるいはゆっくりな発語で発話明瞭度の向上が期待できるdysarthria患者で選択される．同語反復のある患者でも，厳格に速度設定をする方法（ペーシング盤）で，強制的な反復が緩和されることが期待できる．

不適応なのは，身体（上肢・手指）運動が大きく制限され，厳格に速度設定をする方法（ペーシング盤や文字盤）が使えない患者である．認知症で，課題が理解できない状態も，不適応となる．

訓練・指導の方法

話速度をコントロールする方法には，厳格に速度設定をする方法（ペーシング盤や文字盤）と，柔軟に速度設定のできる方法（リズミック・キューイング）とがある[1]．他の目的で実施されてきた方法も，活用できる．話速度低下で明瞭度を高め，明瞭度を維持して，段階的に話速度を上げ，発話の自然さを高めるようにすることがよさそうである．

ペーシング盤は，板の上に数個の仕切りが付いている道具である（**図1**）．患者は，1つひとつを指で押さえながら語を生成するように，指導を受ける．この時のstop-go操作により，発話は遅くなり，語と語が明確に分かれる．ボードを持参して，コミュニケーション場面で使うのは，審美性を損なうと感じる患者もいる．指叩きfinger tappingでも，ペーシングができる．これは，1回を1語にして生成し，どこでも自由にできるという利点がある．

文字盤は，50音表（英語圏ではアルファベット）が板の上に書かれた道具である．患者は，話そうとする語1つひとつの頭文字を文字盤で見つけて指さす．話速度が低下するだけでなく，聞き手に語頭の文字を教え，発話の理解を容易にする効果もある．

モーラ指折り法は，日本語のモーラ（拍）等時性に基づく，指を折りながら1文字ごとに言う話し方である．指を折りかつ話すということでの難しさはあるが，日常動作でもある指折りは，慣れもあり，適用しやすい．一方で，語よりも短い単位に，発話が切れてしまう難点がある．発声低下症では，二重課題となり，失声や声量低下をきたす可能性もある．

リズミック・キューイングは，患者に文字情報

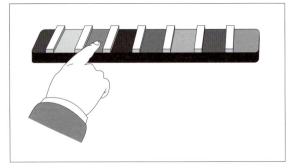

図1　ペーシング盤

を見せて，言うべき語を示すことで，テンポをコントロールする方法である．音読用の文・文章を紙に印刷することもあるが，セラピストが語を順次指さすのは手間である．コンピュータのモニター上に文字列を出せる仕掛けをつくり，それを患者が読み上げていくやり方が便利である．こうすると，文字列を見せ，語をハイライトする速さ（WPM）も指定できる．

その他に，主目的ではないが話速度を変える効果をもつ，裏口 back-door アプローチがある[1]．発話の自然さを求めるために，声の大きさや高さを変えることで，副産物として話速度が低下する．フレージングや息継ぎを標的とした呼吸パターンでも，休止時間の延長と話速度の低下が得られる．

吃音の訓練にも使われるリズム法は，メトロノームのテンポに合わせて，モーラを引き伸ばしながら生成する話し方で，ブロックなどのない発話となる．2文字で1拍のテンポにすれば，より自然な文が生成できる[2]．遅延聴覚フィードバック（DAF）を使うと，話者の発話はゆっくりとなるが，同時に単調なリズムと抑揚に変えてしまう．ゆっくりなテンポが明瞭な発話を促進することになるが，不自然ではある．

効用と限界

失調性 dysarthria と運動低下性 dysarthria には，話速度のコントロールは有効であるといわれている[1]．十分な時間があるので，運動標的へ到達でき，また発語運動諸器官の協調性が整うためであろう．適切なフレージングは，聞き手に理解する時間を与える．運動低下性 dysarthria では，躊躇を防ぐペース・メーカーともなる．

話速度のコントロールは，発語運動に備わったテンポを抑え，休止を変え，間をとることであり，容易ではない．明瞭な発話が得られることもあるが，発話の自然さが犠牲になることが多い．構音時間と休止時間，休止の分布は，発話の自然さにかかわるので，計測をしておきたい．テンポを変えることで，言語がおろそかになり，不明瞭発話となる可能性もある．

訓練の工夫

患者の話速度を変えるには，「ゆっくり」という教示（"直球"）はあまり有効ではない．大きな声での発話で起こる頻回の息継ぎと休止，フレージング（句切り），休止を語間（毎語）に入れる方法で，副産物として話速度の低下が得られる．

患者の発話を録音して聞かせることで，自覚を促すことができるかもしれない．速く-ゆっくり fast-slow の対比の課題や，発話に意図して休止を入れる課題を訓練に盛り込み，台詞を題材に，芝居をやってみるのも面白いだろう．

参考・引用文献
1) Yorkston K.M., Brukelman D.R., et al.：Clinical Management of Dysarthric Speakers, Pro-Ed, 1988, pp326-352.
2) 苅安　誠：吃音．発話障害へのアプローチ（廣瀬　肇監），インテルナ出版，2015，pp71-97.

5 明瞭に話す

　はっきり話すという「明瞭発話（クリアー・スピーチ clear speech）」は，難聴のある相手に伝えることを意識した目標指向型の方法である．患者に「はっきり」という意図をもたせることで，声の大きさ，話速度，発話の区切り，抑揚などを変えて，dysarthria 患者での明瞭な発話と確実な伝達の実現を目指すことになる．

ねらい

　「明瞭に話す」ことは，誇張した構音 hyperarticulation を行うことであり，普段よりもゆっくりの話速度と声量の増大が音響特徴となる[1]．運動の大きさに最も影響があると考えられるクリアー・スピーチは，話速度の低下や声量の増大よりも，母音構音の品質を高める可能性があると指摘されている[2]．

　話速度低下により生じる発話での息継ぎを伴う休止が，フレージングの役割となり，話し方の訓練のすべての要素を含んでいるとも考えられる．誇張された構音での大きな口の開きが，口蓋咽頭閉鎖不全を補完して，口腔共鳴を増強させる働きも期待できる．

適応

　話し方の訓練に臨める条件をクリアしていれば，多くの dysarthria 患者で適応となる．少なくとも，現状が認識でき，訓練のねらいと課題が理解できる，認知・言語能力が必要となる．周囲の支援があり，新たな話し方を強化する環境にあることが望ましい．

　運動過多性 dysarthria 患者では，「はっきり」という教示が，頑張り（努力性）を求め，不随意運動を惹起することがあるので，不適応である．口の大きな動きを求めるので，痙性麻痺があると難しいかもしれない．最重度の dysarthria 患者，構音不能症や無言状態も，訓練適応ではない．

訓練・指導の方法

　訓練では，普段よりも口を大きく動かすこと，相手に届かせることが目標であることを，患者に伝える．その教示例を示す．実験での教示だが参考になる：「うるさい場所で誰かに話しかける，あるいは難聴のある人に話しかけるように，口を大きく動かしてください．普段より大きな声やゆっくりなテンポでも結構です．普段の発話が100点の明瞭さだとすると，200点の明瞭さになるように，話してください」[2]．

　はっきりと明瞭に話すクリアー・スピーチの訓練は，導入と実践とに分かれる．

　導入では，クリアー・スピーチの話し方を患者に指導し，セラピストの見本を参考に，患者が与えられた音声材料を音読・再生する（表1）．口の開きの確認のために，母音発声で口を鏡で見せること，ミニマルペアで母音（広・半狭・狭）を対比させることもできる．

　実践では，身につけた「口を大きく開く」「相手に届く」話し方を日常的に使うように，患者に指導する．訓練機会では，質問応答や説明で，クリアー・スピーチを行えているのか，セラピストがモニターする．患者が話しているところをビデオで撮影して，それを患者に見せることで，うまくできているのかを確認させることもできる．

効用と限界

　クリアー・スピーチでは，母音構音の正確さ，声量の増大，話速度の低下が身につく．それが自発話で実践できれば，中等度の dysarthria 患者

14章 発声発語の実用訓練

5. 明瞭に話す

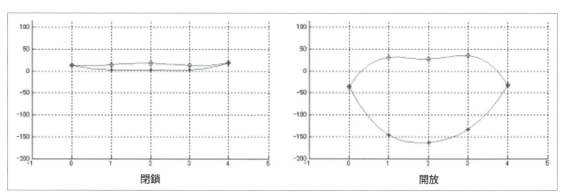

表1 クリアー・スピーチの訓練での音声材料

母音 /a/ を多く含む文で口を普段よりも大きく開ける
・朝から雨が，ざあざあ降る．
・秋は，秋刀魚と柿が美味しい．
・川が，さらさら流れる．
母音 /i/-/e/-/a/ を入れた文で口の大きさを区別する
・前の家は，赤い屋根で，派手な家だ．
・丁寧な話し方は，家庭で躾られた．
・まだまだ，家の中が片付かない．

図1 唇の閉鎖と開放（/pa/ の生成）〔「MATLAB」（Math Works 社）にて作成〕［プログラム作成：奥村遼氏（札幌医科大学），三浦純氏（手稲渓仁会病院），荒岡信貴氏（札幌麻生脳神経外科病院）］

でも，コミュニケーションの自立が可能であろう．この実現のためには，患者本人の動機づけ，課題への意欲的な取り組みと日常生活での実践が欠かせない．

一方で，より大きく口を動かすこと，またより相手に伝えるためには，かなりの身体努力を必要とする．身体の不調，孤立や生活意欲の低下，話すことのニーズの減退は，スキルの実践を難しくさせ，スキルの使用さえも限定させてしまう．

訓練の工夫

「口を大きく動かす」ことを促進するためには，シンプルに口の開きを見せるという方法がある．普段の発語とクリアー・スピーチの発語を促し，ビデオ撮影をする．動画を再生して，口の動きの大きさの違いをよく認識させる．あるいは，唇のマーカーを追跡させて，ムービーをつくり，大きく動かすことを促してもよい（図1）．iPad の画面をハーフ・ミラーにして，患者に，自分の顔を見ながらあらかじめ録音した見本に合わせるという課題を行わせてもよい．

リアルタイム表示のプログラム (Kay-Pentax 社) を用いての実時間の共鳴周波数解析は，クリアー・スピーチ訓練でのフィードバックに適している（図2）．「黒い帯を大きく動かしてみましょう」と言って，口の開き（第1ホルマント）と舌の前後（第2ホルマント）の拡大も促せる．ホルマント・プロットした母音空間を見せながら，十分な口の開きと舌の前後位置を誘導することもできる．正常音声は，母音音響標的の周辺に分布する．5 母音の発声だけでなく，子音・母音の /kV/ 音節でも，音響的区別の確認ができる（図3）．

セラピストが患者と離れて座る・立つという環

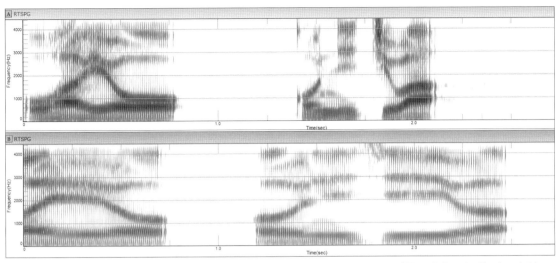

図2　リアルタイム・スペクトログラム（Kay-Pentax社）で収録・表示された「おはよう」と「こんにちは」の見本（上）と患者の生成（下）

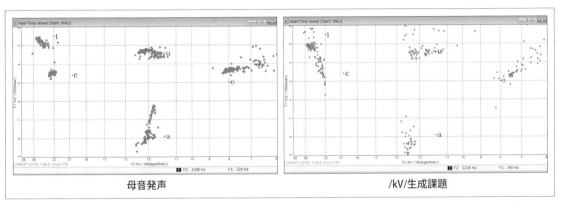

図3　ソナマッチ（Kay-Pentax社）のReal-time vowel chartで収録・表示された母音空間ホルマント（F1-F2プロット．正常例）

境操作では，「相手に届かせる！」ということを喚起することができる．ここでは，まるでボールを投げるように，ことばを声に乗せて遠くに運ぶという感覚をもたせる．上級者には，道路の向こう側に語りかけるという試みもよいかもしれない．楽しみも兼ねて，訓練の場で歌をうたうのもよいだろう．

話し相手を，"幼い子ども"という設定にすれば，はっきりと話す練習になる．赤ちゃんに話しかける特有の話し方，つまりBaby Talkは，マザーリース〔第9章「NOTE：マザーリース（173頁）」参照〕とも呼ばれる．その特徴は，ゆっくり，はっきり，抑揚を大きくつけた短い発話であり，時にことばをくり返す．例えば，家族との会話・電話や，ロボットとの対話などの場面設定で試してみたい．

参考・引用文献
1) Picheny M.A., Durlach N.I., et al.：Speaking clearly for the hard of hearing II Acoustic characteristics of clear and conversational speech. *JSHR* **29**：434-445, 1986.
2) Tjaden K., Lam J., et al.：Vowel acoustics in Parkinson's disease and multiple sclerosis：Comparison of clear, loud, and slow speaking conditions. *JSLHR* **56**：1485-1502, 2013.

6 伝え方の指導

うまく話すことができても，相手に伝わらないことはよくある．話者の内容の組み立て，相手の注意・集中，共通の知識や経験によっては，十分な理解が得られないことは当然である．話者は時に不満に感じ，聴者も理解困難に戸惑うことになる．dysarthria を有する話者では，伝わらないことが，話す意欲を低下させ，訓練や日常生活に前向きになれない状況にさせがちである．

「話すこと」と「伝えること」

話すことは，伝えることと同じではない．話すことは，時に一方的になる．つまり，話者が，メッセージを口から出すことに注意が向いて，聴者の反応に無頓着な場合である．一方，伝えることは，話者と聴者の相互の働きで成立する．伝えたいと思う話者は，聴者の了解を考えて，話し方や伝え方を気にかけるはずである．

話すことの訓練をおおよそ終えたとしても，dysarthria 患者のスピーチ・セラピーは道半ばではないだろうか．質問に短く・長く答える発話が十分な品質となっても，自発的に話すことができても，相手に伝えることはまだ難しい．伝え方の指導を患者に行って，実践に移行できた時点で，スピーチ・セラピーは完結すべきである（**図1**）．

談話

談話 discourse とは，ある事柄に関して形式張らずに意見を述べる会話の一種である〔『大辞泉 第二版（小学館，2012年）』より〕．話者は聴者に，聴者は話者に，1つの話題を提供して，お互いにやり取りをしながら主題を維持する．談話の主題は，何でも構わない．

談話には，決まりごとと大切なスキルがある．以下にそれぞれ説明する．

決まりごと：1つの話題について，一方的にならないように気をつけながら，お互いにやり取りをする．しばらくのやり取りで，お互いが一段落と

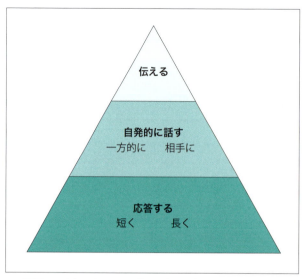

図1　スピーチ・セラピーの仕上げ

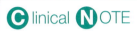linical NOTE

「自由会話」と「統制会話」

　STの世界には，"フリー・トーク"ということばがある．患者と会話をすること，つまり「自由会話」である．熟練者は，自由会話をもとに実用能力の評価を行い，コミュニケーション訓練にもこれを活用する．一方，初心者にとっては，初めて会う患者と自由会話をするのは難しい．セラピストは，患者の生活背景や興味・関心を知らないので，話題選びが難しい．さらに，音声言語障害のため，患者は言語の理解と表出が制限される．

　問診であれば，氏名・年齢や生活背景の確認から，訴え（困っていること），これまでの経緯など，聞くべき事柄があるので，セラピストにとっては楽である．「統制会話」では，話題の転換は明示されるので，患者にとっても安心なのではないだろうか．

表1　質問例

- どんな仕事をしていましたか？
- 休みの日はどうやって過ごしますか？
- 旅行でのハプニングは何かありますか？
- 小学生の頃の思い出は何かありますか？
- 得意なことは何ですか？

感じたら，別の話題に移る．「そういえば…」という切り替え文句を使うことがよくある．

スキル：話者には，適度な長さで話題について話すスキルが必要となる．聴者には，「もっと聞かせて」「それから」「誰が言ったのか」と，興味をもって話題の展開を促すスキルが欠かせない．例えば，仕事，休日，旅行などの質問を投げかけてみる（表1）．きっと，お互いに話したいことがたくさんあるはずである．もし，それが唐突に感じるのであれば，仕事，休日，旅行などの話題に入ってから，問いかけてみるとよい．

伝達のコツ

　聴者は，話者の思いや考えを窺い知ることはできても，確実に知ることはできない．つまり，手探り状態で，話者の言わんとしているメッセージを解読する．話者の意図した意味と表出した文のもつ意味はイコールではない，といわれる[1]．つまり，話者は文をつくり表出するが，文自体には何通りもの解釈があり，話者の期待に添わず聴者が誤った意味で文意を捉えてしまうことがよくある．

　相手に確実にメッセージを届けるためには，3つの点に配慮が必要である．

　第1は，文の適格性である．適確な文そのものには，曖昧さがほとんどない．もちろん，状況により，複数の解釈が生じるのはやむを得ない．

　第2は，文脈である．ある話題に沿って談話が進められていれば，文意は話題にまつわる相互に交換した内容から解釈される．

　第3は，お互いに共有する知識や経験，価値観や視点である．片方が未知の内容について話をしていると，説明不足による誤解が生じがちである．価値観や視点の違いは，物事の見方・捉え方に通じる．同じことを話していても，実は別次元に居るのかもしれない．

　誰でも知っている昔話（例えば，「浦島太郎」「花咲か爺」「こぶとり爺さん」）のあらすじを語るのも伝達の練習になる．大筋が通っていれば，詳細

>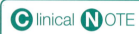
>
> **伝達の練習での工夫**
>
> 　ことばは，歌が起源であるといわれている[2]．流れのあるリズムで語るというモードの発話を試みてみるのも面白い．抑揚がついて，より自然な発話が生成できるかもしれない．説法をする和尚さんの如く語る，落語家が導入でフリー・トークをするように語る，舞台に出た役者のように台詞を発する，ラップのリズムで歌詞を口ずさむ，といった設定で伝える課題に取り組んでみるのも面白い．セラピストは，普段から"伝えるプロ"の技を見聞しておくべきである．

の違いは，「あー，そーだった」と一笑で済む．どんな話だったか思い出しながら，お互い力を合わせてストーリーを創るのが楽しめそうである[3]．

のつくり方も，取り組みやすい話題である．絵や写真を示して，話を進めると，お互いに確認しながら取り組むことができる．

仕切り直しの練習

　相手にメッセージが届かなかった時に，それに気づいた話者は仕切り直しをする．同じ文や語で言い直すか，別の表現に言い換えるか，やり方は違うかもしれないが，遡って再度伝達を試みる．話者が未伝達に気づかなくとも，聴者が「えっ」という声や表情を見せれば，それが話者への「わからない」のメッセージとなる．

　新聞記事やテレビのニュースについて，意見を交わしてみよう．まずは，情報を確認しながら，賛成・反対とその理由を述べてみる．会話であるから，かしこまらずに短く説明するだけで十分である．うまく伝えられなかったと感じたら，やり直しをするように，あらかじめ約束をしておくと，遠慮なく仕切り直しができる．仕事のコツや料理

集団（グループ）訓練の活用

　個別訓練は，患者の病態や個別的な目標・課題に合わせて実施される．体調や変化する反応に対応できるという利点があるが，マン・ツー・マンで変化に乏しい"退屈な訓練"となりがちである．一方，集団（グループ）訓練は，患者がセラピスト以外の人前で話す機会を得ることができ，練習した話し方・伝え方を実践できる[4]．

　集団訓練を行うことでは，患者同士のコミュニケーションが増え，その中で他の患者の話し方や伝え方について，よく観察をすることも期待される．セラピストによる指導よりも，見本学習が効果的な場合もよくある．また集団訓練では，課題で失敗をしても楽しめる，そんな雰囲気をつくり出すこともできる．

参考・引用文献
1) Brown G.：Speakers, Listeners and Communication：Explorations in Discourse Analysis, Cambridge University Press, 1995.
2) 岡ノ谷一夫：言葉はなぜ生まれたのか，文藝春秋，2010．
3) 乃南アサ：新釈 にっぽん昔話，文藝春秋，2016．
4) 藤田賢一：集団訓練．言語聴覚療法 臨床マニュアル（平野哲雄・他編），第3版，協同医書出版社，2014，pp438-439．

7 拡大・代替手段の活用

音声言語は，効率的かつ簡便で，誰とでも可能なコミュニケーション手段である．残念ながら，発声発語障害が重度で，音声言語が伝達レベルにいたらない場合，筆談や電子メール，手製の文字盤，コミュニケーション・ノート，あるいは特殊な電子機器を使うことで，実用的な伝達を目指すことになる．コミュニケーションを促進あるいは補助する手段を拡大・代替コミュニケーション（Augmentative Alternative Communication；AAC）と呼び，以下に説明する．

筆談と電子メール

手指が動き，ことばを思い出してメッセージを書くことができるのであれば，筆記が第一選択肢となる[1]．筆談は，生活の中でも行ってきた「書くこと」なので，特別な練習を要しない．効率性は高くないが，必要なことばを書くだけでも，メッセージの要点は伝えることができる．音声言語を補完する目的で活用したい．

携帯や，スマートフォン，パソコンのメールは，今日では日常コミュニケーションの主要な方法の1つである．家族や友人との日常的なやり取りには，LINEを用いることもよくある．Facebookで，最近の出来事などについて，写真と説明をアップして，知人からの反応を楽しみに生活をすることもある．これらも，手指の操作ができれば，有効な手段である．音声入力・文字変換機能を使って，語句生成の練習もできる．

AAC 手段の選択

AACの選択にあたっては，患者のコミュニケーションの必要性を知らなければならない．メッセージの内容，伝える相手，環境を勘案して，AACを

表1 コミュニケーションの必要性を知るための質問[2]

メッセージの内容
・注意を引きたい？
・緊急事態を伝えたい？
・基本的要求を頼みたい？
・いつも新たなメッセージを用意する？
・長く複雑なメッセージを用意する？
伝える相手
・他人と話す機会がある？
・集団で話す機会がある？
・電話で話す機会がある？
・難聴の人と話す機会がある？
・視覚障害の人と話すことがある？
環境
・車いすに乗って話すことがある？
・ベッド上で話すことがある？
・屋外で話すことがある？
・仕事場で話すことがある？

※話す＝伝える communicating.

検討する（**表1**）[2]．

AACの手段には，選択（タッチ・指），操作，出力（反応パターン）の3方式がある．手段・装置を決定するために，運動，環境適応，入力方法，入力装置の位置，標的アクセス方法について確認を行う（**図1**）[3]．大切なのは，患者が容易にAACにアクセスでき，コミュニケーションに一貫して使用できるように，試行錯誤をすることである．MSIPT評価（**図1**）[3]で確認ができたら，適当な装置をセラピストが発注する．

手製の意思伝達道具

文字を指差しあるいは視線で示すことができる

14章 発声発語の実用訓練

```
患者名：_____  日付：_____  評価者：_____
                                    MSIPT＃1   MSIPT＃2   MSIPT＃3

姿勢：
姿勢への適合：
意欲：
  M：運動 Movement
      運動制限
  S：環境適応 Control Site
      入力装置との接点
  I：入力方法 Input method
      直接選択（キーボードのサイズと配列，
      ガード，圧感度）
      走査（方法，パターン，速度，再実行
      速度，聴覚フィードバック）
  P：入力装置の位置 Position of input method
      （装置，スイッチ）
  T：標的アクセス方法 Targeting method
      （標的サイズ，キーの数，アクティブ数）
反応全体の速度：
方法全般の精度：
信頼性：
全体的品質：
追加事項：
_____

訓練・適合の計画：
```

図1　AACのMSIPT評価[3]
AACの選定にあたっては，患者の運動能力・制限（M），入力装置と患者の身体の接点（S），運動スキルに合った精度の高い入力方法（I），運動・視覚に適した入力装置の位置（P），シンボルや文字といった標的へのアクセス方法（T），を評価する

患者には，手製の文字盤が適用できる．厚紙かアクリル板に印刷した50音表を張ることで，文字盤をつくることができる．コミュニケーション・ノートは，患者個人がよく使うことば・メッセージを文字や絵にした冊子である．家族の協力を得て，楽しめるノートをつくるのがよいだろう．

意思伝達のための電子機器

携帯用会話補助装置（Voice Output Communication Aid；VOCA）は，文字やシンボルが記されたキーを押すことで，合成音声の再生や文字の出力ができる．タブレット端末とアプリケーション・ソフトで実現できる．走査方式で文字選択を行う専用機器もある．スイッチも多様で，身体障害と残存機能の評価により，設定の詳細が決定される．

Yes-No反応

発声発語障害が重度の患者では，意思をYes-No反応で示すことは早期に確立すべきである．

言語理解が良好でありながら，意思表示ができない患者は，大きなストレスを感じている．失語症を合併している患者でも，非言語性のメッセージの理解は保たれており，Yes-No反応を得る経路は医療スタッフで共有すべきである．

反応は，指差し，頷き，見上げる・見下げる，瞬き，指の動きのどれで一貫して認めるのか（信頼性のある反応）を確かめる．テストとして，回答が定まっている質問（例えば，「鳥は飛ぶのか？」「象は小さいか？」）と，回答が不定の質問（例えば，「ペットは家に居るか？」「子どもはいるか？」）を行う．得られた情報は，カルテ記録，病室掲示などに示したことまで，評価として記載する[2]．

拡声装置

音声強度と発話明瞭度とには，密接な関係がある．すなわち，音声と雑音の比が小さいと，音声言語の了解度は低くなる．声が小さいために，音声言語でのメッセージが，相手に届かない患者がいる．患者の声を口の付近にあるマイクで拾い，音量増幅をしてスピーカーで出力する拡声装置が，適応となる．いろいろな機種が入手可能であり，程度は異なるが，それぞれ発話明瞭度を高める効果を認めている[4]．

適応と注意

補助的手段を必要とする重度dysarthria患者が，AACの適応となる．中等度dysarthria患者では，筆談や，コミュニケーション・ノート，拡声装置が役に立つこともある．軽度のdyarthria患者は，文字盤や装置などを不便で審美性に問題ありと感じ，利得も少ないので，不適応である．認知面がある程度保たれていること（訓練可能なレベル）が，AAC導入の条件である[5]．

多くの拡大・代替手段は発話の使用を妨げるものではない[6]．したがって，AACの導入は早期に行うべきである．ただし，進行性の疾患では，発話でのコミュニケーションを諦めることが難しく，AAC導入のタイミングは難しい．導入後に機能低下が生じて，装置の扱いが不可能となる場合があるので，スイッチの再検討など，定期的な確認が必要である[1]．

参考・引用文献
1) 藤田賢一：拡大・代替コミュニケーション．言語聴覚療法 臨床マニュアル（平野哲雄・他編），第3版，協同医書出版社，2014，pp436-437．
2) Yorkston K.M., Miller R.M., et al.：Management of Speech and Swallowing Disorders in Degenerative Diseases, 2nd ed., Pro-Ed, 2004, pp234-235.
3) Vinson B.P.：Essentials for Speech：Language Pathologists, Delmer, 2001, p170.
4) Andreetta M.D., Adams S.G., et al.：Evaluation of speech amplification devices in Parkinson's disease. *Am. J. Speech Lang. Path.* **25**：29-45, 2016.
5) Hanson E.K., Yorkston K.M., et al.：Speech supplementation techniques fordysarthria：A systematic review. *J. Med. Speech Lang. Path.* **12**(2)：ix-xxix, 2004.
6) Loncke F.：Augmentative and Alternative Communication：Models and Applications for Educators, Speech-Language Pathologists, Psychologists, Caregivers, and Users, Plural Publishing, 2014, pp1-17.

8 コミュニケーションの向上に向けて

dysarthria は，話しことばの異常であり，コミュニケーションの障害の1つである．後天性あるいは発達性で，意思や情報伝達に困難をきたし，日常生活と社会生活に多大な影響を与える．ここでは，コミュニケーションの原点に立ち戻り，dysarthria 患者の発話困難とその支援について考えてみる．

完璧ではないコミュニケーション

理想的で保証されたコミュニケーションは存在しない．満足のいくコミュニケーションは，聴者の十分なことばの理解なしでも成立する．聴者は話すこと以外に優先すべきことがあり，すべてを聞こうとはせず，あるいは全く聞こうとしていないのかもしれない．

談話では，話者の意図した意味と表出した文のもつ意味はイコールではない．つまり，発話には，多様な解釈がありうる[1]．結果として，やり取りの中で，ちぐはぐで噛み合わない歯車のように，コミュニケーションがすれ違うことはよくある．

相手に伝えることの難しさ

Map Task は，同じ地図を参照しながら，話者は経路を説明し，聴者はその経路を地図に描く課題である（図1）．両者の地図には，すべての情報が記されてはいないので（不完全な情報），経路に食い違いが起こる．

談話分析により，聴者が理解する過程には，自立 autonomous view と協力 collaborated view があることが示されている．すなわち聴者は，共通の土俵に立ち，知識をもとに自立的に話者の発話を解釈している．一方で聴者は，話者と力を合わせて理解をはかる．この協力的過程では，聴者は，理解をモニタリングする，理解の基準をもつ，そして共通の見方を抱く．異なる場所と時間にいる場合に，相手に伝えることは難しい．なぜならヒトは，ある文脈と瞬間で自身が理解できることだけ，理解できるからである．

周囲の人々への指導

コミュニケーション・パートナーである家族や友人が，患者本人の発話をうまく了解できれば，やり取りは成立する．障害音声に不慣れな人たちにとっては，普段はしていない取り組みであるが，基本を学習すれば，後は試行錯誤で身につくものである．

重度 dysarthria では，音声の品質は不良で，語レベルでの伝達も難しい．音声言語コミュニケーションに最適の環境をつくり，難しいやり取りに臨む約束事をしてから，話者が「音声言語」で表しきれない部分を汲み取る，というコツが示されている（表1）[2]．医師やセラピストも，問診などの日常臨床で実践すべきことである．

コミュニケーション・バリアフリー

世の中には困っている人たちはたくさんいる．障害のありなしにかかわらず，周りの人が気にかけて，「どうしたの」と話しかける．そんな社会は豊かである．外国人が日本の街で路頭に迷う姿を見かけたら，声をかける．やってみれば，難儀ではない．

音声言語障害のある人たちにも，話しかけて，一緒にゲームや遊びに取り組める機会をもてば，コミュニケーションは案外うまくいくだろう．ことばに頼らず，表情や身振りで，やり取りはできるはずである．「コミュニケーション・バリアフ

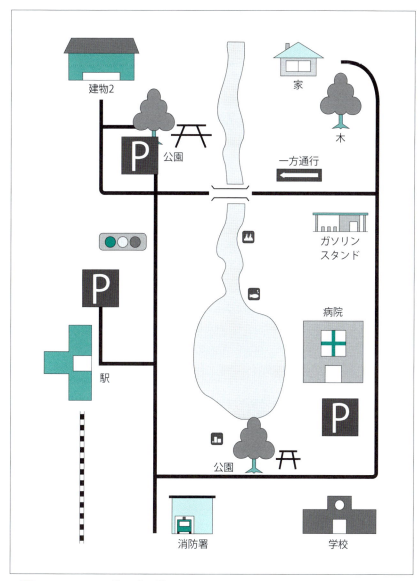

図1 Map Task で使用する地図

リー」は，セラピストが病院で音声言語障害のある患者を診る際にも気に留めておきたい大切な事項でもある（**表2**）[3]．

外に出かける機会の創出

発話困難で会話が難しい，うまく話せないと感じる dysarthria 患者は，閉じこもりがちである．もっと語る機会や，話し方や伝え方の練習の成果を見せることのできる機会に，参加を求めたい．集団訓練の場には，患者会 peer group でのスピーチ発表などもある（**表3**）．もちろん，個人の属する社会では，それぞれの立場で話す機会があるはずである．回避せずに，しっかり準備をして臨みたい．

何も特別な機会で，話をする訳ではない．近所の人たちとの他愛もない会話，友人との電話や遊び，外出して「話す練習」をすることに躊躇は要らない．コンビニでの買い物は，病院にいてもできる外出の機会となる．レストランでの注文は，自分の分から，みんなの分まで，果ては特別な注文（例えば，「飲み物は後で」「ドレッシングは少

14章 発声発語の実用訓練

表1 重度 dysarthria 話者の発話を理解するコツ[2]

環境をコントロールする
・騒音などでやり取りが邪魔されない場所を探す.
・やり取りの最中には話者をしっかりと見る.
・コミュニケーションに集中して，同時に何かをしようとは考えない.
交流の段階を踏む
・理解困難であることを，正直に話者に伝える.
・伝達内容に興味をもって理解しようとしていることを表す.
・必要に応じて質問や手助けをすることについて，あらかじめ了解を得る.
・伝達内容の主題を問いかけることで，文脈の手がかりを得て，理解に努める.
話者に伝達についての提案をする
・理解できなければ，言語的・非言語的にそれを表す.
・理解できた語句をくり返すことで，話者にすべてを言い直す負担をかけない.
・伝達内容を全く同じやり方でくり返すように話者に頼む.
・それでも理解できなければ，次はゆっくりと，大きな声で，と誘導をする.
・理解できない伝達内容の一部には，代替手段を使ってみることを提案する.
・Yes-No 質問で確認を求め，伝達内容を完結させる.
・理解できなかったことを表明し，「後ほどやり直す」と言う.

表2 コミュニケーション・バリアフリー（文献[3]を一部改変）

①戸惑わずに，どんどん話しかけよう.
②話しかけられたら，落ち着いて話を聞こう.
③必ずコミュニケーションがとれると信じよう.
④ことば以外の手段を何でも試そう.
⑤行動や態度で人格尊重の気持ちを表そう.
⑥何かを一緒にやってみよう（例えば，ゲームなどの共通体験）.
⑦うまくいかないない時は，一緒に残念がろう.
⑧うまくコミュニケーションがとれたら，心から喜び合おう.
⑨何よりもコミュニケーションを楽しもう.
⑩コミュニケーション・バリアフリーの仲間を増やそう.

表3 スピーチの段取り

①**話題を選ぶ**：趣味，仕事，家族，宝物，お気に入り，社会の出来事，発見から話題を選ぶ.
②**話す材料を集める**：材料リストを用意し，内容を短いことばでカードに書く．カードを並べ替えて，話の筋道が通るようにする.
③**スピーチの練習をする**：メモをつくる．そこに，話し方のポイント（間のとり方，語りかけ，実物の使用）を書き加える．スピーチの練習をする．アドバイスを受ける.
④**スピーチをする**：みんなの前で話す．聞き手の反応を見る．聞き手は，よく聞き，質問と応答をする．また，スピーチについてよかった点をカードに記入して手渡す.

しだけかけて」など）までするようになれば，しめたものである．一人で，あるいは友人や家族と，旅行に出かけてみる．勇気をもって外に出かけてみれば，きっと心も身体も弾むはずである．

OTE
勇気を持って外に出られるように応援しよう！

　基礎訓練と実用訓練の最終目標は，実際のコミュニケーション場面での話す能力の発揮である．そのためには，患者は，訓練室から外に出て，「できるようになったこと」を使ってみることが大事である．病前とは違う自らの姿や話し方を"見られること"に恥ずかしがらずに，勇気をもてるように，みんなで応援していきたい．外に出て腕前を見せるというリハビリテーションの大きな壁は，患者の前向きな気持ちと訓練を続けてきた自信で，きっと乗り越えることができるはずである．

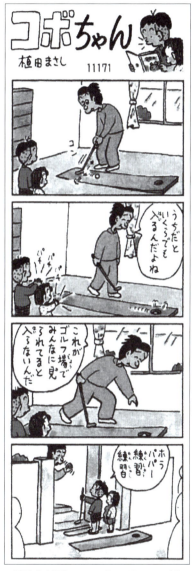

（「読売新聞」2013年9月23日付）

参考・引用文献
1) Brown G.：Speakers, Listeners and Communication：Explorations in Discourse Analysis, Cambridge University Press, 1995.
2) Yorkstone K.M., Miller R.M., et al.：Management of Speech and Swallowing Disorders in Degenerative Diseases, 2nd ed., Pro-Ed, 2004, pp227-228.
3) 白坂康俊：機能訓練．言語聴覚士のための運動障害性構音障害（廣瀬 肇，柴田貞雄・他編），医歯薬出版，2001，p302．

補足

15章 機器による発声発語機能評価

1 音響分析の基礎

音声信号は，ヒトの身体の産物で，言語・認知と発語運動を反映すると考えられる．dysarthria患者では，音声信号の品質低下が聞き手の了解を難しくさせ，伝達困難を生じている．音声信号の音響分析により，逸脱した要素が示されれば，その背景にある身体の異常，さらには神経病理を理解することができ，リハビリテーションに対して適切な方向性とアウトカムを示してくれる．

背景と意義

音声は，語音の連続体からなる音響・物理的信号である．連続的音声では，多様な音環境において，知覚的結果を満足させる空間的標的に時間的タイミングを合わせながら，発声発語器官を運動させ声道の形態を整えることで，語音は生成される．音声生成の時間的タイミングは発声発語器官の運動速度の制約を受け，喉頭を含む発声発語器官の交互変換運動（DDK）が150〜300msであることから，語音はおおよそ70〜90ms（約0.1秒）の持続時間をもち，音読などで話速度は毎秒10音以上，5音節ほどになると記されている[1, 2]．

この音声信号の分析には，ヒト（聴取者）の聴覚心理的印象とその判定による知覚的方法と，音声信号を記録・観察・計測する音響学的方法がある．知覚的分析は，実時間に，効率よく，音声諸特徴の抽出・評価をすることができる．しかし知覚的分析は，評価者の主観に基づくもので，その対象を明示し，十分な訓練を受けなければ，判定の信頼性に問題が起こりうる．さらに音声の中でも構音の分析において，ヒトは，ことばの意味を左右する音の違い，すなわち音素の違い phonemic differences には敏感であるが，音声の変動 phonetic variations（いわゆる，異音変化）には感度が高くない．したがって，構音評価においては，語音の置換や省略の判定は比較的安定した判定がなされるが，異音変化には，国際音声記号（IPA）の精密音声表記に習熟した者以外は，歪みというラベルを付すまでにとどまっている．

この知覚的分析は，時に段階尺度を用いての定量化（例えば，嗄声のGRBAS評価）がはかられているものの，基本的には定性的測定を行うものである．一方，音響学的分析は，音声信号に含まれる音響情報についての定量化が可能である．同一課題で収集した音声資料に対して，音響分析手順書にしたがうことで，評価者の主観とバイアスが入る余地を少なくでき，評価の信頼性を担保できる．

音響分析での観察・記述

音響分析では，音声の時間的特性と周波数特性が観察・記述できる．音声波形 waveform では時間的特性，スペクトル spectrum では周波数特性，そしてスペクトログラム spectrogram ではその両者が観察できる．時間的特性からは発語運動のタイミングとその背景にある運動プログラム化と実行上の問題が，周波数特性からは発語における声道形態の調節（構音標的への到達状況）が推定される．

音声の音響分析は，音声課題と分析手順書を用意しておけば，臨床現場のセラピストがルーチンで音声データの収集と分析を実践するのは難しくない．同一症例の治療経過における変化を記述することだけでなく，多数例の音声特徴の記述や聴覚・知覚的印象との関係などの研究にも活用することできる．

さらに，音声の音響分析は，音声の聴覚的印象を支持し，それを定量化することだけでなく，ヒトには聴取・記述できない音声の特徴（例えば，

異音変化）を定性・定量的に評価・測定することも可能である[3]．例えば，閉鎖音のノイズ・バーストの欠落は，弱い呼気の開放・口腔内圧の低下を示唆する音響学的特徴であり，聴覚印象上は感知できないこともある．閉鎖音生成における口腔気流の開放と声帯振動の開放の時間的タイミングを示す有声開始時間（voice onset time；VOT）は，日本語の正常音声では有声音で0ms前後，無声音で20〜50msと，距離をおいて分布する．もし有声音の無声化や無声音の有声化がある場合，それらが聴取されるかは別として，有無声音のVOT値が近接することになる[4]．

声道音響学とその理論的背景

音声の音響分析は，次の基本的考えに基づくものである．

音声信号の音響学的・物理的特徴は，Fantの音声の音響理論〔別名：Source-Filter理論（**図1**）[5]〕によると，声道での音源とフィルター（共鳴）を反映する[5]．もし，音源が一定（例えば，母音の喉頭原音）と仮定されれば，音声の違いは声道の形態と発語に伴う運動による変化と考えられる[1,3]．

母音生成時の声道と音響出力については，Chiba and Kajiyamaが，1942年に詳細な研究成果を記している[6]．例えば，母音 /i/ の声道断面から，声道断面積系列 area function を求め，計算によりホルマントを求めた（**図2**）．実測値と計算値は近似しており，声道モデルの適切さが示された．

声道と音響出力に関しては，Lindblom and Sundbergにより，対応関係が実験データで確認されている[7]．構音器官の運動範囲（顎：5〜23mm，唇の横径：−10〜+10mm，口腔内の狭め=舌体の位置：係数−1〜+1，狭めの程度：係数0〜1，喉頭の下制：10mmなど）より，音響出力がそれぞれの運動によりどう変わるかを示した：顎を大きく開くにしたがい，F1が高くなる．舌体が硬口蓋でF2は高く，咽頭に移動するとF2

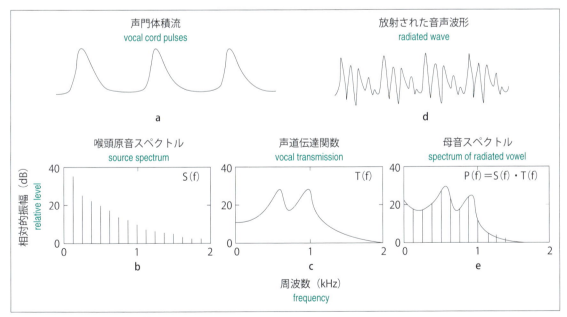

図1 Source-Filter理論[5]
母音の音源である喉頭原音は，のこぎり波に近似して（a），そのスペクトルは基音と倍音からなる（b）．喉頭から口までの声道は，その長さと形状により，特有の伝達関数をもつ（c）．口から放射される出力音声（d）は，音源が伝達関数でフィルターされた結果（e）とみなすことができる〔数式：$P(f) = S(f)・T(f)$〕．母音の音響特徴である共鳴周波数（ホルマント）の相対的関係を「F-pattern」と呼ぶ

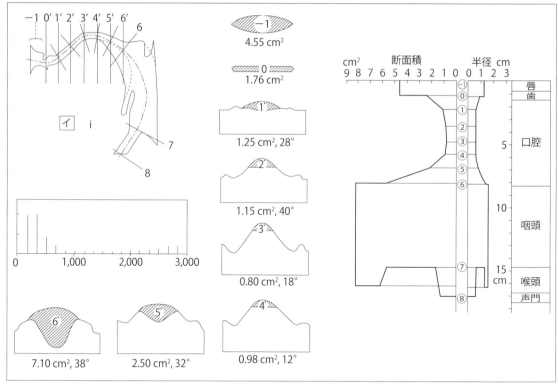

図2 母音 /i/ の声道断面模式図[6]
左上：声道の正中矢状断面とスライス地点．左中：母音の周波数解析による線スペクトル．中央〜左下：声道断面（斜線は声道を示す）．右：声道断面積系列

は低くなる．唇の横径が長い状態（平唇）と比べ，短い状態（円唇）で，声道長の延長に伴いすべてのホルマント（Fn）は低下する．喉頭の下制により，咽頭腔が長くなり，F3-F4間隔が狭くなる．

声道の音響効果について，Pickettによる総括は，以下の通りである[8]：①声道長がFnを規定する（Length rule）．②口の開きに対応してF1は上昇する（F1 rule）．③舌体の前進によりF2は高くなる（F2 rule）．④円唇によりFnが低下する（Lip-rounding rule）．

日本語の5母音のF-patternは，声道で共鳴を受ける固有音をもっている（**表1**）[6]．固有音は，声道伝達関数を反映して，母音のホルマントと一致する．母音発声のスペクトログラムと線形予測（linear predictive coding；LPC）により求めたスペクトルで，母音のF-patternがわかる（**図3**）．固有音には示されていないが，F2は母音 /a/ で1,200Hz付近，母音 /o/ で700Hz付近である．

表1 日本語5母音の固有音[6]

母音		固有音（Hz）	
イ	/i/	250	3,100
エ	/e/	450	2,000
ア	/a/	750	
オ	/o/	500	
ウ	/u/	350	900

口の開きとF1，舌の前後位置とF2の関連性は保たれている．摩擦音では，構音点によって，雑音の共鳴周波数が異なる．声門摩擦音 /h/ は，声道全体が共鳴管となり，500Hz前後からほぼ均等にホルマントがみられる．歯茎摩擦音 /s/ は，共鳴管が約2cmと短く，4,000Hz以上に雑音成分が分布する．一方，歯茎硬口蓋摩擦音 /ʃ/ は，共鳴管が少し長く，3,000Hz以上に雑音成分が分布する（**図4**）．

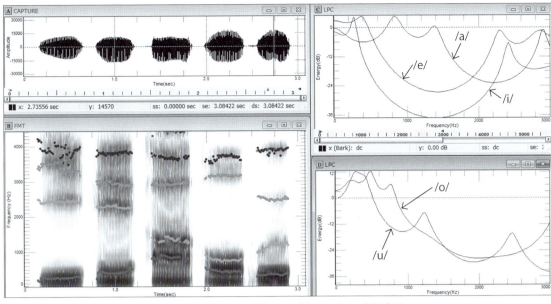

図3 日本語5母音（「い /i/」「え /e/」「あ /a/」「お /o/」「う /u/」）の音響表示
左上：音声波形．左下：スペクトログラムとホルマント軌跡．右上：LPCスペクトル（前舌母音 /i//e//a/）．
右下：LPCスペクトル（後舌母音 /o//u/）

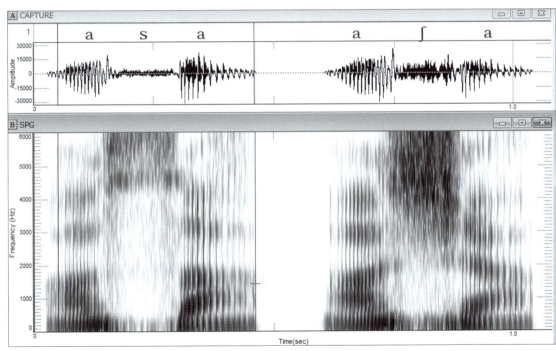

図4 摩擦音の波形とスペクトログラム（左：/asa/，右：/aʃa/）

正常発話での言語音の音響情報

一連の発話では，息継ぎがなければ，閉鎖音の直前での無音の閉鎖区間（200ms以下）を除いて，音声信号は連続的である．もし，発話の終わりか，発話の途中に息継ぎがあれば，休止（250ms以上）が無音区間として，音声波形やスペクトログラムで確認される．カーソルを用いて，発話全体の時間と子音・母音部分の持続時間が計測できる．

15章　機器による発声発語機能評価

分節（母音や子音）の持続時間は約100ms（0.1秒）で，日本語の場合はモーラ（拍）で200ms以内である．発話単位での所要時間より，話速度が算出できる．構音の異常では，分節持続時間の延長や変動がある．発話後半に運動の振幅が小さくなる加速化 accelerated では，分節持続時間は短縮する傾向がある．

音声波形では，音声ありと音声なし（無音），周期的な波形（有声音）と非周期的な波形（雑音），母音や鼻音などでの振幅の違いが観察できる．スペクトログラムでは，母音のホルマント，鼻音のマーマー nasal murmur やホルマントの減衰・消失，声帯振動による基音を反映するボイスバー voice bar，閉鎖音の前の閉鎖区間（無音），閉鎖の開放に伴うノイズ・バースト noise burst，子音から母音へのホルマント遷移 formant transition，わたり音でのホルマント変化 formant movement が観察上のポイントである．母音や子音の周波数解析により，ホルマントや雑音成分の周波数，変動や変化が計測できる．

言語音別の音声学的要素，音響情報，異常所見を整理して，**表2**に示す．

表2 言語音別の音声学的要素，音響情報，異常所見

	音声学的要素	音響情報	異常所見
母音	有声（声帯振動あり）	振幅大きい（広母音＞狭母音）	声の途切れ→振幅小さい
		周期的な波形あり	嗄声→非周期的波形の混在
		ボイスバーあり	無声化→ボイスバーなし
	声道全体の共鳴	明確なホルマント	鼻音化→F3・F4の減弱・消失
		母音固有のF-pattern /i/：F1低い，F2高い /e/：F1中位，F2高い /a/：F1高い，F2中位 /o/：F1中位，F2低い /u/：F1低い，F2低い	不明瞭な母音 →F1位置の中立化 →F2位置の中立化 →F1-F2空間の狭小化
子音	有声（声帯振動あり）	周期的な波形あり	無声化→周期的な波形なし
		ボイスバーあり	無声化→ボイスバーなし
	無声（声帯振動なし）	周期的な波形なし	有声化→周期的な波形あり
		ボイスバーなし	有声化→ボイスバーあり
	閉鎖音・破裂音	無音区間あり	閉鎖不全→無音区間なし
		閉鎖・開放あり	閉鎖不全→音圧低下不十分
		後続母音への移行	移行困難→ホルマントの傾きの平坦化
	─無声	ノイズ・バーストあり	摩擦音化 →ノイズ・バーストなし →持続性の雑音
		気息性雑音あり	わたり困難→雑音延長
		VOT長い	有声化→VOT短い
	─有声	ノイズ・バーストあり	閉鎖不全→ノイズ・バーストなし
		VOT短い	無声化→VOT長い
		ホルマント遷移	口腔運動制限→ホルマント遷移限定
	鼻音	周期的な波形	嗄声→非周期的波形の混在

表2 言語音別の音声学的要素，音響情報，異常所見（つづき）

	音声学的要素	音響情報	異常所見
子音	鼻音	母音よりも振幅小さい	口腔閉鎖不全→鼻音としては振幅大きい
		F1で鼻音マーマー低い	非鼻音化→鼻音マーマーなし
		F3・F4の減弱・消失	非鼻音化→F3・F4の明確化
	摩擦音	非周期的な波形・雑音あり	声道狭窄不全→雑音なし
		粗擦音で大きな振幅	乱気流不足→振幅低下
		共鳴を受けた雑音成分	
		/h/：等間隔のホルマント	声道狭窄位置（構音点）のズレ→雑音分布の違い
		/Φ/：弱い雑音の拡散	
		/s//z/：4kHz以上に雑音分布	
		/ʃ//ç/：3kHz以上に雑音分布	
	─無声	非周期的な波形あり	有声化→周期的な波形あり
	─有声	ボイスバーあり	無声化→ボイスバーなし
	破擦音	無音区間あり	閉鎖不全→無音区間なし
		ノイズ・バーストあり	閉鎖不全→ノイズ・バーストなし
		雑音あり	声道狭窄不全→雑音なし
		後続母音へのホルマント遷移	口腔運動制限→ホルマント遷移限定
	─/ts//dz/	4kHz以上に雑音分布	声道狭窄位置（構音点）のズレ→雑音分布の違い
	─/tʃ/	3〜5kHzに雑音分布	
	─無声	非周期的な波形あり	有声化→周期的な波形あり
	─有声	ボイスバーあり	無声化→ボイスバーなし
	弾音	波形の振幅減	閉鎖音化（[d]）→波形の振幅なし
		ボイスバーあり	無声化→ボイスバーなし
		ホルマント遷移	口腔運動制限→ホルマント遷移限定
	わたり音・接近音	ホルマント変化	不明瞭なわたり音→ホルマント変化量の制限
	─/w/	母音/u/から/a/へ	
	─/j/	母音/i/から後続母音/a//u//o/へ	

補足 1. 音響分析の基礎

　正常話者の発話「とこますやりか」の波形とスペクトログラムからは，以下の特徴が観察できる（図5）：

- 発話開始前に，閉鎖音/t/のための口腔（舌先・歯茎）閉鎖により，無音の閉鎖区間がある
- 口腔閉鎖の開放に伴い，非周期的な波形とスペクトログラム上の縦線で示されるノイズ・バーストがみられる
- その直後に，無声から有声に移行する途上で声帯が内転して声門に隙間が空いて声門摩擦音/h/，すなわち短い気息性雑音 aspiration noise が出現する
- 声門が閉鎖してボイスバーが始まり，口腔は開放して母音/o/の構え（後舌・半狭）をとり，固有のF-patternがみられる
- 閉鎖音/k/のための口腔閉鎖（舌背・軟口蓋）により，呼気は遮断されて，無音となる
- 閉鎖の開放によるノイズ・バースト，母音/o/のホルマントがみられ，後続の鼻音と母音に

15章 機器による発声発語機能評価

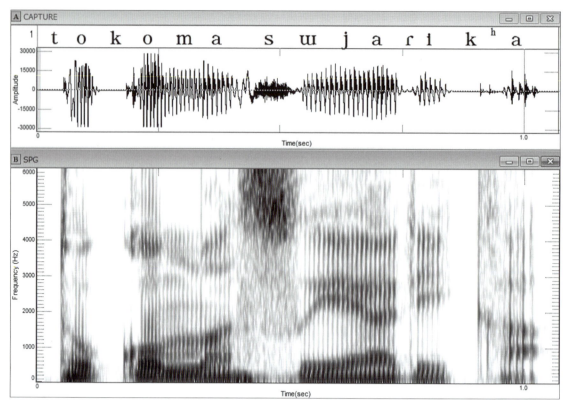

図5 正常発話「とこますやりか」の音声波形とスペクトログラム

周期的な波形があるが，鼻音部分で振幅は小さい
- 母音 /a/ のホルマントと比べて，F3とF4がかなり減弱化している
- 摩擦音 /s/ のために，声門は開き無声となり，ボイスバーがなくなる
- 口腔狭窄（舌面と歯茎）により，雑音が生じて非周期的な波形となり，その前の管腔で共鳴を受けるため，雑音成分が4kHz以上に分布する
- 後続母音 /u/ の構え（後舌）に引き続き，わたり音 /j/ の構え（母音 /i/，前舌）から口を開いた後続母音 /a/ に移行して，ホルマントの変化がみられる
- 弾音 /r/ で舌先の弾きにより，気流はかなり制限されて波形の振幅は小さいが，声門は閉鎖を保ちボイスバーはある
- 後続母音 /i/ の構えで，固有のF-patternがみられる
- 閉鎖音 /k/ のための口腔閉鎖と声門閉鎖解除により，無音でボイスバーもない
- 後続母音に移行する際に気息性雑音があり，母音 /a/ 部分ではボイスバーとF-patternがみられる

dysarthria 症例での分析と解釈

音声の音響情報は，声道の形態とその変化を反映する．dysarthria 患者の音声資料の一部に着目して，音響分析を行うことで，構音運動の異常がよく理解できる．以下に，二重母音と摩擦音～後続母音の構音の異常，母音構音の不正確さ，交互変換運動と文生成での発語速度，文生成での構音異常，声の異常を，音響分析により明らかにした研究報告を6つ示す．

Kentらは，筋萎縮性側索硬化症（ALS）症例の経過観察の過程で収録された7回の音声資料の分析を行い，構音運動が段階的に制限されていた

ことを報告している[9]．"sigh" と "hail" の二重母音のホルマント軌跡で，口の開きの運動を反映する F1 がほとんど変化せず，舌の前後運動を反映する F2 の変化量の低下と所要時間の延長を示している（図6）．特に，F2 変化率（変化量÷所要時間）は，進行に伴い低下していた．すなわち，発語明瞭度の低下に伴い，F2 変化率は減少していた．

Chen and Stevens は，dysarthria 患者の摩擦音 /s/（後続母音まで）の準定量的な音響分析を行った[10]．正常な無声摩擦音 /s/ の生成では，舌面と口蓋に小さな隙間をつくり，呼気を送ることで，乱気流がつくられる．摩擦音部分では，前方の共鳴腔を反映する高音域に雑音成分が高く，低音域のホルマントはわずかな振幅となる．後続母音に移行する際に，声帯振動が加わり，低音域に強いホルマントが現れる．

知覚的分析で，「摩擦音ではない」を1，「良音質の /s/（good-s）」を4として，評定した．スペクトル解析で子音部（高音域）と母音部（基音）の相対振幅を求めたところ，その差が20dB以上で /s/ 音の無声が保たれ，小さい値で有声の判定が多かった．スペクトログラムでの判定より，先行 precursor（/s/ 音生成の前にある雑音や喉頭原音エネルギー），持続 duration（/s/ 音の持続時間），時間変動 time variation（/s/ 雑音のスペクトルの安定性），移行部の不連続 abruptness（ホルマント遷移），第2ホルマント変化 F2 movement（男性で1300〜1800Hz，女性で200Hz 上からのF2変化）を評価した．

発話明瞭度の高い症例では，摩擦音 /s/ に先行する喉頭原音を示すボイスバーや雑音はないが，摩擦音の持続が長く，スペクトルに時間変動があり，移行部の不連続があった．発話明瞭度の低い症例では，先行する雑音とボイスバーがあり，摩擦音の雑音が長く，スペクトルの変動が大きく，母音への移行部に不連続があった（図7）[10]．

母音構音の適切さについては，ホルマント（F1 と F2）の音響空間 vowel space によって示されることがよくある．Skodda らは，4つの文の音読課題をもとに，3母音 /a//i//u/ の周波数解析を行った[11]．パーキンソン病（PD）患者（平均65歳）では，正常話者（平均67歳）と比べて，3母音の音響空間〔三角形面積（tVSA）〕の狭小化を示し（図8）[11]，母音ホルマント指数〔/i/ の F2 と /a/ の F1 の合計をその他の合計で除した値（VAI）〕も小さかった．同じ人たちの経過では，12〜84ヶ月後（平均34ヶ月後）で，PD 群だけに両値の低下を認めた．

Ziegler and Wessel は，交互変換運動と文再生で，CV 音節の持続時間の計測を行い，正常話者と失調性 dysarthria 患者〔小脳萎縮症（CA）と

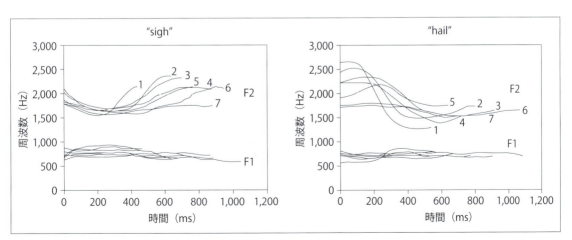

図6　ALS 女性患者でのホルマントの動き
左："sigh" の二重母音［aɪ］．右："hail" の二重母音［eɪ］．F2 の曲線にある番号は「何回目の録音か」を示す

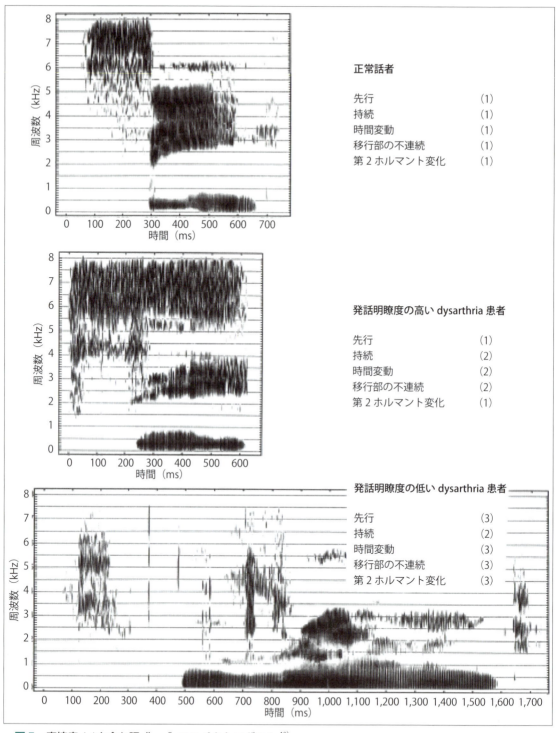

図7　摩擦音 /s/ を含む語 "see" のスペクトログラム[10]

フリードライヒ運動失調症（FA）〕とで，異なる傾向を認めた（図9）[12]．正常話者は，交互変換運動で高速でも，文生成でいくぶん速度を落としていた．一方，失調性 dysarthria 患者群は，交互変換運動で遅いが，文生成では速くなる傾向があった（図10）．

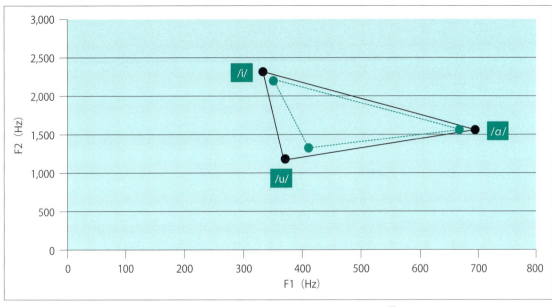

図8 正常話者群（実線）とパーキンソン病（PD）患者群（破線）の母音空間[11]

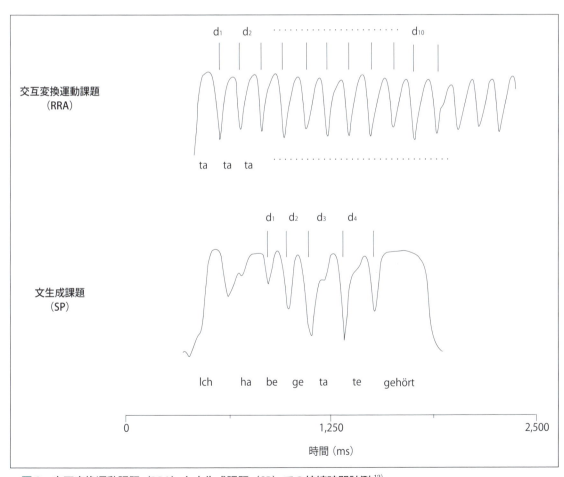

図9 交互変換運動課題（RRA）と文生成課題（SP）での持続時間計測[12]

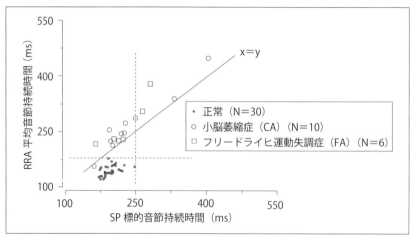

図 10 正常話者と失調性 dysarthria 患者での交互変換運動課題（RRA）と文生成課題（SP）での CV 音節の持続時間の分布

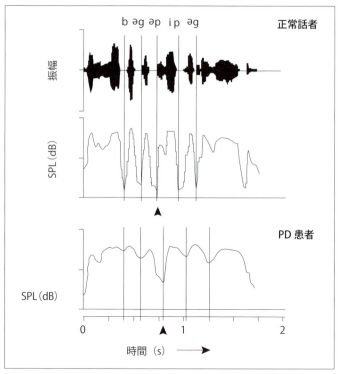

図 11 正常話者とパーキンソン病（PD）患者の生成した文の音声波形と音圧軌跡
上：正常話者の音声波形．中央：正常話者の音圧軌跡．下：PD 患者の音圧軌跡．縦線は音節境界を，矢印は強勢を受けた母音の開始時点を示す

　Ackermann and Ziegler は，正常話者（若年と高年）と，PD に伴う dysarthria 患者で，文生成課題（SP）の音響分析を行った[13]．音圧軌跡をもとに，音節持続時間と閉鎖区間での音圧値 intensity during closure を求めた（**図 11**）．閉鎖音 /p/ での 2 箇所の閉鎖区間での音圧最小値（子音部音圧 dip）は，正常話者では 15dB 以下であったが，PD 患者では約半数で 15dB を超えており，閉鎖不全（構

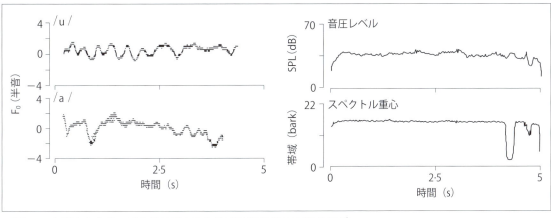

図12 小脳疾患患者の母音持続発声と無声摩擦音持続の音響分析[12]
左：母音 /u//a/ 持続での基本周波数（Fo）の軌跡（単位：半音）．右：無声摩擦音 /ʃ/ 持続での音圧レベルと雑音スペクトル重心の軌跡

音標的への未到達）があることが示された．

Ackermann and Ziegler は，小脳疾患に伴う dysarthria 患者で，小脳性音声振戦の起源を音響分析で明らかにした[14]．母音の持続発声では，基本周波数（Fo）の周期的な変動（2.8Hz）がみられた（**図12**）[12]．一方，声帯振動の関与しない無声摩擦音では，呼気を反映する音圧レベルと摩擦音生成の構えを反映する雑音スペクトル中心周波数に周期的な変動はなかった（**図12**）[12]．以上より，振戦様の異常は，呼吸器系や構音系に由来せず，発声系の内喉頭筋群がかかわる声帯緊張の変動にその原因があることが示された．

参考・引用文献

1) Stevens K.N.：Acoustic Phonetics, The MIT Press, 1998, pp38-46.
2) Perkel J.：Articulatory processes. The Handbook of Phonetic Sciences, Hardcastle W.J., Laver J. (eds.), Blackwell Publishers, 1997, pp331-370.
3) Kent R.D., Read C.：The Acoustic Analysis of Speech, Singular Publishing Group, 1992.（荒井隆行，菅原 勉監訳：音声の音響分析，海文堂，1996.）
4) Bunton K., Weismer G.：Segmental level analysis of laryngeal function in persons with motor speech disorders. *Folia Phoniatr.* **54**：223-239, 2002.
5) Fant G.：Acoustic Theory of Speech Production with Calculations based on X-ray Studies of Russian Articulations, De Gruyter Mouton, 1960.
6) Chiba T., Kajiyama M.：The Vowels, Kaisei-kan, 1942.（千葉 勉，梶山正登著，杉藤美代子，本多清志訳：母音―その性質と構造，岩波書店，2003.）
7) Lindblom B.E.F., Sundberg J.E.F.：Acoustical consequences of lip, tongue, jaw, and larynx movement. *J. Acoust. Soc. Am.* **50**：1166-1179, 1971.
8) Pickett J.M.：The sounds of speech communication：A primer of acoustic phonetics and speech perception, University Park Press, 1980, pp45-55.
9) Kent R.D., Sufit R.L., et al.：Speech deterioration in amyotrophic lateral scleraosis：A case study. *J. Speech Hear. Res.* **34**：1269-1275, 1991.
10) Chen H., Stevens K.N.：An acoustical study of the fricative /s/ in the speech of individuals with dysarthria. *J. Speech Hear. Res.* **44**：1300-1314, 2001.
11) Skodda S., Gronheit W., et al.：Impairment of vowel articulation as a possible marker of disease progression in Parkinson's disease. *PLOS ONE* **7**(2)：e32132, 2012.
12) Ziegler W., Wessel K.：Speech timing in ataxic disorders：Sentence production and rapid repetitive articulation. *Neurology* **47**(1)：208-214, 1996.
13) Ackermann H., Ziegler W.：Articulatory deficits in Parkinsonian dysarthria：An acoustic analysis. *J. Neurol. Neurosurg. Psychat.* **54**：1093-1098, 1991.
14) Ackermann H., Ziegler W.：Cerebellar voice tremor：An acoustic analysis. *J. Neurol. Neurosurg. Psychat.* **54**：74-76, 1991.

参考資料

- Pickett J.M.：The sounds of speech communication：A primer of acoustic phonetics and speech perception, University Park Press, 1980.
- Pickett J.M.：The Acoustics of Speech Communication：Fundamentals, Speech Perception Theory, and Technology, Allyn & Bacon, 2010.
- Kent R.D.：Vocal tract acoustics. *J. Voice* **7**(2)：97-117, 1993.
- Kent R.D., Dembowski J., et al.：The acoustic characteristics of American English. Principles of Experimental Phonetics, Lass N.J. (ed.), Mosby, 1996, pp185-225.
- Forrest K., Weismer G.：Acoustic analysis of motor speech disorders. Clinical Management of Sensorimotor Speech disorders, McNeil M.R. (ed.), Thime, 2009, pp46-63.
- Stevens K.N.：Acoustic Phonetics, The MIT Press, 1999.
- Stevens K.N.：On the quantal nature of speech. *J. Phonetics* **17**：3-45, 1989.
- Johnson K.：Acoustic and Auditory Phonetics, Blackwell, 1997.
- Lieberman P.：Speech Physiology and Acoustic Phonetics, MacMillan Publishing, 1977.
- Lehiste I.：Readings in Acoustic Phonetics, The MIT Press, 1967.
- O'Shaughnessy D.：Speech Communications：Human and Machine, IEEE Press, 2000.
- 苅安 誠：声の音響学，新訂音声障害（苅安 誠，城本 修編），建帛社，2012, pp56-69.
- 苅安 誠：音響分析でもっと分かる音声言語聴覚障害．Kay-Pentax, 2010. http://www.kaypentax.pentax.jp/

2 音響分析の臨床応用

音響分析は，非侵襲的な方法で，臨床や研究に簡便に使える．音声信号の解析により，発声発語の特徴を定性・定量化することができる．はじめに，音響分析の装置とその際に使用する音声課題について説明する．その後，声，共鳴，構音，韻律，流暢性についての音声課題と臨床例での所見を示すことにする．

音声収録と音響分析の装置

音声サンプルの収録には，高性能マイクロホン，アナログ・デジタル変換装置，パソコン，専用ソフトウェアからなる音響分析システム（図1）が，音質の観点から望ましい．外来やベッドサイドでも，静かな部屋で，防音が十分であれば，信号雑音比（S/N比）が高くなり，音響分析での計測困難などのトラブルは回避できる．

ベッドサイドや外来で音声収録を行うには，PCM録音が可能なICレコーダー（非圧縮音声のWAV形式で保存するタイプ）を用いるのが便利である．収録音声は，ノート・パソコンに保存して，音響分析ソフトウェア（「Praat」などのフリーソフトウェアも利用できる）で音響分析ができる（図2）．小型のオーディオ・インターフェースは，キャスターに乗せておけば，移動も苦にならない．音声サンプルは，パソコンに保存する際に，必ずラベル（患者コード，課題名，日付）を付けておく．

音声収録の設定

音声収録にあたり，サンプリング率の設定を行う．声のゆらぎの分析には，高い時間分解能が求められ，40〜50kHzが推奨されているが，データが膨大になる．周波数解析での周波数上限 nyquist frequency（サンプリング率の半分以下）を考えると，母音で10kHz以上，子音で20kHz以上に設定しておきたい．ソフトウェア（「MDVP」「MSP」，Kay-Pentax社）での自動解析も視野に入れるのならば，25kHz以上に設定する．サンプリング率は高く設定しておき，音声データを収録してから，分析の際にダウン・サンプルあるいは周波数上限を設定することもできる．ICレコーダーでの収録では，44kHzか22kHzを選択すればよい．データの保存形式は，機器による指定形式もあるが，非圧縮のWAV形式にすれば，どのパソコン・ソフトウェアでも再生や分析ができる．

音声収録にあたり，入力レベルは適切に設定すべきである．声の大きさを変える課題もあるので，大きな声での入力で，許容範囲をオーバーすると，波形が切れてしまい，音響分析に支障をきたしかねない．一方，過小な入力レベルでは，デジタル化による信号劣化が起こりうる．音声入力が波形表示の半分程度になるように，入力増幅調節のツマミをセットするとよいだろう．周囲の雑音に対して話者の音声の入力（S/N比）を最適化するために，話者の口とマイクロホンとの距離を約

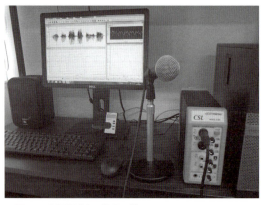

図1 音響分析の装置（「CSL4500」，Kay-Pentax社）

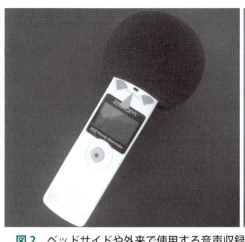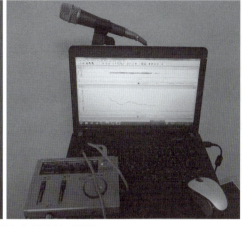

図 2 ベッドサイドや外来で使用する音声収録と音響分析の道具
左：IC レコーダー（「H1」, Zoom 社）．右：マイクロホン（「SM87A」, Shure 社），オーディオ・インターフェース（「UA-3FX」, Roland 社），ノート・パソコン

15cm に保つことも大切である．

　声の強さ〔音声強度（sound pressure level；SPL）〕を計測する際には，注意が必要である．話者の口とマイクロホンの距離や入力音源の増幅調整・設定などの録音環境によって，計測値に違いがもたらされる可能性がある[1]．口とマイクロホンとの距離を一定に保つために，ヘッドセット付きのマイクロホンを使うとよい．こうすれば，患者の身体が姿勢変化や不随意運動で動いたとしても，音圧への影響が少なくなる．実効値を求めるためには，マイクと同じ距離で騒音計（**図 3**）を用いて，声の大きさを 3 段階に変えて音声を収録する．騒音計の数値と音響分析で得られた数値が線形の関係にあることを確認のうえ，換算式をつくることで，音響分析での SPL 計測値を実効値に変換できる．

音声課題の設定

　音声の側面（声，共鳴，構音，韻律，流暢性）について，網羅的かつ十分な評価を行うために，音声課題を設定する（第 6 章参照）．発声の評価には，母音の持続発声，数字の順唱を，共鳴の評価には，非鼻音だけの文と鼻音の多い文の音読，圧力子音を含む無意味音節 /pipipi/，語・文の再

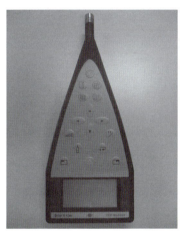

図 3 精密騒音計（「2238 Mediator」, Brüel & Kjær 社）

生を行うとよい．構音と韻律の評価には，文章の音読，文の再生，最小対語（ミニマルペア）の生成を行う．自発話の発声発語と流暢性の評価には，絵の説明や独話を用いる．

　発声発語能力の評価のために，最長発声持続（時間）（MPT）と言語性の交互変換運動（DDK）を行う．特殊課題として，反応時間（RT）パラダイムでの発声発語を患者に求めることで，発声発語の異常性を見出せることがある．言語性の交互変換運動は，定番の /pa//ta//ka/ に加え，構音様式や，構音点，声帯振動に違いのある他の音節

15章 機器による発声発語機能評価

/sa//ra//da//na/ を行っておきたい．メトロノームを用いてテンポ指定（1Hz，2Hz，3Hz）をすることで，発語運動能力の推定ができる．

音響分析

音響分析は，音声波形の観察から始める．全体から局所に目をやると，母音や子音により，周期性や振幅が異なることに気づく．次に，SPL解析とPitch解析を行う．母音や子音，連続的音声（発語）の観察には，周波数解析を行い，スペクトログラムやスペクトルの表示によって評価と測定を行う．

音響分析では，正常な音声信号からの逸脱を捉えるのに満足せず，身体の異常，特に発声発語運動の問題を明らかにすることを忘れてはいけない．音声の聴取印象と音響分析での所見の背景にある患者の身体を想定して，病態の理解と訓練・指導による改善を考えていきたい．

1）声の評価・測定

母音の持続発声の音声サンプルの分析により，音声信号の連続性や，音声基本周波数（Fo，単位：Hz），音声強度（SPL）を表示・計測できる．分析の進め方は，はじめに音声波形を観察し，次に対象部分を選び，分析・表示と計測を行うのが基本である[2]．

母音の持続発声の音声波形から，振幅 amplitude と時間 time が観察できる（図4）．通常，母音発声は定常的で，振幅はほぼ一定である．広母音 /a/ は，狭母音 /i//u/ と比べ，振幅が大きい．同じ声の大きさで発声すると，母音 /a/ の SPL が最も高くなる．母音の持続発声の分析は，声の高さ・大きさと安定性，嗄声の印象とを関連づけて，Fo，SPL，両者の変動，雑音成分と，順序よく進めていく．

音声の音響解析の基本は，Fo解析（Pitch解析）である．音声波形をもとに，周期の同定と周波数値 frequency の演算というプロセスで実行される．正常音声ではまれだが，異常音声，特に重度の嗄声では Pitch 解析のエラーがよく起こる（図5）．周期の乱れや，振幅の変動，雑音成分の混入により，周期の同定が自動設定では難しくなる（「NOTE：Pitch 計測のポイント」参照）[2,3]．分析の設定と手順を尽くすことで，Pitch解析を実現できるが，一部の分析のみ，あるいは分析不能もありうる．

母音の持続発声の音声波形で振幅低下や無音区間があれば，「声の途切れ voice break」あるいは「発声途絶 voice arrest」が起きている可能性がある．例えば，口舌ジストニアの患者で，母音 /a/ の持続発声で聴覚印象上は声の途切れが2回あった．音響分析の voicing 自動解析（ソフトウェア「Praat」を使用）では，途切れ1回，有声部分128回と無声部分8回が示された（図6）．なお，発声途絶は，数字の順唱や文章の音読の有声部分でも観察ができる．

Foの平均値は，声の高さを反映する音響指標である．患者の年代・性別に相応であれば正常範囲内，逸脱していれば異常となる．dysarthria 患者では，全般的に低すぎる声，高すぎる声がみられる．SPLは，声の大きさを反映する音響指標で

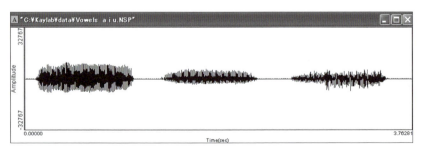

図4 正常話者の母音 /a//i//u/ の持続発声での音声波形

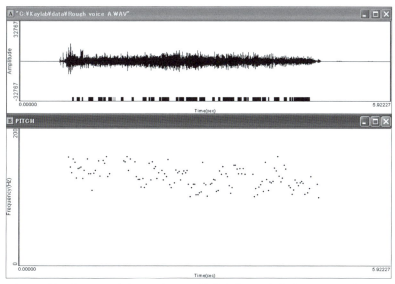

図5 粗ぞう性嗄声のある患者の母音 /a/ の持続発声での音声波形と Pitch 軌跡
上：音声波形．音声波形の下の Pitch 検出のバーが断続的となり周期性同定困難を示す
下：Pitch 軌跡．検出された Pitch は上下動が大きい

OTE

Pitch 計測のポイント

　音響分析で Pitch を求める際の基本は，基音の周期 Pitch Period の検出である．

　自動解析により，Pitch 軌跡に 2 つの大きく違う Fo が表示されることはよくある．ヒトの声が隣り合う周期，あるいはとても短い時間で変化することはありえない．Period 検出のエラーである．これを知らないと，二重声 diplophonia を思いつくが，聴取印象で 2 つの声の高さを見逃すはずはない．

　音声波形は，母音によっても異なるが，正常音声では比較的周期的で，しかも大きな波（基音成分）にいくつかの小さな波（倍音成分）が乗っている程度である．一方，異常音声で嗄声がひどくあると，音声波形には多くの雑音成分が混在して，波はギザギザとなる．同時に，基音と倍音の振幅が小さく，Period 検出を難しくして，結果として誤った Period 同定となる．

　Period 検出には，Peak-picking 法か Zero-crossing 法が用いられている．Peak-picking 法は，あるレベルの振幅を超えた波でのピーク値を波の開始・終了と判断するプログラムで周期を検知する方法である．分析対象の音声波形に，録音時のマイクロホンとの距離や，入力ゲインの設定，患者の声量により，十分に大きな振幅がないと，Period 検出漏れが出る．この場合は，Pitch 解析の前に，波形を増幅すればよい．Zero-crossing 法は，大気圧レベルのゼロ値で波が交叉した時に，周期の開始・終了と判定するプログラムである．この場合は，Low-pass フィルタリングにより高い周波数の成分を取り去れば，周期同定のエラーは減らすことができる．

　基本は，Pitch 解析の前に波形を拡大して観察することである．パワー・スペクトルで基音成分が，スペクトログラムの広帯域でボイスバーが，狭帯域で基音成分が目視できる．Titze は，嗄声のひどい音声サンプルでは，Pitch 解析は困難であり，解析不能という所見が声質不良を示すと述べている[2]．臨床例で，Fo とその変動を求めるのであれば，上述の方法を使い，最後は波形を見ながら，1 つひとつ周期を確認するのが，正確な計測につながる．

15章 機器による発声発語機能評価

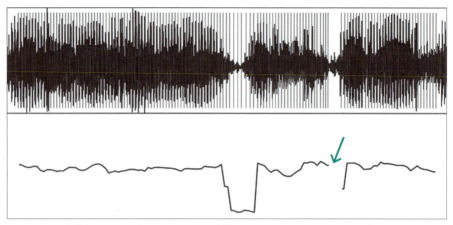

図6 口舌ジストニア患者の母音 /a/ の持続発声での音声波形と Pitch 軌跡
発声途絶を示す Pitch 急低下と Pitch 検出不能（矢印）を認める
［提供：尾野美奈先生（元 北海道医療大学病院，現 つだ小児科医院）］

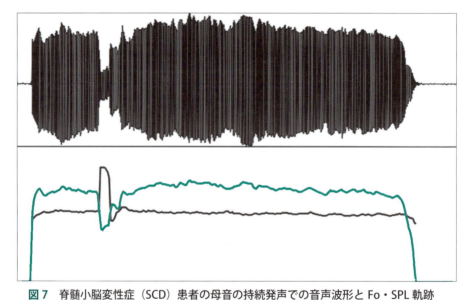

図7 脊髄小脳変性症（SCD）患者の母音の持続発声での音声波形と Fo・SPL 軌跡
下（黒線）：Fo 軌跡．Fo の急上昇（声の翻転）がみられる
下（緑線）：SPL 軌跡．Fo 変化時に音圧の低下を認める（音声波形の振幅低下もある）
音圧がほぼ一定であることから，呼気（圧）の急変化ではなく，声帯の緊張変化を示す
［提供：武井麻子先生（北祐会神経内科病院）］

ある．dysarthria 患者では，小声・声量低下，爆発的な声の大きさがみられる．

母音の持続発声では，Fo と SPL の軌跡の表示で，声の安定性が評価できる．正常な声は，Fo・SPL ともに変動はごくわずかである．一方，異常音声では，Fo と SPL に変動がみられることがよくある．Fo や SPL の軌跡を表示することで，声の翻転や声の大きさの変動といった異常所見を確認でき，計測値も得られる（図7，8）．

声の不安定な状態は，「声の震え」と総称され，周期性をもつ場合に「音声振戦 tremor」と呼ばれる．呼気供給の不安定さによる声の震えでは，音声波形で振幅の増減がみられる．音声振戦は，声帯緊張の周期的変動が原因となって，声の変動が生じる．音声波形には振幅の増減はあまりないが，Pitch 軌跡において周期的変動（約 4Hz）が確認

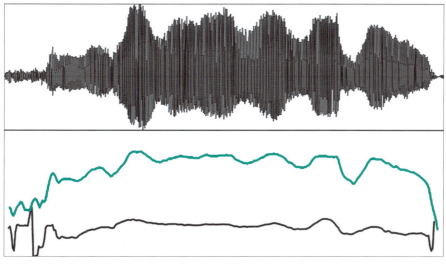

図8 小脳性運動失調症患者の母音 /a/ の持続発声での音声波形と Fo・SPL 軌跡
上：音声波形．振幅の変動が大きい
下（黒線）：Fo 軌跡．発声開始と後半に変動がある
下（緑線）：SPL 軌跡．発声部分に変動がある

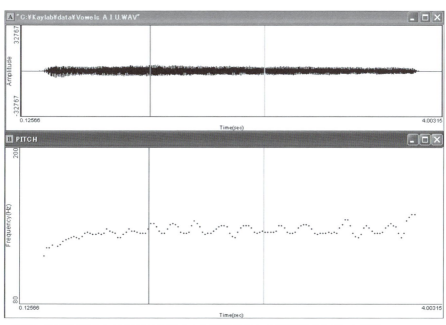

図9 音声振戦のある患者の母音 /a/ の持続発声での音声波形と Pitch 軌跡
カーソルは1秒間の Pitch 軌跡を捉え，約 4Hz の変動を示している

できる（**図9**）．

声のゆらぎについては，標準偏差（SD），変動係数（SD/平均値），周期や Fo，振幅の隣接周期での変動量（Jitter や Shimmer など）といった指標が示されている[1]．声帯振動の不規則な振動を反映するのが「ゆらぎ」であり，粗ぞう性嗄声との関連が示されている．なお，気息性嗄声については，信号（倍音）成分と雑音成分の比率（HNR），基音・2倍音の振幅格差（ΔH1–H2）が指標となる．

数字の順唱では，Pitch 解析を行うと，有声部分で Pitch データが得られる（**図10**）．Fo の平

15章　機器による発声発語機能評価

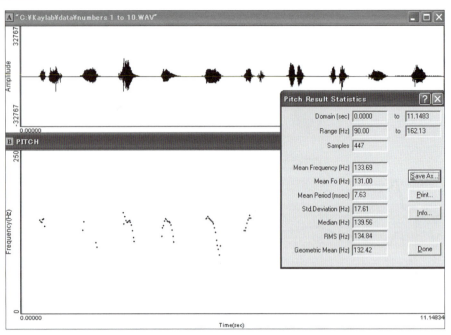

図10　数字の順唱での音声波形とPitch軌跡（右のウインドウにFoの平均値などを表示）

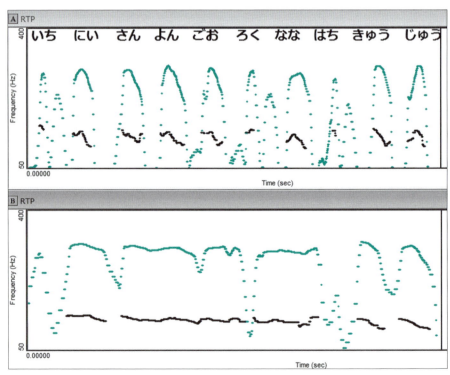

図11　数字の順唱でのPitch軌跡（黒線）とSPL軌跡（緑線）
上：毎回の息継ぎあり．下：1～8まで息継ぎなし

均値は，話声位（SFF）とみなすことができる．息継ぎの後は，肺内圧が高いので，Pitchリセットが起こり，Foは高くなる（図11）．

数字の順唱課題では，数字の読み方が，発語時の喉頭調節や声帯の内転・外転の異常を顕在化させる．喉頭の不随意運動ジストニアに伴う痙攣性

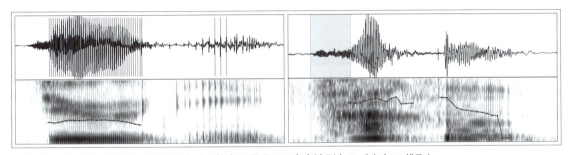

図12 痙攣性発声障害（SD）2症例の数字の順唱での音声波形とスペクトログラム
左：SD内転型患者での低音・フライ発声．右：SD外転型患者での摩擦音部分の持続時間延長と息漏れ

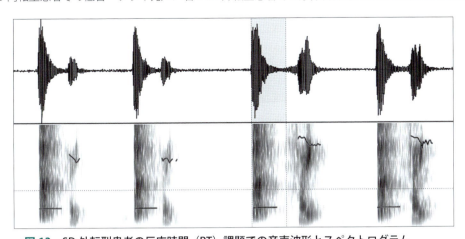

図13 SD外転型患者の反応時間（RT）課題での音声波形とスペクトログラム
上：音声波形．下（黒線）：Pitch軌跡
ブザー音刺激の後に普通の声（左2試行）と大きな声（右2試行）で「ハイ」を言うという条件で行ったところ，大きな声で反応潜時は同等だが（網掛け部分），子音/h/の持続時間の延長を認めた

発声障害（SD）では，内転型で声帯の内転と高い筋緊張が起こり「じゅうに」の後半が低音・フライとなり，外転型で声帯の外転が起こり「さん」が[sssahN]と息漏れを生じた（**図12**）．

反応時間（RT）課題では，ブザー音に対して患者に「あ」「雨」「ハイ」を言わせる．SD外転型患者では，局所性ジストニアのために声帯の外転が優位となり，声門開放の無声子音から声門閉鎖の母音（有声音）への移行が難しい．「大きな声でハイを言う」条件で，子音/h/の持続時間延長とRT延長（532ms）を認めた（**図13**）．大きな声では，Foが高かった．

2）共鳴の評価・測定

口蓋咽頭（VP）の閉鎖により母音や非鼻音（子音）が，VPの開放により鼻音が生成される．VP閉鎖が空間・時間的に不完全だと，母音の持続発声で開鼻声，無意味音節/pipipi/の反復や圧力子音の生成で鼻漏出が出現する．

音響分析では，開鼻声は，ホルマントの振幅減衰，300Hz前後の鼻腔共鳴のホルマントが特徴的である[4]．正常な母音と比べ，鼻音化した母音は，倍音成分の減衰率（Δ H1-H2）が高い．弛緩性の口蓋麻痺に伴う開鼻声のある症例で，母音ホルマントに強い鼻音ホルマント（鼻音マーマー nasal murmur）とF3・F4ホルマントの減弱化を認めた．開鼻声は，母音/a/よりも母音/i/で顕著であった（**図14**）．口腔気流に対して抵抗が大きい母音/i/では，鼻漏れと鼻腔共鳴が大きくなったと考えられる．痙性麻痺に伴うdysarthria症例でも，母音/i/の発声で，鼻音化を示す強い鼻音ホルマントとF3・F4ホルマントの未検出があった（**図15**）．

15章 機器による発声発語機能評価

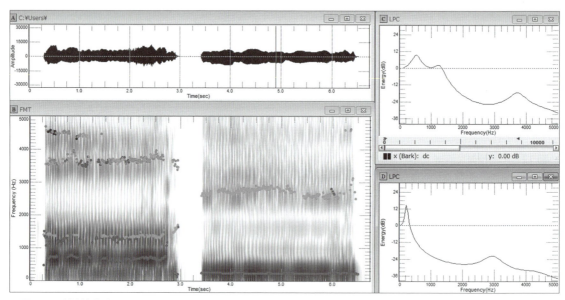

図14 弛緩性麻痺 dysarthria 患者の母音 /a//i/ の持続発声
左上：音声波形．左下：スペクトログラムとホルマント軌跡．右上：母音 /a/ の LPC スペクトル．右下：母音 /i/ の LPC スペクトル

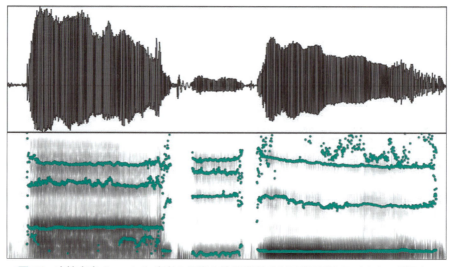

図15 痙性麻痺 dysarthria 患者の母音の持続発声での音声波形とスペクトログラム・ホルマント軌跡
左：患者の母音 /a/．中央：検者（正常話者）の母音 /i/．右：患者の母音 /i/
ホルマント軌跡は4つのホルマント検出の設定としたが，患者の母音 /i/ では3つのホルマントの検出にとどまった

　鼻漏出は，圧力子音（閉鎖音や摩擦音）の生成時に生じる雑音成分が特徴的である．負荷試験として実施した閉鎖音と促音（二重子音）の音声対立生成課題では，/t/ と /tt/ の生成ための口腔閉鎖の時間に鼻漏れに伴う雑音を認めた（**図16**）．

圧力子音生成での口腔内圧上昇のために，呼気の鼻漏出が起きていると考えられる．負荷試験を行うことで，VP閉鎖不全が明らかとなる．訓練前後の比較や軟口蓋挙上装置（PLP）の装着の効果を調べる際にも，テストとして実施しておきたい．

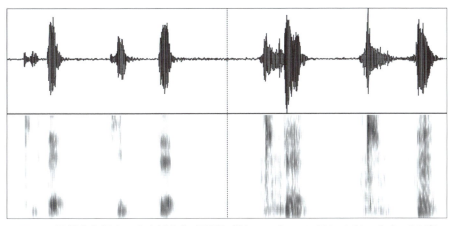

図16 閉鎖音と促音の音声対立生成課題〔「きて－きって（/kite/-/kitte/）」〕での音声波形とスペクトログラム
左：検者（正常話者）の見本．右：弛緩性口蓋麻痺の患者
/ki/ の後の口腔閉鎖で，正常では無音の閉鎖区間があるが，鼻漏出のある症例では閉鎖区間の一部に雑音を認めた

3）構音の評価・測定

　母音の音響学的特徴は，低次のホルマントの相対的位置（F-pattern）である．日本語の3母音 /i//a//u/ を第1ホルマントと第2ホルマント（F1-F2）でプロットしたのが母音三角 vowel triangle である（**図17**）．dysarthria 患者では，母音発声で狭い空間，つまり母音の F-patter が接近していることが多い[5]．**表1** には正常話者の日本語5母音のホルマント周波数を示してある．F1-F2 の相対的位置（F-pattern）をもとに，母音の構音の異常性を判定する[6]．

　オプションのソフトウェア（「リアルタイム・ソナグラム」，Kay-Pentax社）を用いれば，自動的にホルマント・プロットを行うことができる．実時間の共鳴周波数の解析は，発語機能評価だけでなく，訓練でのフィードバックにも適している．正常音声では，音響標的の周辺に分布する．5母音の発声だけでなく，子音＋母音（/kV/）の音環境でも，正常例では同様の所見が得られる（**図18**）．dysarthria 症例では，母音ホルマントのバラつき，母音空間の狭小化が観察できる．

　文の再生や文章の音読の課題で，文や語句の持続時間，ホルマントの変化を観察・計測できる．語音の連続性や分離の異常は，それぞれ断綴的発話 scanning speech，不明瞭発話 slurred speech という聴取印象と関連がある．文の再生課題「瑠璃も玻璃も照らせば光る」で SPL 軌跡をみると，断綴的発話では音節間に大きな音圧低下があり，不明瞭発話では音圧低下がほとんどなかった（**図19**）．

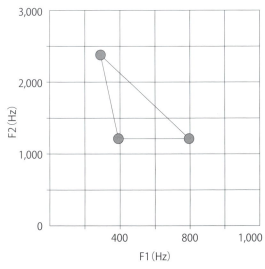

図17 母音三角（正常例）

表1 日本語の母音のホルマント周波数（Hz）

		/a/	/i/	/u/	/e/	/o/
F1	成人男性	790	250	340	460	500
F1	成人女性	950	290	400	590	610
F2	成人男性	1,180	2,300	1,180	2,060	800
F2	成人女性	1,450	2,930	1,430	2,430	950

15章 機器による発声発語機能評価

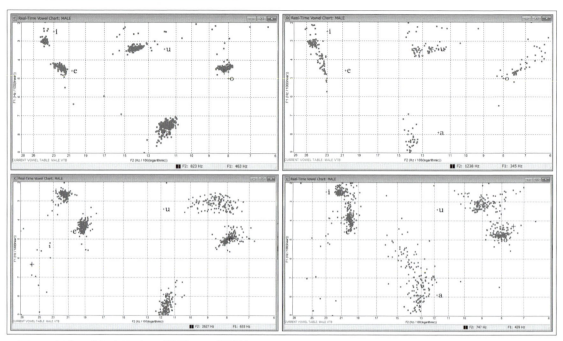

図18 母音の音響空間〔F1（縦軸）-F2（横軸）〕
上：正常話者／左：5母音発声（5試行）．右：カ行（/kV/）の発語（10試行）
下：パーキンソン病（PD）に伴う dysarthria 患者／左：5母音発声（5試行）．右：カ行（/kV/）の発語（10試行）
〔提供：小國由紀先生（国立病院機構宇多野病院）〕

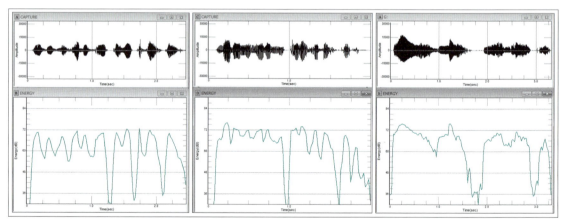

図19 文の再生課題「瑠璃も玻璃も照らせば光る」での音声波形とSPL軌跡
左：SCD 患者（断綴的発話）．中央：正常話者．右：SCD 患者（不明瞭発話）

ホルマントの変化量は，口の開きや舌の前後位置と関連がある．文章「北風と太陽（95頁参照）」には，太陽という語が数多く含まれる．/taijou/ の /ai/ 部分で，F1 は下降，F2 は上昇するのが正常で，変化量も大きい（**図20**）．一方，発話が不明瞭となる中等度〜重度の dysarthria 患者では，ホルマント変化量が小さいことがある．わたり音の /w/ は母音 /u/ から /a/ へ，わたり音の /j/ は母音 /i/ から後続母音へと，正常話者では 100ms 以内で移行し，F1・F2 とも毎秒 4kHz の傾き slope である[7]．

有声・無声の子音の構音には，口腔器官と喉頭・声帯との協調性が鍵となる．例えば，無声閉鎖音と母音の連続では，口腔閉鎖で気流を阻止して開

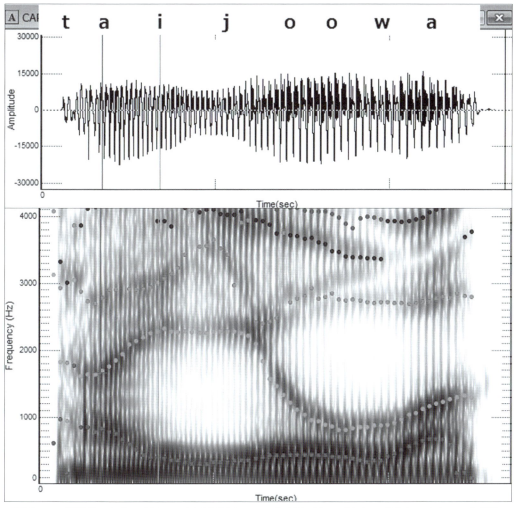

図20　正常話者の文章の音読の一部「太陽は」での音声波形とスペクトログラム・ホルマント軌跡
母音の連続 /ai/ では，F2 が 1,600Hz から 2,200Hz に，F1 が 800Hz から 300Hz に変化している．
わたり音 /wa/ では，F2 が 800Hz から 1,200Hz に，F1 が 300Hz から 600Hz に変化している（ともに約 80ms 区間）

放することでノイズ・バーストが生じ，その直後に声門閉鎖が完成して母音の有声音源がつくられる．有声閉鎖音では，口腔の開放と声門の閉鎖はほぼ同時か声門閉鎖がいくぶん先行する．こういった口腔と喉頭の適時性（タイミング）が崩れると，無声子音の有声化（音声記号の下にv印），有声子音の無声化（音声記号の下にo印）が起こる．

閉鎖音の有無声は，有声開始時間（VOT），閉鎖区間，前後の母音の持続時間が音響的特徴である[4]．VCV 課題で有無声対立（/apa/-/aba/）を生成させると，聴取印象の有声化や無声化が，SPL 軌跡とPitch 軌跡の観察により確認できる（図21）．

4）韻律と流暢性の評価・測定

発話の自然さは，韻律特徴と流暢性が鍵となる．発話は高速な発語運動に支えられ，正常では毎秒10音かそれ以上のテンポで言語音（子音・母音）が生成される．日本語音声では，声の高さの変化により，語にアクセントを，文に抑揚（イントネーション）を付与する．

話速度は，持続時間の計測をもとに算出できる．持続時間は，標的の言語単位（音，拍，語，文，

15章　機器による発声発語機能評価

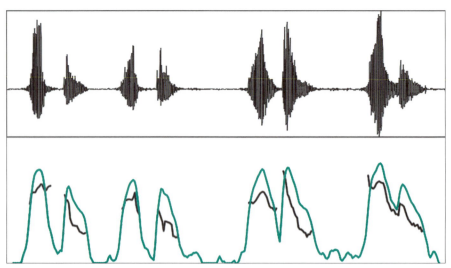

図21 混合性（痙性麻痺＋失調性）dysarthria 患者の無意味音節 VCV 課題での音声波形と Pitch（黒線）・SPL（緑線）軌跡
左2試行：標的 /apa/ の閉鎖区間で，2試行とも音圧低下とピッチ未検出（無声を達成）
右2試行：標的 /aba/ の閉鎖区間で，1試行目は音圧低下とピッチ未検出（無声化）だが，2試行目は音圧低下がわずかでピッチは持続的に検出されている（有声を達成）

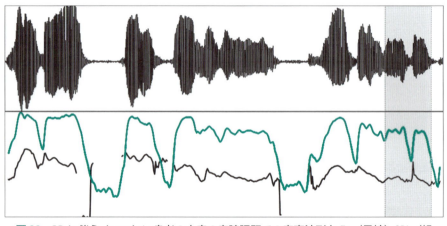

図22 PD に伴う dysarthria 患者の文章の音読課題での音声波形と Fo（黒線）・SPL（緑線）軌跡
新聞記事の一部「自民党は，かなり早い段階において小澤氏を自民党」の音声を分析すると，話速度は毎秒6拍程度（所要時間5.17秒で30拍）と正常範囲内で，同じ語「自民党」の持続時間は文頭 780ms，文中 545ms（選択部分）と加速化を認めた．Fo の平均は 117Hz で，範囲が 110～138Hz と小さく，抑揚の乏しさ（単調子）を示している

文章）の始まりから終わりまでを，音声波形とスペクトログラムをもとに同定する．文までの単位であれば毎秒○拍，文章全体であれば毎分○語（wpm）と表す．話速度は，正常で毎分60語前後である．「北風と太陽（IPA 版）」の音読は，55語を40秒前後で終える．

dysarthria 患者の多くは，話速度が低下する．ただし，運動低下性 dysarthria では話速度は正常と同等である．運動低下性を代表する PD 患者の音声は，発話の加速化と声の高さの平板化（単調子 monotone）が文レベルの発話でみられる（**図22**）．

5) 発声発語能力の評価・測定

　最長発声持続（時間）（MPT）の課題では，深吸気から発声を開始する．正常では，ほぼ一定の声の大きさ，つまり一定の音圧で母音 /a/ を持続させることができる．これは，弾性復元力（19頁参照）に拮抗させる吸気筋活動で肺内圧（呼気圧）の上昇を抑止するという調節ができるからである．その後も，呼気圧を一定に保ち，安定した音圧と Pitch が得られる．

　呼吸運動の調節が難しい患者では，爆発的あるいは大きな声で発声を開始する．その後，呼気圧は小さくなり，音圧も低くなる傾向がみられる．声を持続させるためか，おそらく声帯の筋緊張の変動を背景として，Pitch 軌跡だけが上下する（**図23**）．ちなみに，前半で嗄声が軽減する患者もいて，おそらくそれは高い肺内圧（呼気圧）により声帯の周期的で良好な振動を得ることができるためであろう．

　言語性の交互変換運動（DDK）課題は，通常最高速で行う．音響分析では，開始から10回の反復での時間を計測し，反復率を求めることができる．失調性 dysarthria 患者での /ta/ の最高速では，はじめの2回と終わりの2回は音圧格差があるが，中央の3回は音圧格差が小さく "くっつき" 状態である（**図24**）．前半の5回では反復率が3Hz だが，全部では2Hz を少し上回る程度である．運動が不完全な場合に，最高速での反復率を知る意味はないかもしれない．

　テンポ指定での DDK 課題では，安定した運動が可能な速度を知ることができる．高速発語でく

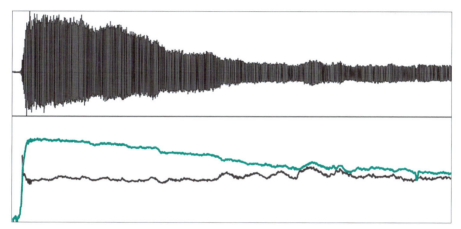

図23 混合性（痙性麻痺＋失調性）dysarthria 患者の MPT 課題での母音 /a/ の音声波形と Pitch（黒線）・SPL（緑線）軌跡

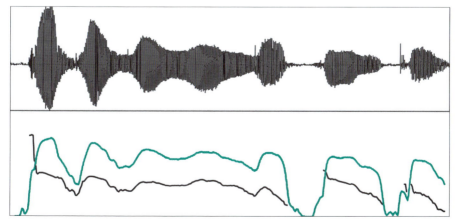

図24 中等度失調性 dysarthria 患者の最高速の DDK 課題（/ta/）での音声波形と Pitch（黒線）・SPL（緑線）軌跡

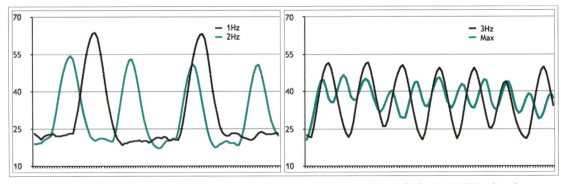

図25 一側性中枢麻痺 dysarthria 患者のテンポ指定（1Hz・2Hz・3Hz）と最高速の DDK 課題（/ka/）での SPL 軌跡

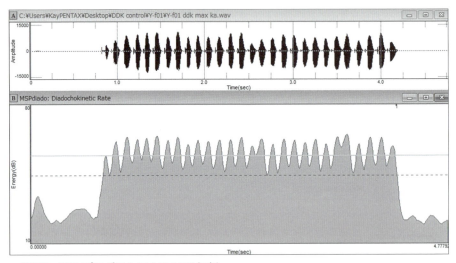

図26 MSP プログラムによる DDK 解析

り返しや不明瞭さのある軽度 dysarthria 患者では，2Hz までは十分な音圧格差（母音で大，子音で小）を認める．3Hz でいくぶん音圧格差が小さくなる部分もあり，最高速では一貫して小さい（図25）．3Hz での発語運動を確実にすることが，機能回復につながると考えられる．

DDK の解析には，専用プログラム「Motor Speech Profile」（Kay-Pentax 社）を用いることができる．テンポ指定だけでなく最高速でも，音圧ピークがほぼ一定であれば，閾値設定で反復回数が自動的に計測できる（図26）．ただし，音圧ピークと音圧 dip が漸減する場合や音圧格差が減少する反復がある場合は，閾値調節だけでは計測できないことがある（図27）．持続時間とその変動も計測できるが，dysarthria 患者では音圧 dip から段階的にピークに移行する場合もあるので，記録・報告する前に十分な検証が欠かせない．

音響分析が臨床的に重要なのは，喉頭機能を推定できる点にある．声帯の運動障害（声門の異常）により，呼吸困難や誤嚥が起こることがある．吸気性喘鳴は，声帯の外転運動障害により起こるもので，呼吸困難の徴候として捉えることができる．SCD では，進行すると呼吸困難を生じることがあり，気道確保の措置がとられることがある．

文章の音読課題では，患者は，文ごとに，あるいは短い意味の区切りで息継ぎをする．その息継ぎは，素早く息を肺に取り込むので，声帯が正中に近いと雑音を生じる．「今度は太陽の番になりました」の前後では，雑音が聴取され，音声波形とスペクトログラムでも確認できる（図28）．声帯運動の障害を示唆するもので，注意すべき所見である．

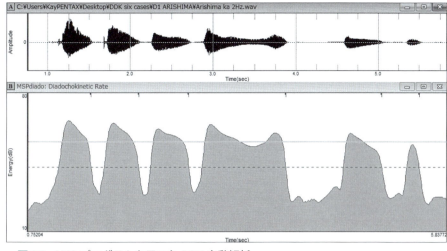

図27 MSPプログラムを用いたDDK自動解析
左：音圧漸減．右：音圧格差減少

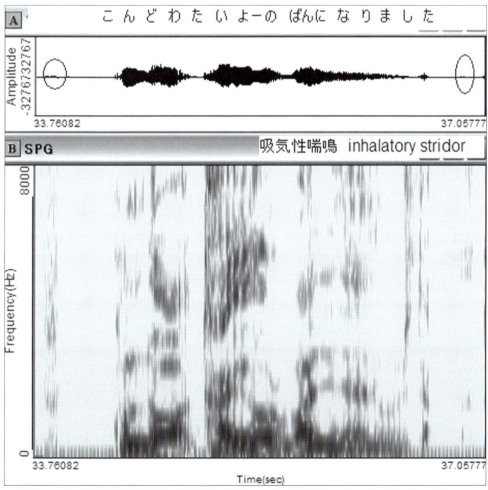

図28 SCDに伴うdysarthria患者の文章の音読課題での音声波形とスペクトログラム（吸気性の雑音を○印で示す）
［提供：藤田賢一先生（北祐会神経内科病院）］

15章 機器による発声発語機能評価

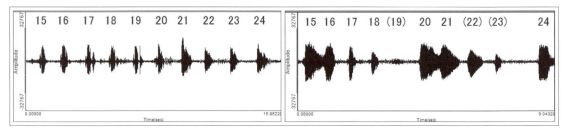

図29 閉塞性頭部外傷患者の数字の順唱課題（15〜24）での音声波形
左：単独課題．右：二重課題（手指操作とペグ抜き）．カッコの数字で声量低下と失声を認めた

声の大きさは，本能的な脳（辺縁系）からの出力とも考えられ，脱抑制で大声，抑制で小声や失声となる．二重課題 dual task は，同時に2つの課題を行うことで，脳の処理容量を推定する目的をもつ．頭部外傷に伴う高次脳機能障害の患者で，暴言を吐く時には大きな声が出るが，課題によって小声，いわゆる声量低下症 hypophonia を認めた．単純課題の数字の順唱では失声や声量低下はなかったが，ペグを抜きながら数字を順唱するという二重課題で間欠的に失声状態となった（**図29**）．

音響分析での観察と計測

音響分析を実施するにあたっては，あらかじめ課題を設定し，音響指標を観察・計測するためのプロトコルをつくっておく．音響分析により得られる音響指標は，鑑別診断，病態生理の理解，疾患の進行・回復のモニター，治療目標の設定，治療効果の判定のどれに用いているのかを認識して，導入・活用を進めていくとよい[8]．

以下に，先行研究や臨床使用で打ち出されているプロトコルを記す[8,9]．基本的な部分を手始めに，疾患や神経病理に特有の課題と観察・測定にも挑んでほしい．音響指標が，どのような身体・発語運動を反映するものか，十分理解したうえで，所見の解釈を行うべきである．

音声課題は，母音の持続発声，数字の順唱，文章の音読と文の再生，DDK，会話（質問応答）・説明・独話から構成される．課題別に音響指標を定めて，計測を行う（**表2**）．文の再生では，dysarthria でよくみられる音の誤りと変化を捉えるものを用意する（ラ行，サ行，タ行，カ行）．文の再生は，速度を変えて行うことで，代償や高速（負荷条件）で異常性を認めることがある．文章の音読では，標的語を選び計測を行うのが適当である（例えば，「太陽」のVOT）[10]．DDKでは，

表2 音声課題と音響指標

課題	音響指標
母音の持続発声	Fo 平均・変動（範囲，周期性），音圧変動（上昇，低下）*
数字の順唱	Fo 平均・変動，音圧低下**
文章の音読・文の再生	話速度低下・加速化，ホルマント変化量〔例：太陽（/ai/部分）〕，音節持続時間延長，発語間隔延長***，閉鎖区間・VOT 変動****，定速・高速での持続時間と Fo・音圧変動，母音三角の狭小化，子音部音圧 dip
DDK	反復率低下，反復時間変動，子音部音圧 dip，VOT の短縮・延長****
会話・説明・独話	Fo 変動（急上昇，低下）*****，音圧変動（上昇，低下）*

*爆発（失調性），発声途絶（ジストニア）．
**発声途絶，代償的弱音化．
***突然の停止．
****有声・無声化．
*****平板さ（単調子），声の翻転．

表3 音声課題別の一部の dysarthria 類型での音響特徴 [11]

		類型		
		運動低下性	失調性	痙性麻痺
課題	母音の持続発声	Fo・F1 変動	Fo・音圧変動	Fo 変動
		振戦（6〜8Hz）	振戦（3Hz）	発声機能亢進・低下*
	DDK	高反復率	低反復率（3Hz）	低反復率（4〜5Hz）
		すくみ，構音不正確**	高い変動***	構音不正確**
	会話	韻律平板化****	断綴的	話速度低下，韻律制限

*後者（発声機能低下）は代償反応かもしれない．
**摩擦化，有声・無声化．
***高速反復で出現する．
****単調子，乏しい音圧変化．

従来の「パタカ」に加えて，「サ・ラ・ダ・ナ」の音節も含めておきたい [11]．

dysarthria の類型により，課題別に認める音響特徴がある（**表3**）[11]．いずれも，神経病理を反映している．弛緩性麻痺は，損傷・機能低下のある末梢神経により，異常性が異なる．運動過多性は，母音の持続発声で F1・F2 変動（舞踏病），音声振戦（ジストニア），発声停止（ミオクローヌス）が，DDK で反復率低下や時間変動がみられることがある [12]．

ナゾメーター

ナゾメーター Nasometer は，鼻と口から放射される音を別々のマイクロホンで収録し，鼻と口からの SPL の割合，つまり Nasalance を算出・表示する装置である（**図30**）．口蓋裂の患者などに，口蓋咽頭閉鎖機能の評価として，よく用いられる [13]．

鼻音と口音の相対強度を示す Nasalance（%）は，極値をとることはない．放射された音は口側と鼻側の両方のマイクロホンが拾うからである [14]．音声材料として，非鼻音のみの語や文と鼻音が多い語や文を用意して，標準値を集めておいてからあるいは並行して，dysarthria 患者のデータ収集と分析を行うべきである．例えば，/nada/ では，鼻音が先行するため後続の母音，時に閉鎖音まで鼻音化することがある [15]．鼻音と口音の SPL も，計測して表示できる（**図31**）．

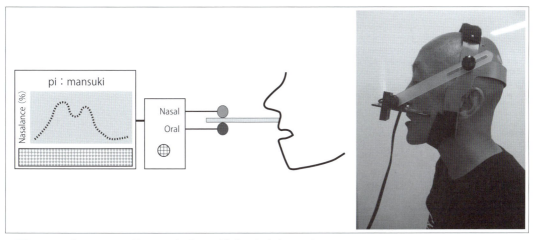

図30 ナゾメーターの装置と分析表示の模式図と実際の写真
Nasalance は，「Nasalance（%）＝ N/(O ＋ N)」という数式から求める〔N（鼻 Nasal）：上のマイクロホンで収録した音の SPL，O（口 oral）：下のマイクロホンで収録した音の SPL〕

15章　機器による発声発語機能評価

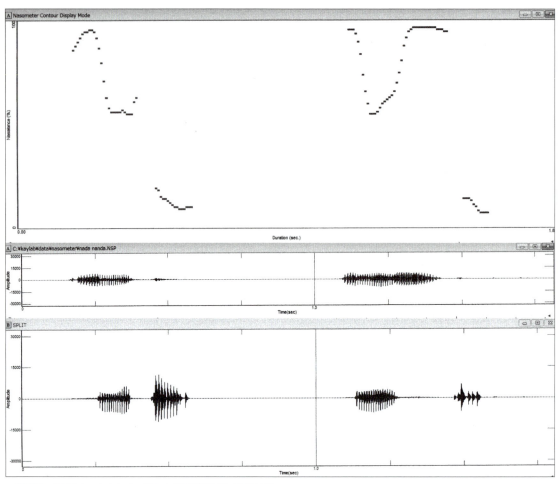

図31　発語 /nada/ と /naNda/ の音響分析（正常例）
上：Nasalance（%）のプロット
中央：鼻から放出された音の音声波形
下：口から放出された音の音声波形
［提供：椎名英貴先生（森之宮病院）］

参考・引用文献

1) Titze I.R.：Measurements for the assessment of voice disorders. Assessment of Speech and Voice Production：Research and Clinical Applications, Proceedings of A Conference, September27-28, 1990.（monograph by National Institute on Deafness and Other Communication Disorders, NIH, 1990, pp42-49.）
2) Titze I.R.：Workshop on Acoustic Voice Analysis：Summary Statement, National Center for Voice and Speech, 1995.
3) 苅安　誠：声の音響学．新訂音声障害（苅安　誠，城本　修編），建帛社，2012．
4) Pickett J.M.：The Acoustics of Speech Communication, Allyn & Bacon, 1999.
5) Lansford K.L., Liss J.M.：Vowel acoustics in dysarthria：Speech disorder diagnosis and classification. *JSLHR* **57**：57-67, 2014.
6) Hillenbrand J., Flege J.E.：Application of acoustic techniques to the assessment of speech disorders. Assessment of Speech and Voice Production：Research and Clinical Applications, Proceedings of A Conference, September 27, 1990.（monograph by National Institute on Deafness and Other Communication Disorders, NIH, 1990, pp53-62.）
7) Kariyasu M.：Formant movement of labial-velar and palatal glides in Japanese：Preliminary data with young adult female speakers. *JKUHW* **4**：275-281, 2003.
8) Thonmson-Ward E.C., Theodoros D.G.：Acoustic analysis of dysarthric speech. Dysarthria：A Physiological Approach to Assessment and Treatment, Murdoch B.E.（ed.），Stanley Thornes, 1998, pp102-129.
9) Forrest K., Weismer G.：Acoustic analysis of motor speech disorders. Clinical Management of Sensorimotor Speech Disorders, McNeil M.R.（ed.），2nd ed., Thime, 2009, pp46-63.
10) Yanagida S., Nishizawa N., et al.：Voice onset time for the word-initial voiceless consonant /t/ in Japanese spasmodic dysphonia：A comparison with normal controls. *J. Voice* **29**（4）：450-454, 2015.
11) Kent R.D., Kent J.F., et al.：Ataxic dysarthria. *J. Speech Lang. Hear. Res.* **43**（5）：1275-1289, 2000.
12) Kent R.D.：Task-based profiles of dysarthrias. *Folia Phoniatr.* **52**：48-53, 2000.
13) Baken R.J., Orlikoff R.F.：Clinical Measurements of Speech and Voice, 2nd ed., Singular Publishing Group, 2000, pp460-469.
14) 武井麻子：神経筋疾患に伴う発声発語の異常．新訂音声障害（苅安　誠，城本　修編），建帛社，2012，pp244-256．
15) 椎名英貴：運動障害性構音障害（dysarthria）の臨床―脳卒中回復期を中心に．言語聴覚療法 **11**：3-11, 2014．

3 　空気力学的計測

音声生成では，呼気流が動力源となる．発声時には，声門閉鎖により声門下圧を上昇させ，声帯を振動させる．雑音をつくる時には，声道の狭めや閉鎖の後方（咽頭側）に圧上昇をきたし，狭めや閉鎖の開放に伴いその前方（口側）に乱気流をつくる．声道の気流（量）と圧力は，音声生成のための声道形状（変化）を反映し，発声発語運動と音響信号の中間に位置するもので，音声制御の鍵となるともいわれている．

声道の抵抗と気流（量）・圧力

声道は，3つの弁をもつパイプとみなすことができる．呼気流が声道にくると，声門が抵抗となり，それが十分に大きな抵抗であれば，声門下の圧が上昇する．声門を超えた気流（量）は，咽頭を通り，口腔か鼻腔に流れる．口蓋咽頭弁が，その流量を分配する役割を担う．口腔では，子音構音に伴う狭めや閉鎖により，口腔・咽頭の圧が上昇する．圧の上昇が，子音の適切さを規定する[1]．すべてにかかわるのは，肺からの呼気流（量）とそれを生み出す肺内圧である．

呼気流量と声門下圧の計測

発声機能測定装置には，患者にマウスピースをくわえた状態で発声させ，その手前の熱センサー膜を用いて呼気流量を計測するものがある（図1）．オプションとしてシャッターバルブが付いていて，発声の途中で気流を遮断すると，圧センサーが計測するのが声門下圧に近似する（気道阻止法）．マイクからの音声を分析して，音圧と基本周波数も算出される．

喉頭病変による音声障害の空気力学的検査として，臨床でもよく使われているが，dysarthria 患者での適用はあまりない．パーキンソン病（PD）患者では，Fo 範囲（声の高さ）の制限があったものの，呼気流量と呼気圧については同年代の健常者と違いはなかった（呼気流量：PD 男性 216mL/s，PD 女性 125mL/s，呼気圧：PD 男性 50daPa，PD 女性 36daPa）[2]．PD 患者のステージのよいグループでは，薬効がある時間帯での実験であったために，違いがなかったのかもしれない．他の神経・筋疾患や dysarthria 類型別で，発

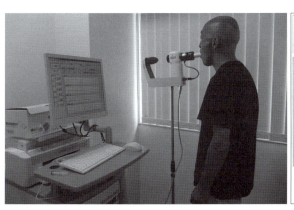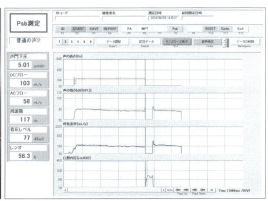

図1　発声機能測定装置「PA-1000」（ミナト医科学社）を用いた呼気流量・呼気圧などの計測
左：装置と被検者．右：声の高さ・強さ，呼気流量率，口腔内圧の軌跡と測定値の表示

15章　機器による発声発語機能評価

声時の呼気流量・呼気圧，肺機能のデータが，呼吸・発声機能の理解に必要である．発声条件（声の大きさ・高さ）を統制した課題により，異常性を顕在化できるかもしれない．

口腔内圧の計測

口腔内圧（IOP）は，口腔内あるいは咽頭内に挿入したチューブの先端での気圧を，接続された微差圧センサーで感知し，歪み計で電気的信号（電圧）に変換する．圧波形は，オシロスコープで表示，あるいはデジタル化してパソコンで保存・表示・解析するという装置を用いて，観察・記録できる（図2）[3]．コンパクトな機器が市販されていないため，研究室で組み立てた装置が実験的に使われている．なお，音響解析ワークステーション（「CSL4500」，Kay-Pentax社）でも，圧力や流量などの信号を取り込むことができる（図3）．

音声課題は，無意味音節（VCV, CV）の生成で，口腔閉鎖に伴う圧の上昇が確認できるため閉鎖音がよく用いられる．口腔内圧の値とその背景について，両唇閉鎖を伴う子音 /p//b//m/ で以下に説明する．

口腔抵抗を一定とすると，無声音 /p/ では，声門抵抗が小さく，口腔に流れ込む気流は多く，口腔内の空気密度（口腔内圧）が大気圧よりも高くなる．有声音 /b/ では，声門抵抗が大きく，口腔に流れ込む気流は少なく，口腔内の空気密度が上昇するが，無声音ほどは高くはない．一方，鼻音 /m/ では，有声音 /b/ と同様に声門抵抗が大きく，気流は制限され，さらに鼻咽腔が開放されているために，口腔に流れ込む気流はわずかであ

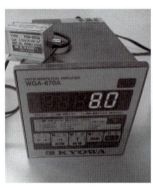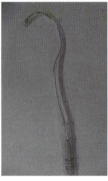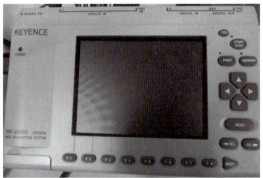

図2　口腔内圧の計測装置
左：歪み計（「WGA-670A」，共和電業社）と微差圧センサー（「DPS-25A」，共和電業社）．中央：口腔内圧計測用チューブ（歯科用ワイヤで作成）．右：信号変換装置（「NR-2000」，キーエンス社）．マイクからの音声信号を1チャンネル，差圧信号を2チャンネルとした

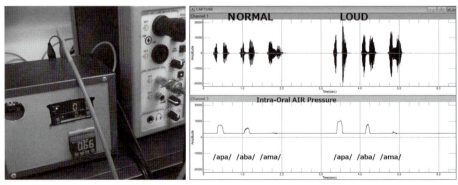

図3　音響ワークステーション（「CSL4500」，Kay-Pentax社）への圧力の入力と信号表示
右上：音声波形．右下：口腔内圧の軌跡

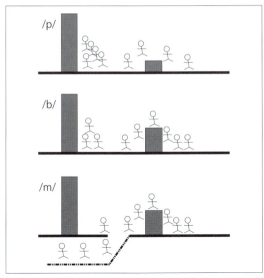

図4 両唇音 /p/（無声閉鎖音）/b/（有声閉鎖音）/m/（有声鼻音）生成時の声道弁〔右：声門弁・抵抗（Rg），左：口腔弁・抵抗（Ro），下：口蓋咽頭弁，鼻咽腔閉鎖・開放〕と気流と圧力（口腔内圧）の状態を示す模式図

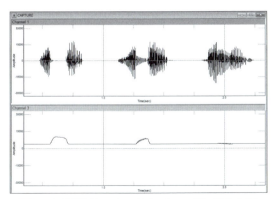

図5 正常話者の /apa//aba//ama/ 生成時の音声波形と口腔内圧軌跡
口腔内圧は，閉鎖音で高く，鼻音でわずかの上昇にとどまる．無声音 /p/ でスムーズな圧の軌跡が，有声音で声帯振動と同期した圧の上下動がみられる

り，口腔内の空気密度はごくわずかの上昇にとどまる（口蓋咽頭弁開放の時間的調節により空気圧は変動する）（**図4, 5**）．

口腔内圧は口蓋裂に伴う鼻咽腔閉鎖不全の評価に米国ではよく使われているが，dysarthria 患者での口腔内圧計測は実験的な利用にとどまっているのが現状である．PD 患者（5 例）での口腔内圧計測では，声門の調節困難を示す /pae/-/bae/ でのピーク値の接近と，呼気圧漸減に伴うピーク値の段階的低下が一部の患者にみられた[4]．

テンポ指定と最高速での無意味音節（VCV：/apa//aba//ama/，VCVN：/aNpaN//aNbaN//aNmaN/）反復課題では，dysarthria 患者〔10 例（痙性麻痺，一側性中枢麻痺，失調性）〕で，爆発的な声の大きさ，子音の有声・無声化を認めた．口腔内圧ピーク値は，/p/ の有声化で低下（/b/ と同等），/b/ の無声化で上昇，鼻音 N を入れた条件では低下する例と上昇する例とがあった[5]．口腔内圧ピーク値，傾斜や波形から，声帯運動，口蓋咽頭閉鎖，口腔閉鎖の異常が理解できる（**図6**）．

正常値については，特定の音声材料と音声生成条件で示されている（**表1, 2**）[6,7]．臨床データを集める際には，収集・分析プロトコルを作成して，正常データ（コントロール群）も合わせて収集することが必要である．臨床データの蓄積を行い，dysarthria の運動障害との関連を明らかにしていく取り組みが期待される．

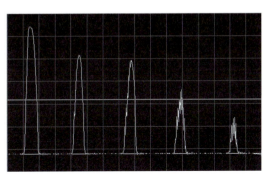

図6 dysarthria 患者の /apa/ 反復課題での口腔内圧軌跡
5 試行のうち後半の 2 試行に口腔内圧低下と周期性波形がみられる（有声化）

表1 健常者の口腔内圧ピーク値（cmH$_2$O）[6]

	成人男性	成人女性	小児
/p/	6.43	7.52	9.96
/b/	4.37	6.05	6.57
/t/	6.18	7.44	9.35
/d/	4.52	6.67	6.78
/s/	5.69	6.41	7.95
/z/	4.30	5.23	5.91

表2 VCV 生成課題での日本人と米国人の口腔内圧ピーク値（cmH$_2$O）の集団平均と標準偏差[7]

標的音	対象	人数	集団平均	標準偏差
/b/	日本人男性	10	4.13	1.86
	米国人男性	10	3.79	1.34
	日本人女性	10	4.23	1.56
	米国人女性	10	3.52	1.34
/m/	日本人男性	10	0.88	0.58
	米国人男性	10	0.80	0.37
	日本人女性	10	0.72	0.51
	米国人女性	10	0.49	0.19

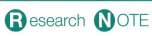

構音操作に伴う気流の視覚化

　母音と子音の構音は，声道の形状変化とそれに伴う気圧・気流で，説明できる．Nozaki らは，被験者が「うすい味噌汁」と発声した時に声道を CT 撮影し，同時に口腔内圧を計測した．声道モデルと圧力データ，流体力学の計算をもとに，スーパー・コンピュータで流体をシミュレーションした．母音 /u/ では，口腔気流が主体であるが，いくぶんかの鼻腔気流が正常話者で確認され，これは共鳴の諸研究を支持するものである．子音 /s/ では，口腔気流が歯茎部で集約され，気流が口唇から上下に拡散されていることがわかる（図7）[8]．構音障害のある話者では声道気流はどうなのか，今後の研究が期待される．

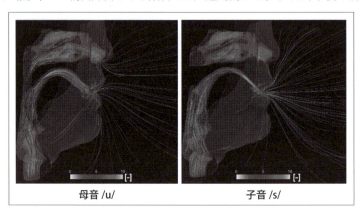

図7　母音 /u/ と子音 /s/ の生成時の声道流体[8]
［提供：野﨑一徳先生（大阪大学歯学部附属病院）］

参考・引用文献

1) Warren D.W.：Regulation of speech aerodynamics. Principles of Experimental Phonetics, Lass N.J. (ed.), Mosby, 1996, pp46-92.
2) Ikui Y., Nakamura H., et al.：An aerodynamic study of phonations in patients with Parkinson disease (PD). *J. Voice* **29** (3)：273-280, 2015.
3) 苅安　誠：機器を用いた評価・B 空気力学的測定—呼気流量と圧力．発声発語障害学（熊倉勇美，今井智子編），第 2 版，医学書院，2015, pp62-64.
4) Gracco L.C., Gracco V.L., et al.：An aerodynamic evaluation of Parkinsonian dysarthria：Laryngeal and supralaryngeal manifestation. *Haskins Laboratories Status Report on Speech Research* **SR-111/112**：103-110, 1992.
5) 苅安　誠：口腔内圧で示される発声発語障害での運動病理—dysarthria 例での所見．第 51 回日本音声言語医学会，2013.
6) Baken R.J., Orlikoff R.F.：Clinical Measurements of Speech and Voice, 2nd ed., Singular Publishing Group, 2000, pp460-469.
7) Kariyasu M.：A study of the vocal fundamental frequency (Fo) change in relation to intraoral air pressure (IOP) during controlled productions of voiced consonants in VCV context for speakers of Japanese and English. Unpublished doctoral dissertation, The University of Kansas, 2000.
8) Nozaki K., et al.：Velopharyngeal closure function strategy in articulation. Proc. of IEEE 16th International Conference on BioInformatics and BioEngineering, Taipei, 2016.

4 X線透視と内視鏡的観察

臨床現場において，声や共鳴に異常のある患者には，X線透視や内視鏡での観察が行われる．これらを用いると，通常は"窺い知ること"にとどまる身体の中の運動を"直接観察すること"が可能となり，それは病態をさらに理解することにつながる．

X線透視と内視鏡での観察

X線透視は，身体内の骨組織や軟部組織を描出する方法である（骨は白く，空気は黒く見える）．頭頸部の側面像では，喉頭，咽頭，口蓋咽頭，口腔，唇・顎の運動を捉えることができる．正面像では，気管，声帯・声門，口腔内（舌）の運動を捉えることができる．動画を静止画シーケンスに変換すれば，変位量などの計測も可能である．

内視鏡は，経鼻的挿入の喉頭ファイバースコープを使うことで，構音を阻害せずに，口蓋咽頭と喉頭（声帯・声門）を観察できる．放射線被曝がないので，躊躇なく実施できるが，定量的評価はできない．呼吸時と発声時の声帯の運動と声門の開閉が観察できる．舌根の前進・後退運動も観察できる．

内視鏡による発声発語運動の観察

喉頭ファイバースコープは，鼻から挿入して，喉頭や口蓋咽頭部を観察する道具である．光源を用いて視野を明るくすることで，身体内の観察を行うことができる．電子スコープでは，明るい画像が得られる．ビデオに記録することができ，運動の観察・記録が可能である．

喉頭の内視鏡的観察では，安静・換気時，深吸気時，発声時に，声帯の大きさ・形状と位置，運動とその特徴を確認する．正常例では，声帯の左右対称性，換気時に声帯は傍正中位で小さな声門開閉，深吸気時に声帯の外転，発声時に声帯の内転が確認できる．

迷走神経の損傷や機能低下により，声帯運動障害が起こる．一側性の声帯麻痺では，患側の声帯が固定されて，運動が起きない．健側の声帯が外転・内転することで，呼吸と発声を行うが，発声に関しては声門閉鎖不全のため気息性嗄声と声量低下が起こる（図1）．発声時の呼気消費が大きくなるため，最長発声持続（時間）（MPT）は短くなる．

発声努力により，健側の声帯に過剰な内転を認

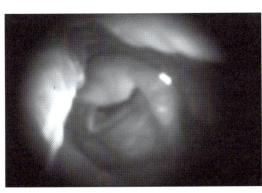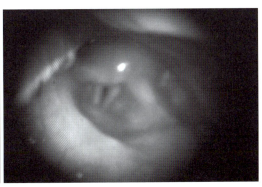

図1 右迷走神経損傷患者の喉頭像（左：呼吸時，右：発声時）
［提供：小西正訓先生（中村記念病院）］

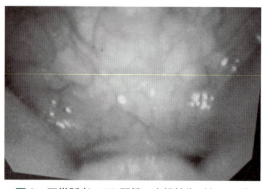 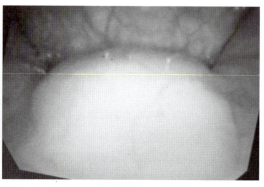

図2 正常話者のVP閉鎖の内視鏡像（左：母音発声時，右：/pipipi/生成時）
［提供：西澤典子先生（北海道医療大学）］

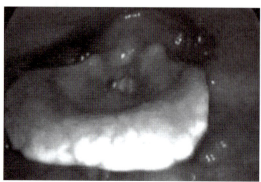 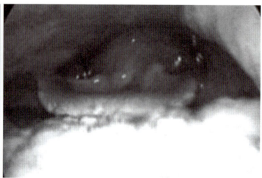

図3 母音交互（/eoeo/）発声時の咽頭・喉頭像（左：前舌母音/e/，右：後舌母音/o/）

めることもある．過剰な頸部緊張も起きがちで，仮声帯も内転させるという不適切な運動を身につける場合もあるので，注意が必要である．両側性の声帯麻痺では，発声異常だけでなく呼吸困難も生じる．いずれも，誤嚥や窒息というリスク管理が必要である．

経鼻的に挿入した内視鏡により，口蓋咽頭（VP）の開放と閉鎖も観察できる．換気（鼻呼吸）時と鼻音生成時は，VPは開放している．軟口蓋挙上と咽頭側壁の内方接近により，正常例での母音発声で弱い閉鎖，圧力子音生成時に強い閉鎖となる．圧力子音と狭母音を組み合わせた/pipipi/では強固な閉鎖をみせる（**図2**）．

軟口蓋や上咽頭括約筋の筋力低下では，空間的・時間的にVP閉鎖が不完全となる．すなわち，適切な閉鎖のための運動が不足し，音環境により鼻音が近接した母音や子音でVP閉鎖が遅れる，あるいは不十分となる．内視鏡による口腔構音運動の観察は，視野の制約で，一部に限られている．舌の前進・後退運動は観察可能であり，母音交互発声の課題で舌根の動きが確認できる（**図3**）．

X線透視による発声発語運動の観察

X線（レントゲン）は，その透過性質から，身体器官の構造と運動を写真や動画で捉えることができ，胸部（肺）レントゲン写真，手部・足部レントゲン写真（手足の骨折など），胃の造影など，臨床で幅広く使われている．

正面像で胸部〜腹部を観察すると，心肺と内臓器が視認できる．同時に，呼吸運動の際に横隔膜（白と黒の境界部）の上下運動が観察できる[1]．安静呼吸では境界部は小さな動きだが，深吸気で境界部は大きく下がり，強制呼気で境界部は大きく上がる（**図4**）．

正面像で頸部を透視すると，頸椎（骨）が後ろ

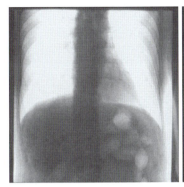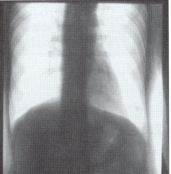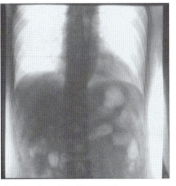

図4 X線正面像での横隔膜の運動の観察（左：安静時，中央：深吸気時，右：強制呼気時）

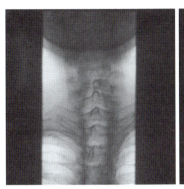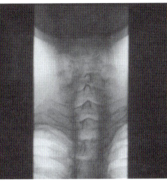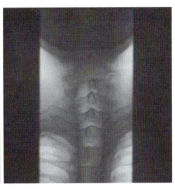

図5 X線正面像での声帯の観察（左：呼吸時，中央：発声時，右：持ち上げ動作時）

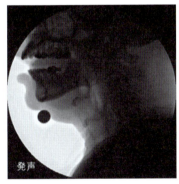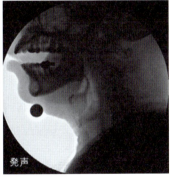

図6 /eoeo/ 発語時の舌と咽頭・喉頭
［提供：河野寛一先生（潤和会記念病院）］

にあるため，喉頭がわずかに観察できる．撮影条件にもよるが，動画記録をすれば，声帯の外転・内転が確認できる．深吸気時に声帯は外転し，発声時に声帯は内転する．持ち上げ動作で，喉頭は挙上し，声帯・仮声帯は内転する（**図5**）．

著者は，嚥下造影検査において，嚥下試行の前に発声発語の課題を実施している．/eoeo/ と /tekoteko/ で，舌の前後運動と舌先・舌背の挙上を観察して，嚥下能力（特に，送り込み）を推定してから，検査に臨んでいる[2]．母音交互（/eoeo/）発声で，舌の前進と後退，可動性が理解できる（**図6**）．

参考・引用文献
1) Moller T.B., Reif E. 著，町田　徹監訳：レントゲン画像解剖ポケットアトラス，メディカル・サイエンス・インターナショナル，1995, pp182-187.
2) 苅安　誠：嚥下障害と発声発語障害．嚥下障害の臨床（日本嚥下障害臨床研究会編），第2版，医歯薬出版，2008, pp113-122.

5 発声発語と呼吸の運動の観察

唇・顎と舌・口蓋の運動の観察

構音器官の構造を捉えるには，頭部X線規格写真や，超音波，CT，核磁気共鳴画像（MRI）を用いることができる．運動を捉えるには，高速ビデオ撮影，X線マイクロビーム，光線（LED）センサー，変位量センサーなどの方法がある[1]．

標的とする構造物にマーカーを付け，その運動軌跡を毎秒100点以上のサンプリング率で記録する．運動の範囲（変位量），運動の速度，運動の適時性，他の運動との連携（協調性），運動の開始や移行の円滑さを評価・測定する．同時に，音声信号や筋電図などを記録することで，神経・筋，運動，圧，出力音声の包括的な理解が可能となる．

Hiroseは，dysarthriaの神経病理別に，構音運動障害を観察した成果を報告した[2]．X線マイクロビームを用いて，上下唇，顎，舌，口蓋の運動を記録した．

/pa/の反復では，正常例は，顎の運動はわずかで，下唇が律動的に上下運動をする．一方，失調性dysarthria例は，顎と下唇が上下動をして，運動量と時間に変動がある（図1）[2, 3]．

/teN/の最高速反復では，パーキンソン病（PD）の患者の運動は大きく始まるが，段々小さくなる（図2）[2, 4]．/ka/の反復では，正常例は，顎と

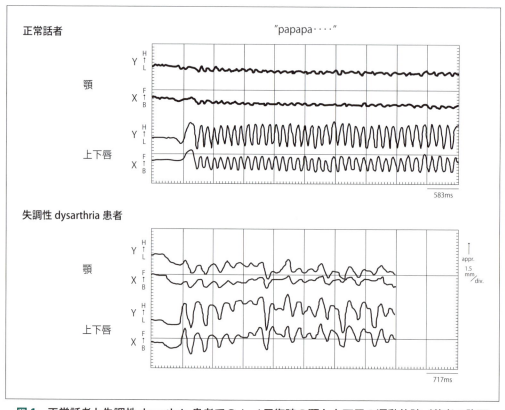

図1 正常話者と失調性dysarthria患者での/pa/反復時の顎と上下唇の運動軌跡（著者の許可を得て転載）[2, 3]

Research NOTE

高速運動の観察

発語運動は，毎秒10程度の標的に向かうため，通常のビデオ（1秒間に30コマ）では精度の高い計測は難しい．発語生理の研究では，100～200Hzのサンプリング率で，変位量や流量・圧力のデータを収集する．例えば，口の閉鎖の開放から母音の構えへの移行は，50ms以内である．舌先を上げる音と舌背を上げる音の連続，例えば/teko/は，片道100ms前後で舌の形状と口蓋接触点を切り替える．デジタル化での信号処理技術で，同時に生理信号を記録できるようになった．ただし，何を捉えて，どう解釈するかは，研究者にゆだねられている．

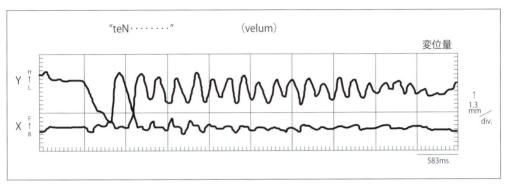

図2　パーキンソン病（PD）に伴うdysarthria患者での/teN/反復時の軟口蓋の運動軌跡（著者の許可を得て転載）[2, 4]

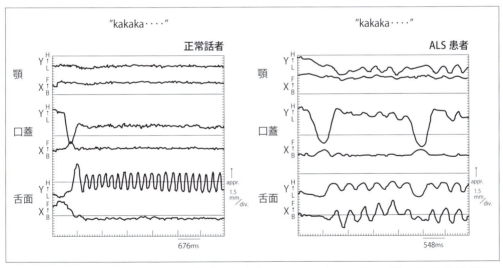

図3　正常話者と筋萎縮性側索硬化症（ALS）患者での/ka/反復時の顎・口蓋・舌面の運動軌跡（著者の許可を得て転載）[2, 5]

口蓋の運動は反復前に終え反復時は定常的で，舌だけ上下動をくり返す．一方，筋萎縮性側索硬化症（ALS）の患者は，舌運動に顎・口蓋運動が加わっている（**図3**）[2, 5]．口蓋が/ka/反復時に上下動するのは，挙上位を保つことが難しいためであろう．

15章　機器による発声発語機能評価

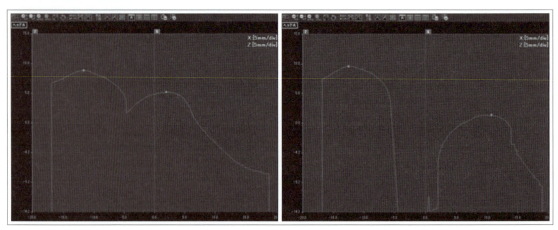

図4　レーザー光線による唇の先端部の追跡（左：/p/の閉鎖，右：/a/の開放）
［提供：外山　稔先生（京都学園大学健康医療学部）］

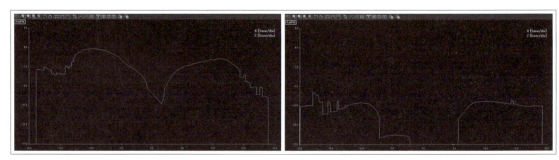

図5　レーザー光線による上下唇の形状の追跡（左：円唇母音 /u/，右：平唇・非円唇母音 /i/）

レーザー光線（「LV-8000」，キーエンス社）で，顎や唇の運動と口の開きを記録することができる．

例えば，/pa/での口の閉鎖と後続母音での口の開放が表示・計測できる（**図4**）．発語「うし（牛）」での唇の形状を捉えると，「う」の母音 /u/ で円唇性を示し唇が突出され［u］となり，「し」の母音 /i/ で横引きに伴い唇が後退する（**図5**）．

パラトグラム

発語時（特に，子音構音）の舌・口蓋接触の観察には，静的・動的パラトグラムが用いられる．

静的方法は，オリーブオイルと炭を混ぜたものを舌面に塗り，標的音を含む語を生成させ，舌面に鏡を入れて，カメラで口蓋を撮影する（**図6**）[6]．

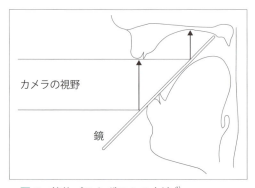

図6　静的パラトグラムの方法 [6]

Research NOTE

4次元動画での声道形状の観察

著者（苅安）は，異常な構音の解明のために，発語時の声道形状の観察に共同研究で取り組んでいる．320列ADCT装置を用いることで，サンプリング率20Hzで，声道全体（口腔・鼻腔・咽頭・喉頭）を動的に観察できる（図7，8）．構音の異常の背景にある声道形状と口腔内圧・流量や音響出力の関連性を明らかにすることが，本研究の目標である．

これまで，側音化構音での声道形状を計測してきた．今後は，片麻痺のdysarthria患者での舌形状の左右差と，その結果生じる構音の異常を，空気力学的・音響学的特徴で理解し，治療での変化を捉えるつもりでいる．多くの症例での発語時の声道形状とその経過を蓄積して，リハビリテーションの開発につなげていきたいと考えている．

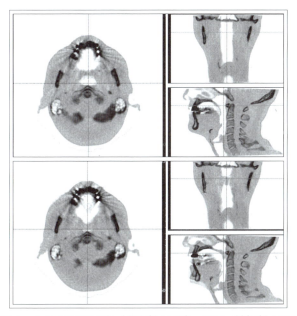

図7 正常話者の発語 /nada/ でのCT画像（水平断：口腔～咽頭，前額断：咽頭，矢状断：頭頸部）
上：鼻音 /n/ 生成時．下：閉鎖音 /d/ 生成時
［提供：佐藤耕一先生（済生会松阪総合病院）］

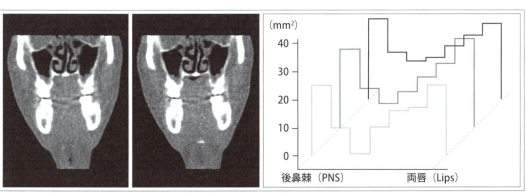

図8 正常話者の /ki/ 生成時のCT coronal画像断面（後棘から前方のスライス）と声道断面積系列
左：/k/ 構音での閉鎖時．中央：開放時．右：声道断面積系列

15章　機器による発声発語機能評価

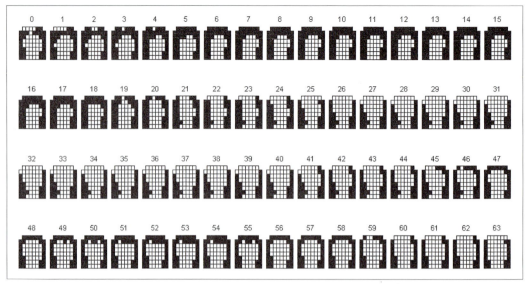

図9　電気式パラトグラム（EPG）での舌・口蓋接触の観察（英語の"did"）[7]

動的方法は，電気式パラトグラム（EPG）と呼ばれ，個人の口蓋に合わせて電極64個を埋め込んだプレートを作成し，それを話者の上顎にはめて発語をさせる．舌・口蓋接触の時系列記録により，連続発語での構音の適切性を評価でき，訓練にも活用できる．英語の"did"を舌・口蓋接触で見ると，まず歯茎閉鎖音 /d/ のために口蓋の前方と側方に舌が接触して気流を阻止する．次に，前舌母音 /i/ のために，前方が非接触となり気流を開放するが，側方は接触を続ける．そして，/d/のために再び口蓋の前方で接触する（図9）[7]．

電気声門図

発声発語時の声門の開閉状態を観察する非侵襲的方法として，電気声門図（EGG）がある．喉頭の外側面の左右に丸い電極を付けて固定用のバンドを巻く．一方の電極からの弱い電流を他方の電極が捉え，それを記録・変換する装置を用いる（図10）．EGG信号の波形表示で，声門接触 contact が示される．

正常の発声と比べ，喉詰め（努力性）pressed 発声で，声門接触が声門周期の大きな割合となる（図11）．喉頭・声帯の緊張が高い症例で，呼吸の向上や身体緊張の緩和を試み，EGG記録を継時的に行うとよいだろう．共鳴の影響を受けないので，EGG波形には高周波数成分がなく，Foの計測（特に，ゆらぎ）にも適している．

呼吸の運動の観察

音声生成のための呼吸運動には，安定した呼気の供給と，言語・韻律に合わせた呼気圧の調節が必要である．神経病理は，正常の呼吸コントロールを失わせ，dysarthria 患者のすべてに，呼吸の異常をきたす．痙性麻痺 dysarthria では筋緊張亢進により呼吸運動に制限を，弛緩性麻痺 dysarthria では筋力低下により呼吸運動に制限を受ける場合がある．失調性 dysarthria には肋間と腹部の呼吸運動に協調不全がある[8]．運動過多性 dysarthria では，過剰なあるいは限定された呼吸運動とその乱れを見出すことがある．

呼吸運動は，下部肋骨と腹部にバンドを巻き，伸縮を感知するセンサーで変位量を計測する．安静時呼吸から母音発声までの音声信号とレスピトレース Respitrace（胸部・腹部）の出力信号は，オシロスコープで表示・保存できる（図12）．呼吸運動の大きさは十分だが，胸郭と腹部の運動タイミングにズレがある患者で，その異常を捉える．バイオフィードバックとして訓練に活用できる．

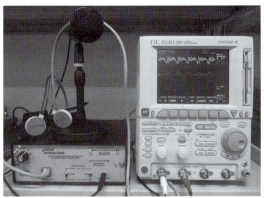 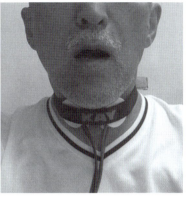

図10 電気声門図（EGG）装置
左：オシロスコープ上の音声信号とEGG波形．右：頸部への電極の装着

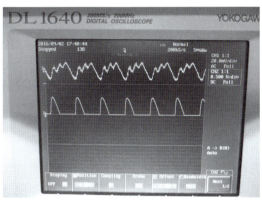 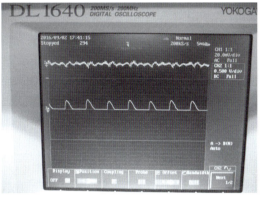

図11 EGG波形（左：正常発声，右：努力性発声）

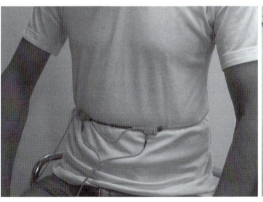 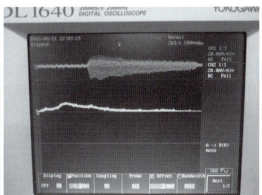

図12 レスピトレースで捉える呼吸運動
左：腹部へのセンサーの装着．右：オシロスコープ上の音声波形と吸気時の腹部径変化

参考・引用文献

1) Stone M.：Laboratory techniqes for investigating speech articulation. The Handbook of Phonetic Sciences, Hardcastle W. J., Lever J. (eds.), Blackwell, 1997, pp11-32.
2) Hirose H.：Pathophysiology of Motor Speech Disorder（Dysarthria）. *Folia Phoniat*. **38**：61-88, 1986.
3) 廣瀬 肇・他：麻痺性構音障害における発音動態の研究—第一報：小脳変性症について．日耳鼻 **80**：1475-1482，1977．
4) 廣瀬 肇・他：麻痺性構音障害における発音動態の研究—第二報：パーキンソン症候群について．日耳鼻 **81**：547-553，1978．
5) Hirose H., et al.：Patterns of Dysarthric Movements in Patients with Amyotrophic Lateral Sclerosis and Pseudobulbar Palsy. *Ann. Bull. RILP*. **14**：263-272, 1980.
6) Ladefoged P.：Fieldwork in Phonetics, Blackwell, 2000.
7) McLeod S., Singh S.：Speech Sounds：A Pictoral Guide to Typical and Atypical Speech, Plural Publishing, 2009.
8) Murdoch B.E., Chenery H.J., et al.：Respiratory kinematics in speakers with cerebellar disease. *JSHR* **34**：768-780, 1991.

6 症例

ここで，dysarthria の症例を提示する．患者の背景（生活），病歴，疾患の経過，音声・身体特徴，評価，病態生理，リハビリテーションの取り組みを以下に記す．疾患と神経病理から，音声特徴と病態生理を紐解いてみる．機器による評価の有用性が示されている．

● 症例 A

症例 A は，元踊り子の 68 歳の女性で，居酒屋経営をしていた．自宅で倒れているところを友人が発見し，救急入院となった．意識障害は 1 週間で軽快し，急性期病棟での観察で，左半身をバタンバタンとさせる大きな動き（バリズム）と，上肢に拘縮がみられた．CT 上は明確ではないが，両側に痙性麻痺を認めたことより，脳梗塞と考えられた．

当初はうなり声だけで，段階的に発話がみられた．嚥下障害があったが，調整食で対応し，2ヶ月で 3 食経口摂取となった．上肢の拘縮に対してはボツリヌス注射を行い，可動域制限が緩和され，食事動作が可能となった．お楽しみとして，麻雀を時々行い，上肢・手指動作と即時の発声「ポン」「ロン」を促した（図1）．ADL はほぼ要介助で，移動は車椅子であった．

音声特徴は，努力性嗄声，低い声（母音発声：平均 143Hz），声の震え，開鼻声，途切れがちな発話，ほぼ正確な構音，話速度低下，平板な声の高さ（単調子）であった．ただし，笑い声では，高い声で努力性はなかった．口腔顔面の観察では，運動制限はわずか（舌は正常）で，運動は緩慢であった．MPT は 3 秒前後，呼気持続は 5 秒，DDK は毎秒 3 回であった．言語検査で失語がないことを確認し，認知の低下も認めなかった．

痙性麻痺に伴う声帯の運動障害が，絞扼・努力性嗄声，低い声，声の震えの原因であろう．開鼻声は，口蓋の運動制限があったためと考えられる．途切れがちな発話は，胸郭運動の制限に伴う呼気供給の減少，発語努力，緩慢な発語運動が背景にあり，文節ごとに息継ぎを要したのだろう．訓練では麻雀をよく行い，「ボン（「ぽん」の有声化）」が聞かれた．音響分析で，声の震えと途切れた短い発話が確認された（図2）．

口腔内圧の計測により，/p//b/ で圧ピークの

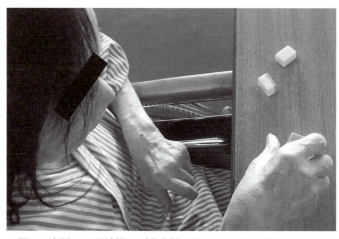

図1　症例 A の訓練場面（麻雀牌を右手でつまむ練習）

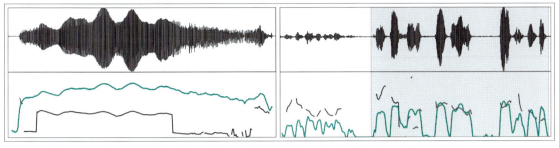

図2 症例Aの母音の持続発声と文の再生での音声波形とPitch（黒線）・SPL（緑線）軌跡
左：母音 /o/ の持続発声．右：検者と患者（網掛け部分）の文の再生（「探検家は冒険が大好きだ」）

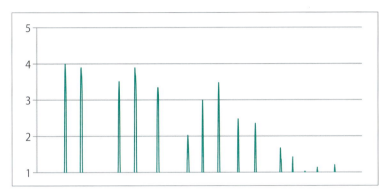

図3 症例Aの無意味音節 /apa//aba//ama/ 生成（各5試行）での口腔内圧軌跡

変動，/b/ で高い圧ピーク，/m/ で圧の上昇が確認された（**図3**）．口腔内圧の異常は，呼気コントロール不良，声門・口蓋咽頭弁の調節困難を反映すると考えられ，神経病理による運動障害の示す所見である．

● 症例B

症例Bは，60歳の男性で，長らく東京に住み塾の講師をしていた．お酒を嗜み，高血圧の既往があった．当時は，地元に戻りアパートで生活をしていたが，脳血栓症（放射冠と橋に梗塞巣の所見）で救急入院，1ヶ月半後にリハビリテーション目的で回復期病棟のある病院に転院した．右上肢・下肢・手指に痙性麻痺あり（ステージ：Ⅲ～Ⅳ），認知症なし，失語なし，痙性麻痺と失調性の混合性 dysarthria ありで，嚥下障害は軽度にあったが水分へのトロミ程度で経口摂取は可能であった．

音声は，了解できるが，話速度低下を認め，「舌がうまく動かない」と訴え，自己評価は3/10点であった．嗄声（GRBAS評価：G2R2B0A0S1），間欠的な鼻漏れがあり，k音は[kw]と聴取された．自覚的な構音困難で，発話を中断することもあった．顔面と舌に顕著な左右差はなかったが，カ行音での努力性と，舌で口蓋後方を押す課題で舌運動の制限に随伴する顔面の動きを見せた（**図4**）．

/pa/ の反復生成で，口腔内圧は十分な圧であったが，一部に有声化を示す波形の周期的上下動や，圧ピークの低下があった（**図5**）．音圧と口腔内圧のピーク値の変動は呼吸・発声不全，無声音の有声化は喉頭調節の異常を反映していると考えられる．

この症例は，発語が緩慢ながら音声は明瞭であったが，脳卒中の発作をくり返し，3度目の入院時には，開鼻声が目立ち，粗ぞう性嗄声も重度となり，発話は不明瞭であった．文章「北風と太陽（95頁参照）」の音読の時間は，1回目の入院

15章 機器による発声発語機能評価

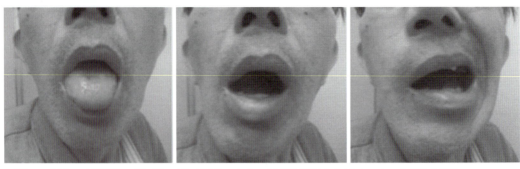

図4 症例Bの顔面と口腔(左:舌の提出,中央:舌で口蓋後方を押す,右:左側に制限)

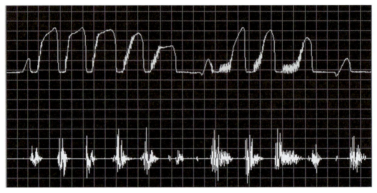

図5 症例Bの/pa/2Hz生成(10試行)での口腔内圧軌跡と音声波形

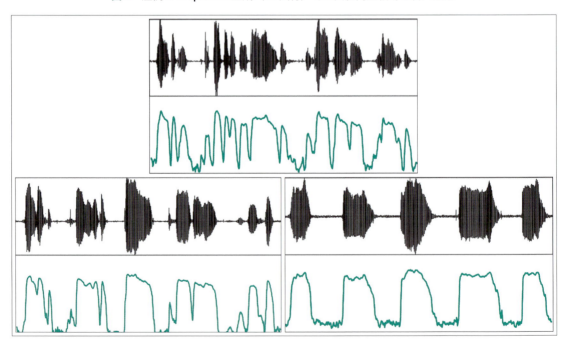

図6 症例Bの文章の音読(「ある時北風と太陽が力くらべをしました」)での音声波形とSPL軌跡
上:1回目の入院時(7.6秒,息継ぎ3回).左下:2回目の入院時(9.1秒,息継ぎ4回).右下:3回目の入院時(9.7秒,息継ぎ4回)

時が88秒,2回目の入院時が136秒,3回目の入院時が96秒であった.音読中の短い文でも,息継ぎが複数回あり,それは鼻漏れによる呼気持続困難を反映するものであろう(図6).

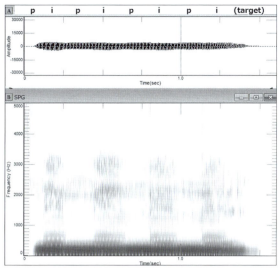

図7 症例Bの/pipipi/生成課題での音声波形とスペクトログラム

3回目の入院時に口蓋咽頭弁の負荷試験と/pipipi/生成課題を行った．呼気の鼻漏れのため無声閉鎖音/p/は［m］と聴取され，閉鎖区間はなく，母音部分のF2は減弱化していた（図7）．

症例C

症例Cは，19歳の男性で，実家で生活していた．起きてこないので母親が部屋に入ると，意識なく倒れており，救急搬送された．自室に抗不安薬の多量服用の形跡があった．意識障害があり，血液透析が行われた．意識障害は1週間で軽快したが，上下肢の筋力低下があり，座位保持は困難であった．

ベッドサイドでの問診と観察では，質問に応答はできたが失声状態で，一方構音はほぼ正確で，ささやき声でのコミュニケーションは可能であっ

た．認知・言語に異常は認めなかった．嚥下評価として嚥下造影検査を行い，翌日から食事開始，問題なく3食経口摂取ができた[1]．

音声言語評価は，車いす座位がとれて音声課題ができた時点（初回），訓練の期間中（訓練期間），その後1年半（経過）で実施したので，その変化も含め以下に記す：母音の持続発声では，初回は無力性の嗄声であったが，訓練期間では気息性に粗ぞう性が混じった嗄声，経過では嗄声は全くなかった．声の高さは，正常範囲内であった（初回：126Hz，経過：134Hz）．声の高さの変動は一貫してみられたが，声の大きさの変動は経過ではほとんどなかった（図8）．

DDK課題は最速でも2Hz程度で，時間間隔がバラバラで，爆発的な声もみられた（図9）．自発話，文の再生，文章の音読でも，話速度の低下を

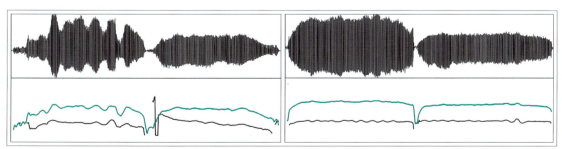

図8 症例Cの母音/a//i/の持続発声での音声波形とPitch（黒線）・SPL（緑線）軌跡
左：訓練期間．右：経過（2年後）

15章　機器による発声発語機能評価

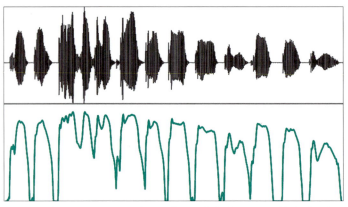

図9　症例Cの/ka/の最高速反復での音声波形とSPL軌跡（訓練期間）

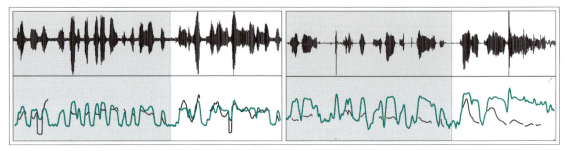

図10　症例Cの文章の音読課題での音声波形とPitch（黒線）・SPL（緑線）軌跡
左：訓練期間．右：経過（2年後）

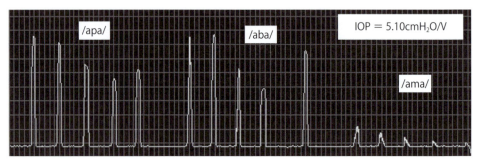

図11　症例Cの無意味音節 /apa//aba//ama/ 生成での口腔内圧軌跡

一貫して認め，爆発的な声と断綴的発話が顕著であった．ただし，経過ではいくぶんの途切れはあったが，爆発的な声と途切れた印象は少なく，声の高さの変化も適当であった（図10）．

口唇を閉鎖する子音 /p//b//m/ の生成時に，口腔内圧を計測した．無声子音 /p/ で口腔内圧が高く，鼻音 /m/ で口腔内圧が低いのは正常所見であったが，有声子音 /b/ で無声子音と圧が同等であった（図11）．これは，発話での無声化の聴取印象を支え，有無声の喉頭調節が不良であることを示している[2]．口腔内圧のピーク値に一貫性を欠くのは，呼気供給も含めた不安定さが背景にあると考えられ，失調性 dysarthria に特徴的である．

参考・引用文献
1) 苅安　誠：dysarthria の2症例─嚥下困難が早期に改善，発声発語障害が残存．第33回日本神経治療学会，2015．
2) 苅安　誠：音声障害・評価（機器を用いた評価）．発声発語障害学（熊倉勇美，今井智子編），第2版，医学書院，2015，pp53-70．

索 引

あ

アーノルド・キアリ奇形............149
合図...................................239
アウトカム....250,256,259,262,275
アウトカム指標..............71,230
アウトカム評価...................210
アクセント................27,101,256
アクセント法.......................256
アクチン..............................60
アセチルコリン...............59,149
アセチルコリン受容体...........149
新しい話し方.......................225
悪化...................................124
圧波形...............................330
圧力子音......109,134,257,259,318
アテトーゼ.........................162
アプローチ(取り組み)とストラテジー
（方略）...........................205
誤った呼吸.........................248
誤り方.................................95
歩き方.................................82
アルコール中毒...................153
アルツハイマー病......90,131,157
安静時................................125
──の呼吸.......................247
安定化...............................226
安定した声の持続...............255
安定した呼気供給...............247
安定性............176,245,255,312

い

イートン・ランバート症候群...149
言い直し............................114
言いよどみ........................101
異音...................................25
医科・歯科の治療......210,216,230
医科の治療.......................216
息継ぎ..........178,247,249,277,316
──のコントロール..............249
移行..................226,235,272
遺残性植物状態.................169
医師.............................68,137
──の回診.......................204
──の診察.......................204
意識...................................91
意識化...............................278
意識・覚醒....................55,92
──の状態.......................106

意識障害............................91
──の評価........................91
意識水準............................91
意思伝達...........................221
萎縮......................131,141,150
萎縮した舌........................218
異常所見..................141,302
異常性..............99,103,194,206
異常な運動......................183
異常な行動......................227
異常な姿勢......................141
一秒率................................32
一回換気量........................32
一貫した軌跡..................245
一側性中枢麻痺.........137,146
一側性中枢麻痺 dysarthria..198,324
──のクラスター..............147
意欲..................................214
意欲低下..........................273
医療スタッフ....................291
医療面接の小道具..............75
いろいろな姿勢................253
いろいろな発話課題..........272
因果関係..........................119
印象....................68,94,193,207
飲食の過程........................92
咽頭..................................41
咽頭側壁の運動.................43
韻律........................25,95,101
──と流暢性の所見..........193
──と流暢性の評価・測定...321
──の異常.......................136
──の平板化...................170
韻律不全.....................136,151

う

ウイルソン病....................167
ウェルニッケ脳症..............153
歌....................256,285,288
訴え.............................75,77
うつ病........................131,198
うなり声..........................342
裏声................................184
運動.........................2,19,21
──の安定性...................244
──の異常......................195
──の円滑さ...................244
──の観察...................6,244
──の経済性....................53
──の再学習..............72,228
──の指令..........................6
──の成果......................244
──の精度................113,244
──の精度と協調性の異常......154

──の能力..........................7
──の評価.........................12
──の不能......................157
──の変位量...................245
──の要素......................125
──を変えるための取り組み...246
運動学習..........................246
──の原理......................228
運動過多..........................261
運動過多症......................161
運動過多性...............137,327
運動過多性 dysarthria
.............161,200,261,283,340
──での音声特徴...........163
運動緩慢............140,141,157
運動企画レベル..............197
運動・筋活動フィードバック.........20
運動失調......86,142,153,250,261
運動所要時間....................51
運動制限..........................141
運動性失語.....................197
運動速度............................51
運動低下..........................157
運動低下性......................137
運動低下性 dysarthria
........157,159,197,198,213,282,322
──のクラスター..............159
運動同価値性....................53
運動特性..........................193
運動ニューロン疾患
...............76,121,139,149,150,202
運動ニューロン疾患群......166
運動範囲の狭小化............159
運動標的...................7,52,53
──への到達...................115
運動ピラミッド..........243,244
──の構成要素...............245
運動負荷...........................60
運動麻痺...................138,245
運動未到達......................267
運動野.............................56
運用..........................29,189

え

エビデンス.................12,260
エラー率..........................239
遠位筋............................139
円滑さ..............................245
鉛管様固縮....................140
嚥下..................................92
嚥下困難....90,92,144,151,159,204
嚥下障害...............92,168,343
嚥下造影検査.................335
円唇..................................46

延髄空洞症 ... 149

お

横隔膜 ... 19,33
　──の運動の観察 ... 335
　──の上下運動 ... 334
横舌筋 ... 47
大きな声 ... 274
　──での発話 ... 249
　──を出す訓練 ... 275
オクターブ ... 184
オシロスコープ ... 330
オトガイ舌筋 ... 48
表声 ... 184
オリーブ橋小脳変性症 ... 153
音圧格差 ... 323,324
音圧軌跡 ... 308
音圧計測 ... 259
音圧低下 ... 314,319
音響学的分析 ... 298
音響学的方法 ... 298
音響空間 ... 305
音響効果 ... 243
音響情報 ... 25,26,302
音響信号 ... 15
音響的メガホン効果 ... 46
音響特徴 ... 327
音響分析 ... 182,298,310,312,326
音響分析装置 ... 275
音響分析ソフトウェア ... 310
音響理論 ... 299
音源 ... 299
音声科学者 ... 18
音声学 ... 25
音声学者 ... 9
音声学的視点 ... 246
音声学的要素 ... 302
音声課題 ... 68,94,311,330
　──と音響指標 ... 326
　──の難易度 ... 98
音声記号 ... 27
音声機能 ... 41
音声基本周波数 ... 312
音声強度 ... 255,275,276,311,312
音声言語 ... 11,289
　──での伝達能力 ... 193
　──の訓練・指導 ... 210
　──の使用 ... 270
　──の評価 ... 68,193
　──の評価と鑑別診断 ... 68
音声言語行動 ... 11
　──の変容 ... 219
音声言語コミュニケーション
　 ... 7,14,25,26,29,39,196
　──の視点 ... 193
音声言語障害 ... 10,94,292
音声行動の異常性 ... 103,194
音声材料 ... 28,240
音声サンプル ... 94
　──の収録 ... 310
音声障害 ... 64,329
音声情報 ... 14
音声資料 ... 116
音声信号 ... 18,25,298
　──の品質低下 ... 298
　──の連続性 ... 312
音声振戦 ... 314
音声制御の鍵 ... 329
音声生成 ... 19,174
　──の3要素 ... 229,243
　──の基礎能力 ... 174
　──の機能的要素 ... 212
　──の機能不全への音声材料 ... 240
　──の変数 ... 98
　──の要素 ... 246
音声生成過程のモデル ... 18
音声生理 ... 18
音声生理研究者 ... 9
音声対立語 ... 111
音声データの収集と分析 ... 298
音声特徴 ... 195,342
　──と病態生理 ... 342
音声の異常 ... 11
音声の異常所見 ... 104
音声の音響分析 ... 298
音声の実時間分析 ... 97
音声の側面 ... 2,193
音声の聴取印象 ... 6,116
音声の特徴 ... 97,99,193
音声の品質 ... 172
音声の分析 ... 97
音声の変動 ... 298
音声波形 ... 298,312
　──の観察 ... 312
音声（発声）障害の臨床 ... 178
音節反復生成の課題 ... 183
音素 ... 27
　──の違い ... 298
音素修復 ... 26
音読の所要時間 ... 101
音量低下 ... 257

か

カーテン徴候 ... 131,151
下位運動ニューロン（LMN）
　 ... 56,59,138
外観 ... 84
外言語 ... 16,29
外喉頭筋群 ... 36
解釈 ... 82
外傷性脳損傷 ... 153,157
解析不能 ... 313
外舌筋群 ... 47,48
改善 ... 76
解読 ... 26
開鼻声 ... 109,134,257,258,317
　──の程度 ... 259
会話 ... 79,109
会話機能評価基準 ... 102
会話グループ ... 242
会話能力 ... 202
会話明瞭度検査 ... 102
顔 ... 82
顔つき ... 131
下顎 ... 44
下顎反射 ... 61
過緊張 ... 107
顎 ... 127,128,258,263
　──の運動 ... 336
　──の開閉運動の促進 ... 262
　──や唇の運動 ... 338
学者の立場 ... 9
学習 ... 225
学習したスキル ... 223,227,269,271
覚醒 ... 91
拡声装置 ... 291
覚醒度 ... 91
拡大・代替コミュニケーション
　 ... 221,289
拡大・代替コミュニケーション手段
　 ... 194
拡大見本 ... 272
下肢試験 ... 139
下縦舌筋 ... 47
過少な筋緊張 ... 245
過剰な筋緊張 ... 245,274
過小な緊張 ... 225
過剰な緊張 ... 225
過剰な反応 ... 124
仮性球情動 ... 84
仮性球麻痺 ... 137,143
仮説 ... 119
加速 ... 158
加速化 ... 141,159,302
加速現象 ... 159
可塑性 ... 228
課題 ... 94,235
　──での反応性 ... 193
　──の組み立て ... 213
　──の構造化 ... 219
　──の修正 ... 240
　──の設定 ... 228,234

――の達成度	241
――の特異性	260
――の内容・編成	238
――の難易度	219,235
――の分析	240

片麻痺 139,146
活動 171,210,223
活動性の低下 83
合併症 90
可動域拡大 140
過度の緊張状態 121
カバー 35
画鋲モデル 17
構えと操作 264
仮面様顔貌 159
カルテ 138
加齢 180
寛解・増悪 76,166
感覚・運動 246
感覚過敏 142
感覚障害 140,142
感覚消失 142
感覚テスト 132
感覚と運動 87,125
感覚トリック 163,261
感覚鈍麻 142
感覚野 142
換気 37
環境設定 171,227
環境騒音 26
環境操作 276,285
環境調整 205
眼瞼下垂 149
看護師 224
観察 67
　――のタイミング 125
　――の方法 126
観察学習 241
観察眼 82
観察事項 94
観察者 126
　――のバイアス 116
監視 16
患者 11
　――の意欲 215,228
　――の訴え 194
　――の訴えや要望 224
　――の観察 81
　――の行動 12
　――の行動観察 106
　――の個別性 194
　――の指導 219
　――のスキル 265
　――の全身状態 87

　――の反応 106,228
　――のふるまい 83
　――のマネジメント 70
　――のモニタリング 71,124
　――の様子 68
　――の理解 137
　――への指導 13
　――や家族への説明 208,223
患者（音声）への慣れ 117
患者会 293
患者個人の情報 74
患者像 207
感情失禁 131,144
眼振 84,154
完全麻痺 138,245
間大性攣縮 162
肝脳変性症 167
カンファレンス 89,210
鑑別診断 64,66,196
鑑別すべき音声言語障害 64
顔面 44,45,127,131
　――の左右差 146
顔面神経 46,127,128
顔面神経損傷 150
顔面神経麻痺 151
顔面麻痺 125,181
　――の評価法 132
肝レンズ核変性症 167

き

奇異で異常な運動 162
記憶障害 191,194
機械的介助 258
聞き間違い 15
聞き分ける訓練 226
聞く訓練 117
聞く姿勢 204
聴こえ 191
きざみ足 158
器質性構音障害 198
義歯の不安定 217
機序（メカニズム） 118,119
基礎（機能）訓練
　 221,225,227,243
　――の目標 246
気息性嗄声 333
気息性雑音 303
基礎的能力 115,175,243
吃音 64,157
気付き 220
吃逆 162
拮抗運動不能症 155
拮抗筋 61
基底核 57

気道 31
気道防御 38
機能回復 205,210,230
機能回復訓練 206,210
機能亢進状態 252
機能障害 214
機能性構音障害 198
機能低下状態 252
機能的肺活量 32
機能と限界 195
希望 75,194
基本周波数 184
　――の周期的な変動 309
基本的 ADL 86
基本的な対応 207
基本となる音声課題 94
吸気 31
　――と呼気 248
吸気性雑音 155,325
吸気性喘鳴 151
休止 26,34,102,301
　――と息継ぎ 136
弓状の声帯 254
球麻痺 198
球麻痺症状の評価 202
強化 224,240
仰臥位 248
胸郭運動の制限 342
胸郭の柔軟性 247
胸郭の広がり 177
胸郭バンド 249
教示 213,239,261
胸髄神経 127
強勢 101
強制的なくり返し 169
協調運動障害 142
協調性 244,245
共通の知識 29
狭母音 312
共鳴 42,100,108,299
　――の所見 193
　――の評価 311
　――の評価・測定 317
　――を改善させるための取り組みの
　　ピラミッド 257
共鳴不全 134,151,257
共有する知識や経験 287
魚骨図 119,121
虚弱 90
ギラン・バレー症候群 149
気流 20
　――の視覚化 332
　――の流れ 243
記録と判定 67

近位筋 139
筋萎縮 139, 148
筋萎縮性側索硬化症（ALS）
　.... 4, 149, 166, 186, 254, 304, 336, 337
　　──の臨床特徴 166
筋炎 139
筋強直性ジストロフィー 139, 149
筋緊張 139, 244, 245
　　──の正常化 260
筋緊張亢進 140, 143
筋緊張低下 140
筋細胞膜障害 140
筋ジストロフィー 139, 149
緊張性攣縮 162
筋の収縮と疲労 60
筋のタイプ 48
筋肥大 139
筋紡錘 140
筋力 244
　　──の評価 139
筋力増強 263
筋力増強訓練 262
筋力低下
　.............. 121, 138, 139, 141, 148, 247
　　──に対しての筋力増強訓練 ... 260

く

空気力学的計測 329
空気力学的検査 176, 329
空気力学的指標 19
区切り 277
区切る場所 277
口の開き 258, 338
工夫 270
クリアー・スピーチ 258, 283
　　──の訓練 284
　　──の話し方 283
車いす 247
クロイツフェルト・ヤコブ病 168
クローヌス 140
訓練 205, 227, 234
　　──と評価の違い 238
　　──の形態 241
　　──の効果 263
　　──の時間帯 242
　　──の焦点 264
　　──のステップ 238
　　──の難易度 235
　　──の場所 241
　　──の標的行動 234
　　──の頻度 242
訓練課題の実施 238
訓練機会 241
訓練・指導 223, 227

　　──の原則 227
　　──の小目標 230
訓練適応 257
訓練プログラム 206, 266, 267, 278

け

ケア 227
経過 74
形式 189
痙縮 140
頸髄神経 127
痙性 143, 146
痙性歩行 144
痙性麻痺
　.. 137, 143,
　250, 252, 257, 258, 261, 274, 283, 342
　　──に伴う音声特徴 144
痙性麻痺 dysarthria
　...................... 143, 198, 213, 318, 340
　　──のクラスター 144
携帯用会話補助装置（VOCA）.... 290
軽度 dysarthria
　................... 7, 204, 205, 221, 291, 324
頸部カラー 166
痙攣 144
痙攣性発声障害（SD）
　................... 65, 163, 165, 254, 316, 317
血圧 89
　　──のコントロール 90
結果のフィードバック 220, 237
原因 11, 118
　　──と結果 137
原因疾患 11
言語 29, 189
　　──の評価 189
　　──の本質 29
言語音 25, 47
　　──の生成 264
言語（音韻）知識 25
言語・音声学的な変数 235, 236
言語検査 342
言語障害 64, 111, 189
言語性訓練 222
言語性の運動 125
言語性の交互変換運動
　.. 180, 265, 311, 323
言語的意味 136
言語・認知と発声発語能力 171
言語・認知能力 197
言語能力 171, 191
　　──の低下 194
言語表出 62, 86
言語編成の負荷 10
検査課題 238

現実的なゴール 215
原始反射 143

こ

語彙 29
構音 30, 100, 109, 113, 252
　　──と韻律の評価 311
　　──の誤り 28, 117, 197
　　──の異常 52, 94, 111, 135
　　──の構えと操作の訓練 264
　　──の所見 193
　　──の正確さ 111, 262, 281
　　──の正確さを高める訓練 ... 265
　　──の精度 182
　　──の操作 28
　　──の適切さ 28, 95, 179
　　──の評価 27, 298
　　──の評価・測定 319
　　──の品質 217, 264
　　──へのアプローチ 226
　　──への取り組みのピラミッド
　.. 264
高音 186
構音運動 22
　　──の異常 304
　　──の精度 265
　　──の不適切さや乱れ 121
構音運動障害 336
構音器官の運動速度 180
構音器官の構造 336
構音訓練 260
構音検査 100
構音障害 2, 3, 64, 100, 332
　　──の治療 213
構音テスト 95
構音点 25
構音標的未到達 281
構音不全 135, 146, 151
構音不能症 168
構音様式 25
口蓋・咽喉頭ミオクローヌス 164
口蓋咽頭 129, 333
　　──の開放と閉鎖 334
口蓋咽頭閉鎖
　........................ 42, 109, 134, 257, 258
口蓋咽頭閉鎖機能 327
口蓋咽頭閉鎖不全 259
口蓋咽頭弁 41, 42, 329
口蓋の筋力低下 259
口蓋帆挙筋 42
口蓋補助床 217
口蓋麻痺 123, 131, 152
口蓋裂 331
口角 44, 150

――の下垂 125
交感神経 88
硬起声の緩和 256
口腔 41
　――での気流抵抗 258
　――と喉頭のタイミング 256
　――と喉頭の適時性 321
口腔顔面 193
　――の観察 12,124,126,342
口腔顔面失行 197
口腔器官 260
　――と構音運動への取り組みのピラ
　　ミッド 261
　――へのアプローチ 260
口腔共鳴 46,258,259
口腔気流 257,332
口腔構音運動 265
口腔抵抗 330
口腔内圧 43,134,330,346
　――の計測 342
　――の計測装置 330
　――のピーク値 331,332,346
口腔内圧軌跡 331
口腔内の乾燥 217
口型の違い 46
高血圧の既往 343
交互変換運動 245,298,305
高次脳機能 87
高次脳機能障害 156
甲状腺機能低下症 139,153
口唇 44,263
　――の運動促進 262
亢進 195
公正な評価 116
口舌ジストニア 261,312,314
高速テンポ 7
　――での乱れ 146
巧緻運動障害 139
巧緻性 244,245
硬直 140
喉頭 35,130,333
　――の機能 38
　――の協調性 252,256
　――のジストニア 165
　――の内視鏡的観察 333
行動 84,271
　――の観察 6
　――の修正 219
　――の定着 278
　――の変容 227,272
　――を変える方法 272
喉頭腔 35
行動形成 118,229,237,239
喉頭室 35

喉頭調節 39,97,108,184
口頭での伝達 207
喉頭ファイバースコープ 333
行動マネジメントの基盤 228
喉頭麻痺 107,123,131,185
好発年齢 76
高頻度語 111
抗不安薬 345
口部顔面 44,46,131
広母音 312
効率性 193,210,215,269
　――の問題 269
高齢 11,176,185,186
声 2,29,30,99,106
　――の on-off 検査 182
　――の安定性 314
　――の大きさ 40,98,256
　――の大きさと高さ 255,312
　――の観察 106
　――の持続 39,178
　――の持続の訓練課題 255
　――の柔軟性 256
　――の所見 193
　――の高さ 40,184,256,312
　――の途切れ 312
　――の評価・測定 312
　――の震え 121,155,314
　――の翻転 154,314
　――のゆらぎ 310,315
　――を診る 106
ゴール 229
ゴール設定 205,210,214
語音の強度 25
呼気 31
　――と声の開始のタイミング ... 177
　――のコントロール 248,249
　――の持続能力 178
　――の制限 134
　――の浪費 256
呼気供給 32,176,247
呼気筋強化 250
呼気支持 99,250
呼気持続時間の計測 178
呼気保持 177
呼吸 31,127,247,252
　――と喉頭 23
　――の状態 106
　――と喉頭のタイミング 256
　――と喉頭の連携 256
　――の異常 340
　――の制限 107,178
呼吸運動 24,82,340,341
　――の調節 323
呼吸関連訓練 248

呼吸器 31
呼吸器系 31
呼吸訓練 247
呼吸困難の徴候 324
呼吸サポートの要件 32
呼吸支持 277
　――の向上 247
呼吸・発声機能の理解 330
呼吸・発声の病態生理 274
呼吸・発声不全 134
呼気流 229,329
呼気流量 179
国際音声記号（IPA） 298
国際疾病分類第 10 版（ICD-10）
　.................................... 189,190
国際障害分類（ICIDH） 7
国際生活機能分類（ICF） 7,171
黒質線条体変性症 157
語形の誤り 16
小声 119,254
誤差 72
誤差修正 155
故事成語 97
固縮 140,157
個人訓練 241
個人の生活 78
個人の反応 137
誇張した構音 283
小道具 250
ことば 29,30
ことばがけ 239
子ども扱いをする話しかけ方 ... 173
ことわざ 97
語の生成 268
語のリスト 95,100
誤反応 237
語・文の再生 95
個別訓練 288
コミュニケーション
　........... 17,29,64,225,226,269,292
　――に関してのゴール 205
　――の原点 292
　――の個別性 66
　――の支援 270
　――の自立 270
　――の成功 230
　――の道具 30
　――の取り方 207
　――のニーズ 194
　――の必要性 78,289
　――の有効性 210
コミュニケーション機能 44
コミュニケーション支援機器 ... 166
コミュニケーション主体 ... 206,213

コミュニケーション手段..........2,289	──の無声化や有声化............155	──と呼吸.....................108,223
──の確立......................222	子音構音..................257,264,320	──の安定......................244
──の（再）学習能力.............193	子音生成..........................265	──の確認......................252
コミュニケーション障害	子音生成時の口の構え.................46	──の修正......................247
............2,15,194,201,207,208,227	支援..............................270	姿勢調節.........................60
コミュニケーション能力..............193	視覚..........................192,194	自然回復........................215
コミュニケーション・ノート......290	──と聴覚......................84	自然さ....................210,215,256
コミュニケーション・パートナー	視覚障害......................111,192	持続性........................28,245
...............................292	視覚情報.......................26,29	自宅での生活.....................204
コミュニケーション・バリアフリー	自覚的困難......................163	失外套..........................169
.............................292,294	視覚的刺激......................276	疾患診断.....................64,193,214
コレ・シカール症候群................149	自覚的声量の誤認................119	──と予後......................214
混合性 dysarthria..........166,168,322	自覚的な高速発語（運動）困難...146	疾患特徴........................74
昏睡.............................91	自覚的な発声発語困難.............135	疾患や状態..................11,137
	仕掛けの活用....................272	失語..........................189
さ	歯科の治療......................217	失語症.......................169,197
座位..............................248	歯科の補綴......................230	実際のコミュニケーション場面...295
再現性........................97,117	弛緩............................148	実際の話す能力...................7
最終共通経路......................56	時間............................312	実時間........................116
最終共通路.......................148	時間・空間的標的...............113,245	実時間分析......................97
最重度 dysarthria.................222	弛緩性麻痺	失声症.......................24,198
最大速度.........................245	131,	失声状態.................255,326,345
最大能力.........................174	137,148,252,254,257,258,261,327	失調性..........................137
最大能力試験.....................174	弛緩性麻痺 dysarthria	失調性 dysarthria
最大反復率（MRR）...............180	198,318,340	153,180,198,
最長発声持続..................311,323	時間的特性......................298	257,282,305,308,323,336,340,346
最長発声持続時間（MPT）..........176	時間分解能......................310	失調に伴う dysarthria のクラスター
──の課題......................33	時間変動........................305	155
最適化...........................216	しきい値........................175	失プロソディ症..................197
座位と立位.......................177	仕切り直し......................269	質問応答........................109
再評価...........................230	──の練習......................288	質問に答える場面................172
作業療法士.......................223	歯茎硬口蓋摩擦音................300	実用............................271
嗄声........99,107,134,176,254,313	歯茎摩擦音......................300	実用訓練..................221,225,227
──の印象......................312	刺激............................235	実用コミュニケーション手段......224
雑音スペクトル中心周波数.........309	──の種類......................237	実用性............................13
雑音成分......................304,305	刺激絵............................97	実用性向上......................230
──の周波数....................302	試験的治療......................121	実用速度........................245
雑音の共鳴周波数.................300	試験的方法..................106,108	実用的コミュニケーション........172
作動筋..........................61	思考過程........................84	実用的音声言語コミュニケーション
様々な環境.......................194	自己音声のモニタリング.....189,194	212
サマリー.........................207	自己音声のモニタリング不良......121	実用的な伝達....................289
左右の非対称....................131	自己監視........................226	実用的な能力....................115
作用原理の知恵..................13	自己修正..................213,226,250	実用能力........................171
サルコイドーシス..................149	仕事復帰........................214	実用レベル......................210
参加.............................171	自己評価..................77,194,226,241	指定のテンポ.................182,265
三叉神経..........45,46,127,128,141	自主学習........................71	自動運動困難....................246
三叉神経損傷.....................149	視床.........................57,141	自動化..........................233
サンプリング率................310,336	視診............................124	自動化されている行動.............272
	ジスキネジア.............83,141,161	自動化した運動..................245
し	ジストニア	自動的な発語..................62,95
子音..........................25,52,302	83,108,141,162,163,254,274,316	自発的な発話................109,114
──の適切さ....................329	──に伴う dysarthria のクラスター	自発話........................8,62,271
──の歪み......................134	163	指鼻試験........................142
──のミニマルペア...............259	姿勢......6,81,127,176,247,252,257	社会参加........................210

社会生活 8,29,204	――を変えての練習 226	――の機能低下 118
社会的ゴール 205	条件次第 108	神経学的基盤 54
社会的重症 8	条件設定 194,234	神経学的症候 196
社会的知識 173	上喉頭神経 36	神経学的診察 137
社会的背景 194,214	証拠となる徴候 137	神経学的徴候 9
社会的不利 7,210,214	上肢試験 139	神経・筋疾患 4
斜頸 165	上肢の拘縮 342	神経・筋障害 196,261
写真 124	上縦舌筋 47	神経・筋治療 260
周囲の反応 79	症状 9,75,118	神経・筋と運動の異常 244
自由会話 287	――と徴候 75	神経・筋レベルの障害 197
習慣化された話し方 13	上体支持 38	神経系 54,87,92
周期的な波形 302	冗長な発話 172	――の可塑性 72
周期の同定 312	小テスト 231,241	――の機能不全 2,4
重症筋無力症 4,149,218	情動 29,55	神経原性 196
重症度 7,179,194	――の低下 136	――の発声発語障害 3,137
重症度別のゴール設定 215	――を伴う音声 23	――の無言症 137
修正 114	小脳 6,54,58	神経疾患の確定診断 11
修正した発話 173	――の障害 140,142	神経疾患別の声の問題 254
集団訓練 241,288,293	――のフィードバック 56	神経支配 131
集中的な訓練 276	小脳萎縮症 305	神経節ニューロン 140
重度 dysarthria	小脳回路 153	神経中毒 153
.... 7,221,281,291,292	小脳失調 254	神経伝達物質 59
重度 dysarthria 話者の発話を理解す	小脳失調性の構音障害 202	――の受容体 59
るコツ 294	小脳性運動失調 153	神経内科医 9
重度の嗄声 312	小脳性音声振戦 309	神経難病 4,215
自由なテンポ 265	小脳性無言症 169	神経病理
柔軟性 255	小脳徴候 154	 4,131,137,195,196,227,342
周波数解析 310,312	小脳半球 154	――と運動障害 243
周波数特性 298	情報 68,207	神経病理別の留意点 262
修復 173	小目標 230	信号雑音比 310
十分な音圧格差 324	初期認知症徴候観察リスト（OLD）	進行性 76
十分な練習量 219	 190	――の疾患 291
重力の影響 32	触診 124,139	――の神経難病 168
手技 213	職場復帰 204	進行性核上性麻痺 166
主治医 223	所見の解釈 326	信号（倍音）成分と雑音成分の比率
手指の巧緻動作 146	書字でのコミュニケーション 168	 315
手段的 ADL 86	除脳 140	心疾患 90
出力音声の審美性 103	除脳硬直 140	人生経験 17
腫瘍 153,167	除皮質 140	新生物 149
瞬時性 28	除皮質硬直 140	振戦 141,155,158,162
上位運動ニューロン（UMN）	自立 270	身体 81
.... 56,59,138	自律神経 54	――と精神 81,106
上位運動ニューロン損傷 143	自律神経系 88	――の構えと動き 81
省エネ発語 115	――の身体調節 87	――の観察 124
障害 7,66,210	――の問題 154	――の姿勢 219
障害音声 292	自律神経障害 159	――の状態 9,225
障害・能力低下・社会的不利 64	視力 192	――の無動状態 168
障害歴 207	歯列 44	身体機能 210
上顎 44	唇 128	身体緊張 247
上気道 41	心因性の失声症 198	身体状態 10,223
――の管腔 30,41	唇・顎・舌の連動 265	――の適正化 219
消去 239	神経・運動病理 12	身体努力 143,195,284
上下唇の形状変化 338	神経回路 22	身体努力性 102,144
条件 235	――の異常 6,196	診断 64

審美性 195,204,269
　　──の問題 269
振幅 312
　　──の違い 302
振幅低下 312
信頼性 72,116
診療録 74

す

随意運動 56
　　──の制御 57
遂行機能 160
推測 172
錐体外路系障害 140
錐体外路症候 157
錐体外路徴候 146
錐体交叉 56
錐体路障害 140,146
　　──の徴候 140
垂直舌筋 47
推定患者数 4
数字の順唱 95,315,316,326
スキル 117,226
　　──の使用 219
　　──を使う場面 229
スキル学習 228
すくみ足 158
スケッチ 124
ステージ 195
ステップ 225,235
ステレオタイプ 105,273
ストレッチング 260,261,262
ストロー発声 255
スパイロメーター 250
スパズム 162
スピーキングのモデル 16
スピーチ・セラピー 286
スペクトル 298,300
スペクトログラム 298

せ

正確に伝えたいことば 279
生活機能 37,71
生活スタイル 80
生活の質（QOL）....................... 78
生活場面 223,279
静座不能 161
声質 176
正常所見と異常所見 193
正常発話の音声波形とスペクトログラム 304
正常範囲内 117,175
正常話者群 307
精神 14,81,271

──と発声 24
精神疾患診断マニュアル 84
精神障害 159
精神状態 83
　　──の観察方法 84
精神発達遅滞 198
精神病 131
声帯 19,35
　　──の観察 335
　　──の緊張 121
　　──の振動 20,229,243
　　──の低緊張 119
　　──の内転・外転 182,335
声帯運動障害 324,333
声帯運動の連動 265
声帯緊張の変動 309
声帯麻痺 131,134,254
精度 245
　　──と速度 228
声道 20,30,329,332
　　──と音響出力 299
　　──の音響効果 300
　　──の空気力学的計測 251
　　──の形態 298
声道共鳴 257
声道形状 339
声道断面積系列 299,339
声道断面模式図 300
正反応 237
生命維持機能 37
声門 35,40
声門下圧 274,329
　　──の上昇 38
声門接触 340
声門抵抗 330
声門閉鎖不全 134,274,333
声門摩擦音 256
生理学的視点 195
生理学的指標 174
生理学的容量 174
生理的機能 44
生理的支持 225
生理的声域（PR）.................... 184
声量 256
　　──の増大 283
声量低下 198,274
声量低下症 115,120,326
咳 38
脊髄空洞症 149
脊髄後索障害 140
脊髄小脳変性症（SCD）
　　.................... 4,76,153,201,314,324
脊髄神経 127,148
脊髄神経損傷 150

脊髄前角細胞の障害 140
脊髄反射 60
咳払い 40
舌 47,128,150,263
　　──の一側麻痺 123
　　──の運動 50
　　──の運動促進 262
　　──の運動範囲 50
　　──の大きさ 47
　　──の構えや運動 49
　　──の提出 49
　　──の部位 47
　　──の麻痺 131
舌圧計測用装置 263
舌圧子 258,263,265
舌咽神経 129
舌運動 336
　　──の軌跡 50
舌縁 47
舌音 49
舌下神経 37,128
舌下神経損傷 150
舌下神経麻痺 152
接近音 303
舌・口蓋接触 338,340
舌先 47
　　──の挙上・下制 49
摂食嚥下 93
セッション 241
　　──の編成 241
舌体 47
舌端 47
舌背 47
　　──の挙上 49
説明や独話 97
セラピー 212
セラピスト
.... 10,64,68,71,72,89,117,137,208,
210,219,225,230,239,242,246,260
　　──の行う訓練・指導 210
　　──の期待 116
　　──の対応 237
　　──の役割 71,72,231
線維束性収縮 139
線維束性攣縮 131,150
線形予測 300
潜在的な話す能力 7
潜在能力 171
戦術 213
線条体黒質変性症 153,167
全身機能 87
全身状態 90
全体プログラム 71
選択的注意 26

専門用語 141	唾液腺 41	治療的アプローチ 71,210
戦略 212	高すぎる声 312	治療の焦点 212
川柳 280	多系統萎縮症 4,153	
	多系統萎縮症の臨床評価スケール	**つ**
そ	 202	伝え方 225
騒音計 311	他職種との連携 223	──の指導 271,286
相関関係 119	脱髄 166	伝えること 286
総合的な能力 221	達成基準 235	
相対振幅 305	妥当性 72	**て**
相反神経支配 61	多発性硬化症 4,76,166	低下 195
促音 27,109,135,318	多発性脳梗塞 167,190	低緊張 107
促進・負荷の条件 111	多様性 227	抵抗運動 245,261
測定 72	弾音 303	低酸素脳症 157,167
──での誤差 72	短歌 280	定常化 235
測定異常 155,156	男女差 184,187	定性・定量化 310
測定過小 157	弾性復元力 19,32,249	提舌 49,131
測定装置 72	単調子 ... 101,136,154,198,256,322	定量化 298
速度 113,245,281	断綴的発話 100,101,155,319,320	手がかり 239
──と精度の天秤関係 113	談話 286,292	適応 53
──を高める訓練 265	──の主題 286	適時性 51
咀嚼筋 44	談話分析 292	適切な環境 225
粗ぞう性嗄声 313		適切な筋緊張 243
粗大運動 164	**ち**	適切な姿勢 247
ソフトウェア 319	チーム医療 71,223	適切なフィードバック 274
ソフト・ブローイング 258	遅延聴覚フィードバック 282	デジタル化 310
尊厳 173,204	知覚的分析 298	テスト場面 8,175
	知覚的方法 298	転換性障害 198
た	力 51,245	電気式人工喉頭 98,259,265
対応 237	チック 162	電気式パラトグラム 340
体温 91	遅発性ジスキネジア 161	電気刺激 246
耐久性 245	注意 26	電気声門図 340,341
代償 131,205,270	中心灰白質 23	伝達性 269
代償運動 265	中枢神経系 22,54	──の問題 269
代償構音 53,268	中枢性の筋力低下 146	伝達能力 99,194,279
代償戦略 79	中枢性麻痺 131	伝達のコツ 287
代償的アプローチ 71,210	躊躇 23,100,141,158	伝達の練習での工夫 288
大小の判定 276	中等度 dysarthria	伝達率 268
帯状疱疹 149	 205,221,234,291	転倒 90,159
対症療法 13,118	長音 27	電文体 279
体性感覚 140,141	聴覚 84,194	テンポ 98
対側性の中枢支配 57	──の評価 191	テンポ指定 312,323,324
ダイナミックレンジ 187	聴覚情報 26	──の発語運動 267
大脳 54,62	聴覚的情報 29	転落 90
大脳基底核 6,92	聴覚フィードバック 19	
──の機能不全 161	徴候 9,82	**と**
大脳前頭葉病変 140	聴者 14	動画 124
大脳皮質 6,54	聴取印象 12,116	道具の修復 216
──の小人 57	──による判定 116	道具の不備 124
大脳皮質基底核変性症 167	聴診 124	頭頸部の関節可動域 83
大脳変性 170	直接的な原因 118	頭頸部の側面像 333
対比の課題 282	直接の教示 269	統合失調症 198
大目標 230	治療計画 66	同語反復 167,281
対話 172	治療効果の検証 117	同語反復症 169,197
唾液 42,92,273	治療対象となる標的 118	動作時の振戦 154

動作性ジストニア 162,250	日常生活 8,160	 4,76,86,90,100,121,131,157,
動作性ミオクローヌス 164	——と社会生活 292	160,186,190,250,254,274,276,279,
等尺性収縮 60	日常生活動作（ADL）........... 86,143	305,307,308,320,322,329,336,337
統制会話 287	——での困難 139	——の臨床評価スケール 203
等張性収縮 60	日常のコミュニケーション	バーセルインデックス（BI）.......... 86
疼痛 142	 171,192,210	ハード・ブローイング 258
導入 241	日常の生活場面 223	バーバル・コミュニケーション 29
糖尿病 90	日本語 5 母音 301	肺 31
頭部外傷 180,326	日本語の音声学 25	肺炎 90
投薬 90,230	入院生活 80	バイオフィードバック
動力源 329	入力レベル 310	 250,254,340
トウレット症候群 162	ニューロパチー 149	肺活量 32,178
ドーパミン 59,157	ニューロ・ロジック 131	肺機能の評価 32
途切れた印象 346	ニューロン 59,61	肺気量の区分 32
特異性 228	認知 8,29,189,269	俳句 280
読影所見 89	——と言語 118	背景 66,118
独語 84	認知機能障害 160	肺疾患 90
独自の話し方 269	認知機能の低下 273	バイタル・サイン 91
特殊音素 27	認知行動療法 13	バイトブロック 53,263
閉じ込め症候群 168	認知症 144,159,165,189,191,197	——の使用 265
徒手筋力テスト（MMT）........... 139	——の重症度別の発話特徴 191	肺内圧 329
徒手的介助 247	——の診断基準 190	排尿 89
徒手的操作 213		廃用 134
トップダウン処理 28	ね	肺容量 176
ドミノ効果 274	寝たきり状態 139	肺容量レベル 249
努力性 143	粘液腺 35	爆発的な声 154,345,346
ドリル............ 71,225,227,241,265	年齢による変化 186	歯車様固縮 140
——の課題 228		箱モデル 32
——の実施 242	の	破擦音 303
	ノイズ・バースト 299,302	はさみ足歩行 144
な	脳画像 89	破傷風 140
内言語 16,29	脳幹障害 140	撥音 27
内喉頭筋群 36	脳幹部の脳卒中 148	発見学習 250
内視鏡 333	脳血管疾患 4,153,157	発語 2,24,62,109,113
内舌筋群 47,48	脳血管障害 143	——での声 24
内容 16,189	脳血栓症 343	——と嚥下 50
長い発話 249	脳梗塞 342	——と発話 97,109,113
ナゾメーター 259,327	脳神経 54,148	発語運動 229,243
難易度の調整 240	——の混合性麻痺 152	——のテンポ 281
難易度の調整因子 236	脳神経・筋疾患 138,195	発語運動速度 101,281
軟口蓋 42	脳性麻痺 5,162,176,197,200	発語運動能力 180
——の挙上 43	脳卒中 76,90,146,157	——の推定 312
軟口蓋挙上装置（PLP）........ 218	脳底動脈の血管閉塞 168	発語課題 109
難聴 191	脳のリソース 115	発語器官 39
——のある相手 283	能力低下 66,210,214	発語失行 168,169
	能力と実用の食い違い 171	発語失行症 64,197
に	ノンバーバル・コミュニケーション	発語・発話を診る 109
ニーズ 75	 29	発症 74
——の多様性 227	ノンバーバルの手段 172	発声 23,30,62,252,252
二重課題		——の基礎 252
...... 10,82,98,111,115,191,281,326	は	——の機能亢進状態と機能低下状態
二重子音の促音 259	パーキンソニズム 157	 252,253
二重声 186,313	パーキンソン症候群 170	——の促進 223
二重母音のホルマント軌跡 305	パーキンソン病（PD）	——の評価 24,311

発声開始の遅れ...............178	100,102,103,243,258	判定の信頼性...............298
発声器官...............39	――の明瞭度...............102	判定の不一致...............116
発声機能向上のための取り組みのピラミッド...............252	――の要求...............248	反応...............237
	――の流暢性...............102,112	――への対応...............239
発声機能亢進状態...............253	――の連続性...............102	反応時間...............311
発声機能測定装置...............329	発話開始...............249	反応時間課題...............317
発声機能低下状態...............254	発話課題...............94,109	反応モード...............237
発声機能の向上...............252	発話減退...............170	反復運動...............246
発声効率...............176	発話行為...............8	反復練習...............225,227
発声困難...............106	発話困難...............292	**ひ**
発声持続の安定性...............178	発話障害...............2,3	
発声条件...............330	発話全体の明瞭さ...............265	非圧縮のWAV形式...............310
発声低下...............170	発話能力...............103	鼻咽腔閉鎖不全の評価...............331
発声途絶...............312,314	発話明瞭度の高い症例...............305	非運動症状...............120,159
発声努力...............134,333	発話明瞭度の低い症例...............305	鼻音...............302,303
発声発語...............2,51	話し方...............206,220,225	――と口音...............327
――の異常...............2,227	――の癖...............220	――のマーマー...............302
――の感覚・運動性...............12	――の訓練...............271	鼻音化...............27,108,257
――の訓練...............225	――の指導...............191	鼻音性...............100,108
――のコントロール...............10	――の修正...............272	非音声機能...............41
――の評価...............6	――や伝え方...............271	鼻腔...............41
発声発語運動...............62	話しことば...............29	鼻腔共鳴のホルマント...............317
発声発語器官...............118,126,298	――の異常...............85	鼻腔気流...............332
――の観察...............109,124	話し言葉の鎖...............14	低すぎる声...............312
――の診かた...............127	話し手と聞き手...............172	非言語性訓練...............222
発声発語機能...............126	話す意欲...............286	非言語性口腔器官運動...............260
――の回復...............225	話す機会...............80,293	非言語性の運動...............125
発声発語機能訓練...............93	話すこと...............29,6,8,88,273,286	非言語的方法...............265
発声発語主体...............213	――の困難...............270	皮質性の吃音...............197
発声発語障害...............3,64,196	話す能力...............78,94,98,171,270	非周期的な波形...............302
――のアウトカム...............175	話す場面...............77	鼻唇溝...............150
――の重症度...............221	話す練習...............293	――の浅さ...............125
発声発語能力...............214	鼻つまみ...............257	非侵襲的な方法...............310
発声不全...............151	鼻漏れ...............100,108,317	ピック病...............157
発話	歯の欠損...............217	筆談...............86,194,289
...............2,10,16,30,33,34,84,109,113,247,273,277,301	歯の喪失...............45	ピッチ・リセット...............34
	バビンスキー徴候...............143	非鼻音...............108
――での伝達...............201	ハミング...............254	評価...............64,66
――での無声化...............346	場面別のコミュニケーション困難	――と訓練の課題...............115
――と構音...............260	78	――と診断...............66
――と呼吸のタイミング...............249	パラトグラム...............338	――の報告...............207
――の3要因...............113	バリズム...............162,342	評価・治療の視点...............72
――の過程...............17	破裂音...............303	標準値...............175
――の基盤...............114	範囲...............245	表情...............44,84,131
――の自然さ...............188,248,282,321	半音...............184	病状...............227
――の修正...............194	般化...............271,272	表情筋...............45
――の使用...............291	――の壁...............272	病前の生活...............64,193
――の条件...............194	反回神経...............36	病前の話し方...............269
――のための呼吸...............247	反射...............60,125,246	病態...............96
――のための呼吸運動...............250	反射的喉頭・声門閉鎖テクニック	――の理解...............118,312
――のための呼吸支持...............249	254	病態生理...............118,195,212
――の中断...............100,135	半側空間無視...............192	――の理解...............120
――の乱れ...............101	パンチドランカー脳症...............153	標的行動...............234,235,239
――の明瞭さ	ハンチントン病...............162,168,176	標的とする行動...............67

病的な声の震え............................121
病的な泣きや笑い........................144
標的別試験..................................210
病名..74
病理モデル......................................9
病歴..............................68,74,193,207
病歴聴取...................................74,75
疲労..245
鼻漏出....................................259,318
　　──による子音の歪み.............109
　　──の程度..............................259

ふ

不安..204
フィードバック............................284
フィードバック機構.......................19
負荷..115
負荷試験...................................98,318
負荷・促進条件..............................94
賦活系..55
負荷テスト......................................97
不規則性.......................................155
不共同..153
副交感神経.....................................88
複雑な文法構造............................191
副作用..216
副神経..127
不随意運動....102,136,161,195,261
　　──による発声阻害................254
不全麻痺................................138,245
普通の声と大きな声......................34
舞踏運動................................162,164
　　──に伴うdysarthriaのクラスター
　　..164
舞踏病.....................................4,254
　　──に伴うdysarthria............164
普遍性..227
不明瞭発話
....13,23,101,121,155,281,319,320
フリードライヒ運動失調症（FA）
....306
ブリーフィング............................208
震え..141
プルキンエ細胞..............................58
フレージング.............277,282,283
ブレス・グループ...34,100,248,277
ブローイング...............................258
フロー・モーター.................250,258
プログラム化した課題.................230
プログラムの編成........................234
文章の音読............................95,326
分節..25
分節持続時間...............................302
　　──の延長や変動..................302

文の再生..............154,305,320,326
文の適格性...................................287
文のリスト.....................................95
文法..29
ぶん回し歩行...............................146
文脈...........................8,16,189,287
　　──の手がかり...............103,269
分離運動.......................................145
分離動作.......................................265
分類..67

へ

平均呼気流量率............................178
閉鎖音..303
閉鎖区間.........................301,302,321
　　──での音圧値......................308
閉鎖性頭部外傷.............167,168,170
平叙文と疑問文............................256
平唇..46
平板な声の大きさや高さ.............256
閉鼻声..109
ペーシング盤...............................281
ベースライン...............................231
ベースライン評価..........................71
別の条件..97
ベルヌーイの原理..........................20
ベル麻痺...................................5,149
変位量..51
辺縁系....................................23,55,326
弁蓋症候群...................................168
変数..108
変性疾患.......................................153
変動..25
変動係数.......................................315

ほ

ボイスバー.............................302,304
母音..............................25,52,299,302
　　──と子音..............................179
　　──の音響学的特徴................319
　　──の音響空間......................320
　　──の持続時間......................321
　　──の持続発声
　　............94,108,309,312,318,326
　　──のホルマント..................302
　　──のホルマント周波数.......319
　　──の無声化............................27
　　──の連続..............................255
母音格差.......................................106
母音空間.......................................307
　　──の狭小化..........................319
母音構音................................257,264
　　──の正確さ..........................283
　　──の適切さ..........................305

　　──の品質..............................283
母音三角.......................................319
母音生成..........................46,265,266
方向..245
報告..223
報告書....................................207,208
方針..71
ポーズ..281
歩行..142
　　──の状態..............................68
補助記号..27
ボツリヌス中毒............................149
ボディ..35
補綴装置.......................................217
ボトムアップ処理..........................26
ポリオ..149
ホルマント.............................299,300
　　──の減衰・消失..................302
　　──の振幅減衰......................317
　　──の変化量..........................320
ホルマント周波数........................319
ホルマント遷移............................302
ホルマント変化...........302,304,305
本態性振戦.............................162,254
本態性の音声振戦........................165
本能的な声.....................................23

ま

マイクロホン...............................310
毎度Think！...............106,126,228
前かがみ.......................................158
　　──の姿勢..............................247
マザーリース........................173,285
摩擦音...................................300,303,305
　　──の波形とスペクトログラム
　　..301
末梢神経系.....................................54
末梢神経障害...............................140
末梢性顔面麻痺............................151
末梢性麻痺...................................131
的外れ..172
慢性炎症性脱髄性多発神経炎......149
慢性閉塞性肺疾患（COPD）.........32

み

ミオキミア...................................139
ミオクローヌス............141,162,254
ミオシン..60
ミオトニア...................................150
短く区切る............................277,279
ミニマルペア........................28,283
見本学習................................272,288
見本提示.......................................239
診る過程.......................................106

む

無為 198
無意味音節 180
　──の生成 330
無意味音節 /pipipi/ 317
無為・無動 169
無音 26
無音区間 26,312
無関位 187
無言症 198
無言状態 168
無酸素脳症 168
無声音 97,108
　──の有声化 299
無声化 331
無声と有声 178
無声の摩擦音 179
無声摩擦音 249,305,309
無声摩擦音持続 309
無動性無言症 169
無表情 84

め

迷走神経 36,129,130
迷走神経損傷 150
酩酊状態 121
明瞭度 99
明瞭度ドリル 268
メール 289
メッセージ 29,173,270,287
　──の言語化 279
メトロノーム 183,266
メモ・クリップ 250
面接 75

も

網様体 55
モーラ 27,302
モーラ等時性 112
モーラ指折り法 281
目標 234
　──と標的行動の関係 234
文字 289
文字サイズ 276
文字盤 281,290
文字列を出せる仕掛け 282
モニタリング 269,276
模倣 239
問診 75

や

薬物 157
　──の影響 11

　──の中毒 168
薬物療法 216
役割交代 172
やり取り（対話）の記録 171

ゆ

有意味語の記憶再生課題 267
有効性 193,215
有声音 97,108
　──の無声化 299
有声化 331
有声開始時間 299,321
有痛性筋攣縮 140
有病率 4
有無声の喉頭調節 256
ゆっくりテンポ 112
ゆっくりの話速度 283
ゆらぎ 315

よ

要因・条件 118
要求される運動 182
要求する場面 172
要点 208
抑うつ状態 144
「よくできる」の基準 231
抑揚 256
　──やアクセント 188
予後 66,214
予後予測 214
四字熟語 97

ら

ラベル 104
ラポート形成 74
ラムゼー・ハント症候群 149

り

リアルタイム表示 275,284
リーシルバーマン法 274
理解する過程 292
理学療法士 223
リスク管理 82,90,93,223,334
リズミカルな声帯運動 256
リズミック・キューイング 281
リズム法 282
律動 164
リハビリテーション
.... 10,13,24,71,137,
194,201,205,210,219,223,228,241
　──の大きな壁 295
　──の成果 214
　──の取り組み 211
　──の流れ 210,211

　──の場面 204
　──の評価 72
　──の方針 196,205,207
リハビリテーション医療 12
リハビリテーション処方 223
リハビリテーション治療者 11
リハビリテーション・プログラム
.... 71
流涎 104,144,273
流暢性 95,101
了解度 28,102
両側性の中枢支配 57
両側弁蓋症候群 168
臨床疫学 74
臨床家の立場 9
臨床スキル 66,238
臨床での評価 12
臨床の課題 11
臨床評価スケール 201

れ

冷刺激 258
レーザー光線 338
レスピトレース 251,340,341
練習量 225
連続的運動 7,246
連続的音声 298
連続的発語 7,51,53,95

ろ

老人性難聴 192
老人の音声特徴 105
呂律 154

わ

話者 14
　──と聴者 226
　──と聴者の共同作業 270
　──の意図 14
　──の意図した意味 292
　──の伝達能力 103,104
　──の年齢 105
話者主体 205
話声位（SFF）........................ 184,316
話速度
.... 101,111,277,281,298,302,321,322
　──のコントロール 282
　──の低下 282,283,343
　──をコントロールする方法 ... 281
話題 288
　──の提供・転換 172
わたり音 46,303
　──の /j/ 320
　──の /w/ 320

ワレンベルグ症候群 148

数字

1 文字刻み 279
4 次元動画 339
5 for 5 32
5 母音の F-pattern 300
50 音表 290

ギリシャ文字

α 運動ニューロン 140,143

A

AAC 289
　――の手段 289
　――の選択 289
　――の適応 291
AAC 導入の条件 291
AIDS 149
ASLFRS 203
ATP の分解 60

B

Base10 231,232

C

Cocktail Party 効果 26

D

DDK 課題 324,345
DDK 自動解析 325
DDK の解析 324
DIVA モデル 22
dysarthria 2,13,172,189
　――の運動障害 331
　――の原因 4
　――の症例 342
　――の診断 196
　――の定義 2
　――の発声機能 184
　――の本質 6
　――の臨床特徴 227
　――の類型 137,138,198,327
　――を診る過程 64
dysarthria 患者の代償的手段 271

E

Effort closure テクニック 254

F

F2 変化率 305

G

GABA ニューロン 143
GRBAS 尺度 107

H

Hoehn and Yahr 重症度 160

I

ICARS 202

L

L-DDK 182

M

McGurk 効果 26

N

Nasalance 327
　――のプロット 328
NBS 202

O

O-DDK 180

P

Period 検出 313
　――のエラー 313
Pitch 解析 312,315
Pitch 軌跡 314
Pitch 計測のポイント 313
Pitch リセット 316
Push-Pull 108

Q

QOL 質問票 79

S

SARA 202
SPL 解析 312
SPL 軌跡 320

T

Type Ⅰ 線維 48
Type Ⅱ 線維 48

U

UMSARS 202
UPDRS 203

X

X 線 334
X 線透視 333

Y

Yes-No 反応 290

【著者略歴】

苅安 誠（かりやす まこと）

1959 年	東京都に生まれる
1982 年	中央大学経済学部卒業
1983 年	国立身体障害者リハビリテーションセンター学院修了
1986 年	カンザス大学大学院（音声言語病理学）修士課程修了 M.A.
1986 年	福井医療技術専門学校・福井総合病院（〜 1995 年）
2000 年	カンザス大学大学院（音声言語病理学）博士課程修了 Ph.D.
2000 年	九州保健福祉大学 保健科学部 助教授
2007 年	九州保健福祉大学 保健科学研究科・保健科学部 教授
2008 年	北海道医療大学 心理科学部・心理科学研究科 教授
2011 年	鹿児島徳洲会病院 音声・嚥下リハビリテーション研究室 室長（2013 年〜音声言語外来）
2014 年	京都学園大学 教育開発センター 健康医療学部設置準備室 教授
2015 年	京都学園大学 健康医療学部 言語聴覚学科 教授（現在に至る）

神経原性発声発語障害　dysarthria　　ISBN 978-4-263-21749-8

2017 年 4 月 10 日　第 1 版第 1 刷発行
2019 年 1 月 10 日　第 1 版第 2 刷発行

著　者　苅　安　　　誠
発行者　白　石　泰　夫
発行所　医歯薬出版株式会社

〒113-8612　東京都文京区本駒込 1-7-10
TEL.（03）5395-7628（編集）・7616（販売）
FAX.（03）5395-7609（編集）・8563（販売）
https://www.ishiyaku.co.jp/
郵便振替番号　00190-5-13816

乱丁，落丁の際はお取り替えいたします　　印刷・木元省美堂／製本・皆川製本所

© Ishiyaku Publishers, Inc., 2017. Printed in Japan

本書の複製権・翻訳権・翻案権・上映権・譲渡権・貸与権・公衆送信権（送信可能化権を含む）・口述権は，医歯薬出版㈱が保有します．

本書を無断で複製する行為（コピー，スキャン，デジタルデータ化など）は，「私的使用のための複製」などの著作権法上の限られた例外を除き禁じられています．また私的使用に該当する場合であっても，請負業者等の第三者に依頼し上記の行為を行うことは違法となります．

JCOPY ＜出版者著作権管理機構　委託出版物＞
本書をコピーやスキャン等により複製される場合は，そのつど事前に出版者著作権管理機構（電話 03-5244-5088，FAX 03-5244-5089，e-mail：info@jcopy.or.jp）の許諾を得てください．